Anatomie
und Physiologie

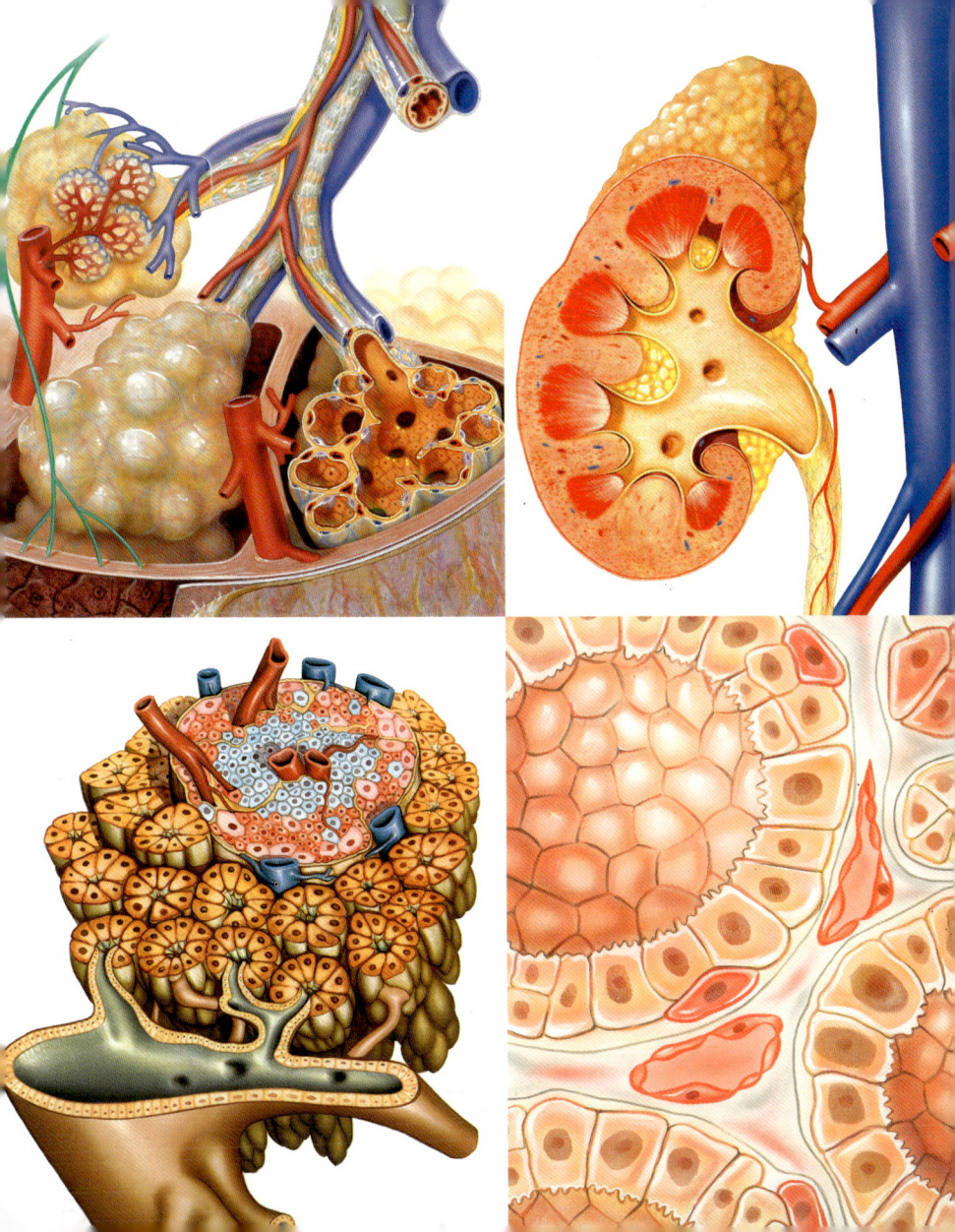

Anatomie
und Physiologie

Der menschliche Körper und seine Funktionen

Ken Ashwell

Librero

Titel der englischen Originalausgabe:
Pocket Anatomy and Physiology

Copyright © 2017 Librero IBP
(für die deutschsprachige Ausgabe)
Postbus 72, 5330 AB Kerkdriel, Niederlande

© 2016 Global Book Publishing

Aus dem Englischen von Christian Fedeler

Lektorat & Satz: G&R Vilnius, Litauen

Gedruckt und hergestellt in China

ISBN: 978-90-8998-863-8

Illustrationen: Joanna Culley BA(Hons) RMIP, MMAA, IMI (Medical-Artist.com)

Zusätzliche Abbildungen: David Carroll, Peter Child, Deborah Clarke, Geoff Cook, Marcus Cremonese, Beth Croce, Wendy de Paauw, Levant Efe, Hans De Haas, Mike Golding, Mike Gorman, Jeff Lang, Alex Lavroff, Ulrich Lehmann, Ruth Lindsay, Richard McKenna, Annabel Milne, Tony Pyrzakowski, Oliver Rennert, Caroline Rodrigues, Otto Schmidinger, Bob Seal, Vicky Short, Graeme Tavendale, Jonathan Tidball, Paul Tresnan, Valentin Varetsa, Glen Vause, Spike Wademan, Trevor Weekes, Paul Williams, David Wood

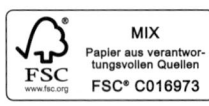

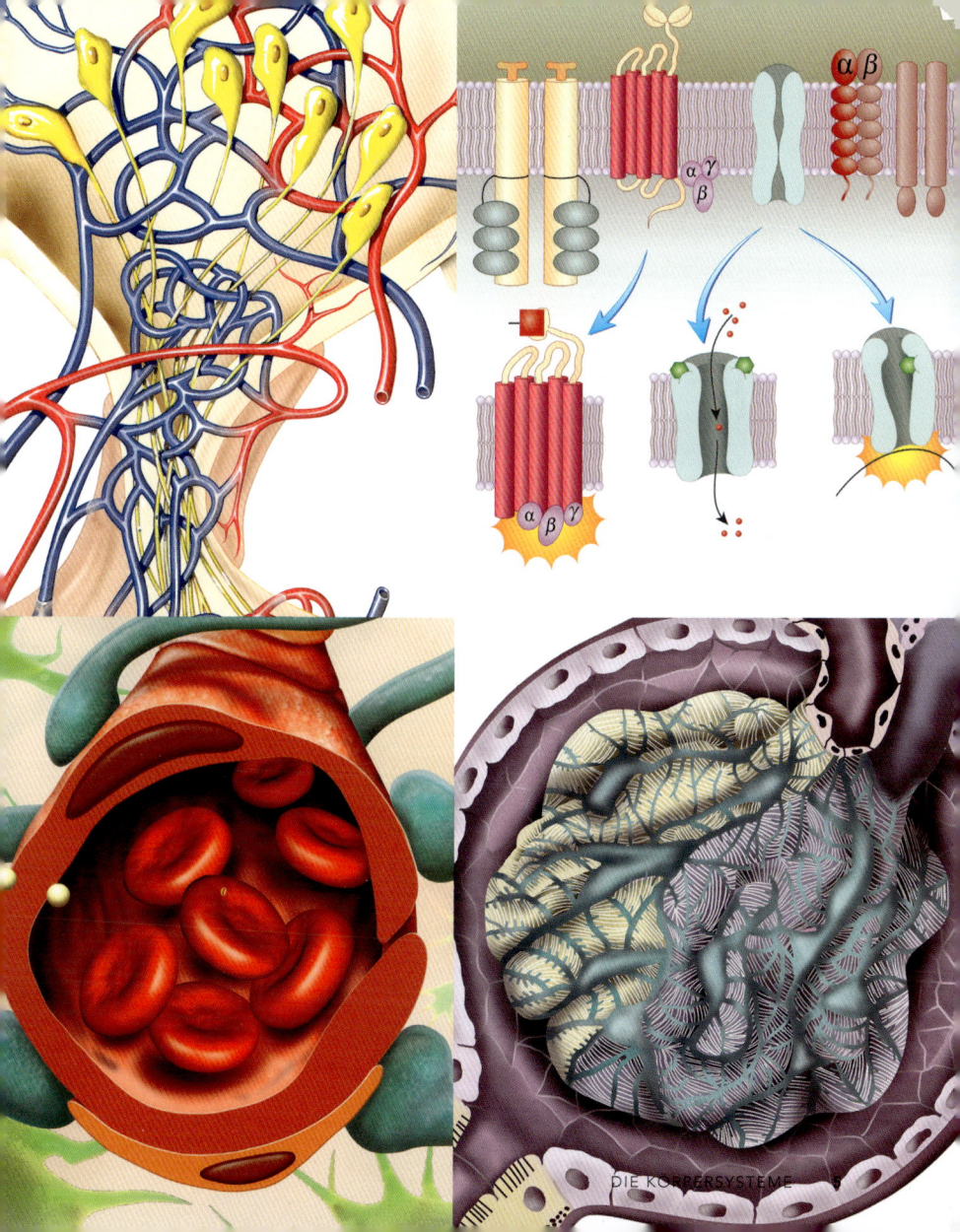

Inhalt

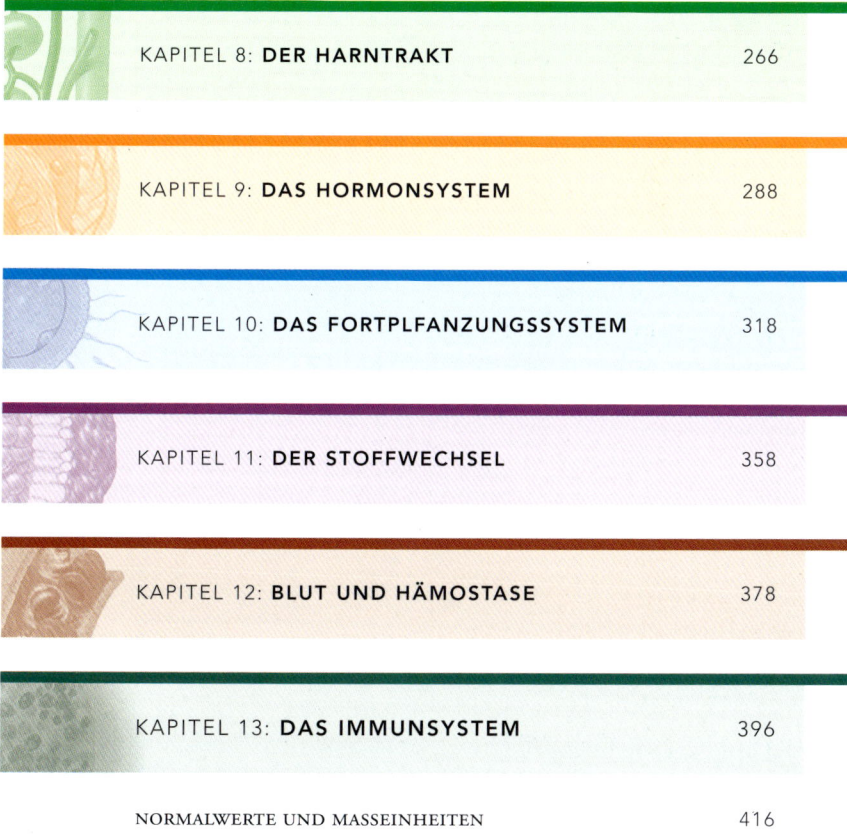

Einführung

ANATOMIE UND PHYSIOLOGIE SIND BIO-
logische Schlüsseldisziplinen. Unter
Anatomie versteht man die Lehre vom
Aufbau des menschlichen Körpers, unter Physiologie die Lehre von den Kör-
perfunktionen und ihren chemischen
und physikalischen Prinzipien.
Die Biochemie befasst
sich mit Aufbau
und Funktion
auf molekularer
Ebene.

Anatomie und
Physiologie stehen in
engem Zusammen-
hang und können nur
im Verbund verstanden
werden. Ein gutes
Fachwissen in beiden
Bereichen ist für das
Studium oder die Arbeit
im medizinischen Bereich
unentbehrlich. Kenntnisse vom
Aufbau anatomischer Strukturen sind
ohne ein tieferes Verständnis ihrer
Funktionen sinnlos; entsprechend
können funktionale Abläufe nicht verstanden werden, wenn deren anatomische Voraussetzungen unbekannt sind.
Und auch die evidenzbasierte klinische
Praxis beruht auf einem detaillierten

Verständnis von Aufbau und Funktion
des Körpers. Ohne solide Kenntnisse
von Anatomie und Physiologie
lassen sich die Auswirkungen
von Erkrankungen auf
die Körperfunktio-
nen nicht und
die biologischen
Grundlagen kli-
nischer Symptome
nur marginal ver-
stehen. Wenn Stu-
denten die einem
klinischen Befund
zugrundeliegende
Biologie nicht verstehen,
bleibt es bei einem Aus-
wendiglernen diagnostischer
Muster, das es unmöglich
macht, Wissen auf unter-
schiedlichste klinische Zustände
flexibel anzuwenden. Mediziner
und Medizinpädagogen wissen genau, dass ihre Arbeit ohne solide Ausbildung in den elementaren Wissen-
schaften und ohne tieferes Verständnis
der funktionalen Auswirkungen einer
veränderten Anatomie ein Ding der
Unmöglichkeit ist.

In diesem Buch sind die wichtigsten
Themen im Zusammenhang mit

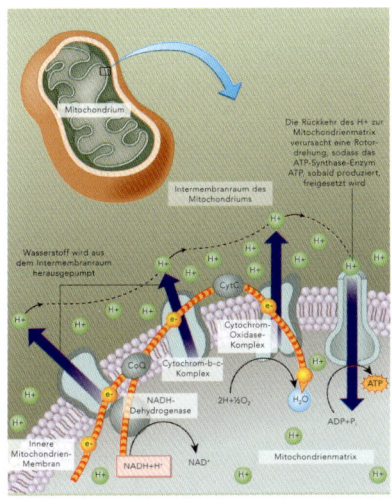

Aufbau und Funktion des menschlichen Körpers leicht verständlich dargestellt. Sie wurden mit viel Sorgfalt so ausgewählt, dass von der zellulären bis zur makroskopischen Ebene die wichtigsten Fragen in Zusammenhang mit unseren Körpersystemen ausgewogen zur Sprache kommen. Kurze, informative Texte, leicht verständliche Illustrationen zum jeweils behandelten Körperteil sowie Diagramme, die komplexere physiologische Abläufe verdeutlichen, schaffen Klarheit. Ziel dieses Buches ist es, dem Leser eine kompakte und dennoch profunde Einsicht in die wichtigsten Themen zu Aufbau und Funktion des menschlichen Körpers zu vermitteln. Nützliche Referenzdaten zu Normlaborwerten werden ebenfalls präsentiert, sodass sie Studenten bei der Auswertung klinischer Laborergebnisse zur Hilfe nehmen können.

Zur einfacheren Handhabung ist das Buch nach Körpersystemen gegliedert, ergänzt durch ein umfassendes Register zum Auffinden der wichtigsten Themen und Konzepte. Man kann es der Reihe nach als Abfolge von Themen lesen oder als Nachschlagewerk für spezifische Themen nutzen. Somit ist dieser Band eine handliche und doch umfassende Quelle für alle Studenten und Auszubildenden im Bereich des Gesundheitswesen, sei es der Chiropraktik, Ergotherapie, Physiotherapie, Medizin oder Zahnheilkunde; und natürlich richtete es sich an alle, die sich für Biologie und die Systeme des menschlichen Körpers interessieren.

OBEN LINKS: *AEROBER STOFFWECHSEL*
GEGENÜBER: *MOTORISCHE ENDPLATTE*

Homöostase: das Gleichgewicht halten

EIN SCHLÜSSELPRINZIP IN DER PHYSIO-
logie ist die Homöostase, das innere
Gleichgewicht. Gemeint ist die Tendenz von Lebewesen, ein konstantes
inneres Milieu aufrecht zu erhalten,
ungeachtet der Veränderungen im äußeren Umfeld. Ein Beispiel ist die
menschliche Kerntemperatur, die bei
ca. 37,0 ºC konstant gehalten wird.

Zu den weiteren inneren physiologischen Variablen, deren Werte innerhalb
eines schmalen Toleranzbereich liegen
sollten, gehören Stoffwechselrate, Blutdruck, arterielle Sauerstoff-, arterielle
Kohlendioxid- und Blutzuckerspiegel,
pH-Wert des Blutes sowie die Konzentrationen verschiedener Ionen im Blut
(etwa Natrium, Kalium, Calcium und
Phosphat). Nur so sind diese Werte
für Überleben und Fortpflanzung
optimal.

Zu den Kontrollsystemen, die die
Homöostase aufrecht erhalten, gehören drei Komponenten: ein Sinnesrezeptor, der die Variable aufspürt, ein
Integrator oder ein Kontrollzentrum,
das entscheidet, ob die Variable vom
festgelegten Wert abweicht, und ein
Effektor, der eine innere Veränderung
bewirkt, die die Variable wieder auf
den festgelegten Wert setzt.

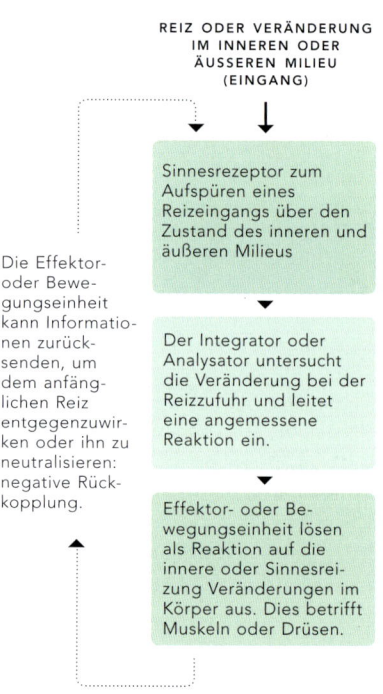

▼ SCHLÜSSELELEMENTE EINES HOMÖO
STATISCHEN KONTROLLSYSTEMS

REIZ ODER VERÄNDERUNG
IM INNEREN ODER
ÄUSSEREN MILIEU
(EINGANG)

Sinnesrezeptor zum
Aufspüren eines
Reizeingangs über den
Zustand des inneren und
äußeren Milieus

Der Integrator oder
Analysator untersucht
die Veränderung bei der
Reizzufuhr und leitet
eine angemessene
Reaktion ein.

Effektor- oder Be-
wegungseinheit lösen
als Reaktion auf die
innere oder Sinnesrei-
zung Veränderungen im
Körper aus. Dies betrifft
Muskeln oder Drüsen.

Die Effektor-
oder Bewe-
gungseinheit
kann Informatio-
nen zurück-
senden, um
dem anfäng-
lichen Reiz
entgegenzuwir-
ken oder ihn zu
neutralisieren:
negative Rück-
kopplung.

Im Zusammenspiel erzeugen diese
Elemente negative Feedbackschleifen.
Bei einigen Variablen, so bei der Cal-
ciumkonzentration im Blut, bedarf es
womöglich zweier zusammenwirkender
Feedbackschleifen, die unterschiedliche

▶ HOMÖOSTATISCHES KONTROLLSYSTEM IN AKTION

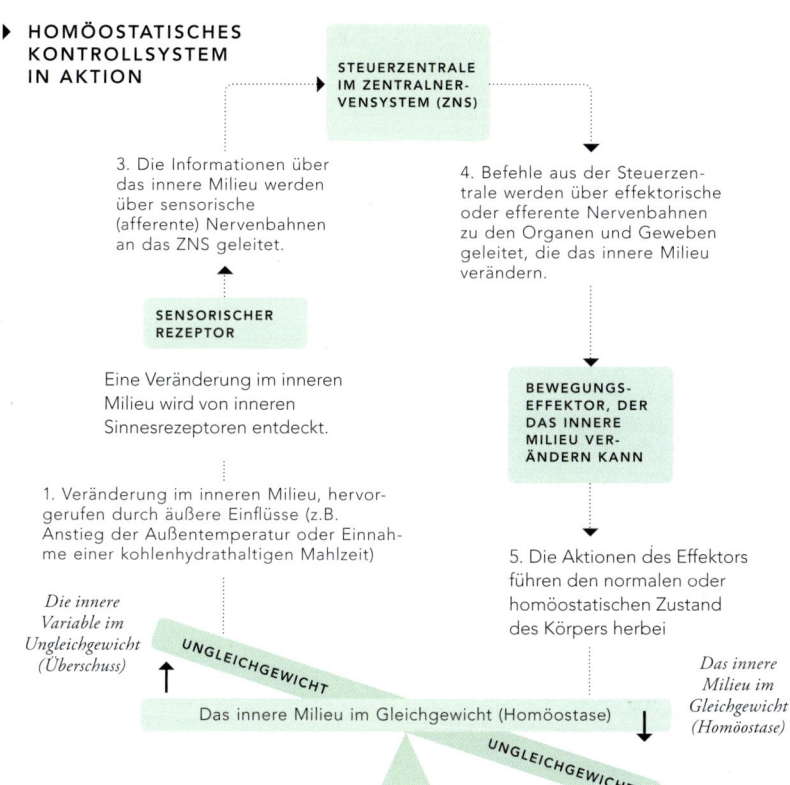

STEUERZENTRALE IM ZENTRALNERVENSYSTEM (ZNS)

3. Die Informationen über das innere Milieu werden über sensorische (afferente) Nervenbahnen an das ZNS geleitet.

4. Befehle aus der Steuerzentrale werden über effektorische oder efferente Nervenbahnen zu den Organen und Geweben geleitet, die das innere Milieu verändern.

SENSORISCHER REZEPTOR

Eine Veränderung im inneren Milieu wird von inneren Sinnesrezeptoren entdeckt.

BEWEGUNGS-EFFEKTOR, DER DAS INNERE MILIEU VER-ÄNDERN KANN

1. Veränderung im inneren Milieu, hervor-gerufen durch äußere Einflüsse (z.B. Anstieg der Außentemperatur oder Einnah-me einer kohlenhydrathaltigen Mahlzeit)

5. Die Aktionen des Effektors führen den normalen oder homöostatischen Zustand des Körpers herbei

Die innere Variable im Ungleichgewicht (Überschuss)

UNGLEICHGEWICHT

Das innere Milieu im Gleichgewicht (Homöostase)

UNGLEICHGEWICHT

Das innere Milieu im Gleichgewicht (Homöostase)

Veränderungen in derselben Variable aufspüren – beispielsweise die eine einen Anstieg, die andere das Absinken der Calciumkonzentration. In Re-aktion auf das Feedback treten Hormo-ne in Aktion. Zum Beispiel führen das

Parathormon die Reaktion auf einen gesunkenen Calciumspiegel und das Calcitonin die auf einen gestiegenen Calciumspiegel im Blut herbei.

Das Nervensystem

DAS NERVENSYSTEM SPÜRT VERÄNDE-rungen im inneren und äußeren Milieu auf (Sinnesorgane), entscheidet, wie darauf reagiert werden soll (integrative Nervenverbindungen im Gehirn und Rückenmark) und führt Veränderungen im inneren und äußeren Milieu herbei, indem es auf die inneren Organe (Drüsen, glatte Darmmuskulatur) oder die willkürliche Skelettmuskulatur (Effektor-Komponenten) einwirkt.

Sowohl das Nerven- als auch das endokrine System sind für die Aufrechterhaltung der Homöostase von entscheidender Bedeutung, agieren jedoch unterschiedlich schnell. Das Nervensystem reagiert meist innerhalb von Sekunden oder Minuten auf Veränderungen, das endokrine System erst nach Stunden oder Jahren. Auch für höhere Funktionen wie Schlaf, Gefühlsreaktionen, Lernen und Gedächtnis, soziale Wechselwirkung, musikalische Wahrnehmung oder kognitive Leistung ist das Nervensystem verantwortlich.

Das Nervensystem besteht aus dem Zentralnervensystem (ZNS) mit Gehirn und Rückenmark und dem peripheren Nervensystem (PNS) mit den peripheren Nerven und Ganglien (Ansammlungen von Nervenzellkörpern).

Die Ganglien im PNS sind entweder sensorisch oder effektorisch, d. h., sie kontrollieren entweder Drüsen oder glatte Muskulatur. Sowohl der zentrale als auch der periphere Teil des Nervensystems bestehen aus Nervenzellen, die Informationen übermitteln und verarbeiten, sowie einer Reihe von Unterstützerzellen wie den Gliazellen im ZNS und den Schwann-Zellen im PNS. Wegen seiner hohen Stoffwechselrate wird das ZNS gut mit Blut versorgt.

▶ **DIE HAUPTBESTANDTEILE DES ZENTRALEN UND PERIPHEREN NERVENSYSTEMS**

Das zentrale Nervensystem besteht aus Gehirn und Rückenmark. Das Rückenmark weist im Hals- und Lenden-Kreuz-Bereich Erweiterungen zur Kontrolle der oberen und unteren Gliedmaßen auf und endet am Kreuz unter der untersten Rippe. Die zusammenlaufenden Lenden- und Kreuznerven bilden unterhalb dieser Stelle die sogenannte *Cauda equina* (Latein für »Pferdeschwanz«). Das periphere Nervensystem besteht aus den peripheren Nerven, die Netzwerke bilden, darunter das Arm- und das Lenden-Kreuz-Geflecht und die Gliedmaßen zu versorgen.

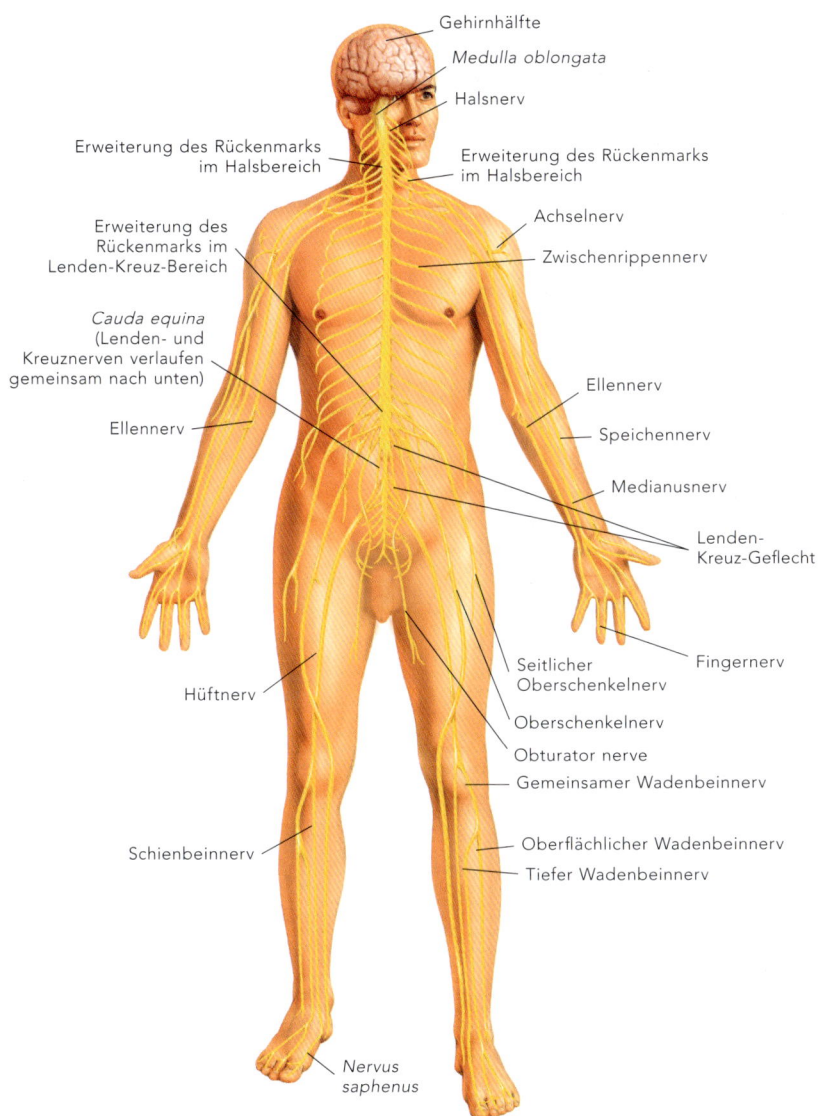

Gehirnhälfte

Medulla oblongata

Halsnerv

Erweiterung des Rückenmarks im Halsbereich

Erweiterung des Rückenmarks im Halsbereich

Achselnerv

Zwischenrippennerv

Erweiterung des Rückenmarks im Lenden-Kreuz-Bereich

Cauda equina (Lenden- und Kreuznerven verlaufen gemeinsam nach unten)

Ellennerv

Ellennerv

Speichennerv

Medianusnerv

Lenden-Kreuz-Geflecht

Fingernerv

Hüftnerv

Seitlicher Oberschenkelnerv

Oberschenkelnerv

Obturator nerve

Gemeinsamer Wadenbeinnerv

Schienbeinnerv

Oberflächlicher Wadenbeinnerv

Tiefer Wadenbeinnerv

Nervus saphenus

Der Stütz- und Bewegungsapparat

DER STÜTZ- UND BEWEGUNGSAPPARAT erzeugt willkürliche Bewegung, die man bewusst ausführt. Er bietet dem Körper ein Gerüst und schützt die weichen und anfälligen inneren Organe. Die wichtigsten Bestandteile des Stütz- und Bewegungsapparats sind Knochen, Gelenke und die willkürliche oder Skelettmuskulatur. Die Knochen schützen die inneren Organe und bieten den Muskeln Ansatz, die Gelenke verbinden die Knochen und ermöglichen deren Bewegung, während die Skelettmuskeln Körperbewegungen erzeugen.

Die Knochen des Stütz- und Bewegungsapparats wachsen im Laufe des Lebens eines Menschen und werden unablässig belastet, sodass sie sich ständig erneuern. Dasselbe gilt für die Muskeln, die auf gesteigerte Belastung durch Bewegung reagieren.

Von den zahlreichen wichtigen Gewebetypen im Haltungs- und Bewegungsapparat bildet der Gelenk- oder Hyalinknorpel an mobilen echten Gelenken eine Oberfläche mit geringer Reibung und dichtes Bindegewebe dient der Verbindung von Knochen (Knochen) oder von Muskeln und Knochen (Sehnen). Weitere Bindegewebsarten trennen Skelettmuskelgrup-

pen, schützen Blutgefäße und Nerven, die zwischen den Muskelgruppen verlaufen und bilden Bindegewebsscheiden, die die Muskelfunktion verbessern.

Der Stütz- und Bewegungsapparat spielt eng mit anderen Körpersystemen zusammen. So muss etwa eine Bewegung vom Nervensystem kontrolliert werden. Die Knochen erfüllen eine wichtige Speicherfunktion für Calcium und Phosphat und tragen zur Aufrechterhaltung des Säure-Basen-Haushalts unter den Körperflüssigkeiten bei. Das hämatopoetische Gewebe in einigen Knochen produziert rote und weiße Blutkörperchen und speichert wichtige Fettreserven.

▶ **SKELETTMUSKULATUR**

Die willkürlichen oder Skelettmuskeln des Körpers haben mindestens eine Verbindung zum Skelett und bewegen sich gesteuert von Gehirn und Rückenmark. Die Anbindung des Muskels, die der Mittellinie des Körpers am nächsten liegt, wird als Ursprung bezeichnet; die weiter entfernte Anbindung als Ansatz.

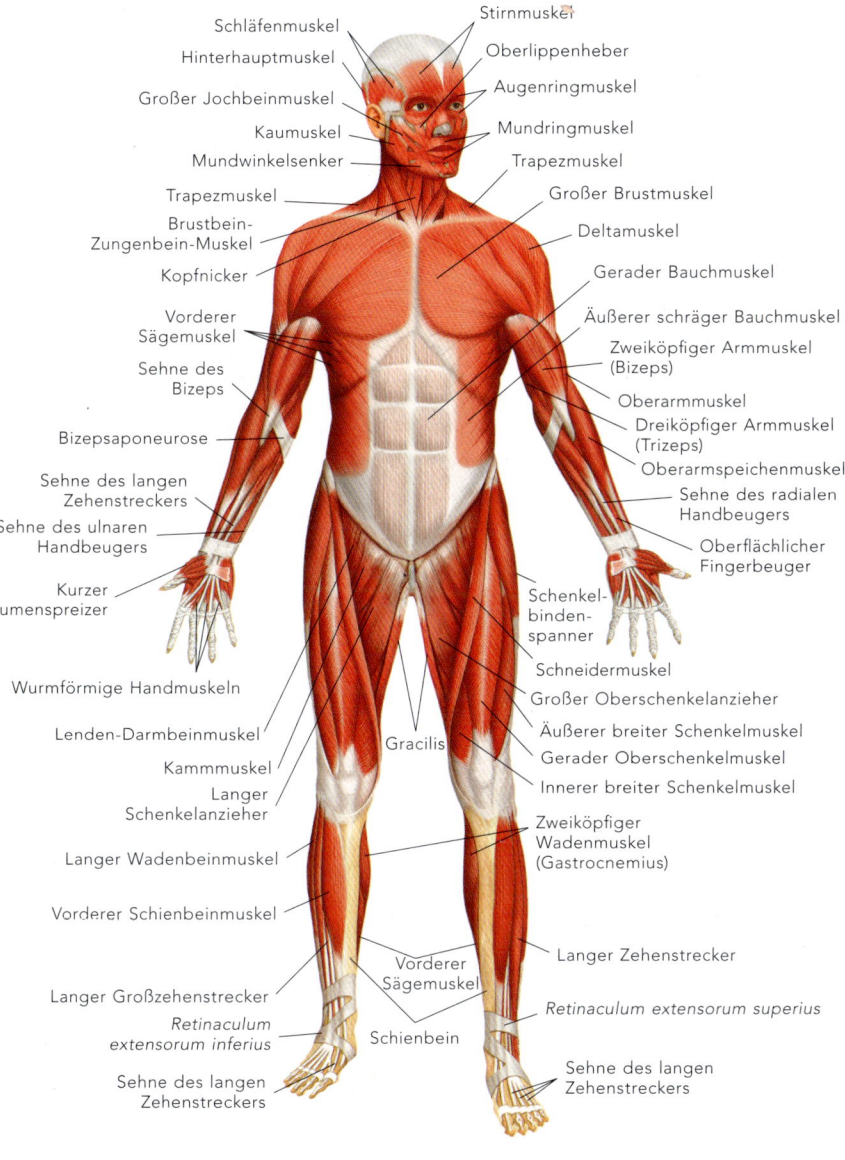

Schläfenmuskel

Hinterhauptmuskel

Großer Jochbeinmuskel

Kaumuskel

Mundwinkelsenker

Trapezmuskel

Brustbein-
Zungenbein-Muskel

Kopfnicker

Vorderer
Sägemuskel

Sehne des
Bizeps

Bizepsaponeurose

Sehne des langen
Zehenstreckers

Sehne des ulnaren
Handbeugers

Kurzer
Daumenspreizer

Wurmförmige Handmuskeln

Lenden-Darmbeinmuskel

Kammmuskel

Langer
Schenkelanzieher

Langer Wadenbeinmuskel

Vorderer Schienbeinmuskel

Langer Großzehenstrecker

*Retinaculum
extensorum inferius*

Sehne des langen
Zehenstreckers

Stirnmuskel

Oberlippenheber

Augenringmuskel

Mundringmuskel

Trapezmuskel

Großer Brustmuskel

Deltamuskel

Gerader Bauchmuskel

Äußerer schräger Bauchmuskel

Zweiköpfiger Armmuskel
(Bizeps)

Oberarmmuskel

Dreiköpfiger Armmuskel
(Trizeps)

Oberarmspeichenmuskel

Sehne des radialen
Handbeugers

Oberflächlicher
Fingerbeuger

Schenkel-
binden-
spanner

Schneidermuskel

Großer Oberschenkelanzieher

Äußerer breiter Schenkelmuskel

Gerader Oberschenkelmuskel

Innerer breiter Schenkelmuskel

Zweiköpfiger
Wadenmuskel
(Gastrocnemius)

Gracilis

Vorderer
Sägemuskel

Schienbein

Langer Zehenstrecker

Retinaculum extensorum superius

Sehne des langen
Zehenstreckers

Das Herz-Kreislaufsystem

DAS KREISLAUFSYSTEM BEFÖRDERT Nährstoffe, Hormone, lebenswichtige Gase und Abfallprodukte durch den Körper. Es leistet auch einen Beitrag zur Immunfunktion, indem es weiße Blutkörperchen und Proteine des Immunsystems zu Infektionsherden oder Stellen mit Krebszellenwachstum transportiert. Außerdem kann das Kreislaufsystem an der Aufrechterhaltung einer konstanten Körpertemperatur beteiligt sein, indem es Hitze aus der Tiefe des Körpers an die Hautoberfläche leitet.

Das Kreislaufsystem besteht aus einer Pumpe (dem Herzen) und einem Lungen- und einem Körperkreislauf. Ersterer befördert sauerstoffarmes Blut vom rechten Herzen über die Äste der Lungenarterien zur Lunge, fungiert in der Lunge als Kapillarbett für den Gasaustausch mit der eingeatmeten Luft und führt sauerstoffreiches Blut über die Lungenvenen zum linken Herzen zurück. Der Körperkreislauf befördert sauerstoffreiches Blut vom linken des Herzen über die Aorta zu den anderen Organen des Körpers, fungiert als Kapillarbett für den Gasaustausch in den Geweben und führt sauerstoffarmes venöses Blut über die Systemvenen zum rechten Herzen zurück.

Es gelangt mehr Flüssigkeit über die Systemarterien in die Gewebe als von dort über die Systemvenen zurück. Die überschüssige Flüssigkeit strömt durch die peripheren Gewebe über Lymphkanäle in den Venenkreislauf zurück. In diesen Kanälen können Fremdkörper wie Bakterien oder Viren sowie mutierte Zellen (z. B. Krebszellen) ausfindig gemacht werden.

Das Herz ist vor allem ein unwillkürlicher, gestreifter Muskel und muss von der Entstehung des Embryos bis zum Tod des Menschen rhythmisch schlagen. Funktionale Eigenschaften des Herzmuskels – intrinsische Rhythmik und elektrische Verbindungen zwischen den Zellen – sorgen für die andauernde rhythmische Kontraktion des Herzmuskels.

▸ **ARTERIEN UND VENEN DES BLUTKREISLAUFS**
Die Arterien (rot dargestellt) befördern sauerstoffreiches Blut von der linken Herzkammer zu den Kapillarbetten der Gewebe, während die Venen (blau dargestellt) sauerstoffarmes Blut zum rechten Vorhof zurückführen.

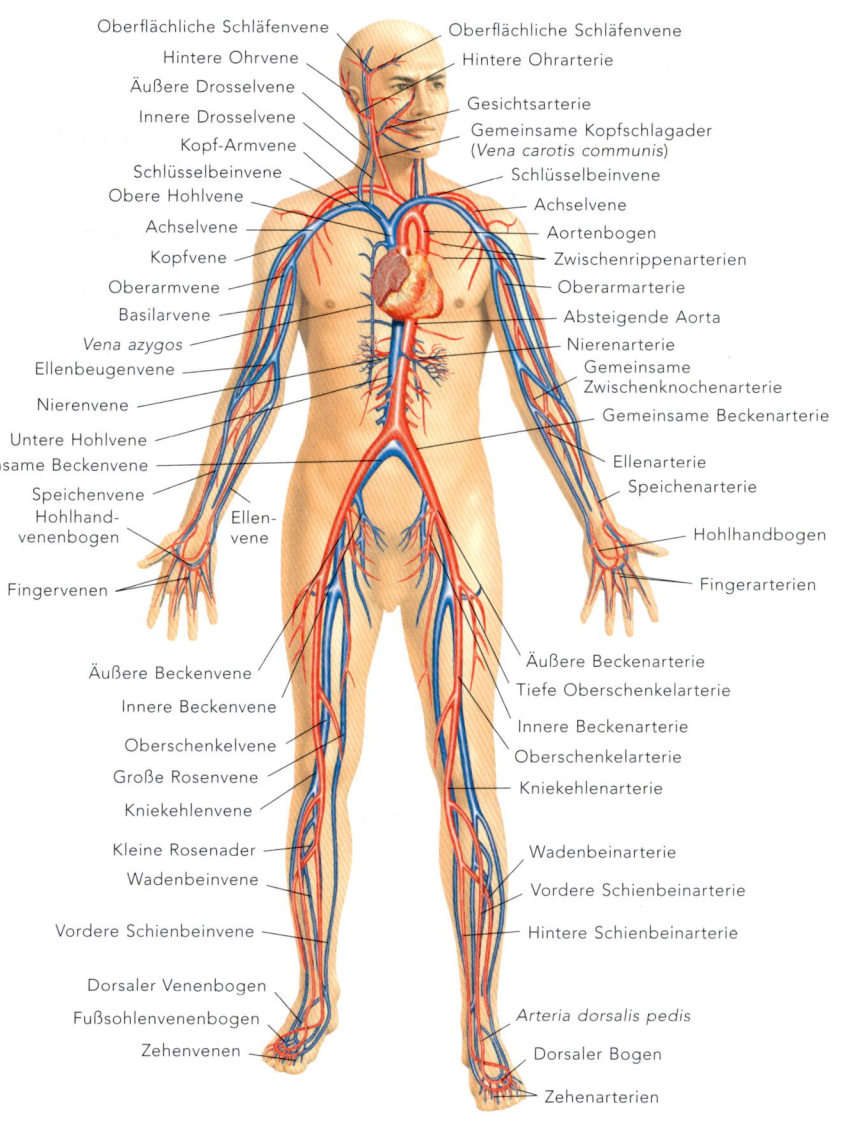

Oberflächliche Schläfenvene

Hintere Ohrvene

Äußere Drosselvene

Innere Drosselvene

Kopf-Armvene

Schlüsselbeinvene

Obere Hohlvene

Achselvene

Kopfvene

Oberarmvene

Basilarvene

Vena azygos

Ellenbeugenvene

Nierenvene

Untere Hohlvene

Gemeinsame Beckenvene

Speichenvene

Hohlhand-
venenbogen

Ellen-
vene

Fingervenen

Äußere Beckenvene

Innere Beckenvene

Oberschenkelvene

Große Rosenvene

Kniekehlenvene

Kleine Rosenader

Wadenbeinvene

Vordere Schienbeinvene

Dorsaler Venenbogen

Fußsohlenvenenbogen

Zehenvenen

Oberflächliche Schläfenvene

Hintere Ohrarterie

Gesichtsarterie

Gemeinsame Kopfschlagader
(*Vena carotis communis*)

Schlüsselbeinvene

Achselvene

Aortenbogen

Zwischenrippenarterien

Oberarmarterie

Absteigende Aorta

Nierenarterie

Gemeinsame
Zwischenknochenarterie

Gemeinsame Beckenarterie

Ellenarterie

Speichenarterie

Hohlhandbogen

Fingerarterien

Äußere Beckenarterie

Tiefe Oberschenkelarterie

Innere Beckenarterie

Oberschenkelarterie

Kniekehlenarterie

Wadenbeinarterie

Vordere Schienbeinarterie

Hintere Schienbeinarterie

Arteria dorsalis pedis

Dorsaler Bogen

Zehenarterien

Der Atmungsapparat

DURCH DEN ATMUNGSAPPARAT GELANGT Sauerstoff von außen in den Körper, wo der Gasaustausch mit dem Blut stattfindet, und anschließend Kohlendioxid zurück nach außen. Der Atmungsapparat hat auch akzessorische Funktionen: Er ermöglicht mithilfe der Rezeptoren der Nase die Beurteilung der eingeatmeten Luft mit den Sinnen, reguliert die Kohlendioxidkonzentration im Blut und hält damit den pH-Wert des Blutes stabil und ermöglicht über die ausgeatmete Luft die Stimmerzeugung (Phonation).

Der Atmungsapparat besteht aus den oberen Atemwegen mit äußerer Nase, Nasenhöhle, Nasenrachen und Kehlkopf, sowie dem unteren Atemtrakt mit Luftröhre, Hauptbronchien und Lunge. An der Atemfunktion sind auch andere akzessorische Strukturen beteiligt, darunter die 12 Rippen und die Atemmuskulatur (Zwischenrippenmuskeln und Zwerchfell). Diese sorgen für die Belüftung (Ventilation) von Lunge und Brustfell (Pleura), das jeden der beiden Lungenflügel überzieht, und damit für die freie Beweglichkeit der Lunge während ihrer Ausdehnung.

Bei der Lungenbelüftung steuert ein ausgefeiltes Kontrollsystem Tiefe und Frequenz der Lungenatmung, das auf Veränderungen der Sauerstoff- und Kohlendioxidkonzentration im arteriellen Blut reagiert. Dafür bedarf es der Sinnesrezeptoren in den Kopfarterien oder dem Hirnstammgewebe, der Kontroll- und Steuerungszentren im Hypothalamus und Hirnstamm sowie der Nerven vom Rückenmark zur Atmungsmuskulatur. Die Umwelteinflüsse, denen das Gewebe des Atmungsapparats pausenlos ausgesetzt ist, machen es anfällig für Infektionen und Krankheiten, die durch Staub verursacht werden.

▶ **DIE HAUPTBESTANDTEILE DES ATMUNGSAPPARATS**

Der Atmungsapparat besteht aus zwei Hauptabschnitten: der eine leitet Luft in die Lunge (Nasenhöhle, oberer Rachen, Kehlkopf, Luftröhre und Bronchien), während im anderen, in den Lungenbläschen (Alveolen) der Gasaustausch stattfindet. Die Luftröhre verzweigt sich zu den rechten und linken Primär- oder Stammbronchien und diese in die Lappenbronchien (drei im rechten und zwei im linken Lungenflügel).

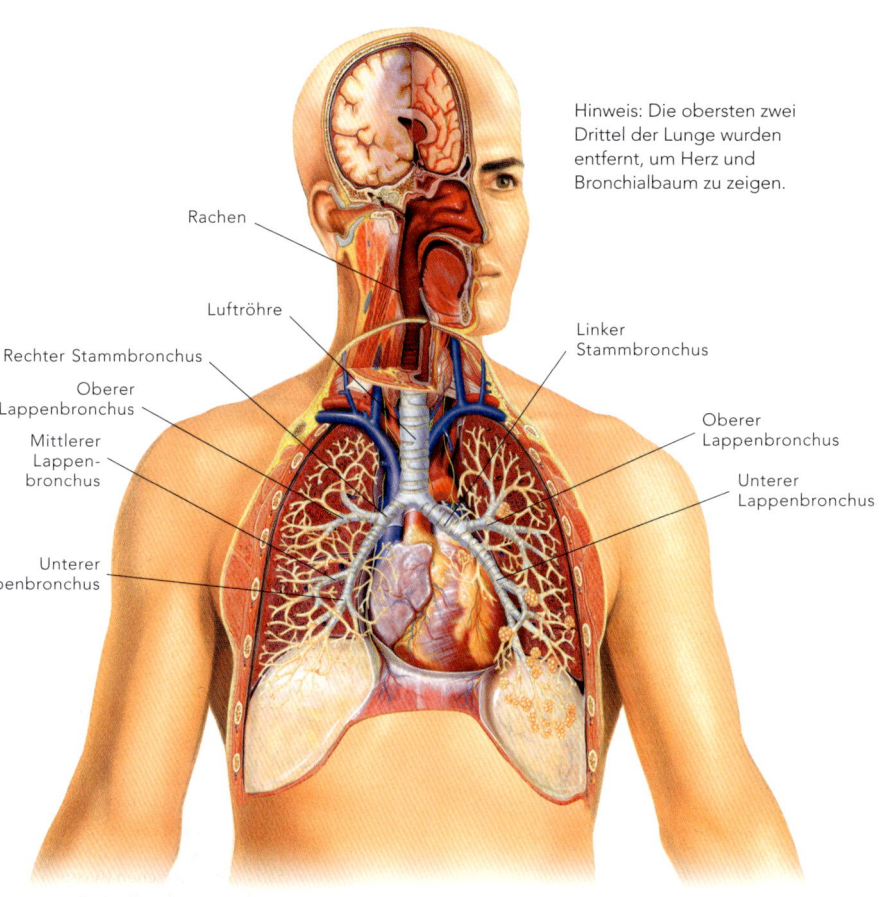

Rachen

Luftröhre

Rechter Stammbronchus

Oberer
Lappenbronchus

Mittlerer
Lappen-
bronchus

Unterer
·penbronchus

Hinweis: Die obersten zwei
Drittel der Lunge wurden
entfernt, um Herz und
Bronchialbaum zu zeigen.

Linker
Stammbronchus

Oberer
Lappenbronchus

Unterer
Lappenbronchus

Der Verdauungstrakt

DER VERDAUUNGSTRAKT IST VERANT-
wortlich für die Aufnahme von Wasser und Nahrung. Darauf verarbeitet
er letztere mechanisch, chemisch und
enzymatisch, sodass sie in ihre biochemischen Bestandteile aufgespalten wird
(eigentliche Verdauung), und sorgt für
die Absorption nützlicher Nährstoffe.
Und schließlich sorgt er für die Ausscheidung von Abfallprodukten.

Im Grunde genommen ist er eine
lange und gebogene Röhre mit anhängenden Drüsen und Säcken. Erstere
besteht aus Mundhöhle, Zunge und
Zähnen, Mund- und Kehlkopfrachen,
Speiseröhre, Magen, Dünn- und
Dickdarm sowie Anus, zu letzteren gehören die Speicheldrüsen sowie Leber,
Gallenblase und Bauchspeicheldrüse.
Verdauungstrakt und Atmungsapparat
überschneiden sich im Mundrachen,
sodass die Gefahr besteht zu ersticken,
wenn Nahrung oder Wasser fälsch-
licherweise in die Atemwege gelangen.

Wie der Atmungsapparat ist auch
der Verdauungstrakt ein Tor, durch das
Fremdkörper in den Körper eindringen
und dort Infektionen hervorrufen können. Aus diesem Grund befinden sich
an seinem Eingang mit den Mandeln
Zellcluster des Immunsystems. Den

unteren Teil des Darms besiedeln auch
viele freundliche Mikroorganismen
(Darmflora), die insbesondere bei der
Verdauung behilflich sind.

Unzählige Zellen des Immunsystems
(schleimhautassoziiertes Lymphgewebe) in der Darmwand sorgen dafür,
dass mit der Nahrung aufgenommene Krankheitserreger oder auch für
gewöhnlich freundliche Darmbakterien
nicht in den Körper gelangen. Die
Leber spielt ihre Hauptrolle bei der
Beseitigung von Chemikalien, die von
Mikroben produziert und durch die
Darmwand aufgenommen worden
sind.

▸ **HAUPTORGANE DES
VERDAUUNGSTRAKTS**

Der größte Teil des Verdauungstrakts
befindet sich in der Bauchhöhle: Das obere
Drittel des Abdomens beherbergt Magen,
Leber, Gallenblase und Bauchspeichel-
drüse, die unteren zwei Drittel Dünn- und
Dickdarm.

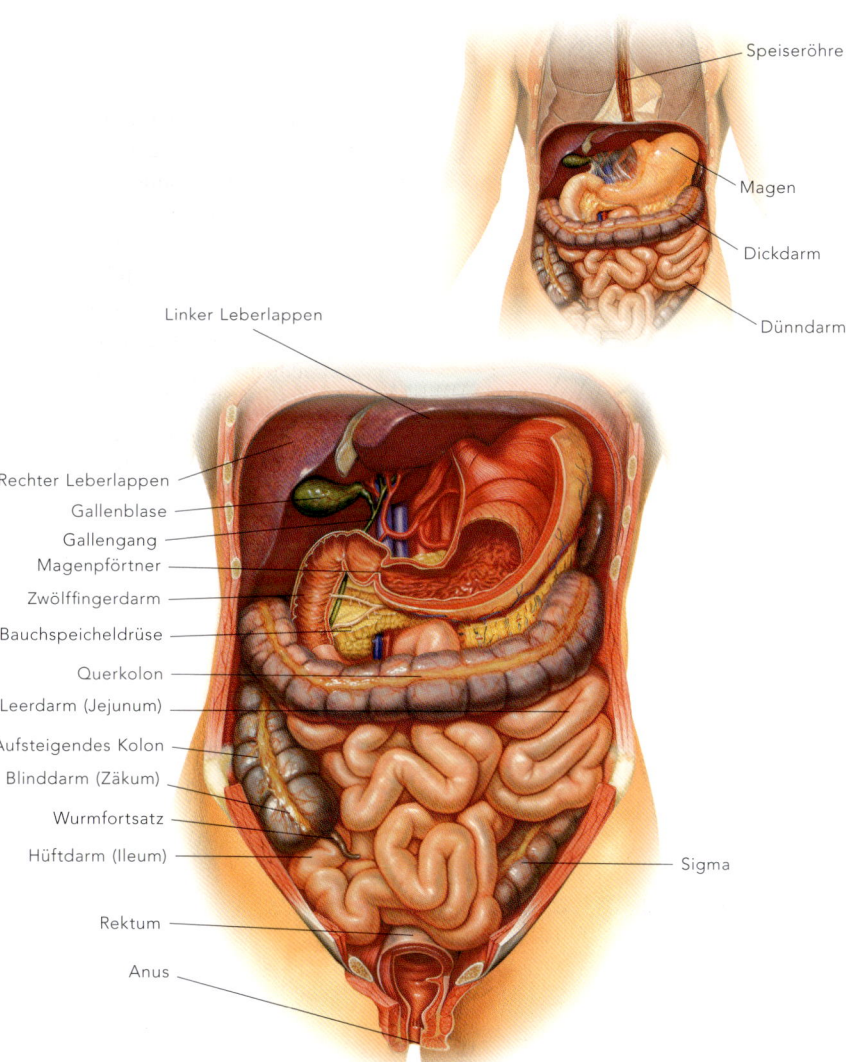

Speiseröhre

Magen

Dickdarm

Dünndarm

Linker Leberlappen

Rechter Leberlappen

Gallenblase

Gallengang

Magenpförtner

Zwölffingerdarm

Bauchspeicheldrüse

Querkolon

Leerdarm (Jejunum)

Aufsteigendes Kolon

Blinddarm (Zäkum)

Wurmfortsatz

Hüftdarm (Ileum)

Sigma

Rektum

Anus

Der Harntrakt

DER HARNTRAKT WIRD DAS BLUT ULTRA-filtriert, um Plasmaproteine von gelösten Substanzen zu trennen, und wichtige Ionen und Nährstoffe wie Natrium, Kalium, Calcium, Glukose und Aminosäuren werden aus dem Ultrafiltrat reabsorbiert. Außerdem erfolgt durch diesen Trakt die Ausscheidung stickstoffhaltiger Abfallprodukte (hauptsächlich als Harnstoff), anderer Toxine sowie teilweise von Medikamenten. Der Harntrakt spielt auch eine entscheidende Rolle bei der Regulierung des Blutdrucks, des Blut-pH-Wertes, des Wasserhaushalts, der Vitamin-D-Aktivierung sowie der Produktion roter Blutkörperchen.

Makroskopisch, d. h. mit bloßem Auge zu sehen, sind vom Harntrakt das Nierenpaar, die röhrenförmigen Harnleiter, die den Urin für die Speicherung zur Harnblase befördern, und die Harnröhre, durch die er abgeführt wird.

Der innere Aufbau der beiden Nieren ist sehr komplex, denn jede enthält mehr als eine Million Funktionseinheiten, die Nephronen. Ein Nephron besteht jeweils aus einem Nierenkörperchen und einem komplexen Tubulussystem. Die Glomeruli, die kapillären Gefäßknäuel in den Nierenkörperchen, sind für die Ultrafiltration verantwortlich, die Tubuli für die Resorption und/oder Sekretion wichtiger Substanzen.

Die unteren Abschnitte des Harntrakts stehen in engem Zusammenhang mit dem Fortpflanzungssystem, besonders beim Mann, denn er scheidet durch Harnröhre nicht nur den Urin aus, sondern ejakuliert auch den Samen.

▶ **ORGANE DES HARNTRAKTS**

Der Harntrakt besteht aus einem Nierenpaar, das sich im mittleren Rücken direkt vor der 12. Rippe befindet, langen tubulären Harnleitern, die den Urin zur Harnblase befördern, sowie der Harnröhre zur Ausscheidung des Urins. Die Harnblase ist ein Beckenorgan, doch wenn sie sehr voll ist, kann sie sich über die Schambeinfuge hinaus erheben. Bei Frauen ist die Harnröhre kurz (etwa 4 cm), bei Männern lang (etwa 20 cm).

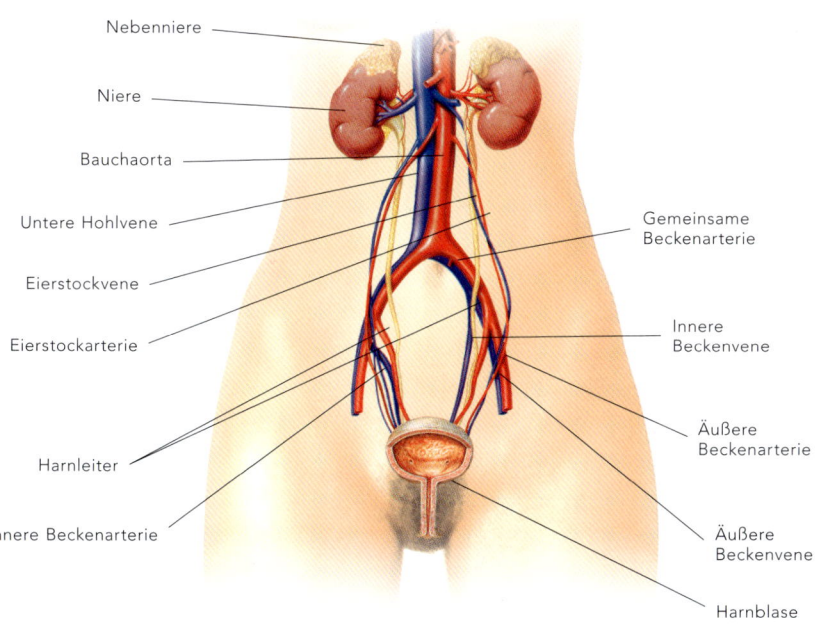

Nebenniere

Niere

Bauchaorta

Untere Hohlvene

Eierstockvene

Eierstockarterie

Harnleiter

Innere Beckenarterie

Gemeinsame
Beckenarterie

Innere
Beckenvene

Äußere
Beckenarterie

Äußere
Beckenvene

Harnblase

Das Fortpflanzungssystem

DAS FORTPFLANZUNGSSYSTEM BESTEHT bei beiden Geschlechtern aus paarigen Gonaden – beim Mann Hoden und bei der Frau Eierstöcken. Diese haben endokrine Funktionen und produzieren Geschlechtszellen (Eizellen bzw. Spermien). Die Eierstöcke befinden sich im Innern des Körpers, die Hoden außerhalb, um eine optimale Temperatur für die Spermienproduktion (einige Grad unter Kerntemperatur) sicherzustellen.

Die paarigen Eileiter befördern die Eizellen in die Gebärmutter (Uterus), wo sich die befruchtete Eizelle einnisten und zu einem Embryo und später Fötus entwickeln kann. Beim Geburtsvorgang stößt die Gebärmutter mit ihrer glatten, in den Wehen zu rhythmischer Kontraktion fähigen Muskulatur Fötus und Plazenta durch die Vagina aus dem Körper. Um die Harnröhrenöffnung und die Vagina befinden sich die äußeren weiblichen Geschlechtsorgane. Das Brustgewebe der Frauen dient der Milchbildung, sodass sie das Neugeborene stillen können.

Beim Mann versorgt eine dem Hoden benachbarte Struktur, der Nebenhoden, die heranreifenden Spermien. Durch einen Gang, den Samenleiter, werden diese vom Nebenhoden in den Rest des Fortpflanzungstrakts befördert. Auch zum männlichen Fortpflanzungstrakt gehören anhängende Drüsen, die Samenbläschen sowie die Prostata. Und durch die Harnröhre kann der Samen (Samenzellen und Produkte der männlichen Drüsen) in den weiblichen Fortpflanzungstrakt ejakuliert werden. Die Harnröhre des Mannes führt durch den Penis, ein Organ aus Erektionsgewebe, das sich versteifen kann, um die Penetration der Vagina während des Geschlechtsverkehrs zu ermöglichen.

▶ **WEIBLICHE UND MÄNNLICHE FORTPFLANZUNGSORGANE**

Das weibliche Fortpflanzungssystem besteht aus den Eierstöcken zur Produktion von Eizellen und Hormonen, den Eileitern zur Beförderung der Eizelle in die Gebärmutter sowie der Gebärmutter selbst, einem Schwangerschafts- und Geburtsorgan. Das männliche Fortpflanzungssystem verfügt über äußere Gonaden (die Hoden), männliche akzessorische Organe und ein Organ für den Geschlechtsverkehr (den Penis).

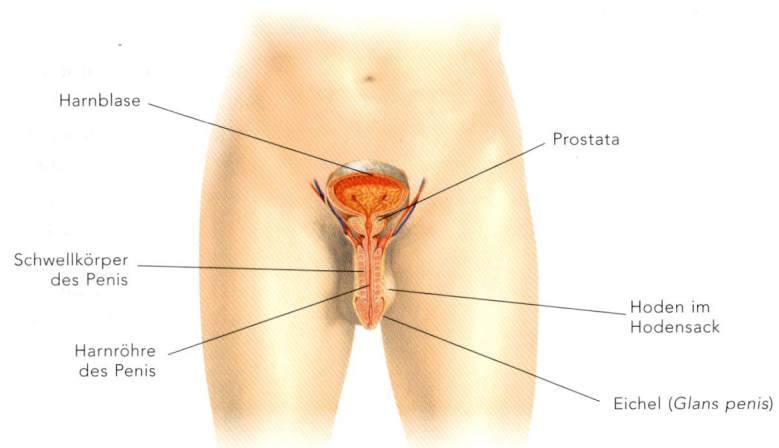

Harnblase

Prostata

Schwellkörper
des Penis

Hoden im
Hodensack

Harnröhre
des Penis

Eichel (*Glans penis*)

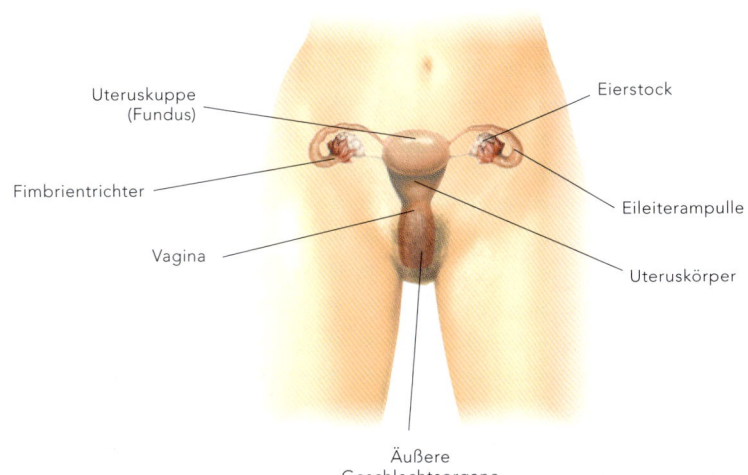

Uteruskuppe
(Fundus)

Eierstock

Fimbrientrichter

Eileiterampulle

Vagina

Uteruskörper

Äußere
Geschlechtsorgane

Das Hormonsystem

DAS HORMONSYSTEM (ENDOKRINE SYS-tem) besteht aus einigen über den ganzen Körper verteilten ganglosen Drüsen. Wie das Nervensystem trägt es dazu bei, das innere Milieu konstant zu halten – jedoch über Stunden oder Jahre. Auch bei Wachstum und Entwicklung spielt das Hormonsystem eine Schlüsselrolle. Hypothalamus und Hypophyse, die Hauptdrüse des Hormonsystems unmittelbar unter dem Gehirn, und damit Nerven- und Hormonsystem sind miteinander verbunden.

Die Drüsen des Hormonsystems sondern ihre Produkte (Peptide oder Steroidhormone) meist ins Blut ab, lokal jedoch auch in Körperhöhlen. Die Hypophyse sekretiert zahlreiche Hormone, darunter Thyreotropin, das adrenokortikotrope Hormon (ACTH), Oxytocin und das antidiuretische Hormon, die auf andere Drüsen des Hormonsystems wirken oder auch direkt Vorgänge wie Wachstum, Wasserhaushalt, Gebären oder Laktation der Brust steuern. Die Schilddrüse reguliert die Stoffwechselrate und enthält C-Zellen, die an der Calcium-Homöostase beteiligt sind. Die Nebenschilddrüsen sind ebenfalls am Calciumstoffwechsel beteiligt, während der endokrine Anteil der Bauchspeicheldrüse den Kohlenhydratstoffwechsel durch Sekretion von Insulin und Glukagon ins Blut steuert.

Die Nebennieren bestehen aus einem äußeren Anteil, der Nebennierenrinde, die Steroidhormone absondert, und einen inneren, dem Nierenmark, das Adrenalin und Noradrenalin sekretiert. Auch Hoden und Eierstöcke sind endokrine Drüsen und produzieren die Sexualhormone. Die Plazenta spielt während der Schwangerschaft eine endokrine Rolle, indem sie Hormone produziert, die die Brustbildung anregen und die Bänder im Beckenbereich lockern, um die Geburt zu erleichtern.

▶ ORGANE DES HORMONSYSTEMS

Das endokrine System besteht aus ganglosen Drüsen, die Peptide oder Steroidhormone zur Regulierung des Stoffwechsels produzieren. Viele endokrine Drüsen wie die Schilddrüse, die Nierenrinde, Eierstöcke und Hoden werden von der Hypophyse, der Hauptdrüse des endokrinen Systems, gesteuert.

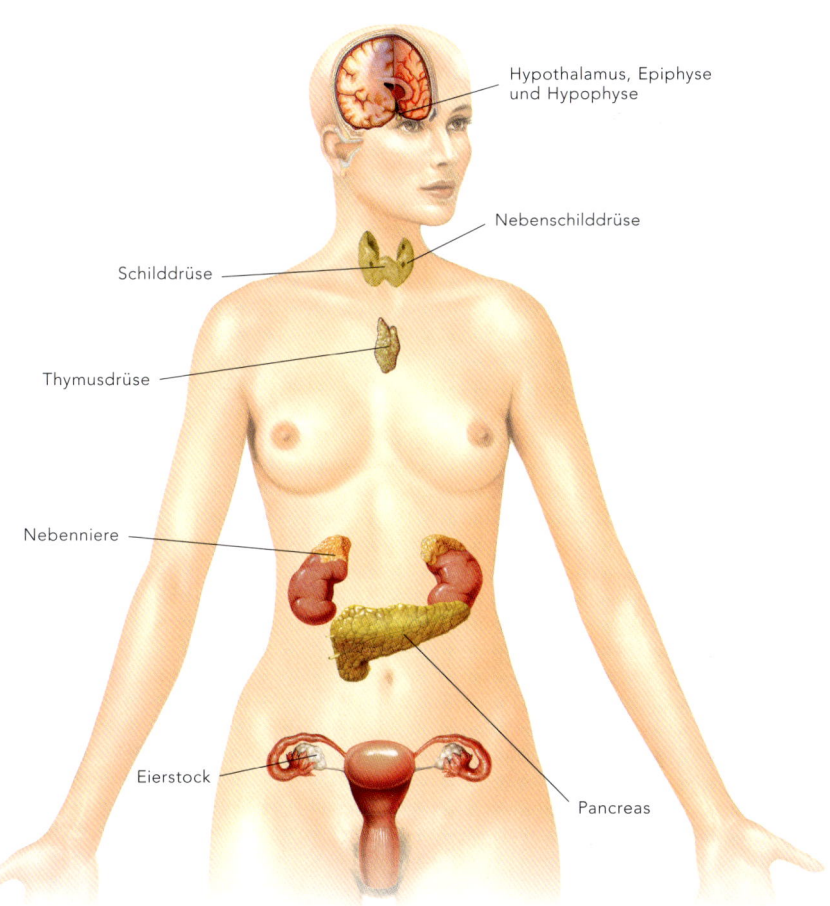

Hypothalamus, Epiphyse und Hypophyse

Nebenschilddrüse

Schilddrüse

Thymusdrüse

Nebenniere

Eierstock

Pancreas

Das Blut

BLUT IST EIN SPEZIALISIERTES BINDEGE-webe, das Gase, Nährstoffe, Abfallprodukte, Immunzellen, Proteine, Vitamine und Hormone durch den Körper befördert. Es besteht aus Blutzellen und einer flüssigen Interzellularsubstanz, dem Blutplasma. In letzterem sind Glukose, Aminosäuren, Hormone, Harnstoff und Elektrolyten gelöst. Außerdem enthält es Plasmaproteine (Bluteiweiß) wie Albumine oder Immunoglobuline, Gerinnungsfaktoren und Transportmoleküle. Die Zellkomponente besteht aus roten (Erythrozyten) und weißen Blutkörperchen (Leukozyten) sowie Blutplättchen (Thrombozyten).

Die roten Blutkörperchen enthalten Hämoglobin zum Transport von Sauerstoff, die weißen Blutkörperchen sind Teil des Immunsystems und verteidigen den Körper gegen fremde Invasoren, zum Beispiel Bakterien, Parasiten, Rickettsien, Pilze und Viren, und mutierte Körperzellen wie die von Krebs. Die Blutplättchen spielen eine entscheidende Rolle bei der Blutgerinnung. Die rote Farbe des Blutes ist auf das rote Pigment (Häm) im Hämoglobin zurückzuführen, den molekularen Komplex, der für den Sauerstofftransport in den roten Blutkörperchen verantwortlich ist.

Das Blut wird im Kreislaufsystem durch den Körper gepumpt. Dabei ändert sich seine Zusammensetzung von Bereich zu Bereich des Kreislaufsystems leicht. Dies ist darauf zurückzuführen, dass die Flüssigkomponente in Geweberäume um das arterielle Ende des Kapillarbetts sickert, um wieder resorbiert zu werden, bevor die Kapillaren sich zu Venolen zusammenschließen. Das Blut ist auch am Transport von Wärme zwischen den unterschiedlichen Körperteilen mit beteiligt und leistet so einen Beitrag zur Thermoregulierung.

▸ EINE TYPISCHE KAPILLARE
Blut ist ein Bindegewebe und enthält Zellen (rote Blutkörperchen, Blutplättchen und weiße Blutkörperchen), die in einer Flüssigmatrix (Plasma) mit gelösten Proteinen (Plasmaproteinen wie Albumen und Immunoglobulinen) suspendiert sind. Am Kapillarbett (hier abgebildet) geschieht über die Kapillarwand ein Austausch der Flüssigkomponente des Blutes mit extravaskulärer Flüssigkeit um die Kapillare.

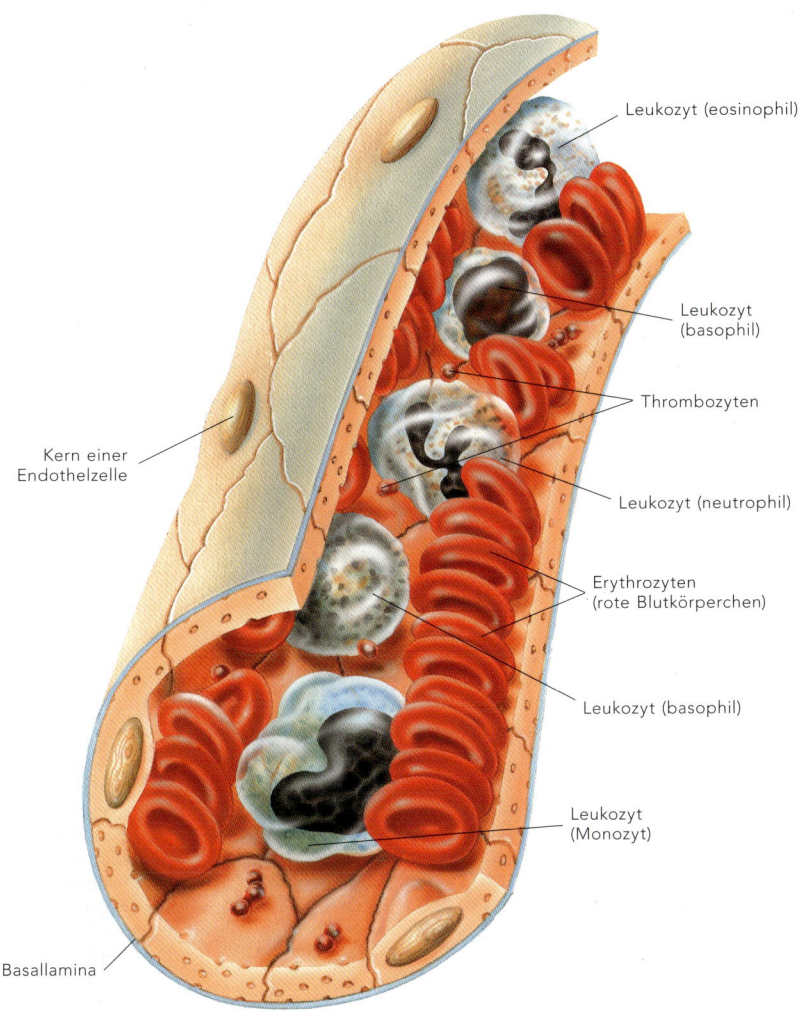

Leukozyt (eosinophil)

Leukozyt
(basophil)

Thrombozyten

Kern einer
Endothelzelle

Leukozyt (neutrophil)

Erythrozyten
(rote Blutkörperchen)

Leukozyt (basophil)

Leukozyt
(Monozyt)

Basallamina

Die Haut

DIE HAUT, BEDECKT DEN KÖRPER UND ist damit das Körpersystem mit der größten Oberfläche. 10–15 Prozent unseres Körpergewichts gehen auf das Konto der Haut. Sie bietet nicht nur Schutz vor physischen, chemischen und biologischen Gefahren von außen, sondern spielt auch eine wichtige Rolle beim Wasserhaushalt, bei der Sinnesempfindung (Berührung, Schmerz, Vibration und Temperatur), der Thermoregulierung, der Vitamin-D-Produktion, der Kommunikation (Mimik wie Lachen und Stirnrunzeln) und sogar bei der Ausscheidung (Milchsäure, Harnstoff und bestimmte Metalle).

Die Haut besteht von außen nach innen aus einer Epithelschicht, der Epidermis (Oberhaut), einer Bindegewebeschicht, der Dermis (Lederhaut), und der Subcutis (Unterhaut). Die Epidermis ist der äußeren Umgebung ausgesetzt, sodass ihre Zellen sich durch Zellteilung an der Basis der Epidermis ständig erneuern. Bei ihrer Reifung verhornen die Epidermiszellen immer mehr und fallen schließlich als Keratinschuppen von der Hautoberfläche. Die meiste Haut bedeckt Muskeln, von denen sie Bindegewebsschichten (tiefe Faszien) trennen.

Spezialisierte Erweiterungen des Epidermisgewebes, die in die Dermis hineinreichen, bilden die Schweiß- und Talgdrüsen, die Schweiß für die Thermoregulierung bzw. Talg als antimikrobielles Mittel und zum Schutz der Epidermis produzieren. Haare sind spezialisierte keratinhaltige Produkte der Epidermis, die bei der Thermoregulierung mitwirken und in dichten Schichten Schutz gegen Abrieb und Sonneneinstrahlung bieten. Nägel sind ebenfalls spezialisierte Produkte des epidermalen Nagelbetts und bestehen, wie Haare, aus Keratin (Hornmaterial).

▶ HAUTSCHICHTEN

Haut kann wie auf der Abbildung behaart oder auch an Handflächen und Fußsohlen dick sein. Die Haut enthält zwei Typen von Drüsen (Schweiß- und Talgdrüsen), viele verschiedene Typen von Sinnesrezeptoren (z. B. Ruffini-, Krause-, Meissner- und Vater-Pacini-Körperchen) sowie eine reiche Gefäßversorgung. Die Oberhaut (Epidermis) besteht aus mehreren Schichten: Keimschicht, Stachelzellschicht, Körnerschicht und Hornschicht.

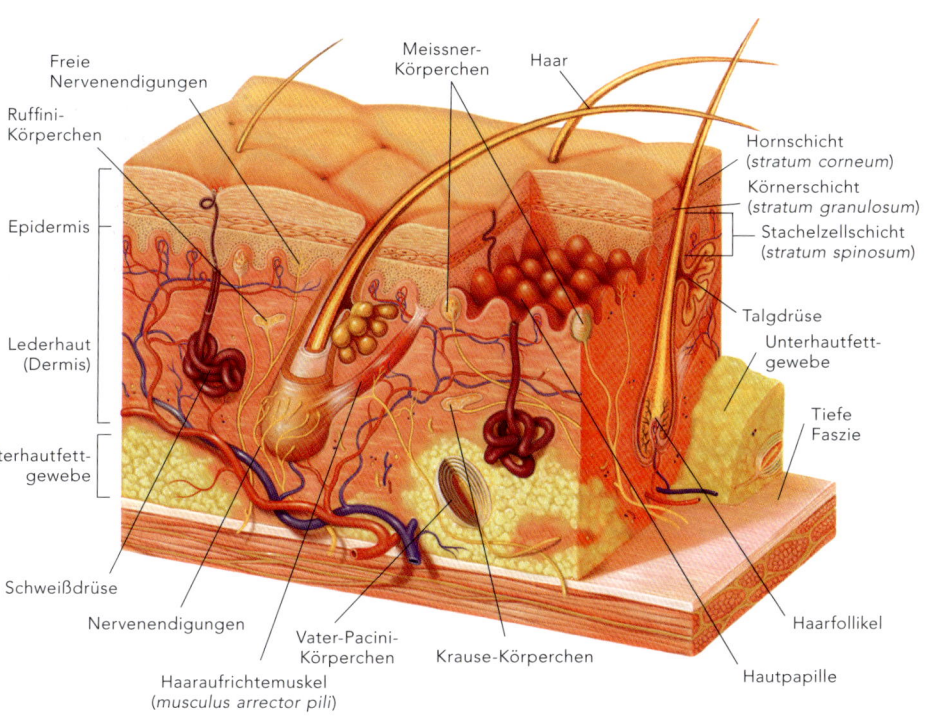

Freie
Nervenendigungen

Ruffini-
Körperchen

Epidermis

Lederhaut
(Dermis)

terhautfett-
gewebe

Schweißdrüse

Meissner-
Körperchen

Haar

Hornschicht
(stratum corneum)

Körnerschicht
(stratum granulosum)

Stachelzellschicht
(stratum spinosum)

Talgdrüse

Unterhautfett-
gewebe

Tiefe
Faszie

Haarfollikel

Nervenendigungen

Vater-Pacini-
Körperchen

Krause-Körperchen

Hautpapille

Haaraufrichtemuskel
(musculus arrector pili)

Das Immunsystem

DAS IMMUNSYSTEM KOORDINIERT DIE Reaktion des Körpers auf Verletzungen und schützt den Körper vor fremden Eindringlingen wie Bakterien, Parasiten Rickettsien, Pilzen und Viren sowie inneren Mutanten wie Krebszellen. Es ist ein anatomisch diffuses System, denn neben Organen, die mit bloßem Auge sichtbar sind, z. B. Mandeln, Thymus, Milz und Lymphknoten, gehören dazu auch Zellen, die im gesamten Körper im Blut und im Gewebe verteilt sind.

Teile des Immunsystems reagieren auf alle krankheitserregenden Organismen stets in derselben Weise (angeborene Immunität), andere sehr spezifisch auf bestimmte Eindringlinge (erworbene oder spezifische Immunität). Für die angeborene Immunität sind Zellen wie Granulozyten und Makrophagen oder Moleküle wie das Komplement und Zytokine verantwortlich.

Das erworbene Immunsystem wird nach der Art der Reaktionen in ein humorales und ein zellvermitteltes unterteilt. Ersteres besteht aus Antikörpern und den sie produzierenden Zellen (B-Lymphozyten und Plasmazellen). Antikörper heften sich an Fremdproteine und Mikroben und erleichtern entweder deren Umschließung oder blockieren sie.

Für die zellvermittelte Immunität sind einige T-Lymphozyten wie Helfer- und Killerzellen verantwortlich. T-Helferzellen können andere Immunreaktionen stimulieren, während zytotoxische T-Killerzellen Zellen zerstören, die von Viren oder Bakterien infiziert worden sind oder einen bösartigen (malignen) Wandel zur Krebszelle durchlaufen haben.

▸ **LYMPHKNOTEN UND LYMPHKANÄLE**

Lymphknoten sind Zellcluster des Immunsystems in den wichtigsten Bereichen der Lymphgänge, die überschüssige Gewebeflüssigkeit ableiten. Größere Gruppen von Lymphknoten befinden sich an den wichtigen Gelenken der Gliedmaßen (z. B. Ellenbogen- und Kniekehlenlymphknoten) sowie an den Basen der Gliedmaßen in der Achsel- und Leistenregion, die meisten Lymphknoten jedoch liegen in der Brust- und Bauchhöhle. Der Brustlymphgang ist der größte Lymphkanal des Körpers und drainiert den gesamten Unterkörper sowie die linke Seite des Oberkörpers.

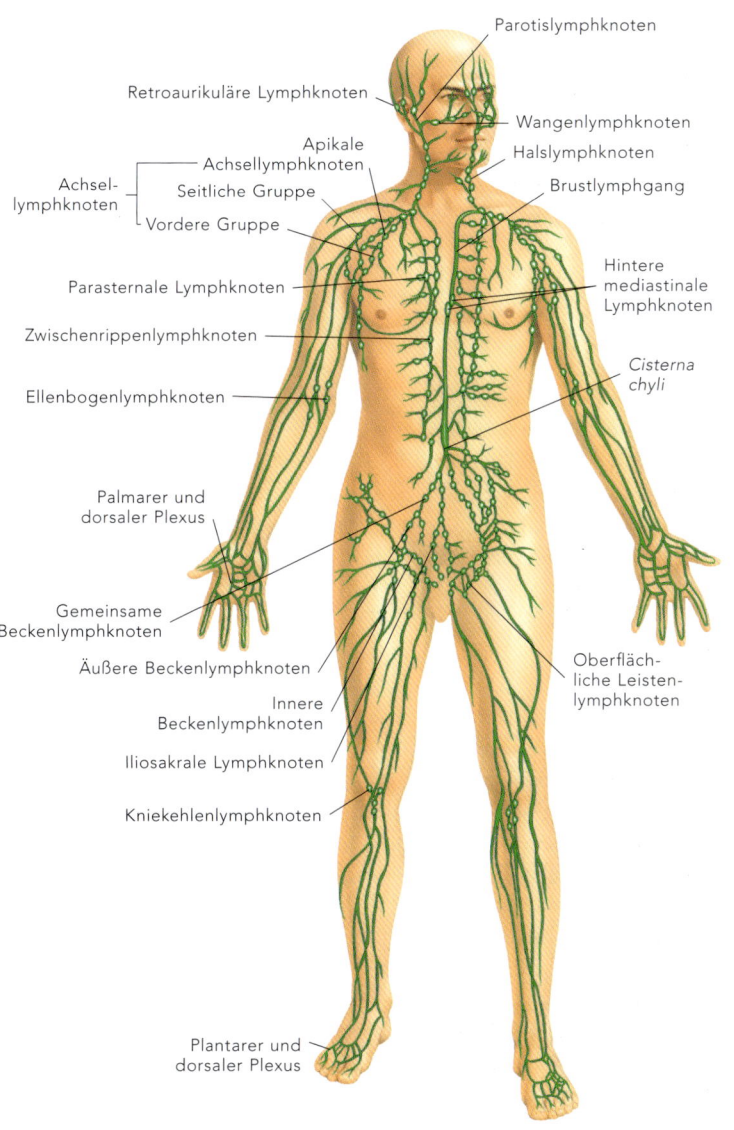

Parotislymphknoten

Retroaurikuläre Lymphknoten

Wangenlymphknoten

Apikale
Achsellymphknoten

Halslymphknoten

Achsel-
lymphknoten

Seitliche Gruppe

Brustlymphgang

Vordere Gruppe

Parasternale Lymphknoten

Hintere
mediastinale
Lymphknoten

Zwischenrippenlymphknoten

*Cisterna
chyli*

Ellenbogenlymphknoten

Palmarer und
dorsaler Plexus

Gemeinsame
Beckenlymphknoten

Äußere Beckenlymphknoten

Oberfläch-
liche Leisten-
lymphknoten

Innere
Beckenlymphknoten

Iliosakrale Lymphknoten

Kniekehlenlymphknoten

Plantarer und
dorsaler Plexus

Zellstruktur und Organellen

DIE ZELLE IST DIE GRUNDEINHEIT KOMplexer Lebensformen. So besteht auch der menschliche Körper aus Zellen und ihren extrazellulären Produkten. Die drei Hauptkomponenten der Zelle von außen nach innen sind die Zellmembran, das Zellplasma und der Zellkern. Das Plasma besteht aus einer Flüssigkomponente, dem Zytosol, und eingebetteten Organellen. Der Zellkern enthält die DNA (Desoxyribonukleinsäure), in der genetische Informationen verschlüsselt sind. Die DNA regelt auch die Stoffwechselaktionen der Zelle. Die Plasmamembran spielt eine Schlüsselrolle bei der Steuerung des Eindringens chemischer Stoffe in die Zelle und verfügt über Rezeptoren, die an der Zellkommunikation beteiligt sind.

Die Organellen haben ganz unterschiedliche Aufgaben: Die Mitochondrien, erzeugen mithilfe von oxidativer Phosphorylierung Energie für die Zelle in Form von Adenosintriphosphat (ATP) und sind für andere nicht oxidative Stoffwechselfunktionen verantwortlich. Die Peroxisomen dienen der Aufspaltung von Fetten und toxischen Stoffen. Das raue und glatte endoplasmatische Retikulum ist für die Proteinproduktion bzw. die Fettsynthese verantwortlich, der Golgi-Apparat für das Verpacken der Materialien für den Transport. Und schließlich verdauen Lysosomen unerwünschte Organellen.

Alle diese Organellen werden von einem Zytoskelett aus Aktin und Zwischenfilamenten gestützt. Das Zytoskelett ist auch an zellulären Erweiterungen wie Mikrovilli und Zilien beteiligt, die bei spezialisierten Zelltypen im Inneren des Verdauungstrakts oder Atmungsapparats vorkommen. Der Zellkern ist von einer Kernmembran umschlossen, deren Poren die Bewegung von Botenmolekülen in den Kern aus ihm heraus regulieren. Der Zellkern enthält gewöhnlich einen Bereich mit verdichtetem Material, der als Nukleolus bekannt ist. Dort werden die Ribosomen für die Proteinherstellung zusammengesetzt.

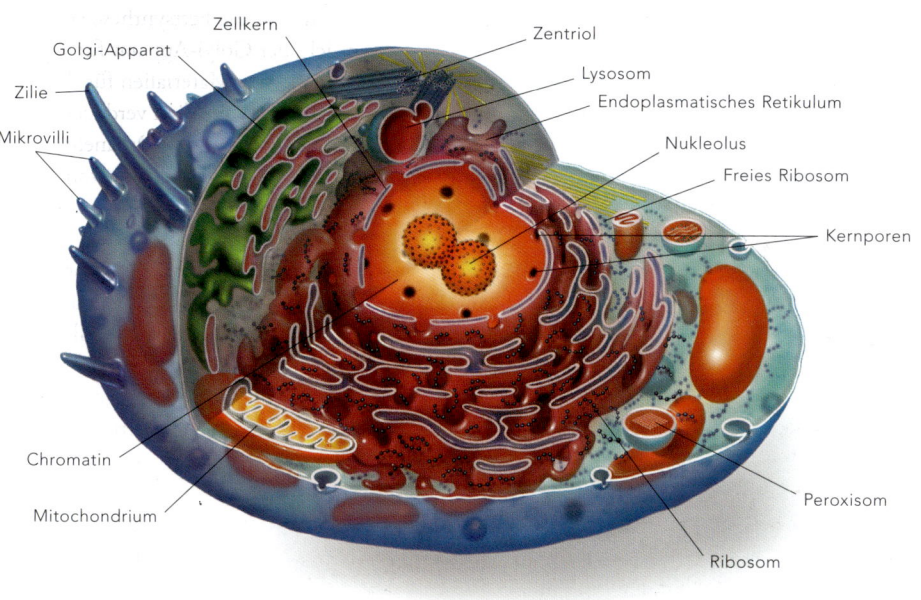

Zellkern

Golgi-Apparat

Zilie

Mikrovilli

Zentriol

Lysosom

Endoplasmatisches Retikulum

Nukleolus

Freies Ribosom

Kernporen

Chromatin

Mitochondrium

Peroxisom

Ribosom

▲ **GRUNDAUFBAU DER ZELLE**

Die Zelle enthält zahlreiche Organellen mit spezifischen Funktionen. Dazu gehören: Ribosomen zur Produktion von Proteinen, das endoplasmatische Retikulum für die Fettsynthese, Peroxisomen für die Fettaufspaltung, der Golgi-Apparat für das Verpacken der produzierten Produkte, Mikrovilli wie die Epithelzellen der Dünndamwand, um die Zelloberfläche für die Absorption zu vergrößern, und Zilien wie die Epithelzellen des Atmungsapparats, um Schleim oder Fremdkörper an die Zelloberfläche zu bewegen.

Chromosomen und Gene

DIE MENSCHLICHE DNA ENTHÄLT UNGE-
fähr 25 000 Gene und ist in spezialisierten Strukturen, sogenannten Chromosomen, gruppiert. Der Mensch
besitzt 22 nicht geschlechtsbestim-
mende Chromosomenpaare, sowie
X- und Y-Chromosom (Mann) bzw.
zwei X-Chromosomen (Frau). Ge-
löschte Chromosomen, überschüssige Chromosomen oder Chromoso-
menfragmente werden gewöhnlich
mit Krankheiten oder Behinderungen
in Verbindung gebracht, so mit dem
Down-Syndrom.

Chromosomen bestehen aus dicht
aufgewickelten DNA-Strängen und
begleitenden Proteinen. Sie sind jedoch
nur deutlich zu erkennen, wenn die
Chromosomenfäden unmittelbar
vor der Zellteilung aufgewickelt sind
(S. 38 f.). Die DNA-Doppelstränge
wickeln sich um begleitenden Kernpro-
teine, sogenannte Histone und bilden
Ketten, sogenannte Nukleosomen.
Innerhalb jedes DNA-Strangs bilden
Nukleotidsequenzen Gene, Segmente
der DNA, die meist den Aufbau eines
Proteins festlegen (S. 44 f.). Bei der
DNA kommen vier Nukleinbasen
(Bausteine der Nukleotide) vor, deren
Abkürzung für je ein Nukleotid in der

Nukleotidsequenz steht: C (Cytosin),
A (Adenin), G (Guanin) und T
(Thymin). Ein Basentriplet (drei
Nukleobasen), z. B. CAG, kodiert eine
Aminosäure im Protein. Ein durch-
schnittliches Gen hat eine Länge von
8000 Nukleotiden.

Einige Abschnitte des Gens (Exone)
kodieren unmittelbar für die Aminosäuren von Proteinen, andere (Introne)
dagegen nicht. Introne sind aber nicht
keine Ausschuss-DNA, denn sie spielen
eine Rolle bei der Evolution neuer Proteine und tragen möglicherweise auch
zur Regulierung der Genexpression
bei. Als Mutationen bezeichnete Veränderungen in der DNA können auf
das fehlerhafte Kopieren von DNA
während der Zellteilung oder die
Einwirkung sogenannter Mutagene,
z. B. ionisierender Strahlung oder mu-
tagener Chemikalien, zurückzuführen
sein.

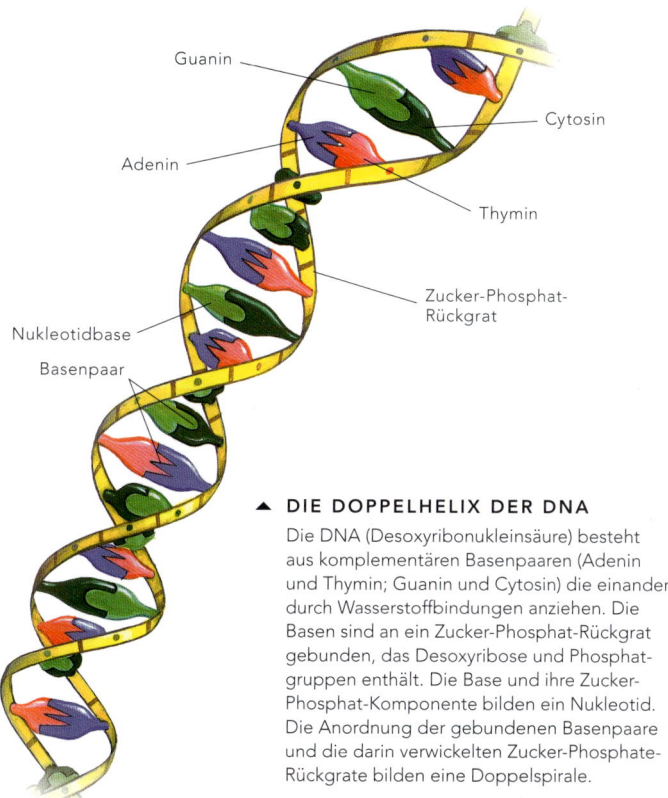

Guanin

Cytosin

Adenin

Thymin

Zucker-Phosphat-
Rückgrat

Nukleotidbase

Basenpaar

▲ DIE DOPPELHELIX DER DNA

Die DNA (Desoxyribonukleinsäure) besteht
aus komplementären Basenpaaren (Adenin
und Thymin; Guanin und Cytosin) die einander
durch Wasserstoffbindungen anziehen. Die
Basen sind an ein Zucker-Phosphat-Rückgrat
gebunden, das Desoxyribose und Phosphat-
gruppen enthält. Die Base und ihre Zucker-
Phosphat-Komponente bilden ein Nukleotid.
Die Anordnung der gebundenen Basenpaare
und die darin verwickelten Zucker-Phosphate-
Rückgrate bilden eine Doppelspirale.

DAS DOWN-SYNDROM

Das Down-Syndrom ist eine Chromosomenabweichung, bei der das 21. Chromosom
jeder Zelle dreifach vorhanden sind (Trisomie 21) oder Teile dieses Chromosoms auf
ein anderes Chromosom verlagert sind. Es äußert sich in geistiger Behinderung, ver-
zögertem Körperwuchs und einer charakteristischen Gesichtsform (schmales Kinn,
schräg liegende Augen und abgeflachter Nasenrücken). Zu den damit verbundenen
gesundheitlichen Problemen gehören angeborene Herzfehler, Epilepsie, Leukämie
und Schilddrüsenerkrankung.

Zellteilung: Mitose und Meiose

DIE ZELLTEILUNG WIRD AUCH MITOSE genannt. Dabei wird die Kernmembran fragmentiert und jedes Chromosom aufgewickelt. Während der Prophase bildet es eigenständige Chromatidpaare, die in der Metaphase entlang des Zelläquators angeordnet werden. Jedes Chromatidpaar ist über den Spindelapparat mit einem Zentriolenpaar verbunden. Während der Anaphase trennen sich die Chromatidpaare und jedes Glied des Paares bewegt sich auf eine Zentriole zu. In der Telophase bilden sich die Kernmembranen neu und die Chromatide wickeln sich ab. Eine Plasmamembran bildet sich und teilt die beiden Tochterzellen. Zwischen den Zellteilungen werden die Chromatide vervielfältigt, um die DNA wieder zu vervollständigen.

Die Meiose ist ein komplexerer Vorgang, bei dem Geschlechtszellen oder Gameten produziert werden. Die Chromosomenpaare werden dabei in der ersten Zellteilung (Meiose I) geteilt, worauf sich die Chromatide jedes Chromosoms in der zweiten meiotischen Teilung (Meiose II) trennen. Das Endergebnis sind vier Tochterzellen mit nur der Hälfte der Chromosomen (d.h. haploide Zellen) der originalen diploiden Mutterzelle. Diese Tochterzellen oder Geschlechtszellen (Spermien oder Eizellen) füllen ihre Chromosomen aus einer anderen haploiden Zelle während der Befruchtung auf. Das Crossing-over der Chromosomenpaare geschieht während der Meiose I (Prophase I), um eine größere Vielfalt der Genkombinationen zu erzeugen.

▶ **MITOSE UND MEIOSE**

Als Mitose wird die Zellteilung in zwei Zellen bezeichnet, als Meiose die Zellteilung in den Gonaden (Hoden und Eierstöcken) zur Produktion von Geschlechtszellen. In der Meiose I, ihrem ersten Teil, findet das Crossing-over der Chromosomenarme statt, um das genetische Material zwischen Chromosomenpaaren zu übertragen. Das mehrt die genetische Vielfalt bei den Nachkommen. In der Meiose I müssen sich die Glieder eines Chromosomenpaars trennen und in unterschiedliche Tochterzellen gelangen. Der Telophase der Meiose I folgt die Prophase der Meiose II. Die Meiose II hat eine gewisse Ähnlichkeit mit der Mitose, bei der sich jedes Chromosom in Chromatide aufteilt, die in die Tochterzellen wandern. Das Ergebnis der Meiose I und II sind vier haploide Tochterzellen mit der Hälfte der Chromosomen der ursprünglichen Keimzelle.

MITOSE

Interphase:
DNA-Replikation

Prophase: Chromosomen
wickeln sich auf und die
Kernmembran platzt

Metaphase: Chromosome ordnen
sich um den Zelläquator an

Anaphase: Chromatiden
trennen sich und wandern zum
Gegenpol der Zelle

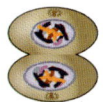

Telophase: zwei Kerne bilden sich
neu und das Zytoplasma der
Tochterzellen beginnt sich zu teilen

Zwei Tochterzellen mit neu
gebildeten Kernmembranen und
getrennten Zellmembranen

MEIOSE I

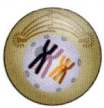

Prophase I: Anbindung der Chromosomen und Überkreuzung zum
Austausch genetischen Materials
zwischen den Chromosomen

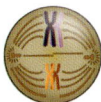

Metaphase I: Chromo-
somenpaare reihen sich
am Äquator auf

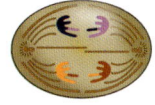

Anaphase I: Chromoso-
menpaare trennen sich

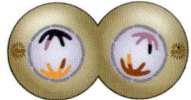

Telophase I

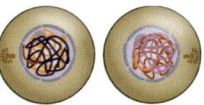

Zytokinese I

MEIOSE II

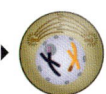

Prophase II

Metaphase II:
Chromosomen reihen
sich am Äquator auf

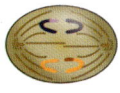 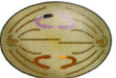

Anaphase II: Schwester-
chromatiden trennen sich

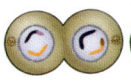 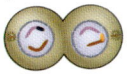

Telophase II

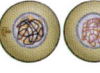

Zytokinese II – vier Tochterzellen mit der
Hälfte der Chromosomen (d.h. haploid)
sind entstanden. Jede Tochterzelle besitzt
nur ein Chromosom von jedem Paar
homologer Chromosomen.

Apoptose

UNTER APOPTOSE VERSTEHT MAN DEN Vorgang des programmierten Zelltodes. Sie tritt oft auf, wenn Zellen beschädigt worden sind, sodass sie ihren normalen Zellzyklus von Wachstum und Zellteilung nicht abschließen und sich nicht reparieren können. Die betroffenen Zellen aktivieren ein »Suizidprogramm«, eine intrinsische Leitungsbahn. An der Steuerung dieses Vorgang beteiligt ist ein innerer Botenstoff, Bcl-2, der die Freisetzung von proapoptotischen Proteinen aus den Mitochondrien auslöst.

Die intrinsische Apoptose ist ein wichtiger Teil der normalen Entwicklung, so bei der Bildung der Fingerzwischenräume beim Embryo oder bei der Beseitigung überschüssiger Neuronen aus dem sich entwickelnden Gehirn und dem Rückenmark. Zellen können auch durch eine extrinsische Leitungsbahn zur Apoptose gezwungen werden. In diesem Fall produziert das Immunsystem Botenstoffe, die auf der Oberfläche der Zielzelle an Tumornekrosefaktor-Rezeptoren (TNF) andocken und Enzyme, sogenannte Caspasen, im Zellplasma aktivieren.

In beiden Fällen beginnt sich in der Folge die DNA des Zellkerns zu fragmentieren und das Zytoskelett bricht zusammen. Die sterbende Zelle beginnt mit der Produktion von Zellplasmablasen, die Fragmente von Organellen und Oberflächenliganden (Andockpunkte) enthalten, und diese werden von Fresszellen wie Makrophagen aufgespürt. Die Makrophagen beseitigen die Überreste und verwerten das Material der abgestorbenen Zelle.

▶ **ZELLULÄRE VORGÄNGE BEI DER APOPTOSE**

Der Zelltod (Apoptose) kann durch einen inneren, als Reaktion auf eine Zellverletzung aktivierten Mechanismus oder durch die Signalgebung außerhalb der Zielzelle aufgrund von Interaktionen zwischen Zellrezeptoren und äußeren Liganden in Gang gesetzt werden. Beides führt zur Fragmentierung der DNA, zum Zusammenbruch des Zytoskeletts und zur Ausbildung von Membranbläschen. Die zellulären Überreste werden von Phagozyten eingeschlossen.

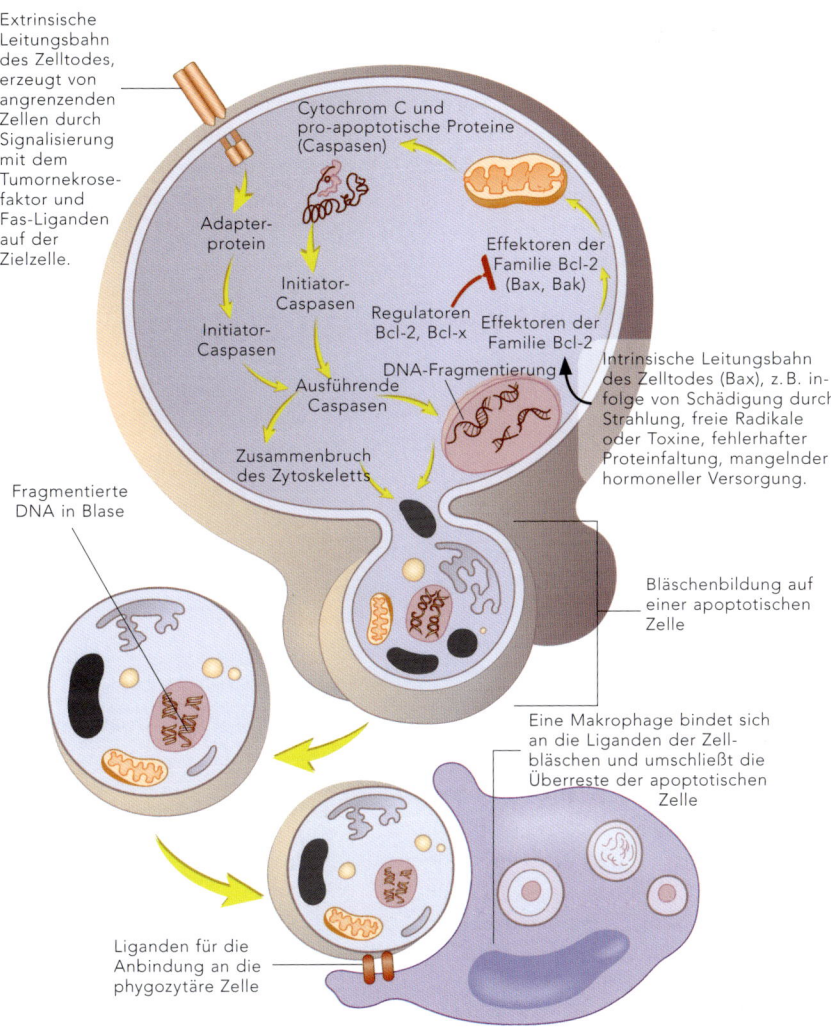

Extrinsische Leitungsbahn des Zelltodes, erzeugt von angrenzenden Zellen durch Signalisierung mit dem Tumornekrosefaktor und Fas-Liganden auf der Zielzelle.

Cytochrom C und pro-apoptotische Proteine (Caspasen)

Adapterprotein

Initiator-Caspasen

Initiator-Caspasen

Regulatoren Bcl-2, Bcl-x

Effektoren der Familie Bcl-2 (Bax, Bak)

Effektoren der Familie Bcl-2

Ausführende Caspasen

DNA-Fragmentierung

Intrinsische Leitungsbahn des Zelltodes (Bax), z.B. infolge von Schädigung durch Strahlung, freie Radikale oder Toxine, fehlerhafter Proteinfaltung, mangelnder hormoneller Versorgung.

Zusammenbruch des Zytoskeletts

Fragmentierte DNA in Blase

Bläschenbildung auf einer apoptotischen Zelle

Eine Makrophage bindet sich an die Liganden der Zellbläschen und umschließt die Überreste der apoptotischen Zelle

Liganden für die Anbindung an die phygozytäre Zelle

DNA-Replikation

DIE REPLIKATION, AUCH REDUPLIKA-tion, ist eine DNA-Synthese, bei der ein DNA-Strang verfielfältigt wird, um einen identischen Strang zu bilden. Die Replikation geschieht im Zeitraum zwischen den Zellteilungen, während der S-Phase (Synthese) des Zellzyklus. Die Replikation beinhaltet das Abwickeln des Chromatins der Chromosomen und das Kopieren aller 3,2 Milliarden Basenpaare im menschlichen Genom.

Die wichtigsten Schritte der Replikation sind Abwicklung und Trennung der DNA-Stränge von den sie begleitenden Histon-Proteinen vor dem Kopiervorgang, Ausbildung von RNA-Primern auf dem Strang, um den Kopiervorgang zu starten, sowie Hinzufügen von Nukleotiden zum Strang durch das Enzym DNA-Polymerase. Wenn die DNA-Polymerase die RNA-Primer erreicht, werden diese entfernt und durch DNA-Nukleotide ersetzt. Die DNA-Synthese verläuft in entgegengesetzter Richtung entlang der beiden getrennten DNA-Stränge.

Das Endergebnis sind zwei identische DNA-Doppelhelix-Stränge. Nach Abschluss der DNA-Synthese werden die Histon-Proteine wieder mit dem DNA-Strang kombiniert, und die Zelle tritt mit ihrer vollständigen DNA in die nächste Phase des Zellzyklus ein, bereit für die nächste Zellteilung

▶ **REPLIKATION DER DNA WÄHREND DER S-PHASE DES ZELLZYKLUS**

Die DNA-Replikation erfordert die Trennung und Abwicklung der beiden DNA-Stränge durch das Enzym Helikase, damit jeder Strang einzeln kopiert werden kann. Das Enzym Primase setzt dann RNA-Primer auf die bestehenden DNA-Stränge, damit das Enzym DNA-Polymerase weiß, wo es mit der Vervielfältigung jedes DNA-Strangs beginnen soll. Anschließend kopiert das Enzym jeden Strang einzeln in entgegengesetzte Richtungen, indem es freie Nukleotide an die wachsenden neuen DNA-Stränge heftet.

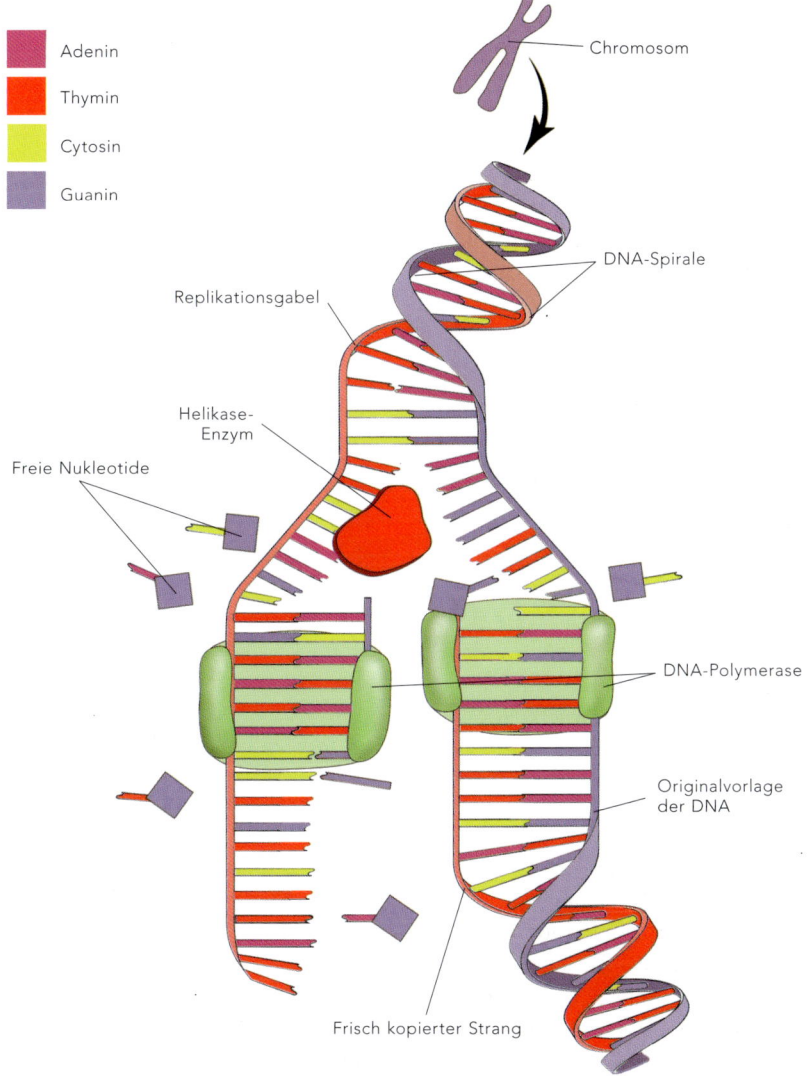

Adenin

Thymin

Cytosin

Guanin

Chromosom

DNA-Spirale

Replikationsgabel

Helikase-Enzym

Freie Nukleotide

DNA-Polymerase

Originalvorlage der DNA

Frisch kopierter Strang

Transkription und Translation

ALS TRANSKRIPTION BEZEICHNET MAN die Umwandlung kodierter Informationen im DNA-Strang in ein RNA-Molekül. Dieses kann anschließend den Zellkern verlassen und dient im Zellplasma der Proteinproduktion. Der Vorgang wird in Gang gesetzt, wenn Transkriptionsfaktoren am Promotor-DNA-Segment neben dem zu kopierenden Gen andocken.

Sobald das Enzym RNA-Polymerase an das Promotor-Segment andockt, wickelt sich das zu kopierende DNA-Segment ab. Darauf bildet die RNA-Polymerase in der Umgebung von Nukleotiden einen komplementären Strang von Boten-RNA, auch Messenger-RNA (mRNA) genannt – das mRNA-Transkript. Die Transkription endet, wenn die RNA-Polymerase das Ende des zu kopierenden Gens erreicht hat und die Freigabe des mRNA-Transkripts erfolgt ist.

Der nächste Schritt bei der Proteinproduktion ist die Translation. Sie nutzt die mRNA, um einen Proteinstrang zu bilden. Das mRNA-Transkript verlässt dabei den Zellkern und bewegt sich zum Zellplasma. Dort angekommen, wird der mRNA-Strang in ein Ribosom »eingefädelt«. Das Ribosom kann dabei frei oder an das raue endoplasmatische Retikulum gebunden sein. Ein anderer RNA-Typ, die sogenannte Transfer-RNA (tRNA), befördert Aminosäuren aus dem Zellplasma zum Ribosom und dem mRNA-Strang. Mit jedem tRNA-Molekül, das sich an den mRNA-Strang bindet, werden Aminosäuren zum Proteinstrang hinzugefügt. Dieser sukzessive Prozess ist beendet, wenn das Ribosom das Ende des mRNA-Strangs erreicht und der neugebildete Proteinstrang in das umliegende Zytosol freigegeben wird.

▸ **TRANSKRIPTION DER DNA ZUR BOTEN-RNA**

Die Transkription beinhaltet das Entwirren der DNA und die Konstruktion eines Strangs von Boten-RNA (mRNA), bei der die DNA eines bestimmten Gens als Vorlage dient. Nach dem Abschluss der Gentranskription werden die DNA-Stränge wieder zusammengeführt. Die mRNA wird zum Zytosol befördert, wo sie als Vorlage für die Proteinkonstruktion und die Translation genutzt wird.

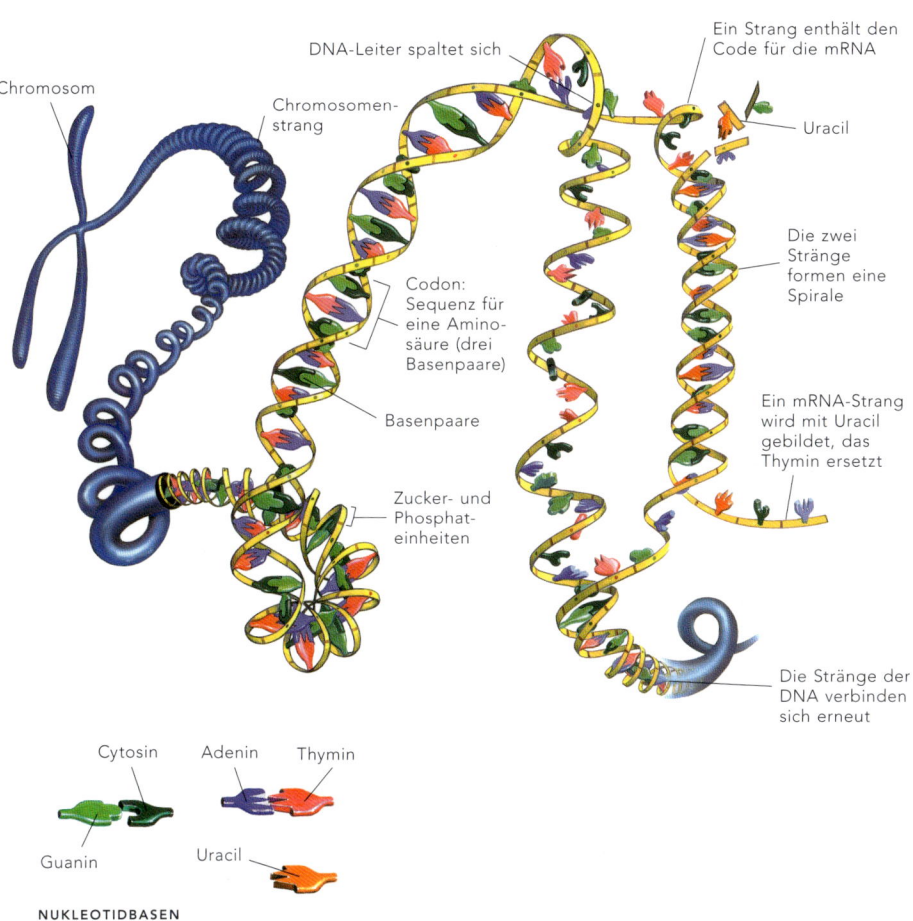

Chromosom

DNA-Leiter spaltet sich

Chromosomen-strang

Ein Strang enthält den Code für die mRNA

Uracil

Codon: Sequenz für eine Amino-säure (drei Basenpaare)

Die zwei Stränge formen eine Spirale

Basenpaare

Ein mRNA-Strang wird mit Uracil gebildet, das Thymin ersetzt

Zucker- und Phosphat-einheiten

Die Stränge der DNA verbinden sich erneut

Cytosin

Adenin

Thymin

Guanin

Uracil

NUKLEOTIDBASEN

Energiegewinnung und ATP

ZELLULÄRE PROZESSE BENÖTIGEN ENER-
gie. Zu ihrer Gewinnung müssen die
großen Moleküle von Proteinen, Fetten und komplexen Kohlenhydraten,
die mit der Nahrung aufgenommen
werden, erst in ihre Bestandteile (Aminosäuren, Fettsäuren und Glukose)
umgewandelt werden. Mithilfe von
nutzbarer zellulärer Energie aus exergo-
nischen (Energie erzeugenden) katabolischen (aufspaltenden) Reaktionen
werden diese anschließend weiter in
noch kleinere intermediäre Moleküle wie Pyruvate oder Acezyl-CoA und
schließlich in Kohlendioxid und Wasser aufgespalten.

All diese katabolischen Reaktionen
erzeugen nutzbare Energie in Form des
Moleküls Adenosintriphosphat (ATP),
das durch die Zelle transportiert
werden kann, um den Energiehunger
der Reaktionen wie der Synthese von
Proteinen und Strukturfetten zu stillen.
Ist die Energie des ATP aufgebracht,
wird das Molekül in Adenosindiphos-
phat (ADP) umgewandelt.

Glukose wird im Zellplasma durch
Glykolyse zu Pyruvat umgewandelt,
doch dabei entstehen nur zwei
ATP-Moleküle pro Glukosemolekül.
Der weitere Stoffwechsel des Pyru-
vatmoleküls geschieht innerhalb der
Mitochondrien, wo es im Zitronen-
säurezyklus katabolisiert wird, um
Acetyl-CoA und die reduzierte Form
von Nikotinamidadenindinukleotid
(NAD), NADH, zu gewinnen.

Das NADH nimmt anschließend an
der Atmungskette, d. h. der oxidativen
Phosphorylierung (S. 48, aerober Stoffwechsel), in den Mitochondrien teil.
Dabei entstehen mehr ATP-Moleküle,
als dies durch Proteinkatabolismus,
Fettsäureoxidation und Glykolyse
allein möglich wäre. Die in den Mitochondrien stattfindenden energie-
erzeugenden Reaktionen produzieren
34 ATP-Moleküle pro Glukosemolekül
und setzen CO_2 und Wasser frei.

▶ **ENERGIEERZEUGUNG
AUS NAHRUNGSQUELLEN**

Nutzbare zelluläre Energie in Form von ATP
kann aus Aminosäuren, Fettsäuren oder
einfachen Zuckern wie Glukose gewonnen
werden. Der anaerobe Stoffwechsel, der
im Zytosol der Zelle ohne Beigabe von
Sauerstoff stattfindet, erzeugt im Vergleich
zum aeroben nur sehr wenig ATP pro
Glukosemolekül. Der aerobe Stoffwechsel
läuft in den Mitochondrien abläuft und
Sauerstoff benötigt.

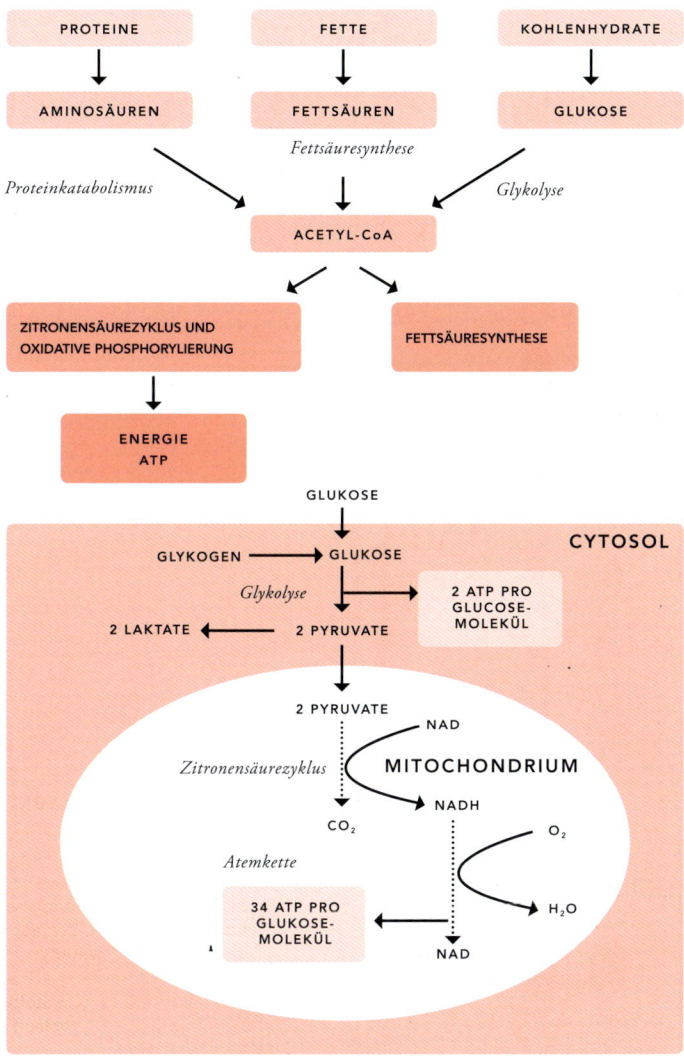

PROTEINE

FETTE

KOHLENHYDRATE

AMINOSÄUREN

FETTSÄUREN

GLUKOSE

Fettsäuresynthese

Proteinkatabolismus

Glykolyse

ACETYL-CoA

ZITRONENSÄUREZYKLUS UND OXIDATIVE PHOSPHORYLIERUNG

FETTSÄURESYNTHESE

ENERGIE ATP

GLUKOSE

CYTOSOL

GLYKOGEN ⟶ GLUKOSE

Glykolyse

2 ATP PRO GLUCOSE-MOLEKÜL

2 LAKTATE ⟵ 2 PYRUVATE

2 PYRUVATE

NAD

MITOCHONDRIUM

Zitronensäurezyklus

CO$_2$

NADH

O$_2$

Atemkette

34 ATP PRO GLUKOSE-MOLEKÜL

H$_2$O

NAD

Aerober Energiestoffwechsel

DER AEROBE ENERGIESTOFFWECHSEL IST der Teil des Zellstoffwechsels, der Sauerstoff benötigt. Er läuft in den Mitochondrien ab. Drei Stufen werden unterschieden: Elektronentransfer zwischen den Elektronenträgern, Generierung eines Protonenkonzentrationsgradienten (H+) und Einsatz desselben zur Freisetzung von ATP.

Erst werden Elektronen aus dem NADH an Moleküle übertragen, die in die innere Wand der Mitochondrien eingebettet sind und als Batterie agieren. Die von dieser Elektronentransferbatterie aufgebaute elektrische Kraft wird genutzt, um Protonen gegen ein Konzentrationsgefälle zu pumpen. Die Protonen ergeben zusammen mit Sauerstoff Wasser und treiben außerdem das Enzym ATP-Synthase an, das ATP generiert.

Dieser komplexe Vorgang, Elektronen mehrmals von Träger zu Träger zu transferieren, ist erforderlich, um nutzbare Energie zu produzieren, ohne dabei zu viel Abwärme zu erzeugen. Die oxidative Phosphorylierung erzeugt viel mehr ATP-Moleküle als jeder andere Stoffwechselprozess, den Körperzellen durchlaufen können. Das ist somit der Grund, warum Sauerstoff ein so wichtiges Molekül für das Überleben der Zellen ist.

Giftige Zyanide können den Vorgang der oxidativen Phosphorylisierung unterbrechen, da sie sich an ein Schlüsselenzym in der Elektronentransferkette binden und seine Tätigkeit blockieren. Damit bringen sie die ATP-Produktion beinahe zum Erliegen.

▶ **OXIDATIVE PHOSPHORYLIERUNG IN DEN INNEREN MEMBRANEN DER MITOCHONDRIEN**

Bei der oxidativen Phosphorylierung werden Elektronen zwischen 15 verschiedenen Trägern der Elektronentransportkette transferiert, Wasserstoffionen oder -protonen in den Raum zwischen den inneren und äußeren Mitochondrialmembranen gepumpt und Wasserstoffionen und -protonen mit Sauerstoff zu Wassermolekülen verbunden.

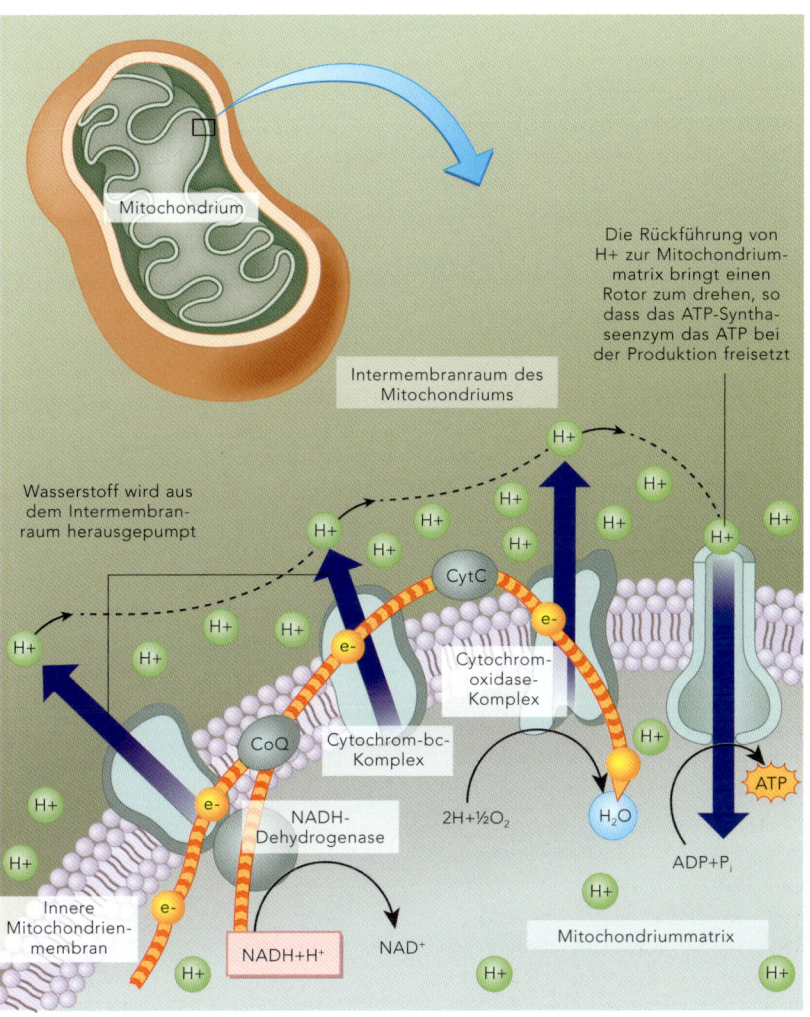

Mitochondrium

Die Rückführung von H+ zur Mitochondriummatrix bringt einen Rotor zum drehen, so dass das ATP-Synthaseenzym das ATP bei der Produktion freisetzt

Intermembranraum des Mitochondriums

Wasserstoff wird aus dem Intermembranraum herausgepumpt

H+

CytC

Cytochromoxidase-Komplex

CoQ

Cytochrom-bc-Komplex

NADH-Dehydrogenase

$2H+\frac{1}{2}O_2$

H_2O

ATP

ADP+P$_i$

Innere Mitochondrienmembran

NADH+H$^+$

NAD$^+$

Mitochondriummatrix

Aufbau der Zellmembran

ZELLMEMBRANEN ENTHALTEN ZWEI Hauptkomponenten: Die erste ist eine wasserundurchlässige Doppelschicht von Phospholipiden aus Palisaden von Molekülen – regulär anordnet wie bei einem Lattenzaun. Diese Palisaden bestehen aus einem »wasserliebenden« (hydrophilen) Kopf, der zur wassergefüllten intrazellulären oder extrazellulären Flüssigkeit weist, sowie Ketten aus »wasserabweisenden« (hydrophoben) Molekülen, die innerhalb der Membranwand zueinander weisen.

In der Phospholipid-Doppelschicht sind Proteinmoleküle eingebettet, die eine selektive Bewegung spezifischer Chemikalien durch die Lipid-Doppelschicht ermöglichen und für die Zelle Signalfunktionen übernehmen.

Die Dicke mancher Arten von Membranproteinen entspricht derjenigen der Lipid-Doppelschicht (Transmembranproteine), andere hingegen sind nur auf einer Seite zu finden (periphere Proteine). Transmembranproteine können kleinen Molekülen wie Glukose und Aminosäuren als Kanäle dienen. Einige fungieren als Ionenkanäle und erlauben geladenen Teilchen wie Natrium-, Kalium- oder Calciumionen die Durchquerung der Doppelschicht.

Proteinkanäle sind öfters ligandengesteuerte Rezeptoren, d. h. sie können geöffnet werden, wenn ein Molekül an eine spezifische Stelle des Kanalproteinmoleküls andockt. Einige Membranproteine agieren als Enzyme und katalysieren spezifische chemische Reaktionen. Andere bieten strukturelle Unterstützung, indem sie an andere Strukturproteine im Innern der Zelle oder außerhalb davon andocken. Zu den Membranproteinen gehören des Weiteren die Verbindungsproteine, die eine Zelle an eine andere Binden, um Schichten auszubilden.

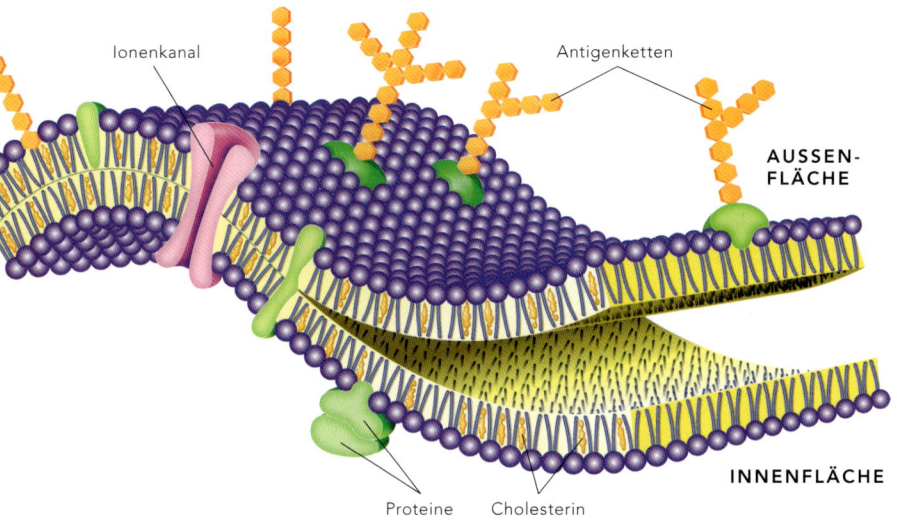

Ionenkanal

Antigenketten

AUSSEN-
FLÄCHE

INNENFLÄCHE

Proteine   Cholesterin

▲ ZELLMEMBRAN: KOMPONENTEN

Die sie umhüllende Membran der Zelle
besteht aus einer Doppelschicht von Phospholipiden mit eingebetteten Proteinen.
Die Phospholipid-Doppelschicht hat einen
cholesterinhaltigen hydrophoben Kern,
den Wasser und die meisten gelösten
Stoffe nicht durchdringen können. Viele
Moleküle, so Ionen, Glukose und Aminosäuren, müssen die Zellmembran über
spezialisierte Kanäle durchqueren, etwa
über Ionenkanäle für Natrium, Kalium,
Chlorid oder Calcium. Die Proteine auf der
äußeren Oberfläche der Zelle weisen Antigenketten auf, die eine Erkennung durch
das Immunsystem ermöglichen.

Durchquerung der Zellmembran

WIE UNTERSCHIEDLICHE MOLEKÜLE DIE Zellmembranen überwinden, hängt von den chemischen Eigenschaften des betreffenden Moleküls ab. Da die Zellmembranen aus Lipiden (Fetten) bestehen, können geladene Teilchen wie Ionen oder polare Moleküle wie Glukose sie nur schwer überwinden. Die Bewegung chemischer Stoffe kann passiv, d. h. an einem Konzentrationsgefälle, oder aktiv, d. h. gegen ein Konzentrationsgefälle, erfolgen. Nicht-polare Moleküle wie Lipide (Fette) oder Kohlenwasserstoffe und Gase wie Sauerstoff oder Kohlendioxid können die Doppelllipidschicht überwinden. Dies geschieht durch einfache Diffusion an einem Konzentrationsgradienten herunter, d. h. von hoher zu niedriger Konzentration.

Die erleichterte Diffusion ist die Bewegung geladener Teilchen wie Natriumionen und Polarkomponenten wie Glukose durch Proteinkanäle oder Trägerproteine. Sie kann aber auch an einem Konzentrationsgradienten herunter erfolgen. Der aktive Transport verbraucht dagegen Energie und bewegt Ionen oder Moleküle über die Zellmembran gegen einen Konzentrationsgradienten. Der Energieverbrauch erfolgt dabei stets in Form von ATP, und somit sind alle aktiven Transportmechanismen Enzyme. Diese bezeichnet man als ATPasen.

Die wichtigste primäre aktive Transportpumpe im Körper ist die Natrium-Kalium-Pumpe (auch bekannt als Na+/K+ ATPase). Sie nutzt die ATP direkt, um ihre Ionen durch die Zellmembran gegen natürliche Konzentrationsgradienten zu pumpen. Sekundäre aktive Pumpen nutzen die ATP indirekt – um einen Konzentrationsgradienten einer Substanz zu schaffen. Ein Beispiel hierfür sind Natriumionen, die die Bewegung eines anderen Moleküls wie Glukose antreiben.

> ▶ **WIE ÜBERWINDEN MOLEKÜLE DIE ZELLMEMBRAN**
>
> Einige fettlösliche Moleküle und Gase überwinden die Zellmembran durch einfache passive Diffusion an einem Konzentrationsgradienten. Andere polare Verbindungen, z. B. Glukose, können sich über spezielle Transportproteinkanäle passiv durch die Zellmembran bewegen. Zuletzt werden einige Ionen von aktiven Transportmechanismen, die ATP benötigen, durch die Membran gegen Konzentrationsgradienten bewegt.

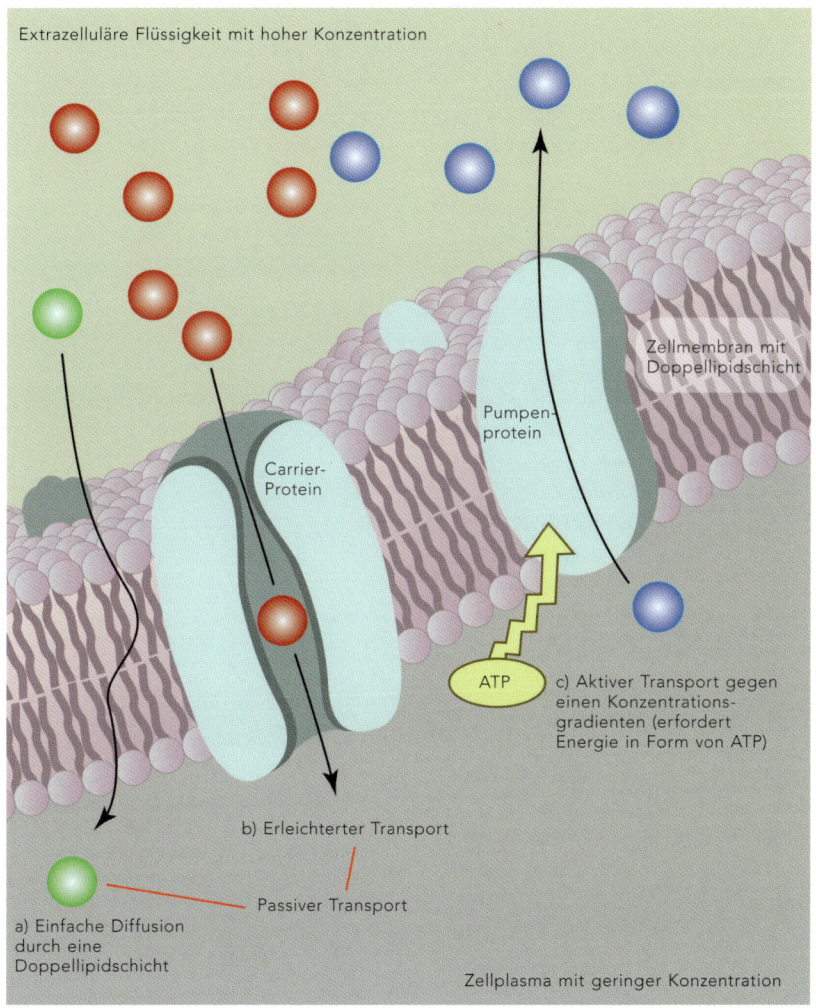

Extrazelluläre Flüssigkeit mit hoher Konzentration

Zellmembran mit
Doppellipidschicht

Pumpen-
protein

Carrier-
Protein

ATP

c) Aktiver Transport gegen
einen Konzentrations-
gradienten (erfordert
Energie in Form von ATP)

b) Erleichterter Transport

Passiver Transport

a) Einfache Diffusion
durch eine
Doppellipidschicht

Zellplasma mit geringer Konzentration

Die Natrium-Kalium-Pumpe

DIE NATRIUM-KALIUM-PUMPE IST DER meistverbreitete Typ einer aktiven Transportpumpe im menschlichen Körper. Ihre lebenswichtige Aufgabe besteht in der Aufrechterhaltung des Gleichgewichts zwischen der hohen Natriumionen-Konzentration außerhalb der Zelle und der hohen Kaliumionen-Konzentration in ihrem Inneren. Die Natriumkonzentration außerhalb der Zelle ist normalerweise 10-mal höher als in ihrem Inneren, und umgekehrt beträgt die normale Kaliumkonzentration im Inneren das Zehnfache derjenigen außerhalb der Zelle.

Ohne diesen Konzentrationsgradienten fände keine Kontraktion des Herzmuskels und der Skelettmuskeln statt und die Nerven wären nicht in der Lage, Impulse zu senden, denn beide Prozesse hängen von einer vorübergehenden Änderung des Ladungsgleichgewichts der Zellmembran unter Einsatz ionischer Konzentrationsgradienten ab.

Der Pumpvorgang von Natrium- und Kaliumionen benötigt Energie in Form von Adenosintriphosphat (ATP). Bei manchen Zellpopulationen werden ganze 30 Prozent der Energie der Zelle für die Natrium-Kalium-Pumpe ver-

braucht. Die Natrium-Kalium-Pumpe in der Zellmembran befördert je drei freie Natriumionen aus der Zelle heraus und je zwei Kaliumionen in die Zelle hinein.

Da trotz des aktiven Pumpvorgangs ständig Natrium und Kalium durch die Zellmembran sickern, reißt das Pumpen von Natrium und Kalium während des gesamten Lebens einer Zelle nie ab. Versagt die Pumpe, schwillt die Zelle an und platzt bei einem Vorgang, der zelluläre Nekrose genannt wird.

▶ **DIE AKTIVE NATRIUM-KALIUM-TRANSPORTPUMPE**

Die Natrium-Kalium-Pumpe ist ein energieaufwendiger Mechanismus zur Aufrechterhaltung der relativen Konzentrationen von Natrium und Kalium auf der jeweiligen Seite der Zellmembran. Dabei werden drei Natriumionen aus der Zelle herausbefördert, und im Gegenzug dringen zwei Kaliumionen in die Zelle ein. Bei diesem Vorgang wird ATP benötigt.

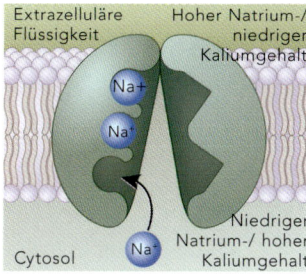

Stufe 1: Natrium bindet sich an die Natrium-Kalium-Pumpe.

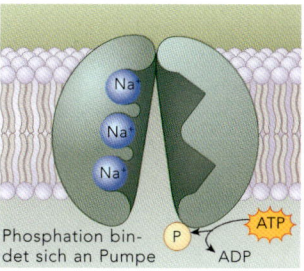

Stufe 2: Natrium bindet sich an die Natrium-Kalium-Pumpe.

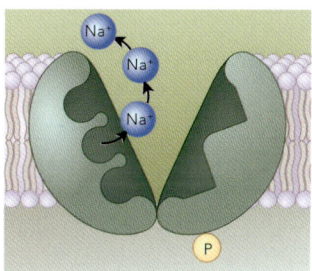

Stufe 3: Die Phosphorylierung der Pumpe verändert die Form des Proteins durch Ausstoß von Natriumionen aus der Zelle.

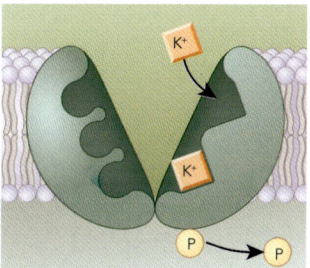

Stufe 4: Kalium aus der extrazellulären Flüssigkeit bindet sich an die Pumpe; Phosphat wird freigesetzt.

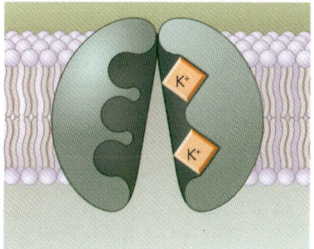

Stufe 5: Die Freisetzung des Phosphations lässt die Form des Proteins wieder zum Ursprungszustand zurückkehren.

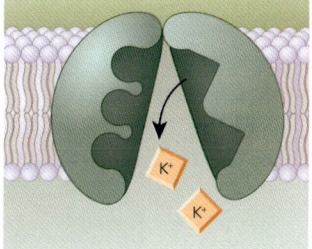

Stufe 6: Kaliumfreisetzung ins Zellinnere; der Zyklus kann sich wiederholen.

Das Membranpotenzial

ALS MEMBRANPOTENZIAL EINER ZELLE bezeichnet man die elektrische Potenzialdifferenz (Spannung) zwischen der Außen- und der Innenseite der Membran. Der Potenzialunterschied geht einher mit einem elektrischen Gradienten, und die unterschiedliche Ladung der Teilchen zu beiden Seiten der Membran würde folglich positiv geladene Ionen in die Zelle drängen, wären die Membrankanäle geöffnet. Man kann sagen, die Zelle ist im Hinblick auf ihr Membranpotenzial polarisiert. Somit ist ein Potenzial für elektrische Arbeit vorhanden.

Das Membranpotenzial lässt sich messen, indem eine Elektrode durch die Plasmamembran eingeführt und das Ladungsgleichgewicht innerhalb und außerhalb der Zelle über ein Voltmeter verglichen wird. Das normale Membranpotenzial liegt im Ruhezustand für die meisten erregbaren Zellen, so für Nerven- und Muskelzellen, bei −70 bis −90 Millivolt. »Im Ruhezustand« bedeutet dabei, dass die Zelle nicht elektrisch erregt worden ist.

Das Membranpotenzial der Zellen ist abhängig vom Gleichgewicht der geladenen Teilchen auf jeder Seite der Membran und entsteht dadurch, dass mehr Kaliumionen aus der Zelle heraus bewegt werden, als Natriumionen eindringen. Die Zellmembran ist nämlich leicht durchlässiger für Kalium- als für Natriumionen. Zu beachten ist, dass sich das Membranpotenzial erregbarer Zellen, so auch der Nerven- und Muskelzellen, für kurze Zeit ändern kann, wenn sich die Ionenkanäle öffnen, beispielsweise bei der Generierung eines Aktionspotenzials (S. 72 f.).

▶ **DAS LADUNGSGLEICHGEWICHT IN DER ZELLMEMBRAN**

Zwischen der Außen- und der Innenseite der Zellmembran besteht eine elektrische Potenzialdifferenz – das elektrische Potenzial ist im Inneren der Zelle stärker negativ als außerhalb. Diese Potenzialdifferenz wird durch eine aktive Ionenbewegung aufrechterhalten, sodass außerhalb mehr positive Ladungen vorhanden sind als in der Zelle.

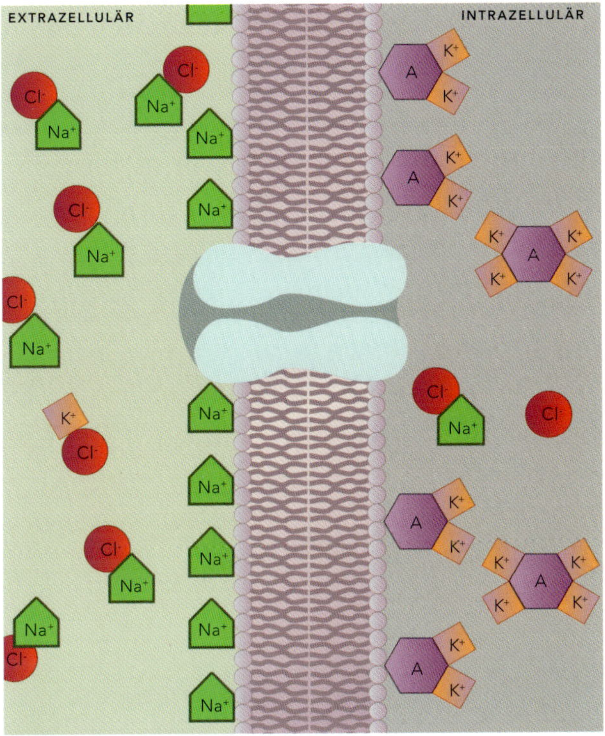

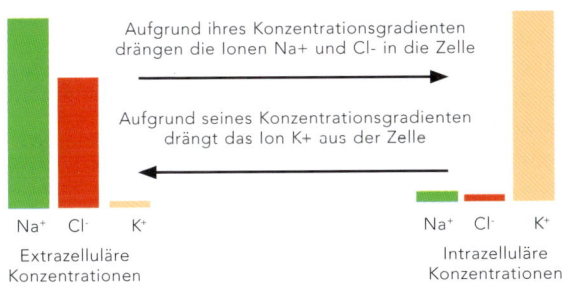

EXTRAZELLULÄR

INTRAZELLULÄR

Aufgrund ihres Konzentrationsgradienten
drängen die Ionen Na+ und Cl- in die Zelle

Aufgrund seines Konzentrationsgradienten
drängt das Ion K+ aus der Zelle

Na+   Cl-   K+
Extrazelluläre
Konzentrationen

Na+   Cl-   K+
Intrazelluläre
Konzentrationen

Zelloberfläche und andere Rezeptoren

VIELE DER PROTEINE IN DEN DOPPEL-lipidschichten der Zellmembranen dienen der Kommunikation zwischen den Zellen. Einige sind durch Kanäle verbundene Rezeptoren: Ein Ionenkanal öffnet sich, sobald ein spezifisches Molekül an ein Rezeptorprotein andockt. Dies kann das Membranpotenzial der Zelle verändern. Ein Beispiel hierfür sind die Ionenkanäle, die sich öffnen, wenn ein chemischer Neurotransmitter über eine chemische Synapse an eine Nervenzelle andockt.

Andere Rezeptoren der Zelloberfläche sind mit Enzymen innerhalb der Zelle verbunden (enzymgebundene Rezeptoren). Bei diesem Typ bewirkt das Andocken spezifischer Moleküle an den Rezeptor die Aktivierung eines Enzyms, das ein Substrat in ein Produkt umwandelt. Ein Beispiel hierfür sind die Tyrosinkinase-Rezeptoren, die durch Wachstumsfaktoren, Zytokine und einige Peptidhormone aktiviert werden.

G-Protein-gekoppelte Rezeptoren können von G-Proteinen im Innern der Zelle gebunden werden, wenn ein chemischer Botenstoff an die Außenseite der Zelle andockt. Das aktivierte G-Protein kann sich dann mit anderen Enzymen wie Adenylatcyclase verbinden, um eine Zellantwort hervorzurufen. Diese Art der Aktivierung ist zu beobachten, wenn Hormone wie Adrenalin, Glukagon und Calcitonin an Zellen andocken.

Einige Signalrezeptoren befinden sich innerhalb der Zelle und werden von fettlöslichen Steroidhormonen genutzt, die durch die Zellmembran diffundieren können.

▶ **TYPEN VON ZELLOBERFLÄCHEN-REZEPTOREN UND SIGNAL-MECHANISMEN**

Eine Vielzahl von Signalmechanismen an der Zelloberfläche ruft Veränderungen in der Zelle hervor. Dazu gehören kanalgebundene Rezeptoren, die die Bewegung von Ionen als Reaktion auf das Andocken von Chemikalien an einen externen Rezeptor auslösen, enzymgebundene Rezeptoren, die Enzyme in der Zelle aktivieren, sobald eine Chemikalie an der Außenseite der Zelle andockt, sowie G-Protein-gekoppelte Rezeptoren, die Enzyme in der Zelle binden und aktivieren, wenn ein chemischer Botenstoff an der Außenseite der Zelle andockt.

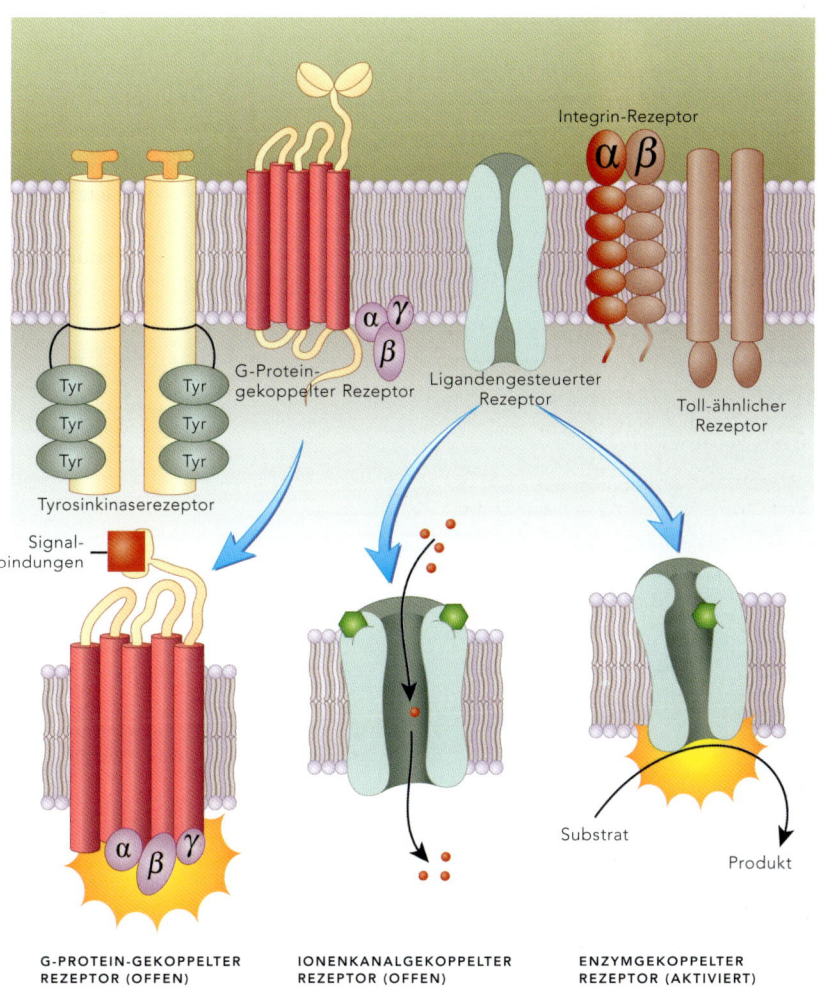

Integrin-Rezeptor

α β

G-Protein-
gekoppelter Rezeptor

α γ
β

Ligandengesteuerter
Rezeptor

Toll-ähnlicher
Rezeptor

Tyr
Tyr
Tyr

Tyr
Tyr
Tyr

Tyrosinkinaserezeptor

Signal-
bindungen

α β γ

Substrat

Produkt

**G-PROTEIN-GEKOPPELTER
REZEPTOR (OFFEN)**

**IONENKANALGEKOPPELTER
REZEPTOR (OFFEN)**

**ENZYMGEKOPPELTER
REZEPTOR (AKTIVIERT)**

Zellkommunikation

ZELLEN KOMMUNIZIEREN AUF UNTER-
schiedliche Weise miteinander. Bei der
kontaktabhängigen Kommunikation
muss ein Signal, das an die Membran
einer Zelle gebunden ist, mit einem
spezifischen Rezeptor auf der Zielzelle in Kontakt gebracht werden. Dies
ist bei Reaktionen des Immunsystems
meist der Fall, wo Immunzellen beschädigte oder bösartige Zellen iden-
tifizieren.

Manchmal läuft die Kommunikation
auch lokal ab und bedarf in diesem
Fall chemischer Signale lokaler Media-
toren, die sich nur über kurze Distanz
zu den Zielzellen verbreiten. Dies wird
als parakrine Signalgebung bezeichnet
und lässt sich in einigen Zellverbänden
beobachten.

Die synaptische Signalgebung wird
von Nervenzellen eingesetzt. Bei dieser
Kommunikationsart wird ein chemischer Neurotransmitter vom Axon-
ende einer Nervenzelle in den Spalt
einer chemischen Synapse freigesetzt,
um an Rezeptoren auf den Dendriten,
dem Zellkörper oder den Axonen der
Zielzelle anzudocken.

Die endokrine Signalgebung beruht
auf diffundierbaren chemischen Boten-
stoffen (Peptiden oder Steroidhormonen). Diese werden von den Zellen
der endokrinen Drüsen freigesetzt und
vom Blutstrom oder der Flüssigkeit
der Körperhöhlen zu den Oberflächen-
rezeptoren der Zielzellen befördert, um
dort anzudocken. Darauf wird eine
Leitungsbahn zur Signalübermittlung
eingerichtet, um spezifische Zellreak-
tionen zu aktivieren. Einige Zellsignale,
z. B. Steroidhormone, nutzen Botenstoffe, die die Zellmembran überwinden können, um an Rezeptoren im
Zellplasma anzudocken.

▶ MECHANISMEN DER
ZELLKOMMUNIKATION

Zellen leben in Verbänden, was mit chemischen Wechselwirkungen verbunden
ist. Eine Möglichkeit der Kommunikation
sind direkte kontaktabhängige Wechselwirkungen zwischen den Zellen wie beim
Immunsystem. Synaptische Kontakte sind
lebenswichtig für die Kommunikation
zwischen Nervenzellen und zwischen
Nerven und Muskeln. Die endokrine Signalgebung beruht auf diffundierbaren Stoffen,
die an der Außenseite der Zelle andocken
(Peptidhormone) oder die Zellmembran
überwinden, um in der Zelle anzudocken
(Steroidhormone).

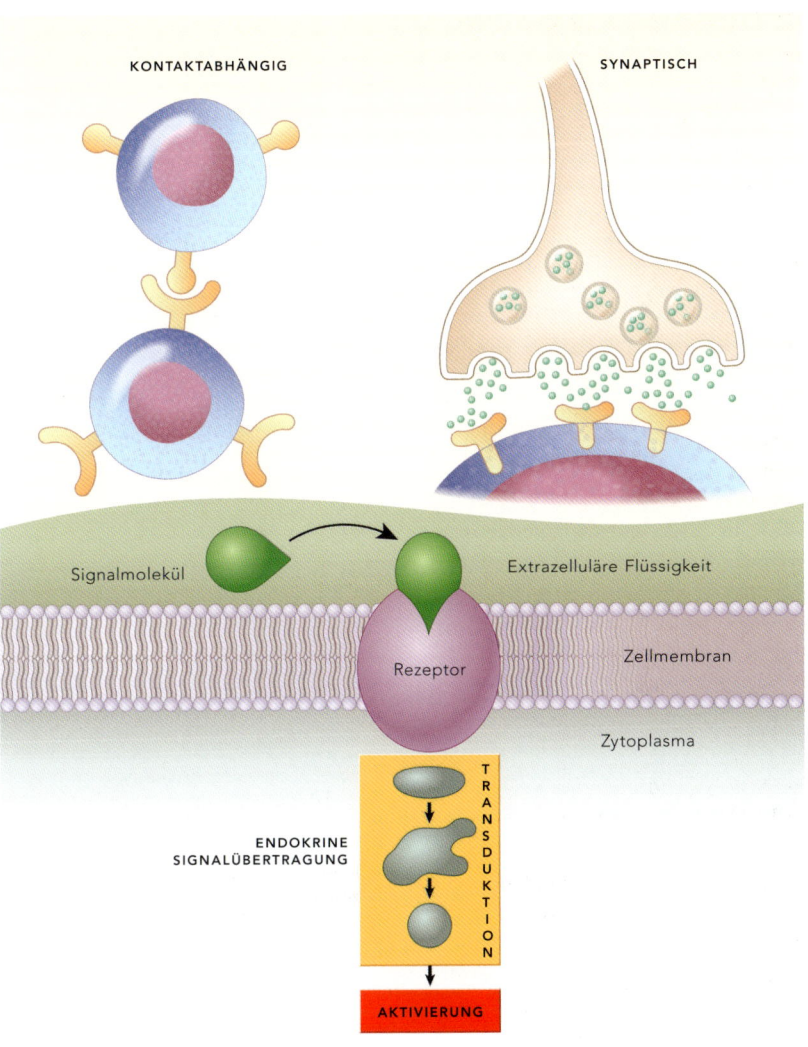

KONTAKTABHÄNGIG

SYNAPTISCH

Signalmolekül

Extrazelluläre Flüssigkeit

Rezeptor

Zellmembran

Zytoplasma

ENDOKRINE
SIGNALÜBERTRAGUNG

TRANSDUKTION

AKTIVIERUNG

Aufbau des Nervensystems

DAS NERVENSYSTEM LÄSST SICH IN DAS
zentrale (Gehirn und Rückenmark)
und das periphere Nervensystem (periphere
Nerven) unterteilen. Etwa
zwei Drittel des Gehirns machen die
Gehirnhälften aus, die für zahlreiche
höhere Hirnfunktionen verantwortlich
sind. Die *Medulla oblongata* dagegen
steuert eher alltägliche und automatisch
ablaufende Funktionen wie
Atmung und Herzkreislauf.

Die Erweiterungen an der Halsbasis
dienen der Kontrolle der oberen
Gliedmaßen, die im Lenden-Kreuz-Bereich
der Steuerung der unteren Gliedmaßen.
Das Rückenmark endet im
unteren Rücken am Kreuz; dort vereinen
sich die Nervenfasern zu einem
Bündel, das als Cauda equina (Latein
für »Pferdeschwanz«) bekannt ist.

Die Nerven des peripheren Nervensystems
bilden Geflechte. Das Armgeflecht
enthält die Nerven der oberen
Gliedmaßen, das Lenden-Kreuz-Geflecht
versorgt die unteren Gliedmaßen.
Die Hauptnerven der oberen
Gliedmaßen sind Achsel-, Speichen-,
Ellen- und Medianusnerv mit Verästelungen
zu den einzelnen Fingern.
Die Zwischenrippennerven versorgen
die Brustwandmuskulatur. Die drei
Hauptnerven der unteren Gliedmaßen
sind der Oberschenkel-, der Hüftloch-
und der Hüftnerv. Die Oberschenkelnerven
versorgen die Muskulatur
an der Vorderseite der Schenkel, die
Schenkelhaut und die Haut des Beins
durch den Rosennerv. Die Hüftlochnerven
versorgen Muskeln und Haut
der Schenkelinnenseite. Der Hüftnerv
(Ischias) versorgt Muskeln und Haut
auf der Oberschenkelrückseite sowie
Unterschenkel und Fuß durch seine
Verästelungen (Schienbeinnerv sowie
oberflächlicher und tiefer Wadenbeinnerv).

▸ **DIE LAGE DER PERIPHEREN
NERVEN**

Die Nerven des peripheren Nervensystems
verlaufen zu den Gliedmaßen: vom Armgeflecht
zu den oberen (Achsel-, Speichen-,
Ellen- und Medianusnerv), vom Lenden-
Kreuz-Geflecht zu den unteren Gliedmaßen
(Oberschenkel-, Hüftloch- und Hüftnerv).
Der Hüftnerv, auch Ischias genannt, ist
der größte Nerv im Körper und versorgt
die Schienbein- und Wadenbeinäste. Die
Zwischenrippennerven versorgen Haut und
Muskulatur der Brustwand.

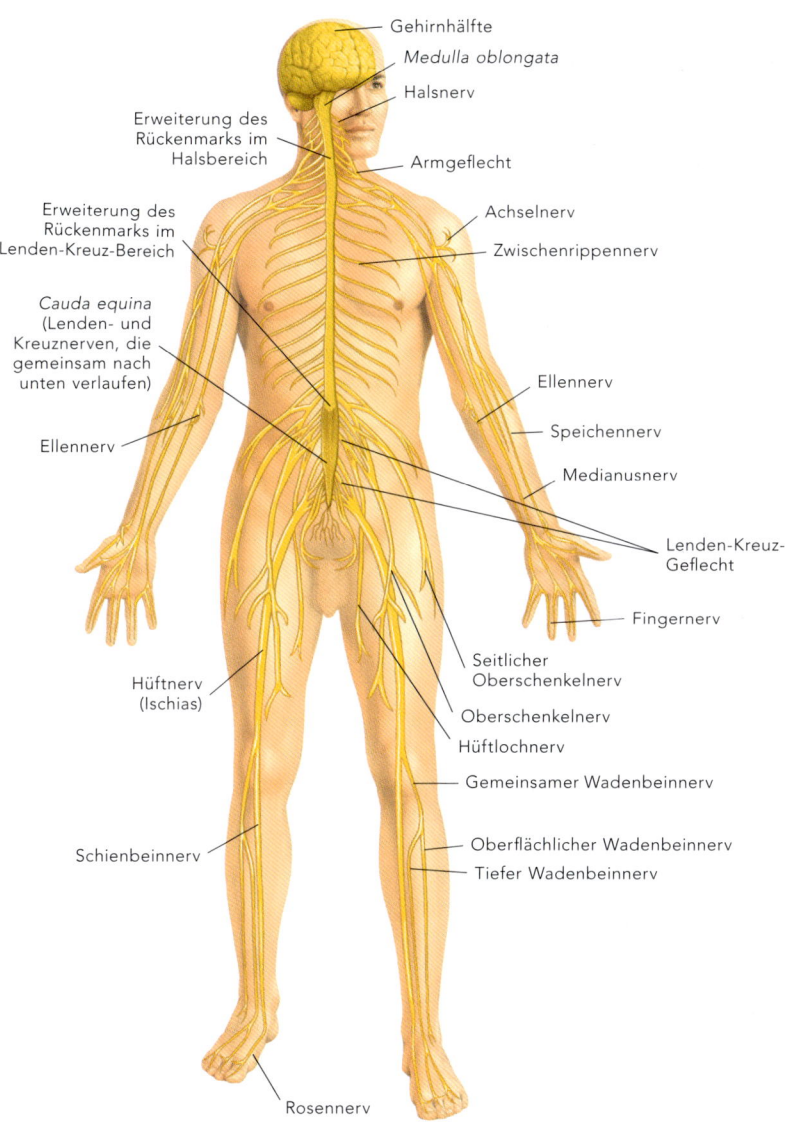

Gehirnhälfte

Medulla oblongata

Halsnerv

Erweiterung des
Rückenmarks im
Halsbereich

Armgeflecht

Erweiterung des
Rückenmarks im
Lenden-Kreuz-Bereich

Achselnerv

Zwischenrippennerv

Cauda equina
(Lenden- und
Kreuznerven, die
gemeinsam nach
unten verlaufen)

Ellennerv

Ellennerv

Speichennerv

Medianusnerv

Lenden-Kreuz-
Geflecht

Fingernerv

Seitlicher
Oberschenkelnerv

Hüftnerv
(Ischias)

Oberschenkelnerv

Hüftlochnerv

Gemeinsamer Wadenbeinnerv

Oberflächlicher Wadenbeinnerv

Schienbeinnerv

Tiefer Wadenbeinnerv

Rosennerv

Aufbau und Funktion des Gehirns

DIE GROSSHIRNRINDE (KORTEX), DIE an Nervenzellen reiche Schicht des Großhirns, kann in Funktionsbereiche unterteilt werden. Der primäre motorische Kortex im präzentralen Gyrus ruft willkürliche Bewegung auf der gegenüberliegenden Körperseite hervor, der primäre somatosensorische Kortex am postzentralen Gyrus verarbeitet Informationen zu Berührung, Schmerz, Vibration und Gelenkposition von der gegenüberliegenden Körperseite.

Der somatosensorische Assoziationskortex liegt im Scheitellappen und erstellt ein dreidimensionales Modell der uns umgebenden Welt. Das motorische Sprachzentrum, auch Broca-Sprachareal genannt, liegt bei den meisten Menschen in der Nähe des primären motorischen Kortex in der linken Gehirnhälfte. Der auditive Kortex befindet sich auf der oberen Oberfläche des Schläfenlappens und ist umgeben vom auditiven Assoziationskortex und dem sensorischen Sprachzentrum (Wernicke-Zentrum, gewöhnlich in der linken Gehirnhälfte). Der visuelle Kortex befindet sich auf dem Hinterhauptlappen und ist vom visuellen Assoziationskortex, dem Bereich des Leseverstehens, umgeben. Durch den Thalamus im Zwischen-hirn verlaufen die Verbindungen zwischen dem Rückenmark und den unteren Bereichen des Gehirns sowie der Großhirnrinde. Die Hirnstiele enthalten absteigende Bahnen von den Großhirnhälften zum Hirnstamm und Rückenmark.

Der Hirnstamm (Mittelhirn, Hirnbrücke und *Medulla oblongata*) steuert automatische Abläufe wie Atmung, Herz-Kreislauf- und Magen-Darm-Funktion. Die dicken Kleinhirnstiele (oberer, mittlerer und unterer) verbinden es mit dem Kleinhirn, und es verfügt über Anbindungen für mehrere Hirnnerven.

▸ **FUNKTIONSBEREICHE DER GROSSHIRNRINDE**

Der größte Teil des menschlichen Gehirns besteht aus den zwei Gehirnhälften. Deren Oberflächen sind in Funktionsbereiche unterteilt, die bei allen Menschen an denselben Positionen zu finden sind.

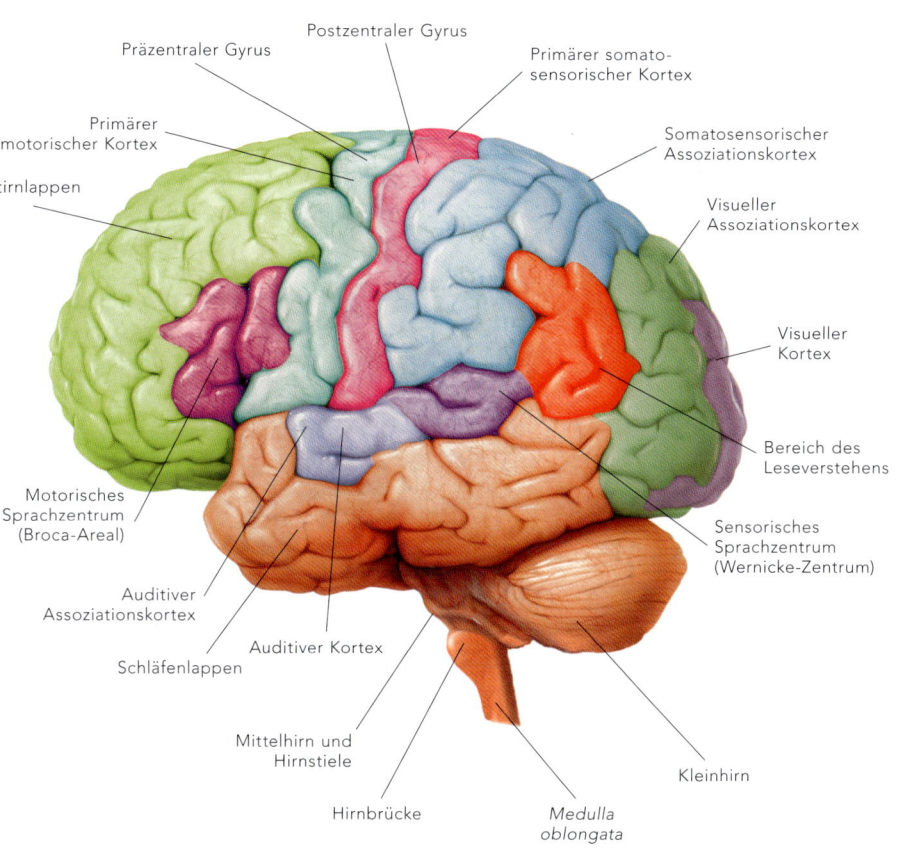

Präzentraler Gyrus

Postzentraler Gyrus

Primärer somato-
sensorischer Kortex

Primärer
motorischer Kortex

Somatosensorischer
Assoziationskortex

tirnlappen

Visueller
Assoziationskortex

Visueller
Kortex

Bereich des
Leseverstehens

Motorisches
Sprachzentrum
(Broca-Areal)

Sensorisches
Sprachzentrum
(Wernicke-Zentrum)

Auditiver
Assoziationskortex

Schläfenlappen

Auditiver Kortex

Mittelhirn und
Hirnstiele

Kleinhirn

Hirnbrücke

Medulla
oblongata

Grundlagen der Hirnentwicklung

DAS ZENTRALE NERVENSYSTEM ENT-
steht aus einer abgeflachten Neuralplatte, die sich beim Fötus am Ende der
dritten Entwicklungswoche faltet und
eine tubuläre Struktur ausbildet. Aus
deren Kopfende werden das Endhirn-,
Mittelhirn- und Rautenhirnvesikel, aus
dem Schwanzende das Rückenmark.
Durch die Zellteilung in der Wand dieses tubulären Gehirns bilden sich alle
Nervenzellen des erwachsenen Gehirns
und die meisten Gliazellen (Unterstütz-
zerzellen) heraus. Nach acht Wochen
sind beim Fötus die Hauptbereiche des
Gehirns deutlich zu erkennen.

Aus dem Endhirnvesikel bildet sich
die Hirnrinde (Pallium), aus dem mittleren Bereich des Endhirnvesikels das
Zwischenhirn. Das Mittelhirnvesikel
entwickelt sich zum Mittelhirn mit
den charakteristischen *Corpora quadrigemina* an seiner Oberseite, das
Rautenhirnvesikel zum Hinterhirn
(Hirnbrücke und Kleinhirn) sowie zum
Nachhirn (*medulla oblongata*). Der
keilförmige Raum zwischen Hinterhirn
und Nachhirn wandelt sich zum
vierten Hirnventrikel mit der Rautengrube. End- bzw. Großhirn bilden ab
der 21. Schwangerschaftswoche, wenn
die Seitenfurche zwischen Stirn- und

Schläfenlappen sichtbar ist, allmählich
die Lappen der Gehirnhälften aus.

Während die Großhirnhälften sich
ausdehnen, faltet sich die Gehirnoberfläche, und es entstehen Gyri
(Windungen) und Sulci (Furchen). Die
Hauptmerkmale der Hirnrinde, wie die
Zentralfurche, sind ab der 30. Woche
erkennbar, während Gyri und Sulci zum
Zeitpunkt der Geburt (40. Woche) voll
ausgebildet sind.

▶ **GEHIRN VON EMBRYO UND FÖTUS**
Die Entwicklung des Gehirns beginnt am
vorderen Ende der Neuralröhre. Es dehnt
sich aus und faltet sich, sodass die Gehirnbereiche entstehen. Die Nervenzellen
werden durch Zellteilung in der Wand der
Neuralröhre erzeugt.

SPINA BIFIDA
Das Gehirn des Embryos entsteht aus
der Neuralplatte, die sich zu einer
Röhre faltet. Schließt sich die Neuralröhre am Schwanzende nicht, kommt
es zu einem Defekt namens *Spina
bifida*. Eine Lähmung der Beine und
fehlende Kontrolle von Darm und
Harnblase können die Folge sein.

8 WOCHEN

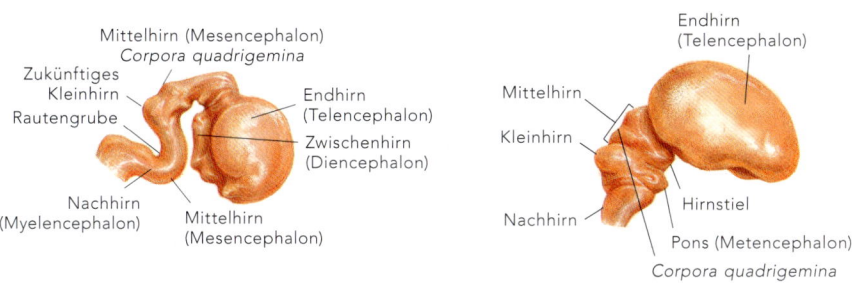

Mittelhirn (Mesencephalon)
Corpora quadrigemina
Zukünftiges Kleinhirn
Rautengrube

Endhirn (Telencephalon)
Zwischenhirn (Diencephalon)

Nachhirn (Myelencephalon)
Mittelhirn (Mesencephalon)

11 WOCHEN

Endhirn (Telencephalon)
Mittelhirn
Kleinhirn
Nachhirn
Hirnstiel
Pons (Metencephalon)
Corpora quadrigemina

21 WOCHEN

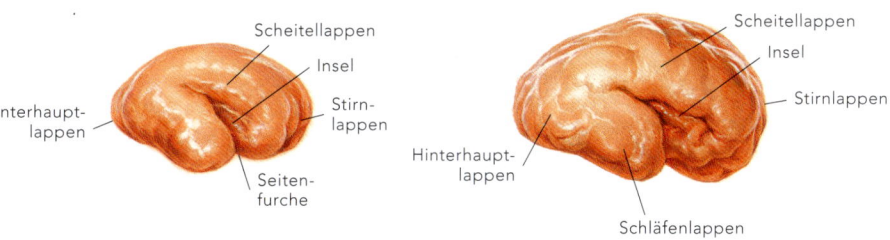

Scheitellappen
Insel
Stirn- lappen
nterhaupt- lappen
Seiten- furche

26 WOCHEN

Scheitellappen
Insel
Stirnlappen
Hinterhaupt- lappen
Schläfenlappen

30 WOCHEN

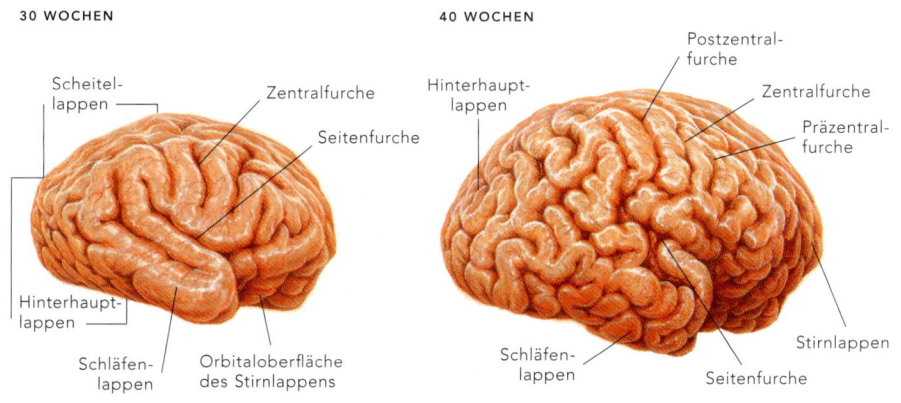

Scheitel- lappen
Zentralfurche
Seitenfurche
Hinterhaupt- lappen
Schläfen- lappen
Orbitaloberfläche des Stirnlappens

40 WOCHEN

Hinterhaupt- lappen
Postzentral- furche
Zentralfurche
Präzentral- furche
Stirnlappen
Schläfen- lappen
Seitenfurche

Aufbau und Funktion der Neuronen

DER GRUNDLEGENDE ZELLTYP IM NER-
vensystem ist die Nervenzelle, auch
Neuron genannt. Das erwachsene Gehirn verfügt über etwa 80 Milliarden
Nervenzellen, die meisten davon in der
Rinde der Gehirnhälften und im Kleinhirn. Die Neuronen sind für Übermittlung und Verarbeitung von Informationen in Form elektrischer Signale
zuständig, die man als Aktionspotenziale bezeichnet.

Die meisten Neuronen sind polar
aufgebaut, d. h. die Informationen
gelangen über synaptische Kontakte
an einem Ende (Dendritenbaum) in
die Zelle und verlassen sie über das
andere Ende (Axon). Die Summierung
aller elektrischen Signale an den Dendritenbaum gibt Auskunft über die
elektrische Erregbarkeit des Neurons.

Das Axon ist gewöhnlich von einer
fettigen Myelinscheide bedeckt, die
die Leitungsgeschwindigkeit der elektrischen Signale auf bis zu 120 Meter
pro Sekunde erhöht. In regelmäßigen
Abständen unterbrechen freiliegende
Axonabschnitte, sogenannte Ranvier-
Schnürringe, die Myelinscheide. Erreicht die Nervenzelle die Reizschwelle,
wird ein Aktionspotenzial, eine Welle
elektrischer Veränderungen, an der

▶ **AUFBAU EINER TYPISCHEN
NERVENZELLE**

Nervenzellen sind polar aufgebaut, d. h.
sie verfügen über ein Ende für den Signaleingang (Dendriten) und ein Ende für
den Ausgang (Axon und Telodendron mit
Endknöpfchen). Nervenzellen kontaktieren
an den Endknöpfchen über chemische
Synapsen mit anderen Nervenzellen.

Stelle in Gang gesetzt, wo das Axon am
Zellkörper beginnt (am Axonhügel).
Die saltatorische Weiterleitung, bei
der das Aktionspotenzial förmlich von
einem Ranvier-Schnürring zum anderen springt, lässt das Axon hinunter-
wandern, sodass es die Endknöpfchen
erreicht. Dort wird durch chemische
Synapsen der Kontakt zu anderen
Nervenzellen hergestellt.

Eine Nervenzelle kann mit ca.
50 000 anderen Nervenzellen in Kontakt treten. Somit ist die Anzahl der
Verbindungen im menschlichen Gehirn wahrhaft astronomisch.

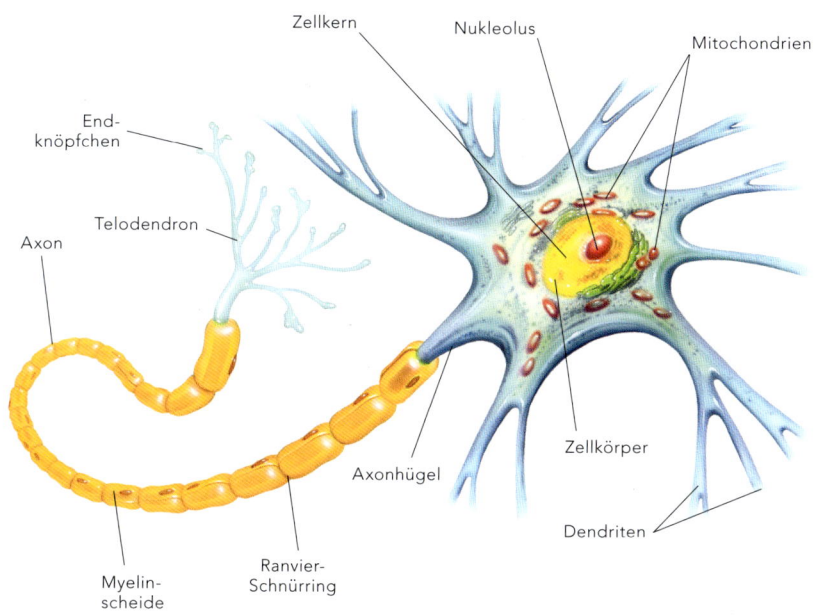

Zellkern

Nukleolus

Mitochondrien

End-
knöpfchen

Telodendron

Axon

Axonhügel

Zellkörper

Dendriten

Myelin-
scheide

Ranvier-
Schnürring

EPILEPSIE

Epilepsie ist eine Gruppe von Erkrankungen mit abnormalen elektrischen Ent-
ladungen der Nervenzellen im Gehirn. Als Ursache gelten u. a. die Herausbildung
eines Bereichs elektrisch hyperaktiven Hirngewebes nach einer Hirnverletzung,
Gehirntumore oder ein Schlaganfall, aber die Krankheit kann auch genetisch bedingt
sein. Charakteristische Anzeichen eines epileptischen Anfalls sind Zuckungen und
Schütteln des Körpers, so beim Grand-Mal-Anfall, in manchen Fällen äußert er sich
aber auch nur durch Aussetzer, sogenannte Absencen, wie beim Petit-Mal-Anfall.

Steuerung der Ionenkanäle durch das Membranpotenzial

OHNE SPANNUNGSGESTEUERTE IONEN-
kanäle werden keine Aktionspotenziale
generiert, die den Schlüssel zur Physiologie erregbarer Zellen, so von Nerven und Muskeln, bilden. Spannungs-
gesteuert bedeutet, dass Veränderungen
im Membranpotenzial den Ionenkanal
öffnen. Zwei Typen spannungsgesteuerter Ionenkanäle sind an Aktionspotenzialen beteiligt: der für Natriumionen und der für Kaliumionen.

Der spannungsgesteuerte Natriumkanal hat drei Zustände (Ruhezustand,
aktiviert und inaktiviert) und zwei
Zugänge zur Steuerung des Natrium-
flusses (Inaktivierungs- und Aktivierungsdomäne). Im Ruhezustand ist die
Aktivierungsdomäne geschlossen, die
Inaktivierungsdomäne geöffnet. Damit
Ionen den Natriumkanal passieren
können, müssen beide geöffnet sein
(aktiver Zustand). Die Natriumionen
folgen in diesem Zustand dem Konzentrationsgefälle und strömen in die
Zelle. Im inaktiven Zustand, wenn
sich die betreffende Stelle des Axons in
Bezug auf die Erzeugung eines zweiten
Aktionspotenzials gerade refraktär verhält, ist die Aktivierungsdomäne ge-

öffnet und die Inaktivierungsdomäne
geschlossen. Deshalb können die
Natriumionen noch nicht in die Zelle
strömen. Während der Erzeugung eines
Aktionspotenzials herrschen diese drei
Zustände in bestimmten Phasen vor
(S. 72f.).

Spannungsgesteuerte Kaliumkanäle
besitzen nur zwei Zustände (aktiviert
oder Ruhezustand) und einen Typ von
Domäne (offene oder geschlossene Aktivierungsdomäne). Die Öffnung der
Kaliumdomäne geschieht im späteren
Abschnitt der Erzeugung des Aktionspotenzials, wenn die Natriumkanäle
aktiviert und in den inaktivierten Zustand übergegangen sind.

▸ **FUNKTION DER SPANNUNGS-
GESTEUERTEN IONENKANÄLE**

Das Membranpotenzial erregbarer Zellen
kann durch die Öffnung von Ionenkanälen
geändert werden. Dies ermöglicht den
Ionen die Abwärtsbewegung an ihrem
Konzentrationsgradienten, sodass das Zellinnere vorübergehend positiv geladen ist.
Das Membranpotenzial wechselt kurzzeitig
in den positiven Bereich.

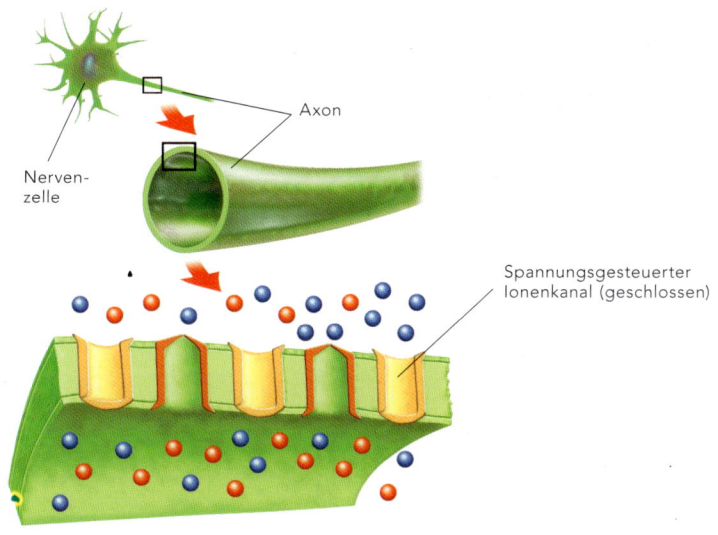

Axon

Nerven-
zelle

Spannungsgesteuerter
Ionenkanal (geschlossen)

AXON-INNERES

Natriumionenkanäle sind vor oder nach dem
Aktionspotenzial geschlossen

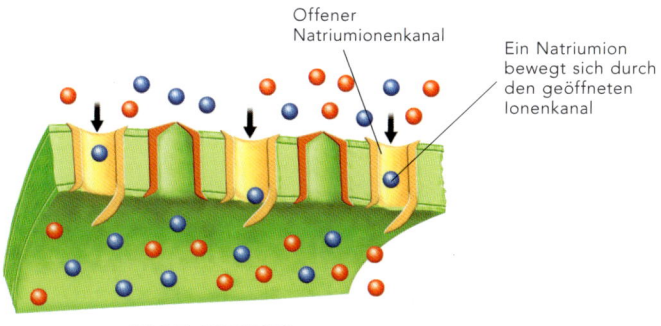

Offener
Natriumionenkanal

Ein Natriumion
bewegt sich durch
den geöffneten
Ionenkanal

AXON-INNERES

Natriumionenkanäle sind während des
Aktionspotenzials geöffnet

Aktionspotenziale: ionische Basis der Schwelle, Alles-oder-nichts-Reaktion, Refraktärphase

EIN AKTIONSPOTENZIAL IST EINE schnelle Veränderung im Membranpotenzial eines Axons oder einer Muskelfaser und beinhaltet eine Depolarisierung, d. h. einen Anstieg des Membranpotenzials, gefolgt von einer Repolarisierung, d. h. der Rückkehr zum Ruhezustand. Dabei verbreiten sich die Aktionspotenziale am Axon abwärts (Übertragung) oder an einer Muskelzellmembran entlang, und zwar als Alles-oder-nichts-Reaktion, d. h. ein Aktionspotenzial läuft entweder komplett oder gar nicht ab.

Zu Beginn eines Aktionspotenzials steht ein lokaler Anstieg des Membranpotenzials (Depolarisierung) in einer Triggerzone. Dies aktiviert einen spannungsgeladenen Natriumkanal, Natriumionen dringen in das Axon ein und die Membran wird noch stärker polarisiert. Ein Schneeballeffekt: Durch die weitere Polarisierung des Membranpotenzials öffnen sich weitere Natriumkanäle, was die Membran noch weiter polarisiert und noch mehr Natriumkanäle öffnet. Dieser Vorgang setzt sich fort, bis alle Natriumkanäle aktiviert und geöffnet sind. Das Mem-

branpotenzial erreicht dabei bis zu +30 Millivolt. An diesem Punkt werden die Natriumkanäle inaktiv, es dringen keine weiteren Natriumionen mehr in das Axon ein, die Kaliumkanäle öffnen sich langsam und die Kaliumionen verlassen allmählich das Axon.

Dies setzt die Repolarisierung in Gang, die Axonmembrane kehrt in den Ruhestand zurück, und das Ruhemembranpotenzial wird erreicht. Währenddessen gehen auch die Natriumkanäle in den Ruhezustand über, während die Kaliumkanäle geöffnet bleiben. Das Membranpotenzial kann dabei unter das der Ruhe sinken, d. h. bis zu −80 Millivolt. Schließlich werden die Kaliumkanäle inaktiv, und die Membran kehrt zu ihrem Normalpotenzial von etwa −70 Millivolt zurück.

Solange die Natriumkanäle aktiviert oder inaktiviert sind (absolute Refraktärphase), ist das Axon völlig immun gegen die Stimulation eines anderen Aktionspotenzials; wenn die Natriumkanäle sich im Ruhezustand befinden und die Kaliumkanäle aktiviert sind (relative Refraktärphase), ist sie es teilweise.

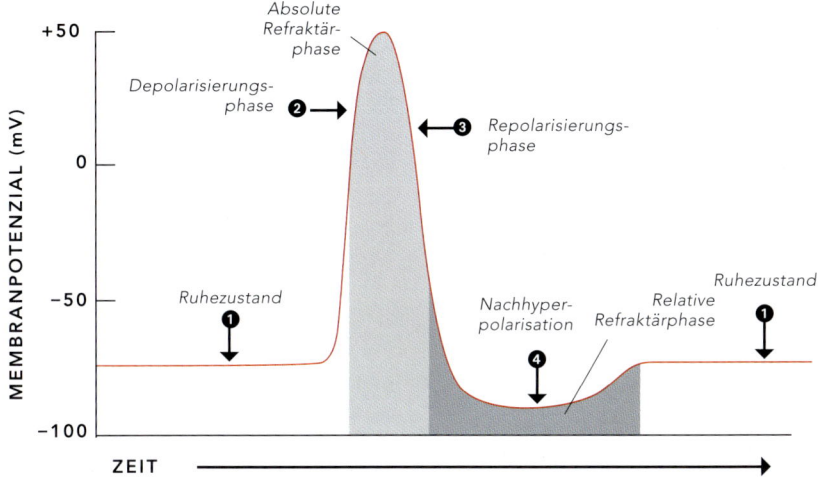

▲ DIE PHASEN EINES AKTIONSPOTENZIALS

Das Aktionspotenzial ist eine kurzfristige Veränderung im Membranpotenzial der Zelle, d. h. es wird positiver. Während der Depolarisierungsphase werden die Natriumkanäle nach dem Schneeballeffekt einer nach dem anderen geöffnet. Sind alle offen, beginnen sich die Kaliumkanäle zu öffnen, was die Repolarisierungsphase in Gang setzt. In der Folge sinkt das Membranpotenzial wieder in den negativen Bereich ab, kurzzeitig sogar unter das Ruhepotenzial (Nachhyperpolarisation). Endlich schließen sich die Kaliumkanäle und das Membranpotenzial kehrt zum Ruhezustand zurück.

Aktionspotenziale: Tempo und Auswirkungen

BEI NERVENZELLEN BREITET SICH DAS Aktionspotenzial gewöhnlich von einer Triggerzone auf dem Zellkörper oder vom Anfangssegment des Axons in Richtung der Endknöpfchen aus. Bei Muskelfasern geschieht dies entlang der Plasmamembran (dem Sarkolemm) der Muskelfaser. Der Zweck eines Aktionspotenzials ist eine Veränderung: die Freisetzung von Neurotransmittern aus einer chemischen Synapse (S. 76 f.) oder das Hervorrufen einer Muskelkontraktion (S. 174 f.).

Die Leitungsgeschwindigkeit, mit der das Aktionspotenzial bewegt wird, hängt vom Durchmesser des Axons und dem Vorhandensein einer Myelinscheide ab. Je dicker das Axon, desto geringer der innere Widerstand beim Stromfluss und desto schneller die Leitungsgeschwindigkeit. Die Größe des Axondurchmessers hat jedoch Grenzen, und so leiten myelinlose Axone wie die C-Faser-Axone für Schmerz- und Temperaturempfinden Aktionspotenziale gewöhnlich mit nur 0,5 bis 2 Metern pro Sekunde weiter.

Das Vorhandensein einer Myelinscheide ermöglicht die saltatorische (springende) Signalweiterleitung entlang eines Axons, denn die isolierende Myelinscheide mindert den Stromverlust aus dem Innern des Axons an die Außenseite. Dadurch bleibt die Depolarisierung auf isolierte Bereiche der freiliegenden Membran (Ranvier-Schnürringe) zwischen den Myelinsegmenten beschränkt. Durch die Beschränkung der Depolarisierung auf vereinzelte Bereiche der Axonmembran können sich die Impulse viel schneller das Axon herunter bewegen. Große myelinhaltige Typ-A-Fasern sind breit, verfügen über dicke Myelinscheiden und leiten Signale mit bis zu 120 Metern pro Sekunde.

▶ **ERREGUNGSLEITUNG DES AKTIONSPOTENZIALS**

Das Aktionspotenzial ist eine Polarisationswelle, die sich an einem Axon herunter ausbreitet. Aktionspotenziale werden am Axonhügel ausgelöst, von wo infolge der Depolarisierung der Membran Ströme zum nächsten Segment des Axons fließen. Diese Ströme bewirken, dass spannungsgesteuerte Natriumkanäle sich öffnen, was dort zu Depolarisierung führt. Die Depolarisierungszone am Axon breitet sich aus. Eine Myelinschicht ermöglicht die gezielte Weiterleitung von Strömen, sodass die Depolarisierung nur an den Ranvier-Schnürringen und den Aktionspotenzialschleifen entlang des Axons von einem Knoten zum nächsten stattfindet.

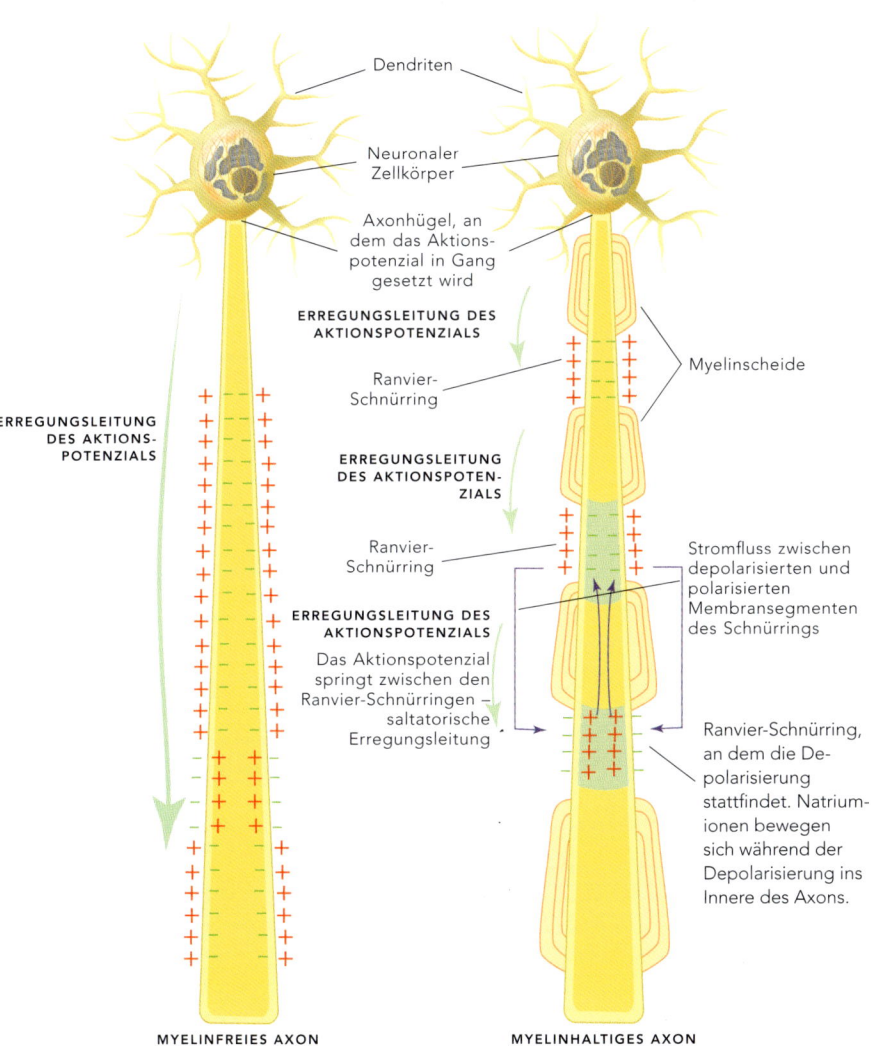

Dendriten

Neuronaler
Zellkörper

Axonhügel, an
dem das Aktions-
potenzial in Gang
gesetzt wird

**ERREGUNGSLEITUNG DES
AKTIONSPOTENZIALS**

Ranvier-
Schnürring

Myelinscheide

**ERREGUNGSLEITUNG
DES AKTIONSPOTEN-
ZIALS**

**ERREGUNGSLEITUNG
DES AKTIONS-
POTENZIALS**

Ranvier-
Schnürring

Stromfluss zwischen
depolarisierten und
polarisierten
Membransegmenten
des Schnürrings

**ERREGUNGSLEITUNG DES
AKTIONSPOTENZIALS**

Das Aktionspotenzial
springt zwischen den
Ranvier-Schnürringen –
saltatorische
Erregungsleitung

Ranvier-Schnürring,
an dem die De-
polarisierung
stattfindet. Natrium-
ionen bewegen
sich während der
Depolarisierung ins
Innere des Axons.

MYELINFREIES AXON

MYELINHALTIGES AXON

Aufbau und Funktion der Synapsen

SYNAPSEN SIND ANSCHLUSSPUNKTE ZWI-
schen zwei Nervenzellen. Manche bestehen nur aus zwei kontaktierenden
Zellmembranen (elektrische Synapsen), sodass die elektrische Aktivierung
leichter von einer Zelle zur anderen
wandert. Sie übermitteln unverzögert
und bidirektional. Da bei elektrischen
Synapsen eine Reaktion nicht selek-
tiv erfolgen kann, sind sie seltener als
chemische. Letztere sind auch deshalb
effizienter, weil es im Gegensatz zum
elektrischen Signal über die Distanz
nicht zu Signalverlusten kommt.

Eine chemische Synapse tritt auf, wo
eine präsynaptische Zelle (meist deren
Endknöpfchen) in den synaptischen
Spalt zwischen der prä- und der postsynaptischen Zelle kleine Pakete oder
Synapsenbläschen freisetzt, die mit
Neurotransmittern wie Acetylcholin,
Dopamin, Serotonin, Glutamat und
Aspartat gefüllt sind. Dies geschieht
gewöhnlich, wenn ein Aktionspotenzial die Endknöpfchen erreicht
hat und einen Zustrom von Calciumionen dorthin verursacht. Die postsynaptische Zellmembran kann dabei
Teil eines Dendriten, eines Zellkörpers
oder auch eines anderen Axons sein
(axodendritische, axosomatische und
axoaxonische Synapsen). Sie verfügt
über spezialisierte Rezeptoren an ihrer
Oberfläche, die die chemischen Stoffe
der Neurotransmitter binden und eine
elektrische Veränderung in der postsynaptischen Zelle bewirken, meist
durch die Aktivierung ligandengesteuerter Ionenkanäle. In der Folge wird
entweder ein lokales (postsynaptisches)
Potenzial oder ein Aktionspotenzial in
einer postsynaptischen Zelle ausgelöst
und dabei die Informationen über die
Neuralkette weitergeleitet. Nach Aktivierung der postsynaptischen Zelle
diffundiert der Neurotransmitter, oder
er wird aufgespalten oder in die präsynaptische Zelle resorbiert.

PARKINSON-KRANKHEIT

Die Parkinson-Krankheit ist ein chro-
nisches Leiden, bei dem dopaminerge
Neuronen im Kern der *Substantia
nigra* des Mittelhirns degenerieren.
Die Patienten leiden unter Tremor und
Muskelstarre, ihr Gesicht gleicht einer
Maske, weil die dopaminerge Ver-
sorgung des Vorderhirns ausfällt.

▶ AUFBAU UND FUNKTION EINER CHEMISCHEN SYNAPSE

Eine typische chemische Synapse besteht aus dem Endknöpfchen der sendenden Nervenzelle, das Kontakt zum Dendriten einer empfangenden Nervenzelle hat. Das präsynaptische Endknöpfchen schüttet Pakete mit Neurotransmittern in den synaptischen Spalt aus, wo die Moleküle den Kontakt zu den Rezeptoren in der postsynaptischen Membran herstellen.

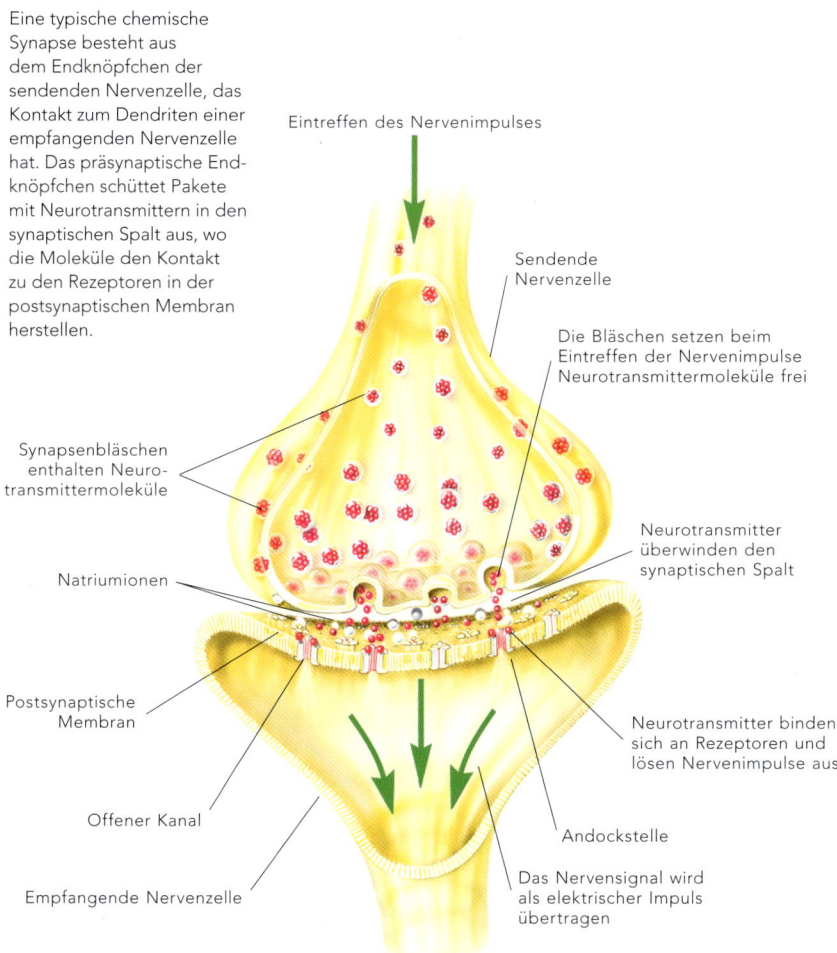

Eintreffen des Nervenimpulses

Sendende Nervenzelle

Die Bläschen setzen beim Eintreffen der Nervenimpulse Neurotransmittermoleküle frei

Synapsenbläschen enthalten Neuro-transmittermoleküle

Neurotransmitter überwinden den synaptischen Spalt

Natriumionen

Postsynaptische Membran

Neurotransmitter binden sich an Rezeptoren und lösen Nervenimpulse aus

Offener Kanal

Empfangende Nervenzelle

Andockstelle

Das Nervensignal wird als elektrischer Impuls übertragen

Synapsen: erregende und hemmende

JE NACH NEUROTRANSMITTER UND RE-zeptor lässt die Bindung eines Neuro-transmitters das postsynaptische Membranpotenzial ansteigen oder absinken. Im ersten Fall kommt es damit der Schwelle zur Auslösung eines Aktions-potenzials näher, was ein sogenanntes exzitatorisches postsynaptisches Potenzial (EPSP) auslöst. Sinkt dagegen das postsynaptische Membranpotenzial durch die Entladung des Neuro-transmitters und entfernt sich von der Schwelle, wird ein sogenanntes inhibitorisches postsynaptisches Potenzial (IPSP) ausgelöst.

Ein EPSP ist gewöhnlich das Ergebnis der Öffnung von Natrium- oder Calciumionenkanälen. Dabei dringen positiv geladene Ionen in die postsynaptische Zelle ein und das normal negative Membranpotenzial steigt an, was wiederum die Wahrscheinlichkeit eines Aktionspotenzials erhöht. Tritt ein EPSP an einer neuromuskulären Endplatte des peripheren Nervensystems auf, wird es Endplattenpotenzial genannt. IPSP bilden sich meist nach der Öffnung von Kaliumkanälen, bei der Kaliumionen aus der Zelle strömen, oder der Öffnung von Chloridkanälen, bei der negativ geladene Chloridionen in die Zelle eindringen. In der Folge fällt das normal negative Membranpotenzial ab und die Wahrscheinlichkeit eines Aktionspotenzials verringert sich.

Die Summe der exzitatorischen und inhibitorischen Zuströme auf eine Nervenzelle (meist in unterschiedlichen Bereichen ihres Dendritenbaums) bestimmt die Wahrscheinlichkeit der Erzeugung eines eigenen Aktions-potenzials durch die postsynaptische Zelle.

Auf diese Weise integrieren Nerven-zellen die vielen synaptischen Zuströme, die sie empfangen.

▶ **AKTIVIERUNG DES GABA-KANALS**

GABA (Gamma-Aminobutylsäure) ist ein Neurotransmitter des Zentralnerven-systems mit inhibitorischer Wirkung. Ein GABA-Kanal wird durch die Bindung der Neurotransmitter an die Bereiche zwischen den Alpha- und den Beta-Untereinheiten aktiviert. Das Binden von GABA öffnet den Ionenkanal und ermöglicht Chloridionen, sich durch das Zentrum des Kanals in die Nervenzelle zu bewegen. Der Wirkstoff Benzodiazepin bindet sich zwischen den Gamma- und den Alpha-Untereinheiten, um die Wirkung von GABA zu verstärken.

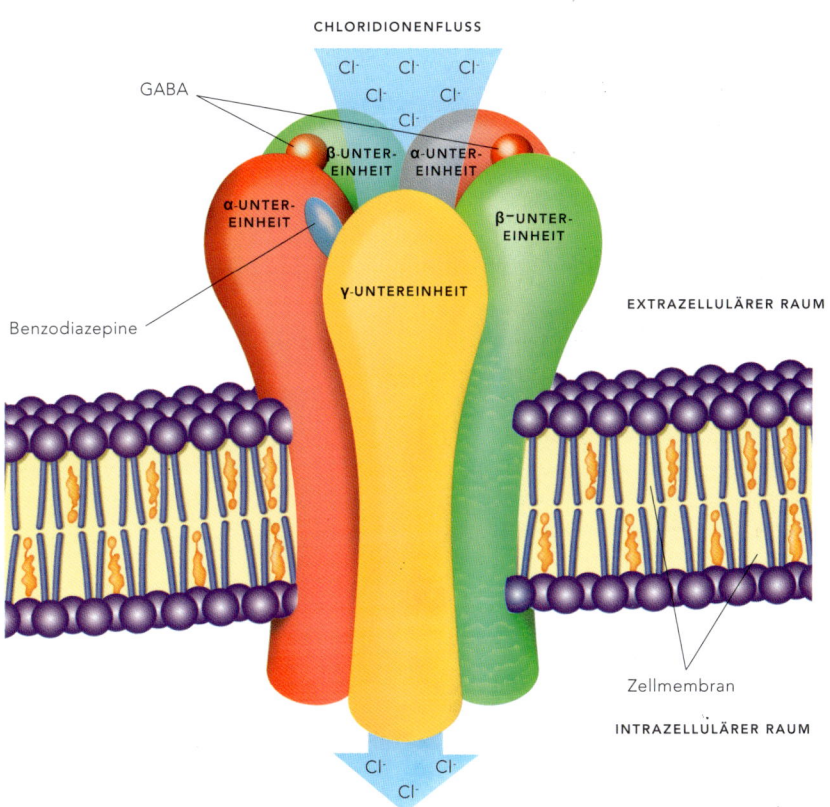

CHLORIDIONENFLUSS

Cl⁻ Cl⁻ Cl⁻
Cl⁻ Cl⁻
Cl⁻

GABA

β-UNTER-EINHEIT

α-UNTER-EINHEIT

α-UNTER-EINHEIT

β-UNTER-EINHEIT

γ-UNTEREINHEIT

Benzodiazepine

EXTRAZELLULÄRER RAUM

Zellmembran

INTRAZELLULÄRER RAUM

Cl⁻ Cl⁻
Cl⁻

Axonaler Transport

DER TRANSPORT VON SUBSTANZEN ENT-lang des Axons in beide Richtungen ist von grundlegender Bedeutung für die Funktion einer Nervenzelle. Proteine, Mitochondrien und Neurotransmitter, die im Zellkörper gebildet werden, werden zur Präsynapse bewegt, wo sie strukturelle Unterstützung leisten, Energie erzeugen oder auch in chemische Synapsen freigesetzt werden, um auf andere Nervenzellen zu wirken. Diese Bewegung bezeichnet man als anterograden Transport.

Der Nervenzellkörper muss auch Umgebungen prüfen können, die von den Endknöpfchen besetzt sind – in einem als retrograder Transport bezeichneten Vorgang. Dies ist äußerst wichtig für das Axonwachstum während der Zellentwicklung und für das Überleben der erwachsenen Nervenzelle. Ohne Verbindung zur Zielnervenzelle oder zum Zielmuskel kann eine ausgewachsene Nervenzelle degenerieren oder sterben.

Der axonale Transport kann schnell oder langsam erfolgen. Beim langsamen axonalen Transport beträgt die Geschwindigkeit nur 1–3 Millimeter pro Tag; diese Art wird von den Proteinen des Zytoskeletts genutzt. Der schnelle axonale Transport mit Geschwindigkeiten von bis zu 400 Millimeter pro Tag kommt beim Transport von Vesikeln und membrangebundenen Organellen zum Einsatz. Er findet im neurotubulären System des Axons mithilfe von Motorproteinen im Axonplasma statt, die ATP als Energiequelle verwenden. Der retrograde axonale Transport kann von manchen Viren benutzt werden, so von Poliomyelitis (Kinderlähmung), Herpes simplex oder Tollwut, bei der es zu einer Infektion der Nervenzellen kommt.

TOLLWUT

Die Tollwut ist eine Virusinfektion des Gehirns, die von Lyssaviren ausgelöst wird. Sie wird durch infizierten Speichel übertragen, wenn ein Tier einen Menschen beißt oder kratzt. Meistens überträgt der Hund die Tollwut auf den Menschen, aber auch durch den Biss einer Fledermaus kann man mit dieser Krankheit infiziert werden. Es ist lebenswichtig, dass der gebissenen Person sofort ein Impfstoff verabreicht wird, denn Menschen, die bereits Symptome zeigen, überleben selten.

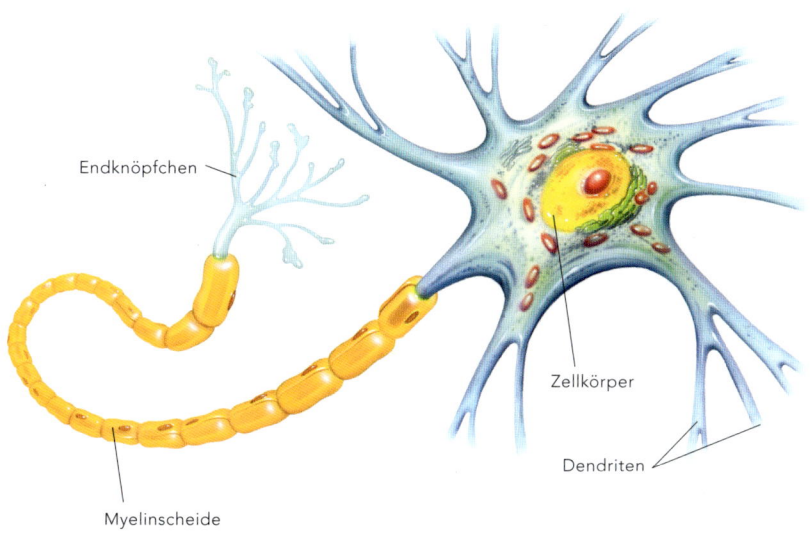

Endknöpfchen

Zellkörper

Dendriten

Myelinscheide

▲ MATERIALTRANSPORT ENTLANG DES AXONS

Der in beide Richtungen ablaufende Material-transport am Axon entlang ist unerlässlich für die Funktion und das Überleben der Nerven-zelle. Das im Zellkörper produzierte Material muss zu den Endknöpfchen gesendet werden, um ihr Wachstum und Überleben und die Freisetzung von Neurotransmittern sicher-zustellen. Das Erproben der Umgebungen der Endknöpfchen ist äußerst wichtig für das strukturierte Wachstum des Axons und sein Überleben in der Entwicklung.

Sinnesrezeptorzellen und Reizweiterleitung

SINNESREZEPTORZELLEN UNTERSCHEI-
den sich in Aufbau und Funktion. Ein
Sinneseindruck kann von den Nervenendigungen selbst wahrgenommen
werden, z. B. Schmerz und Temperatur, oder aber indem eine Rezeptorzelle
und eine Nervenendigung zusammenwirken wie bei Gehör und Gleichge-
wichtsfunktion.

Die Rezeptoren der Netzhaut
(Photorezeptoren) sind Stäbchen und
Zapfen, die außen laminierte scheiben-
förmige Strukturen (Disks) mit lichtempfindlichen Pigment- bzw. Protein-
komplexen aufweisen. Photorezeptoren
sind tonisch aktiv, d. h. sie produzieren
ständig einen inhibitorischen Neurotransmitter, der die Aktivität der bipolaren Nervenzellen hemmt. Trifft ein
Photon auf einen Photorezeptor, führt
dies zum Absinken der Neurotransmit-
ter-Freisetzung und der Enthemmung
der bipolaren Zellen.

Die Haarfortsätze (Stereozilien und
Kinozilien) der Rezeptoren für Gehör und Gleichgewichtssinn können
durch die Bewegung der Flüssigkeiten
in Cochlea und Gleichgewichtsorgan
gebogen werden. Dieses Biegen erzeugt
in der Rezeptorzelle ein Rezeptorpotenzial, was wiederum die Freisetzung

exzitatorischer Neurotransmitter auf die
Sensoraxone in der Umgebung auslöst.

Geruchs- und Geschmacksrezep-
toren werden durch die Bindung von
Geruchs- bzw. Geschmacksstoffen an
Rezeptormembranen aktiviert. Diese
Bindung aktiviert eine G-Protein/
Adenylatcyclase-Transduktionsbahn
und löst damit ein Rezeptorpotenzial
sowie die Freisetzung exzitatorischer
Neurotransmitter aus.

Somatosensorische Rezeptoren in
der Haut beinhalten relativ langsam
reagierende freie Nervenendigungen
für das Schmerz- und Temperaturempfinden und sensorische Komplexe
wie das Meissner-Körperchen, das sich
auf eine rasche Reaktion auf Reize für
unterschiedliche Berührungen mit
genauer räumlicher Wahrnehmung
spezialisiert hat.

▶ TYPEN VON SINNESREZEPTOREN

Rezeptorzellen treten aufgrund ihrer
unterschiedlichen Funktionen in zahlreichen Formen auf. Einige davon, z. B. für
Schmerz- und Temperaturempfinden, sind
freie Nervenendigungen, die meisten aber
spezialisierte Zellen, die Nervenendigungen
durch die calciumstimulierte Freisetzung
von Neurotransmittern aktivieren.

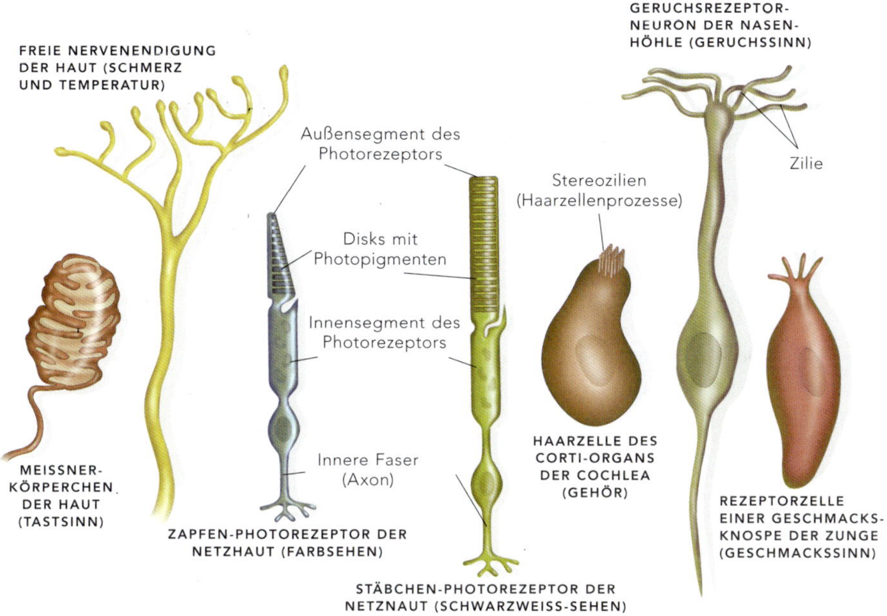

FREIE NERVENENDIGUNG
DER HAUT (SCHMERZ
UND TEMPERATUR)

GERUCHSREZEPTOR-
NEURON DER NASEN-
HÖHLE (GERUCHSSINN)

Außensegment des
Photorezeptors

Disks mit
Photopigmenten

Innensegment des
Photorezeptors

Stereozilien
(Haarzellenprozesse)

Zilie

Innere Faser
(Axon)

MEISSNER-
KÖRPERCHEN
DER HAUT
(TASTSINN)

HAARZELLE DES
CORTI-ORGANS
DER COCHLEA
(GEHÖR)

REZEPTORZELLE
EINER GESCHMACKS-
KNOSPE DER ZUNGE
(GESCHMACKSSINN)

ZAPFEN-PHOTOREZEPTOR DER
NETZHAUT (FARBSEHEN)

STÄBCHEN-PHOTOREZEPTOR DER
NETZNAUT (SCHWARZWEISS-SEHEN)

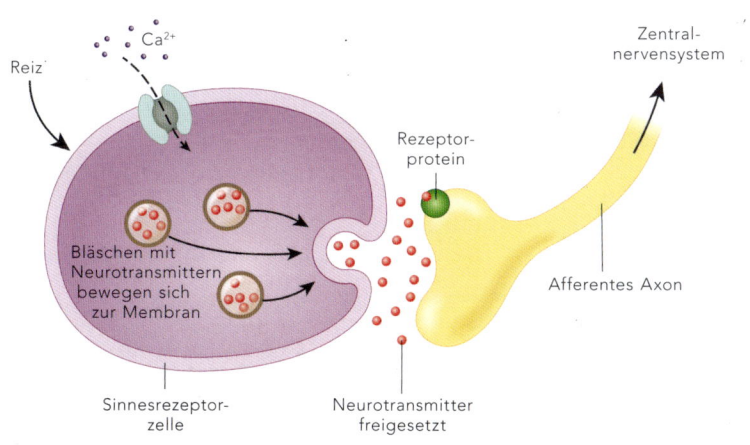

Ca²⁺

Reiz

Zentral-
nervensystem

Rezeptor-
protein

Bläschen mit
Neurotransmittern
bewegen sich
zur Membran

Afferentes Axon

Sinnesrezeptor-
zelle

Neurotransmitter
freigesetzt

Arten somatosensorischer Rezeptoren

ES GIBT ZAHLREICHE TYPEN VON SIN-nesrezeptoren in der Haut, denn die somatosensorische Wahrnehmung der Hautoberfläche hat viele Gesichter. Die freien Nervenendigungen registrieren Schmerz oder Temperaturveränderungen und liegen in der Oberhaut (Epidermis). Sie nehmen deshalb auch die Entfernung epidermaler Hautschichten wahr, z. B. als Juckreiz bei Blasenbildung.

Die verschiedenen Arten von Berührungsrezeptoren reagieren auf jeweils andere Aspekte des Hautkontakts. Die Merkel-Scheiben bestehen aus Nervenendigungen, umgeben von einer Kapsel aus Merkel-Zellen. Sie befinden sich in dem Bereich, in dem die Oberhaut am dicksten ist. Diese Rezeptoren passen sich langsam an, zeigen also eine kontinuierliche Reaktion auf einen über längere Zeit wirkenden Reiz. Sie vermitteln eine genaue räumliche Auflösung bei feiner Berührung und sind besonders in den Fingerspitzen verbreitet.

Auch die Krause-Körperchen in der Lederhaut (Dermis) dienen zur Wahrnehmung feiner Berührungen, jedoch mit weniger räumlicher Auflösung. Die Ruffini-Körperchen in der Dermis und Hypodermis reagieren vor allem auf Druck, Dehnung und Bewegung. Sie sind Teil der propriozeptiven Funktion der Haut (Wahrnehmung der Position von Gelenken und Gliedmaßen).

Die Meissner-Körperchen passen sich rasch an, d. h. sie reagieren am empfindlichsten auf sich verändernde Tastreize – mit einer leicht geringeren räumlichen Auflösung als die Merkel-Scheiben. Die Vater-Pacini-Körperchen befinden sich tief in der Lederhaut und gleichen vom Aufbau her einer Zwiebelschale. Sie reagieren optimal auf Vibration. Die Hautschichten darüber agieren als Filter, sodass der Rezeptor nur bei hochfrequenten Vibrationen ausgelöst wird.

▸ **TYPEN SOMATOSENSORISCHER REZEPTOREN IN DER HAUT**
Die Sinneswahrnehmung der Haut, auch somatosensorische Wahrnehmung genannt, hat viele Formen. Schmerz und Temperatur werden von freien Nervenendigungen wahrgenommen. Berührungsrezeptoren wie die Merkel-Scheiben reagieren auf kontinuierliche Berührung oder wie die Vater-Pacini-Körperchen auf Vibration.

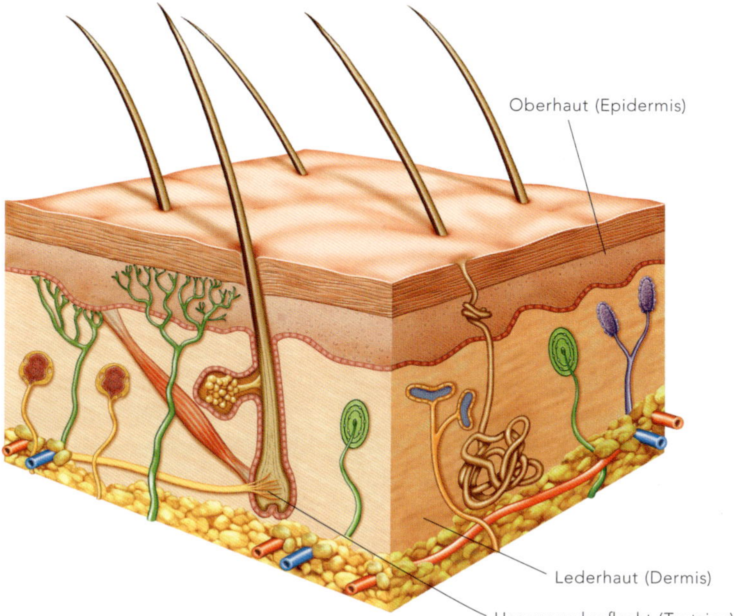

Oberhaut (Epidermis)

Lederhaut (Dermis)

Haarwurzelgeflecht (Tastsinn)

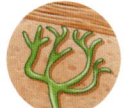

Freie Nervenendigungen
(Schmerz, Hitze, Kälte)

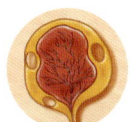

Krause-Körperchen
(Tastsinn)

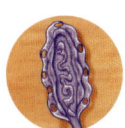

Meissner-Körperchen
(Tastsinn)

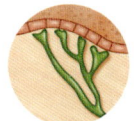

Merkel-Scheiben
(Tastsinn)

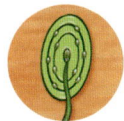

Vater-Pacini-Körperchen
(Vibration)

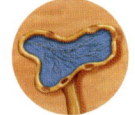

Ruffini-Körperchen
(Druck)

Aufbau und Funktion des Rückenmarks

DAS RÜCKENMARK IST TEIL DES ZEN-tralnervensystems, das für die anfängliche Verarbeitung sensorischer Informationen von Gliedmaßen, Rumpf und inneren Organen sowie für die motorische Kontrolle von Gliedmaßen, Rumpf und Eingeweiden zuständig ist. Es reicht von der Schädelbasis bis auf die Höhe des ersten Lendenwirbels und wird von der Wirbelsäule geschützt. Das Rückenmark ist in zwei Bereiche aufgeteilt. Der erste, zentrale, »H«-förmige mit grauer Substanz enthält Nervenzellkörper und Endknöpfchen. Den zweiten bilden umliegende Säulen aus weißer Substanz, die aufsteigende sensorische (blau) und absteigende motorische (rot) Axone enthalten, die Informationen über das Rückenmark hinauf und hinab befördern.

Die graue Substanz besteht aus dem Hinterhorn, in dem Informationen zu somatosensorischen Wahrnehmungen wie Berührung, Schmerz, Temperatur, Vibration und Gelenkposition verarbeitet werden, und dem Vorderhorn, das die Motoneuronen enthält. Aus dem Rückenmark treten die Vorder- und Hinterwurzeln der Spinalnerven. Erstere befördern somatosensorische Informationen zum Rückenmark.

Das Spinalganglion (Dorsalganglion) enthält die Zellkörper der sensorischen Axone in den Hinterwurzeln, die Vorderwurzel die Axone von Motoneuronen, die für die willkürliche Bewegung der Skelettmuskulatur verantwortlich sind. Die beiden Wurzeln schließen sich zu einem Spinalnerv zusammen, der sich umgehend in einen Hinterast für die Rückenmuskeln und -haut und einen Vorderast für die Gliedmaßen und die Rumpfvorderseite aufteilt.

Bindegewebsscheiden des Spinalnervs bestehen aus Epineurium, Perineurium und Endoneurium. Das Rückenmark ist von drei Hirnhautschichten umgeben: der weichen Hirnhaut auf dem Rückenmark selbst, der Arachnoidea und der harten Hirnhaut als äußere Schicht. Das Rückenmark wird über die vorderen und hinteren Spinalarterien großzügig versorgt.

▸ **AUFBAU DES RÜCKENMARKS**

Dieser Querschnitt des Rückenmarks zeigt die äußeren Hüllen (weiche Hirnhaut, *Arachnoidea* und harte Hirnhaut), die anliegenden Nerven und die aufsteigenden (blau) und absteigenden (rot) Leitungsbahnen in der weißen Substanz.

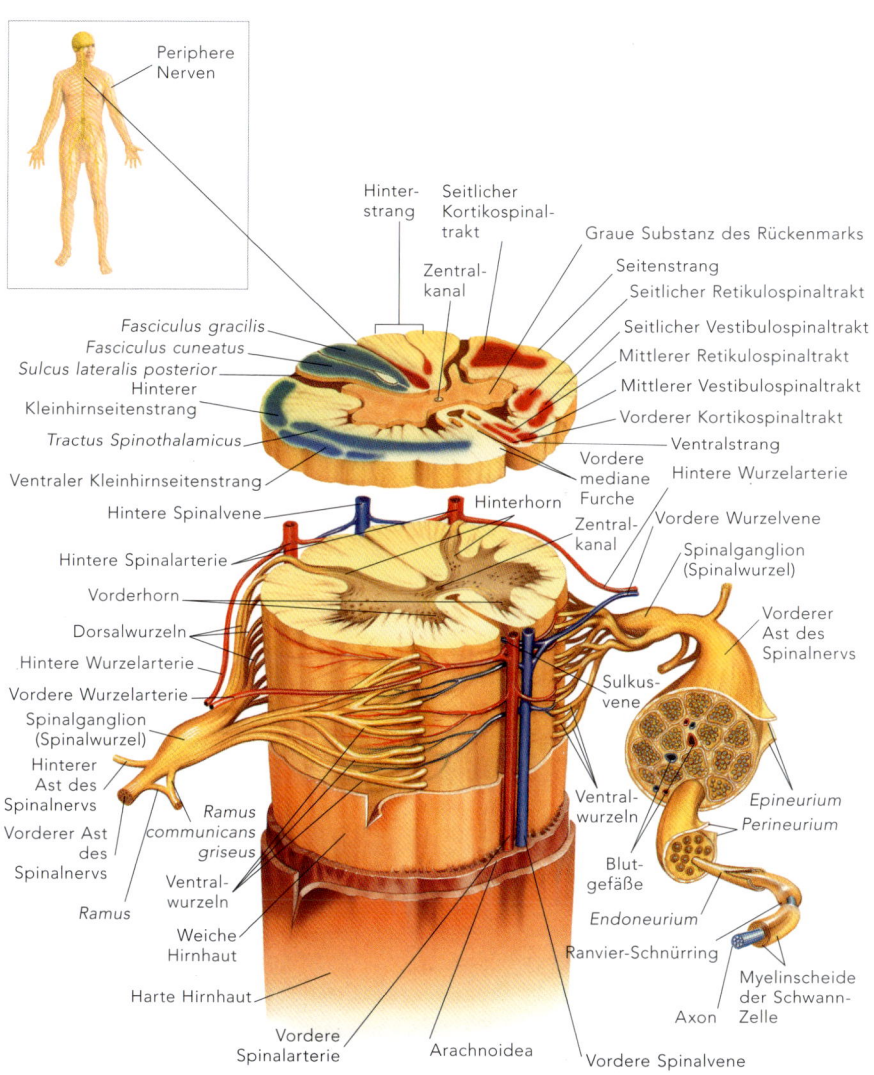

Periphere
Nerven

Hinter-
strang

Seitlicher
Kortikospinal-
trakt

Graue Substanz des Rückenmarks

Seitenstrang

Seitlicher Retikulospinaltrakt

Zentral-
kanal

Seitlicher Vestibulospinaltrakt

Mittlerer Retikulospinaltrakt

Mittlerer Vestibulospinaltrakt

Vorderer Kortikospinaltrakt

Fasciculus gracilis

Fasciculus cuneatus

Sulcus lateralis posterior

Hinterer
Kleinhirnseitenstrang

Tractus Spinothalamicus

Ventraler Kleinhirnseitenstrang

Ventralstrang

Vordere
mediane
Furche

Hintere Wurzelarterie

Hintere Spinalvene

Hinterhorn

Zentral-
kanal

Vordere Wurzelvene

Hintere Spinalarterie

Spinalganglion
(Spinalwurzel)

Vorderhorn

Vorderer
Ast des
Spinalnervs

Dorsalwurzeln

Hintere Wurzelarterie

Vordere Wurzelarterie

Spinalganglion
(Spinalwurzel)

Sulkus-
vene

Hinterer
Ast des
Spinalnervs

Vorderer Ast
des
Spinalnervs

Ramus
communicans
griseus

Ventral-
wurzeln

Epineurium

Perineurium

Ramus

Ventral-
wurzeln

Weiche
Hirnhaut

Blut-
gefäße

Endoneurium

Harte Hirnhaut

Ranvier-Schnürring

Myelinscheide
der Schwann-
Zelle

Axon

Vordere
Spinalarterie

Arachnoidea

Vordere Spinalvene

Auswirkungen einer Rückenmarksverletzung

VERLETZUNGEN DES RÜCKENMARKS sind oft die Folge eines Zusammenstoßes, z. B. bei einem Autounfall, bei dem es zu einem Bruch oder einer Verschiebung der Wirbelsäule kommt. Auch Schuss- oder Stichverletzungen können das Rückenmark durchtrennen. Eine Verletzung des Rückenmarks kann die Axone beschädigen, die dort auf- und absteigen, und so den Informationsfluss über diese unterbrechen.

In der Folge erreichen Sinnesinformationen von Teilen des Körpers, die von Spinalsegmenten unterhalb der Verletzungsstelle versorgt werden, das Gehirn nicht mehr. Ebenso werden motorische Befehle von der Großhirnrinde nicht mehr an die unteren Bereiche des Rückenmarks übermittelt.

Bei einer Rückenmarksverletzung im Brust- oder Bauchbereich fallen die sensorischen Informationen des Rumpfes und die motorische Kontrolle der unteren Gliedmaßen, des Darms und der Harnblase aus. Es liegt eine Querschnittslähmung (Paraplegie) vor.

Bei einer Verletzung weiter aufwärts, z. B. am mittleren oder unteren Hals spricht man von einer Quadriplegie oder Tetraplegie, denn keine der vier Gliedmaßen kann mehr kontrolliert

werden. Auch keine Sinnesinformationen von irgendeinem Körperteil unterhalb der Verletzungsstelle treffen mehr im Gehirn ein, und natürlich ist auch hier die willkürliche Kontrolle von Harnblase und Darm unmöglich.

Liegt die Verletzung noch höher, z. B. am oberen Ende des Rückenmarks, werden die Motoneuronen im Halsbereich, die das Zwerchfell kontrollieren, von den Atemzentren des Hirnstamms getrennt. Das Zwerchfells kann nicht aktiviert werden, und der betroffene Patient ist nicht in der Lage, eigenständig zu atmen.

▶ **LÄHMUNGEN BEI EINER RÜCKENMARKSVERLETZUNG**

Die Beschädigung des Rückenmarks im Bereich des ersten Brustsegments hat die Lähmung sämtlicher Körperteile unterhalb der Verletzung, d. h. der unteren Gliedmaßen (Paraplegie), sowie den Verlust des Empfindens in Rumpf und unteren Gliedmaßen zur Folge. Eine höherliegende Verletzung (mittlerer Halsbereich) bewirkt eine Lähmung aller vier Gliedmaßen (Quadriplegie).

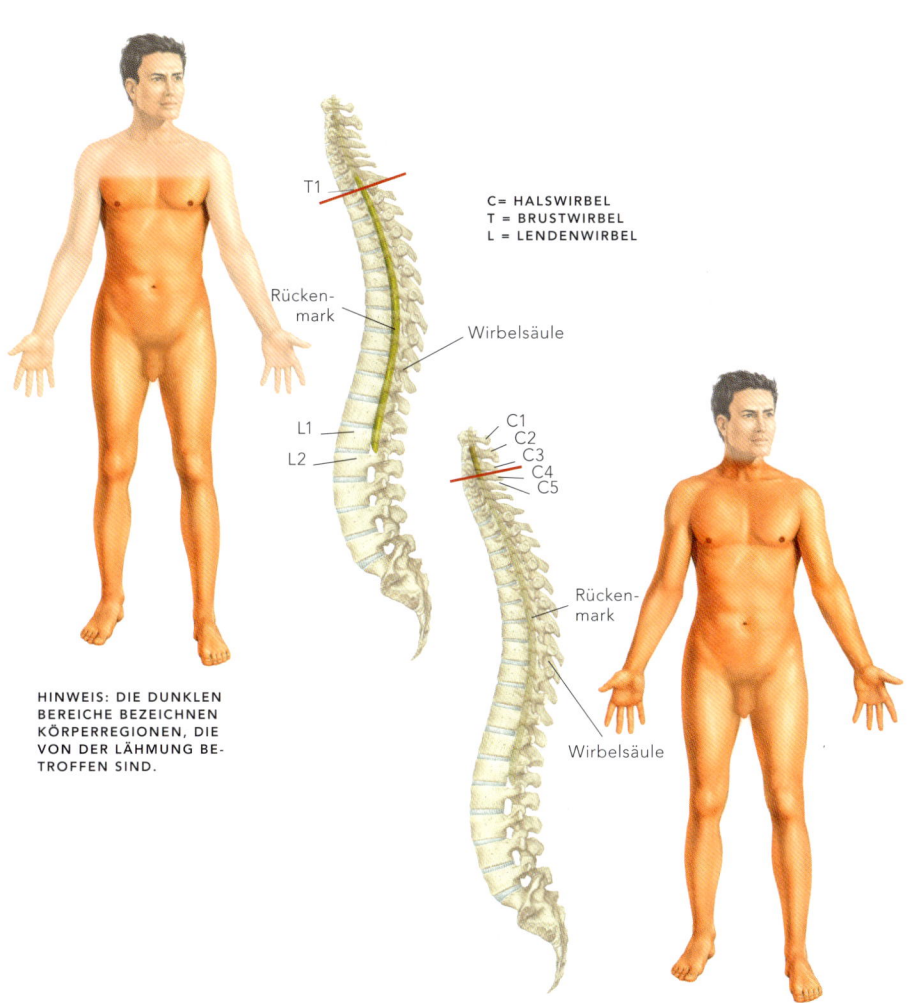

T1

C= HALSWIRBEL
T = BRUSTWIRBEL
L = LENDENWIRBEL

Rücken-
mark

Wirbelsäule

L1
L2

C1
C2
C3
C4
C5

Rücken-
mark

Wirbelsäule

HINWEIS: DIE DUNKLEN
BEREICHE BEZEICHNEN
KÖRPERREGIONEN, DIE
VON DER LÄHMUNG BE-
TROFFEN SIND.

Periphere Komponenten des Nervensystems

DAS PERIPHERE NERVENSYSTEM (PNS)
verläuft außerhalb des Gehirns und des
Rückenmarks und besteht aus Gruppen von Nervenzellen (Ganglien) und
Nervenfasern (periphere Nerven).
Ganglien haben entweder eine sensorische (z. B. das Spinalganglion) oder
eine autonome Funktion (z. B. Steuerung der Ganglien des Sympathikus
oder im Bauchraum, der Drüsen und
glatten Muskels).

Das periphere Nervensystem kann
in sensorisch (afferent) und motorisch
(efferent) unterteilt werden. Beide Teile
können mit der Körperoberfläche und
Geweben von Gliedmaßen sowie der
Körperwand (somatische sensorische
und motorische Bereiche) oder mit
inneren Organen (viszerale sensorische
oder motorische Bereiche) im Zusammenhang stehen.

Somatisch-sensorische Informationen betreffen die Wahrnehmung von
Berührungen, Schmerz, Vibration,
Muskeldehnung und Gelenkposition
(Tiefensensibilität), wogegen viszerale
sensorische Informationen mit der
Ausdehnung von Organen im Zusammenhang stehen, z. B. dem Füllstand
des Magens oder der Harnblase und
der Traktion auf innere Gewebefalten.

Das motorische PNS erzeugt willkürliche Bewegung und besteht aus
Motoneuronen im Vorderhorn des
Rückenmarks oder im Hirnstamm,
die die Skelettmuskulatur willkürlich
antreiben. Die viszerale motorische
Abteilung ist Teil des vegetativen Nervensystems und in Sympathikus und
Parasympathikus unterteilt.

Der Sympathikus wird gewöhnlich
in Notfallsituationen aktiviert und
wendet umgehend viel Energie auf, um
Leben und Sicherheit der Person zu
gewährleisten. Der Parasympathikus
ist hauptsächlich für vegetative Rou-
tinefunktionen verantwortlich. Dazu
gehören die Nahrungsaufnahme, Verdauung, Aufnahme von Nährstoffen
und auch die Fähigkeit, den Körper in
den Ruhezustand zu versetzen.

▶ HAUPTBESTANDTEILE DES NERVENSYSTEMS

Das Nervensystem ist unterteilt in das Zentralnervensystem mit Gehirn und Rückenmark und das periphere Nervensystem mit allen anderen Nerven. Das periphere Nervensystem sorgt für die motorische und sensorische Funktion von Körperwand und Haut (somatische Versorgung) sowie inneren Organen (viszerale Versorgung).

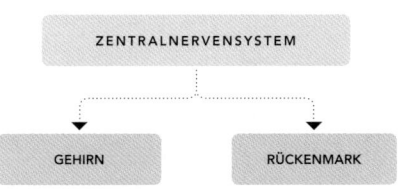

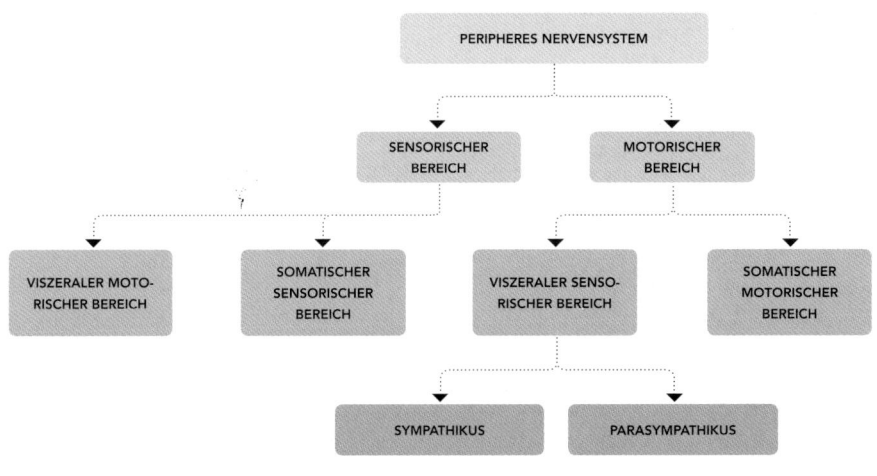

Sensorische Regionen der Großhirnrinde

DIE GROSSHIRNRINDE ENTHÄLT MEH-
rere Regionen, in denen komplexere
sensorische Informationen verarbeitet
werden. Im postzentralen Gyrus befindet sich der primäre somatosensorische
Kortex, in dem die Wahrnehmung von
Berührung, bewusstem Schmerz, Vibration und Gelenkposition stattfindet.
Dieser Kortex ist somatotopisch organisiert: Gesicht und obere Gliedmaßen
seitlich, Rumpf und untere Gliedmaßen näher zur Mittellinie.

Am oberen Rand des Schläfenlappens finden wir den primären
auditiven Kortex, der für das Hören
zuständig ist. Dieser Bereich ist tonotopisch organisiert, d. h. unterschiedliche
Bereiche reagieren bevorzugt auf bestimmte Frequenzen und Tonlagen.
Der primäre visuelle Kortex sitzt im
hinteren Teil des Gehirns, im Hinterhauptlappen, und ist visuotopisch
organisiert, d. h. die unterschiedlichen
Teile der visuellen Welt werden auf
unterschiedlichen Teilen der Hirn-
oberfläche dargestellt. Der Bereich der
Zentralsicht ganz hinten im primären
visuellen Kortex ist der größte.

Chemische Sinne wie der Geruchs-
und Tastsinn haben ebenfalls ihre Bereiche in der Hirnrinde, auch wenn sie
klein sind. Der primäre olfaktorische
Kortex liegt an der inneren Oberfläche
des Schläfenlappens, während für den
Geschmackssinn ein Bereich in der
Seitenfurche der Hirnrinde zuständig
ist. Neben diesen Primärbereichen
gibt es auch sekundäre oder assoziative
Kortexregionen, die komplexere sensorische Informationen verarbeiten, so
zu Farbe und Form von Objekten und
Gesichtern oder zur Position von Objekten im Raum.

▶ **HAUPTFUNKTIONSBEREICHE
DER GROSSHIRNRINDE**

Die Großhirnrinde ist in Funktionsbereiche
für die motorische Aktivierung (primärer
Motorkortex) und die sensorische Funk-
tion (primärer somatosensorischer Kortex,
visueller Kortex und auditiver Kortex)
unterteilt. Bereiche, in denen komplexere
Informationen verarbeitet werden, sind der
Assoziationskortex und die Sprachzentren
(Broca-Areal, Wernicke-Zentrum und der
Bereich des Leseverstehens).

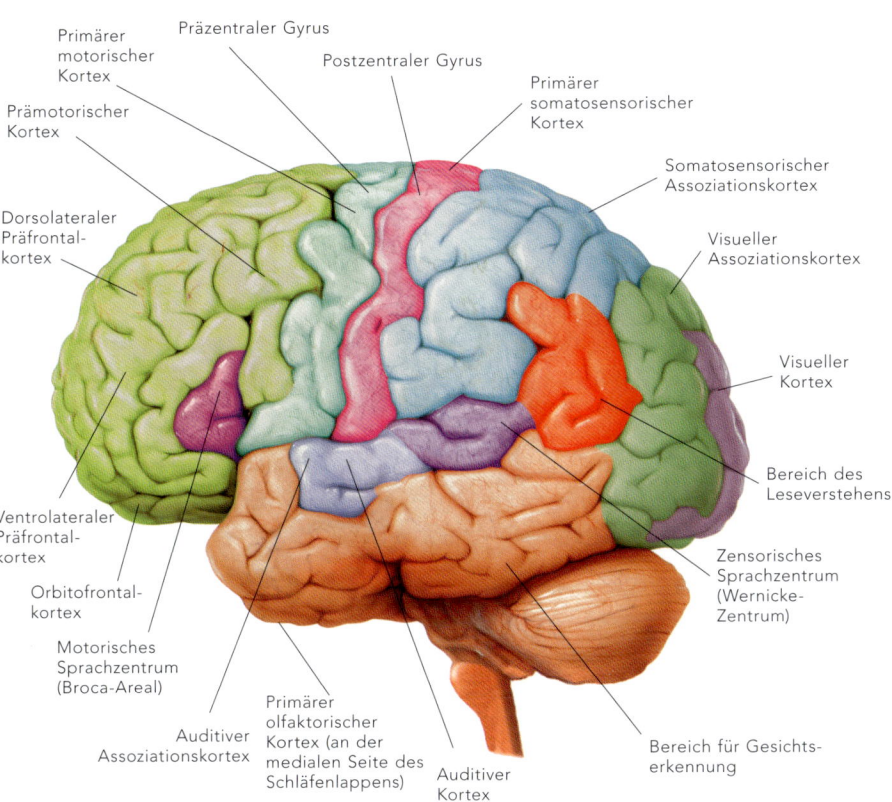

Primärer
motorischer
Kortex

Präzentraler Gyrus

Postzentraler Gyrus

Primärer
somatosensorischer
Kortex

Prämotorischer
Kortex

Somatosensorischer
Assoziationskortex

Visueller
Assoziationskortex

Dorsolateraler
Präfrontal-
kortex

Visueller
Kortex

Ventrolateraler
Präfrontal-
kortex

Bereich des
Leseverstehens

Orbitofrontal-
kortex

Zensorisches
Sprachzentrum
(Wernicke-
Zentrum)

Motorisches
Sprachzentrum
(Broca-Areal)

Auditiver
Assoziationskortex

Primärer
olfaktorischer
Kortex (an der
medialen Seite des
Schläfenlappens)

Auditiver
Kortex

Bereich für Gesichts-
erkennung

Somatosensorik: Schmerz und Nozizeption

DIE WAHRNEHMUNG SCHMERZHAFTER Reize, die Nozizeption, wird meist durch Gewebeschädigung hervorgerufen. Die Schmerzrezeptoren der Haut sind freie Nervenendigungen in der Epidermis. Schmerz als Wahrnehmung von Temperatur wird über die peripheren Nerven übertragen, und zwar über äußerst schmale Axone mit einem Minimum an Myelin. Deshalb wird Schmerz in einigen Körperteilen, z. B. den Baucheingeweiden, um mehrere Sekunden verzögert wahrgenommen.

Die Zellkörper der primären Schmerzaxone befinden sich in den Spinalganglien, während ihre Zentralaxone im Hinterhorn enden und mit den Dendriten der Neuronen im *Tractus spinothalamicus* zusammentreffen. Diese Traktaxone queren das Rückenmark und steigen an der Vorderseite der weißen Substanz empor bis in den hinteren Ventralkern des Thalamus. Dessen Neuronen projizieren dann den Schmerz zum primären somatosensorischen Kortex auf dem postzentralen Gyrus. Der *Tractus spinothalamicus* ist für Aspekte der Schmerzwahrnehmung wie Ort, Stärke und Qualität zuständig.

Einige aufsteigende Axone enden auch in der Retikulärformation des Hirnstamms auf Neuronen, die den Schmerz in diverse Teile des Thalamus projizieren. Die spinoretikulären Vorsprünge des Thalamus haben mit den eher unangenehmen Empfindungen wie Unbehagen und Schmerz zu tun. Entzündungshemmende Stoffe lindern den Schmerz, indem sie die Nozizeptoren in den peripheren Geweben hemmen, während Opioide auf die Nervenzellen einwirken, die an der zentralen Schmerzwahrnehmung beteiligt sind. Endorphine sind körpereigene Opioide, die auf einer vom periaquäduktalen Grau des Mittelhirns absteigenden Leitungsbahn eingesetzt werden, um die Übertragung der Schmerzempfindung im Dorsalhorn zu dämpfen.

NEUROPATHISCHE SCHMERZEN

Neuropathische Schmerzen gehen auf eine Beeinträchtigung des Schmerzwahrnehmungssystems zurück, z. B. des Spinalganglions oder des *Tractus spinothalamicus*, meist aufgrund der Schädigung eines peripheren Nervs. Sie betreffen etwa sieben Prozent der Bevölkerung und verursachen abnormale Sinnesempfindungen wie Brennen, Stechen und Jucken.

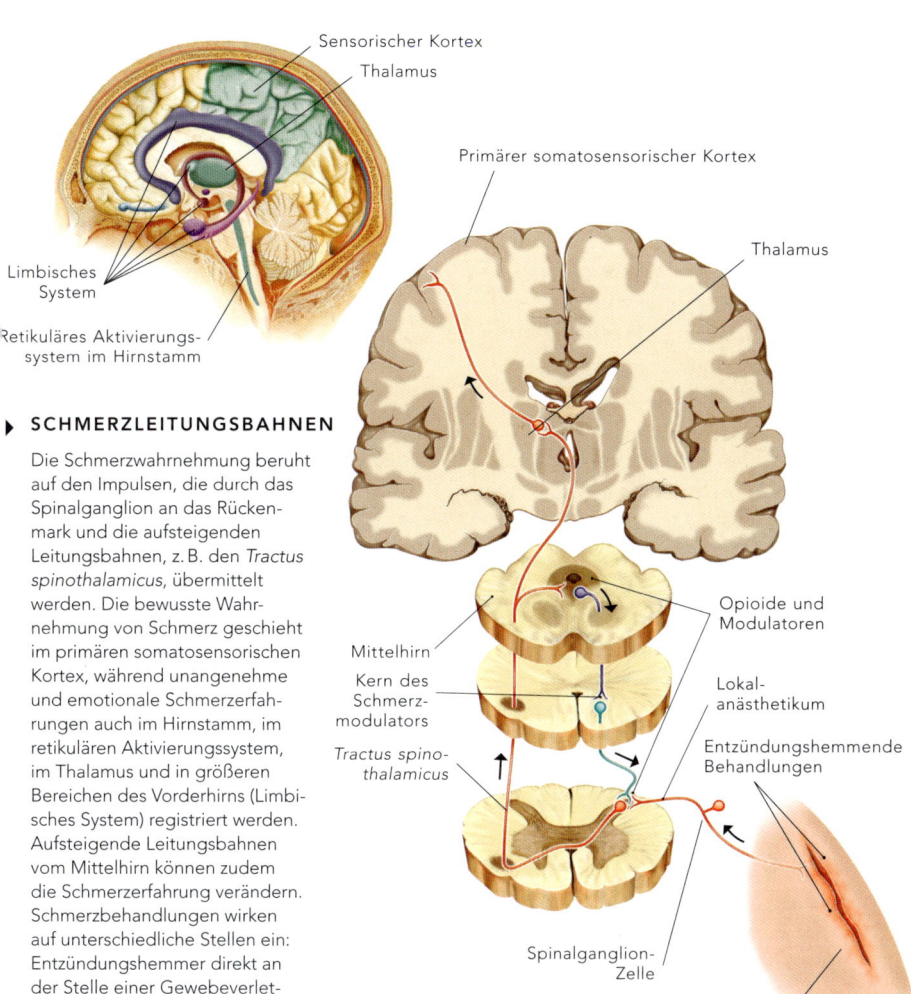

Sensorischer Kortex

Thalamus

Primärer somatosensorischer Kortex

Thalamus

Limbisches
System

Retikuläres Aktivierungs-
system im Hirnstamm

Opioide und
Modulatoren

Mittelhirn

Kern des
Schmerz-
modulators

Lokal-
anästhetikum

Tractus spino-
thalamicus

Entzündungshemmende
Behandlungen

Spinalganglion-
Zelle

Ort der
Gewebeverletzung

▶ **SCHMERZLEITUNGSBAHNEN**

Die Schmerzwahrnehmung beruht
auf den Impulsen, die durch das
Spinalganglion an das Rückenmark und die aufsteigenden
Leitungsbahnen, z. B. den *Tractus
spinothalamicus*, übermittelt
werden. Die bewusste Wahrnehmung von Schmerz geschieht
im primären somatosensorischen
Kortex, während unangenehme
und emotionale Schmerzerfah-
rungen auch im Hirnstamm, im
retikulären Aktivierungssystem,
im Thalamus und in größeren
Bereichen des Vorderhirns (Limbisches System) registriert werden.
Aufsteigende Leitungsbahnen
vom Mittelhirn können zudem
die Schmerzerfahrung verändern.
Schmerzbehandlungen wirken
auf unterschiedliche Stellen ein:
Entzündungshemmer direkt an
der Stelle einer Gewebeverletzung, lokale Anästhetika auf die
peripheren Nerven und Opioide
auf Mittelhirn und Rückenmark.

Somatosensorik: Berührung, Druck, Vibration und Tiefensensibilität

BERÜHRUNG WIRD VON HAUTREZEPTOren wie den Meissner-Körperchen, den Merkel-Scheiben oder den Vater-Pacini-Körperchen registriert. Über die Axone der Hinterwurzeln oder die Gasser-Ganglien gelangt der generierte Nervenimpuls zum Rückenmark (für Rumpf und Gliedmaßen) oder zum Hirnstamm (für das Gesicht).

Das Rückenmark leitet die Impulse für die bewusste Wahrnehmung von Berührungen, Gelenkposition und Vibrationen von Gliedmaßen und Rumpf über die Hinterstrangbahnen (*fasciculus gracilis* und *cuneatus*) bis zu den *Nuclei* (Ansammlungen von Nervenzellkernen) des Hirnstamms selben Namens weiter. Der *Nucleus gracilis* dient der Wahrnehmung von Sinneseindrücken im unteren Bereich des Körpers, der *Nucleus cuneatus* im oberen. Die beiden Kerne senden Axone zum lateralen Teil des hinteren Ventralkerns des Thalamus auf der Körperseite, die der Sinneswahrnehmung gegenüberliegt.

Der mediale Teil des hinteren Ventralkerns des Thalamus empfängt dagegen durch Berührungen und Vibrationen erzeugte Impulse vom Gesicht. Der hintere Ventralkern des Thalamus sendet Axone zum primären somatosensorischen Kortex auf dem postzentralen Gyrus. Dieser ist somatotopisch organisiert, d. h. für die einzelnen Körperbereiche sind verschiedene Regionen des Kortex zuständig: Gesicht und obere Gliedmaßen seitlich, Rumpf und untere Gliedmaßen näher zur Mittellinie. Aufgrund ihrer Bedeutung dienen besonders große Bereiche der haptischen Wahrnehmung von Gesicht und Hand.

▶ **KOMPONENTEN DER LEITUNGS-BAHNEN FÜR BERÜHRUNG, DRUCK UND VIBRATION**

Der *Fasciculus gracilis* in der weißen Substanz des Rückenmarks leitet Impulse zur Wahrnehmung feiner Berührungen in den unteren Gliedmaßen weiter, der *Fasciculus cuneatus* in den oberen Gliedmaßen. Diese Leitungsbahnen enden im gleichnamigen Kern (*nucleus*) in der *Medulla*.

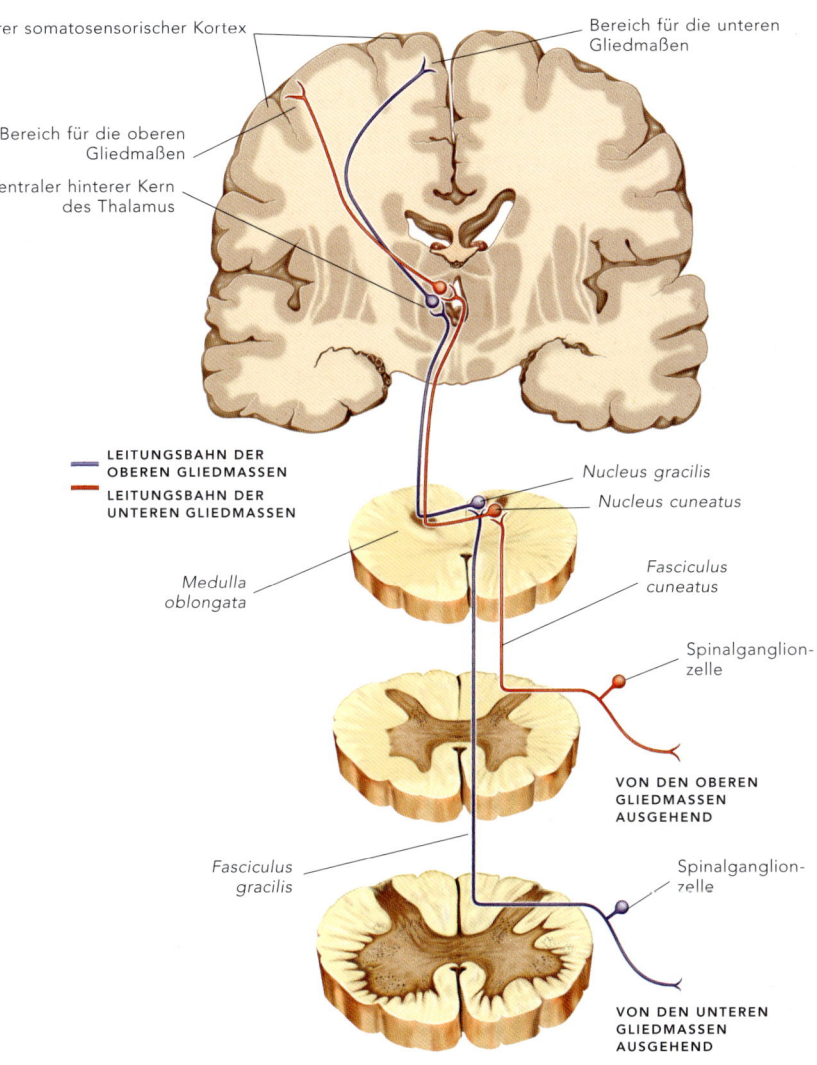

ärer somatosensorischer Kortex

Bereich für die unteren
Gliedmaßen

Bereich für die oberen
Gliedmaßen

Ventraler hinterer Kern
des Thalamus

**LEITUNGSBAHN DER
OBEREN GLIEDMASSEN**
**LEITUNGSBAHN DER
UNTEREN GLIEDMASSEN**

Nucleus gracilis
Nucleus cuneatus

*Medulla
oblongata*

*Fasciculus
cuneatus*

Spinalganglion-
zelle

**VON DEN OBEREN
GLIEDMASSEN
AUSGEHEND**

*Fasciculus
gracilis*

Spinalganglion-
zelle

**VON DEN UNTEREN
GLIEDMASSEN
AUSGEHEND**

Das Gehör: Aufbau und Funktion des Ohres

DAS OHR LÄSST SICH IN DREI ABschnitte gliedern: das Außenohr von der Ohrmuschel bis zum Trommelfell, das mit Luft gefüllte Mittelohr bis zum ovalen und runden Fenster sowie das mit Flüssigkeit gefüllte Innenohr. Letzteres besteht aus der Hörschnecke (*Cochlea*) und dem Vestibularapparat, der für die Wahrnehmung des Gleichgewichts und der Linear- oder Winkelbeschleunigung des Kopfes zuständig ist.

Das Außenohr leitet Geräusche aus der Umgebung ans Trommelfell weiter, das sie zum Vibrieren bringen. Die Gehörknöchelchen (Hammer, Amboss und Steigbügel) verstärken die Bewegung des Trommelfells mechanisch und übermitteln sie durch das Mittelohr zum runden Fenster, auch Schneckenfenster genannt.

Die Eustachische Röhre verbindet das Mittelohr mit dem Nasenrachen. Sie ermöglicht den Druckausgleich zwischen Mittelohr und äußerer Umgebung. Die Vibration des runden Fensters erzeugt in der Innenohr-Flüssigkeit Druckwellen, die vom Sensorapparat des Corti-Organs registriert werden. Darauf generieren seine Haarzellen elektrische Signale, die vom Hörnerv an das Gehirn übermittelt werden.

Das Gleichgewichtsorgan (der Vestibularapparat) enthält den *Utriculus* und den *Sacculus* sowie die Bogengänge. Die beiden Ersteren dienen der Feststellung der Lage und der linearen Beschleunigung des Kopfes, während die Bogengänge seine Winkelbeschleunigung (Rotation) registrieren. Die sensorischen Bereiche des Gleichgewichtsorgans sind die *Macula utriculi*, die *Macula sacculi* und die Ampullen der Bogengänge. Das Innen- und das Mittelohr sind in das dicke Felsenbein eingebettet, das das Ohr von äußeren Geräuschquellen isoliert.

▶ **AUFBAU DES MITTEL- UND INNENOHRS**

Das Ohr ist in drei Bereiche aufgeteilt: Außen-, Mittel- und Innenohr. Das Mittelohr ist für die Übertragung von Vibrationen der Luft auf das mit Flüssigkeit gefüllte Innere des Innenohrs zuständig, wo Geräusche wahrgenommen werden.

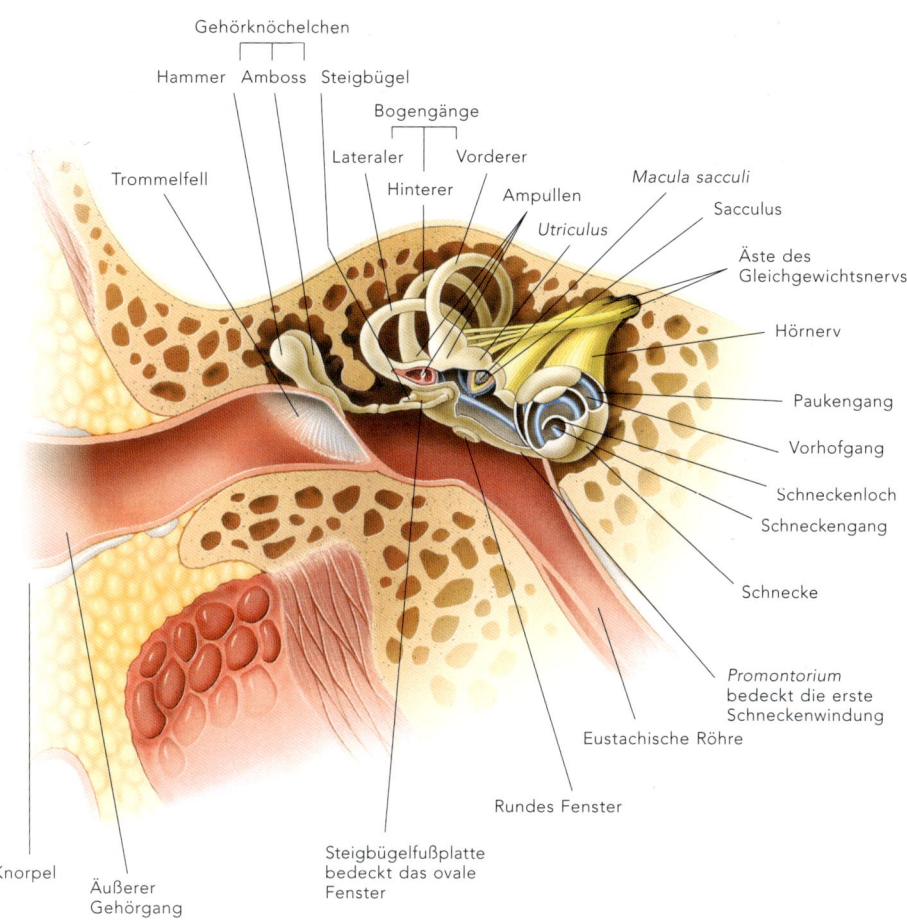

Gehörknöchelchen

Hammer Amboss Steigbügel

Bogengänge

Lateraler   Vorderer

Hinterer

Trommelfell

Ampullen

Utriculus

Macula sacculi

Sacculus

Äste des
Gleichgewichtsnervs

Hörnerv

Paukengang

Vorhofgang

Schneckenloch

Schneckengang

Schnecke

Promontorium
bedeckt die erste
Schneckenwindung

Eustachische Röhre

Rundes Fenster

Steigbügelfußplatte
bedeckt das ovale
Fenster

Knorpel

Äußerer
Gehörgang

Das Gehör: Physiologie des Corti-Organs

IN JUNGEN JAHREN IST DAS MENSCH-
liche Ohr in der Lage, Geräusche im
Frequenzbereich von 20 bis 20 000
Hertz (Zyklen pro Sekunde) zu erfassen. Die am runden Fenster erzeugten Druckwellen durchlaufen die Pe-
rilymphe des Innenohrs – durch die
spiralförmigen Gänge der Schnecke
(*Cochlea*). Je nach Frequenz (Tonhö-
he) und Wellenlänge versetzen diese Geräusche bestimmte Bereiche
der Basilarmembran der Schnecke in
Schwingung. Hochfrequente Geräusche (kurze Wellenlänge) kommen
nicht weit und erzeugen Basilarmem-
bran-Schwingungen an der schmalen
und steifen Cochlea-Basis; niederfrequente Geräusche dagegen wandern
weiter die Schnecke hinauf und rufen
Schwingungen hervor, wo die Basilarmembran breiter und flexibler ist.

Das Corti-Organ verfügt über in
Reihen angeordnete innere und äußere
Haarzellen, die von Stäbchen- und
Stützzellen unterstützt werden. Wird
die Basilarmembran in Schwingung
versetzt, biegen sich die Haarfortsätze
(Stereozilien) der inneren Haarzellen
relativ zur darüber liegenden Deck-
membran. Dies verursacht die Öff-
nung der Kaliumkanäle und damit die
Depolarisation der Haarzellen. In der
Folge werden exzitatorische Neuro-
transmitter auf die Axone der Cochlea-
Ganglienzellen freigesetzt, und das er-
zeugte Aktionspotenzial wandert zum
Hirnstamm.

Die Hauptfunktion der äußeren
Haarzellen besteht darin, die Bewe-
gung der Basilarmembran bis auf das
Hundertfache zu verstärken, um die
Sensibilität des Ohres für bestimmte
Frequenzen zu erhöhen. Die äußeren
Haarzellen werden vom Hirnstamm
gesteuert.

▸ **AUFBAU DER COCHLEA
UND DES CORTI-ORGANS**

Die Schallschwingungen steigen die Spirale der Cochlea hinauf (oben rechts) durch
die Flüssigkeit des Vorhofgangs, um darauf
den Schneckengang zum Paukengang zu
durchlaufen. Die Flüssigkeitsschwingungen
versetzen die Basilarmembran und die
inneren Haarzellen im Corti-Organ (unten
links) in Bewegung, was Impulse im Hörnerv auslöst.

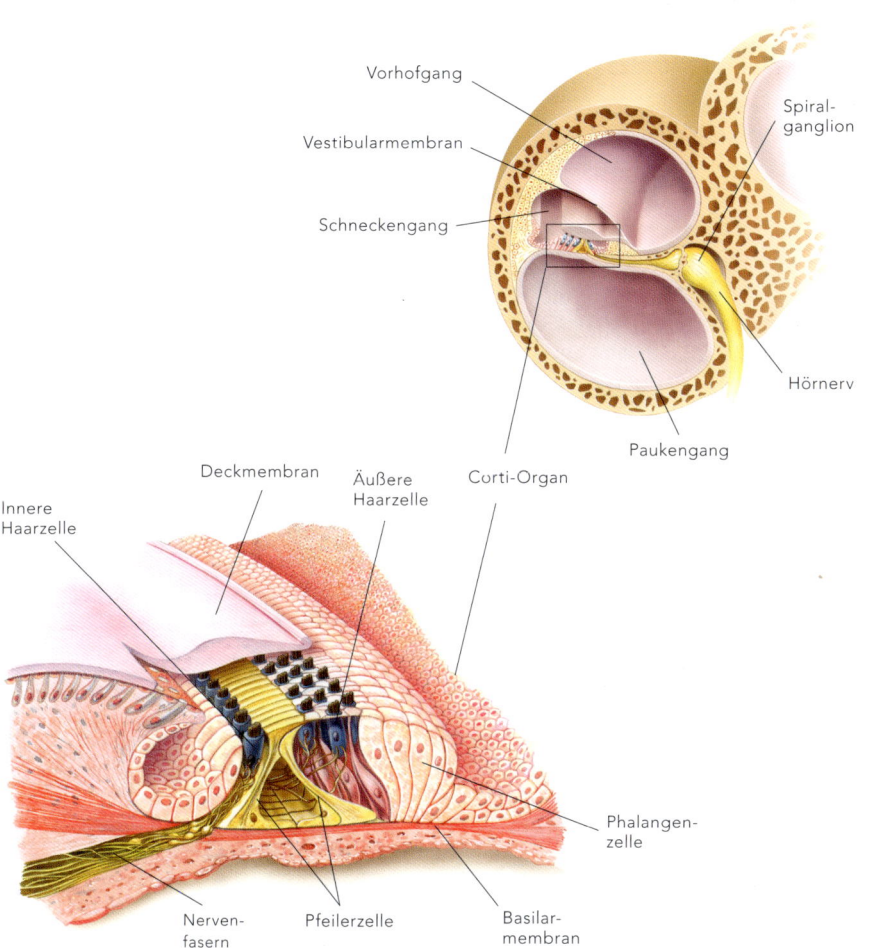

Vorhofgang

Vestibularmembran

Schneckengang

Spiral-
ganglion

Hörnerv

Paukengang

Corti-Organ

Deckmembran

Äußere
Haarzelle

Innere
Haarzelle

Phalangen-
zelle

Nerven-
fasern

Pfeilerzelle

Basilar-
membran

Das Gehör: zentrale Verarbeitung akustischer Informationen

DIE VOM GERÄUSCH ERZEUGTEN NERvenimpulse werden von den Axonen des Hörnervs an den Hirnstamm übermittelt. Die Hörfasern enden an den Schneckenkernen der Seite des Gehirns, auf der auch das Ohr liegt. Die Schneckenkerne wiederum leiten die Impulse in einer aufsteigenden Leitungsbahn in Richtung des *Colliculus inferior* des Mittelhirns an auditive Kerne zu beiden Seiten des Hirnstamms weiter, z. B. an die oberen Olivenkerne und die Kerne der seitlichen Schleifenbahn. Somit werden die Informationen von einem Ohr in der Leitungsbahn sehr früh an beide Seiten des Gehirns weitergegeben. Den oberen Olivenkern passiert auch eine Leitungsbahn zum Corti-Organ in der Cochlea (Rasmussen-Bündel oder *Tractus olivocochlearis* genannt). Dort werden Signale von den äußeren Haarzellen verstärkt.

Die Hörbahn setzt sich vom *Colliculus inferior* zum medialen Kniehöcker des Thalamus fort. Die Nervenzellen des medialen Kniehöckers wiederum setzen sich zum auditiven Kortex auf der oberen Oberfläche des Schläfenlappens fort.

Im primären auditiven Kortex werden Geräusche bewusst wahrgenommen. Der Bereich ist tonotopisch organisiert (S. 92): Lateral reagiert der auditive Bereich am besten auf niederfrequente Geräusche, die Bereiche an der Stirnseite und am Hinterkopf dagegen auf höhere Frequenzen. Die Informationen fließen vom primären auditiven Kortex zum sensorischen Sprachzentrum (Wernicke-Zentrum) und die Bereiche des Schläfenlappens, die für die musikalische Wahrnehmung verantwortlich sind.

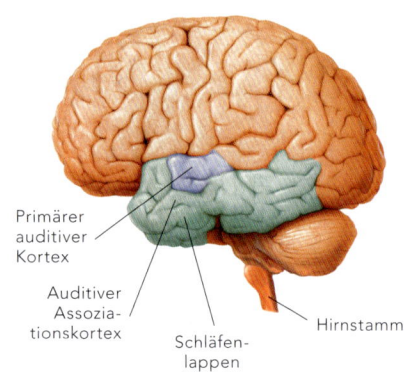

Primärer
auditiver
Kortex

Auditiver
Assozia-
tionskortex

Schläfen-
lappen

Hirnstamm

▶ AUFBAU DER HÖRBAHN

Die akustischen Informationen werden von jedem Ohr zu beiden Seiten des Hirnstamms aufwärts geleitet. Somit nehmen wir das Gehörte, egal mit welchem Ohr, mit beiden Gehirnhälften wahr. Zahlreiche Synapsenpunkte zwischen den Nervenzellen der Hörbahn sorgen für eine ausgiebige auditive Verarbeitung, schon bevor die Informationen die Großhirnrinde erreicht haben. Der auditive Assoziationskortex ist für die Wahrnehmung verschiedener Geräuschaspekte (z. B. Musik im Vergleich zu Sprache und Erkennen von Menschen- oder Vogelstimmen) zuständig.

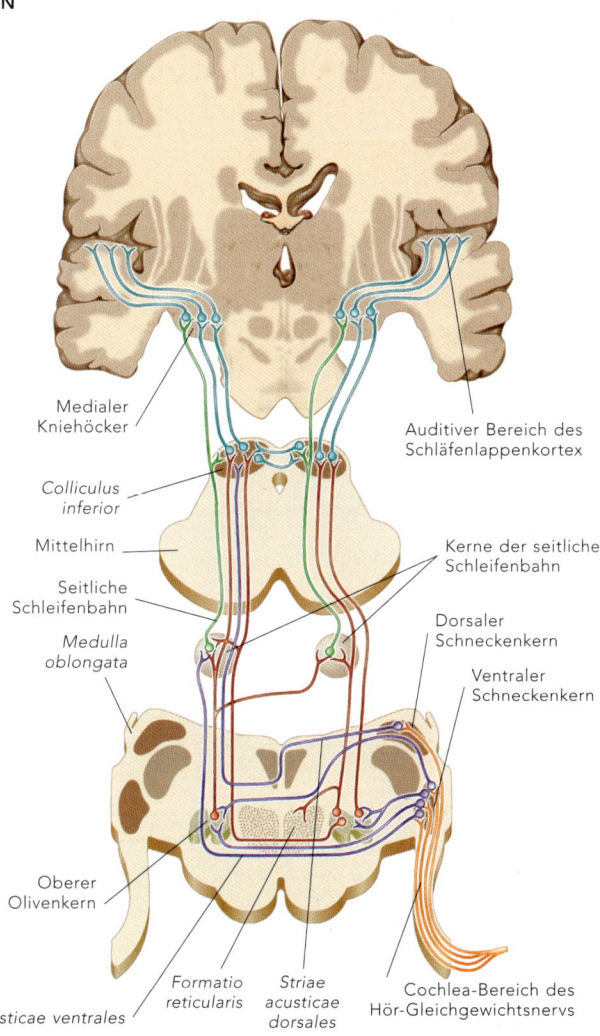

Medialer Kniehöcker

Auditiver Bereich des Schläfenlappenkortex

Colliculus inferior

Mittelhirn

Kerne der seitlichen Schleifenbahn

Seitliche Schleifenbahn

Dorsaler Schneckenkern

Medulla oblongata

Ventraler Schneckenkern

Oberer Olivenkern

Striae acusticae ventrales

Formatio reticularis

Striae acusticae dorsales

Cochlea-Bereich des Hör-Gleichgewichtsnervs

Vestibularfunktion und Gleichgewicht

DIE VESTIBULARFUNKTION LÄSST SICH in drei Gruppen gliedern: statisches Gleichgewicht des Kopfes und Abwärtsbewegung, Beschleunigung auf einer geraden Linie (lineare Beschleunigung) sowie Drehung des Kopfes (Winkelbeschleunigung). Für die Wahrnehmung des statischen Gleichgewichts und der Winkelbeschleunigung sind die *Macula* des *Utriculus* und des *Sacculus* zuständig. Die Zilien (kleine Stereozilien und eine lange Kinozilie) ihrer Haarzellen sind in eine Gallertmasse eingebettet, die Calciumcarbonat-Kristalle (Otolithen) enthält, um die träge Masse zu erhöhen. Die Kopfbewegung oder die Schwerkraft versetzen die Gallertmasse in Bewegung, und die Zilien biegen sich. In der Folge depolarisieren sich die Haarzellen, was ein Aktionspotenzial in den Axonen des Vestibularnervs erzeugt.

Die Winkelbeschleunigung wird von den Bogengängen wahrgenommen – drei mit Flüssigkeit gefüllten Röhren, die in rechten Winkeln zueinander stehen. Die bauchige Aufweitung der Bogengänge wird als Ampulle bezeichnet und enthält eine *Crista ampullaris* – eine Zone von Haarzellen mit Stereozilien, eingebettet in einen darüber liegenden Gallertzapfen. Bei einer Kreisbewegung des Kopfes schwappt die Flüssigkeit hinter die *Crista*, was die Biegung der Stereozilien, die Depolarisierung der Haarzellen und schließlich die Erzeugung von Aktionspotenzialen im Vestibularnerv zur Folge hat. Die Informationen aus dem Vestibularbereich werden in den vestibulären Kernen des Hirnstamms verarbeitet, um die Augenbewegungen und das räumliche Gleichgewicht des Körpers über das Kleinhirn zu steuern.

MENIÈRE-KRANKHEIT

Der Morbus Menière ist eine Erkrankung des Innenohrs, die Gehör und Gleichgewicht gleichermaßen beeinträchtigt. Die Betroffenen leiden unter Gleichgewichtsstörungen, Tinnitus und fortschreitendem Gehörverlust. Die Erkrankung ist auf überschüssige Flüssigkeit im Innenohr zurückzuführen. Teil einer Behandlung sind die Reduzierung von Salz in der Nahrung und die Einnahme von Diuretika.

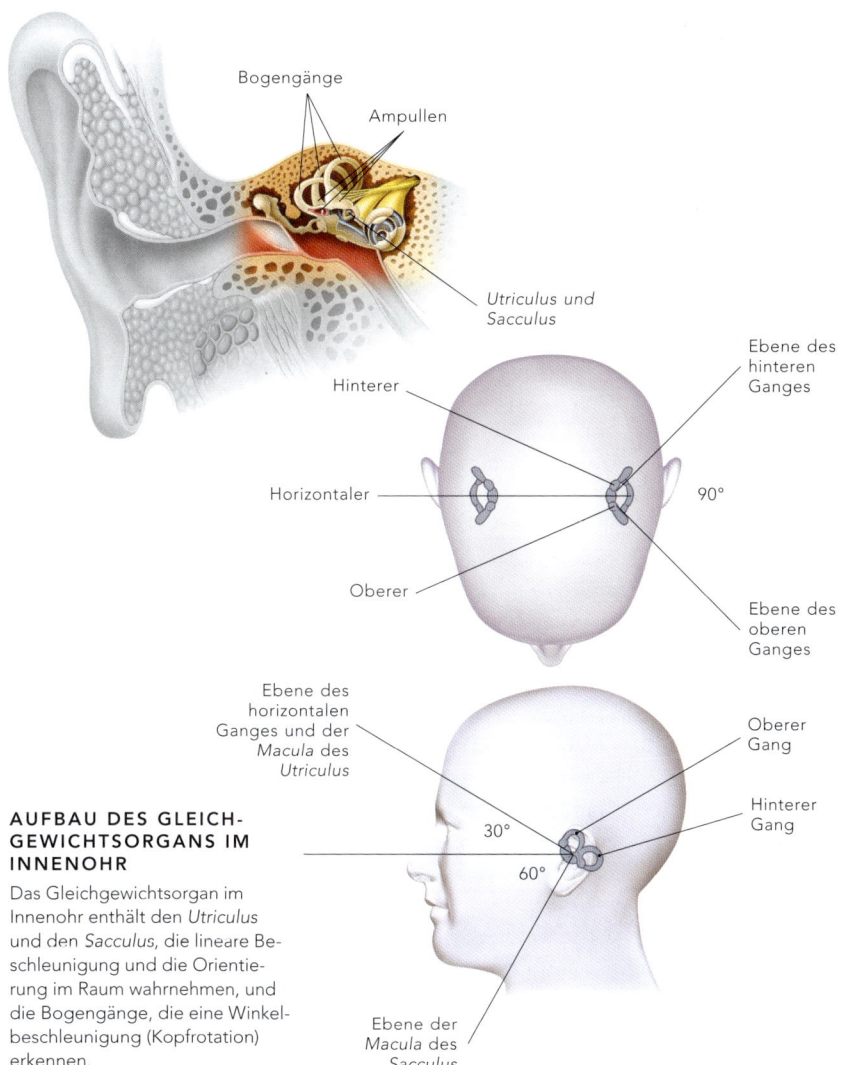

Bogengänge

Ampullen

Utriculus und
Sacculus

Hinterer

Ebene des
hinteren
Ganges

Horizontaler

90°

Oberer

Ebene des
oberen
Ganges

Ebene des
horizontalen
Ganges und der
Macula des
Utriculus

Oberer
Gang

Hinterer
Gang

30°

60°

Ebene der
Macula des
Sacculus

▶ **AUFBAU DES GLEICH-
GEWICHTSORGANS IM
INNENOHR**

Das Gleichgewichtsorgan im
Innenohr enthält den Utriculus
und den Sacculus, die lineare Beschleunigung und die Orientie-
rung im Raum wahrnehmen, und
die Bogengänge, die eine Winkelbeschleunigung (Kopfrotation)
erkennen.

Sehen: Aufbau und Funktion des Auges

DAS AUGE BESTEHT AUS LICHTBRECHEN-den Flächen an der Vorderseite (Hornhaut und Linse), einer lichtempfindlichen Oberfläche (Netzhaut) an der Rückseite sowie den Gefäßen der Ader- und Netzhaut und dem Bindegewebe der Sklera.

Der zum äußeren Auge gehörende Konjunktivalsack sorgt für die Befeuchtung des Auges mit der Tränenflüssigkeit, während das Pigment der zum Augapfel gehörenden Iris das Auge vor der Sonnenstrahlung schützt. Durch die Pupille, eine dunkle Aussparung in der Iris mit variablem Durchmesser, fällt Licht ins Auge. Die beiden optischen Elemente des Auges sind die Hornhaut an der Vorderseite und die Linse dahinter.

Die Pupillengröße wird von Muskeln in der Iris (Pupillensphinkter und Pupillenweiter) eingestellt, während die Ziliarmuskeln die Spannung der Linsenaufhängebänder anpassen, die am Linsenäquator ziehen. Im Ruhezustand sind diese Bänder eng und die Linse ist flach; zieht sich der Ziliarmuskel zusammen, entspannen sich die Bänder und die Linse kehrt zu ihrer rundlichen Form zurück. Die Netzhaut ist die lichtempfindliche neurale Struktur

des Auges und eigentlich ein Fortsatz des Gehirns. Sie wird von Gefäßen versorgt, die an ihrer inneren Oberfläche verlaufen (Netzhautgefäße), ebenso durch Diffusion von Nährstoffen von der vaskulären Aderhaut.

Die Flüssigkeit in den Kammern des Auges – die vordere und die hintere Augenkammer um die Iris sowie der Glaskörper hinter der Linse – hält die Form des Auges aufrecht.

▶ **AUFBAU DES ÄUSSEREN AUGES UND DES AUGAPFELS**

Wichtige Teile des Auges sind zwei optische Elemente an der Vorderseite (Hornhaut und Linse) und eine lichtempfindliche Oberfläche an der Rückseite (die Netzhaut). Die Informationen werden über den Sehnerv an das Gehirn übermittelt.

GRÜNER STAR

Der Grüne Star ist eine Krankheitsgruppe, die den Sehnerv schädigt. Er kann durch gestiegenen Druck im Augapfel verursacht werden, aber bei manchen Betroffenen ist der Augendruck normal oder gar niedrig. Diese Erkrankung ist besonders schwerwiegend, da sie das Risiko des Sehverlustes mit sich bringt.

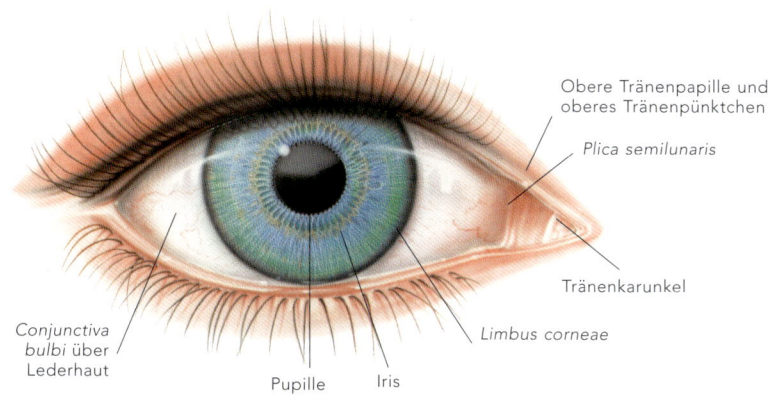

Obere Tränenpapille und
oberes Tränenpünktchen

Plica semilunaris

Tränenkarunkel

Limbus corneae

*Conjunctiva
bulbi* über
Lederhaut

Pupille   Iris

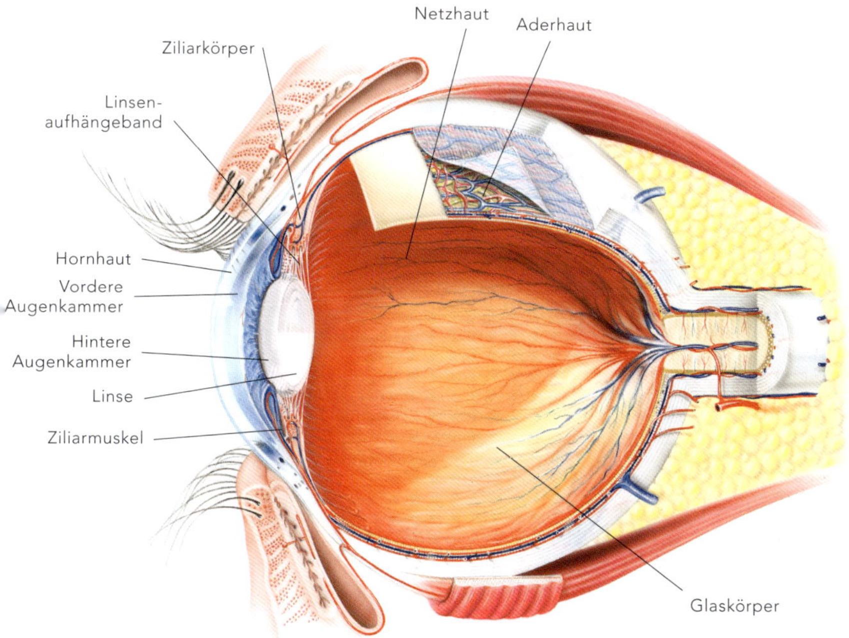

Netzhaut   Aderhaut

Ziliarkörper

Linsen-
aufhängeband

Hornhaut

Vordere
Augenkammer

Hintere
Augenkammer

Linse

Ziliarmuskel

Glaskörper

Sehen: Optik des Auges

DAS AUGE FUNKTIONIERT WIE EINE KAmera, mit zwei optischen Elementen an der Vorderseite (Hornhaut und Linse), die ein komplett spiegelverkehrtes Bild auf die lichtempfindliche Netzhaut auf der Rückseite werfen. Die Lichtstrahlen werden an der Hornhaut-Luft-Schnittstelle gebrochen, doch die Hornhaut kann die Form nicht verändern und somit nicht fokussieren. Die Linse dagegen kann ihre Brennweite verändern. Sie wird dicker (kurze Brennweite), wenn wir nahe Objekte fokussieren, und flacher (lange Brennweite), wenn wir weiter entfernte Objekte betrachten. Für die Anpassung der Spannung der Linsenaufhängebänder sorgt der Ziliarmuskel: Zieht er sich zusammen, entspannen sich die Aufhängebänder. So kann die Linse zu ihrer natürlichen kugeligen Form zurückkehren, wenn wir ein nahes Objekt fokussieren.

Die Pupille ist eine regulierbare Öffnung an der Vorderseite des Auges. Bei schlechten Lichtverhältnissen weitet sie sich durch die Einwirkung des Pupillenweiter-Muskels, um so viel Licht wie möglich einfallen zu lassen. Bei starker Beleuchtung oder beim Fokussieren naher Objekte zieht sie sich auf Einwirkung des Pupillensphinkters zusammen. Beim Fokussieren naher Objekte verkleinert sich die Pupille, um die Auswirkungen der sphärischen Aberration des optischen Systems zu minimieren, wenn die Linse eine kugelige Form annimmt.

Die glatten Muskeln der Pupillen- und Ziliarmuskulatur werden durch die parasympathischen Axone des Augenbewegungsnervs aus dem Hirnstamm gesteuert. Die Pupillenmuskeln sind mit für den Pupillenreflex verantwortlich, der die Pupillengröße automatisch an die Lichtverhältnisse anpasst. Die Weitung der Pupille wird vom Sympathikus kontrolliert, der sogenannte Akkommodationsreflex in der Großhirnrinde durch willkürliche Steuerung in Gang gesetzt.

▼ BILDERZEUGUNG UND ÜBER-TRAGUNG AN DIE HIRNRINDE

Die Welt wird durch Hornhaut und Linse spiegelverkehrt auf der Netzhaut abgebildet. Die Zellen des Netzhautganglions übermitteln diese Informationen an den Thalamus und den visuellen Kortex. Die rechte Gehirnhälfte empfängt Informationen über die linke Hälfte der visuellen Welt, die linke Gehirnhälfte entsprechend über die rechte Hälfte der visuellen Welt.

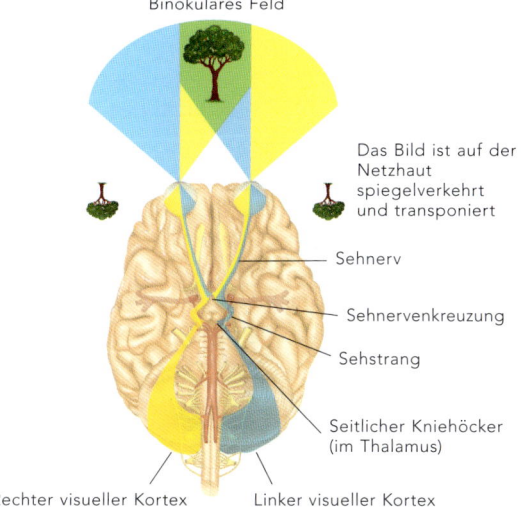

Binokulares Feld

Das Bild ist auf der Netzhaut spiegelverkehrt und transponiert

Sehnerv

Sehnervenkreuzung

Sehstrang

Seitlicher Kniehöcker (im Thalamus)

Rechter visueller Kortex

Linker visueller Kortex

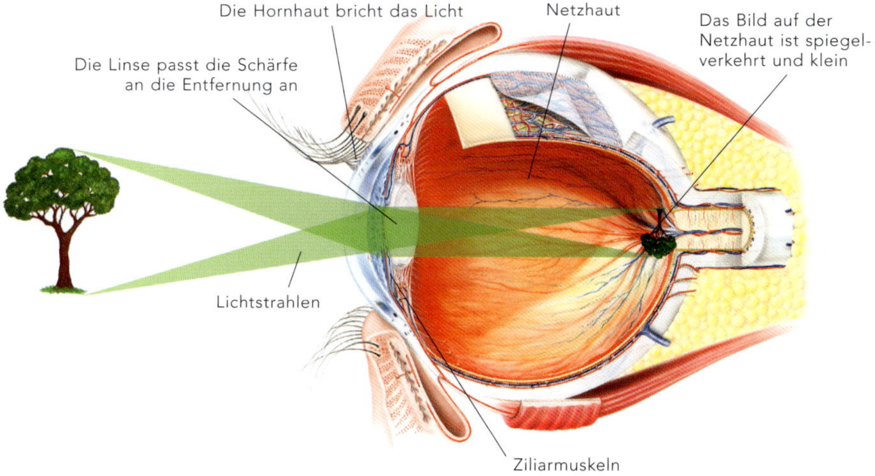

Die Hornhaut bricht das Licht

Netzhaut

Das Bild auf der Netzhaut ist spiegelverkehrt und klein

Die Linse passt die Schärfe an die Entfernung an

Lichtstrahlen

Ziliarmuskeln

Sehen: Phototransduktion

DAMIT DAS GEHIRN DIE INFORMATIO-nen auch verarbeiten kann, müssen die Photonen im Licht, das die Netz-haut erreicht, erst in elektrische Sig-nale umgewandelt werden. Dieser Vor-gang wird Phototransduktion genannt. Die Photonen erreichen die Photo-rezeptoren der Netzhaut, indem sie alle Schichten der Netzhaut durchdringen.

Es gibt zwei Arten von Photorezep-toren: Stäbchen und Zapfen. Erstere sind viel häufiger und über die ganze Netzhaut verteilt. Sie sind sehr emp-findlich und reagieren selbst auf sehr schwachen Lichteinfall. Die Zapfen enthalten Pigmente, die die Farbwahr-nehmung ermöglichen. Sie sind in der Sehgrube konzentriert, im Bereich der Netzhaut, der für die Zentralsicht zuständig ist, reagieren aber bei schwachem Lichteinfall kaum. Sowohl Stäbchen als auch Zapfen verfügen über äußere Segmente mit flachen, lichtempfindlichen, aus Zellmembran gebildeten Scheiben (Disks). Bei den Stäbchen ist dieses äußere Segment von zylindrischer Form, bei den Zapfen dagegen, wie der Name schon sagt, zapfenförmig.

Die Disks der Stäbchen enthalten Rhodopsin (Sehpurpur), eine Ver-bindung aus dem Protein Opsin und dem Aldehyd 11-cis-Retinal. Im Ruhe-zustand, ohne Lichteinfall, liegen Op-sin und 11-cis-Retinal als Verbindung (Rhodopsin) vor, die Natriumkanäle im äußeren Segment sind geöffnet, und die Zelle produziert den hem-menden Neurotransmitter Glutamat, der auf die nächste Zelle in der Kette, die bipolare Zelle, wirkt. Trifft ein Photon auf das Stäbchen, trennen sich Opsin und Retinal, die Natrium-kanäle schließen sich, und der Photo-rezeptor reduziert die Freisetzung von Glutamat. Die nun weniger gehemmte bipolare Zelle wird aktiver und setzt einen exzitatorischen Neurotransmitter frei, der die nächste Zelle in der Kette reizt – die Ganglienzelle der Netzhaut. Damit wird ein Aktionspotenzial er-zeugt, das zum Gehirn wandert. Somit ist der Ruhezustand im Mechanismus der Phototransduktion Inhibition (Hemmung), und das Licht befreit das System von dieser Inhibition.

ZELLEN DER NETZHAUT

Die Photorezeptorzellen in der Netzhaut haben unterschiedliche Formen, abhängig von ihrer Funktion (rechts). Unter dem Rasterelektronenmikroskop (unten) erscheinen die äußeren Segmente der Photorezeptoren bei Zapfen violett, bei Stäbchen dagegen grau.

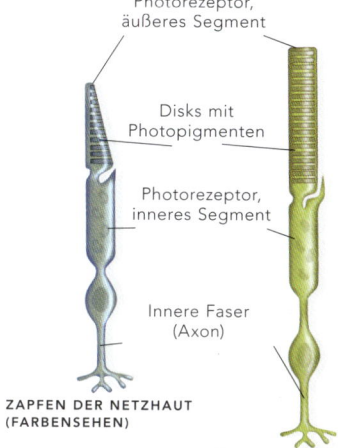

Photorezeptor, äußeres Segment

Disks mit Photopigmenten

Photorezeptor, inneres Segment

Innere Faser (Axon)

ZAPFEN DER NETZHAUT
(FARBENSEHEN)

STÄBCHEN DER NETZHAUT
(SCHWARZWEISSSEHEN)

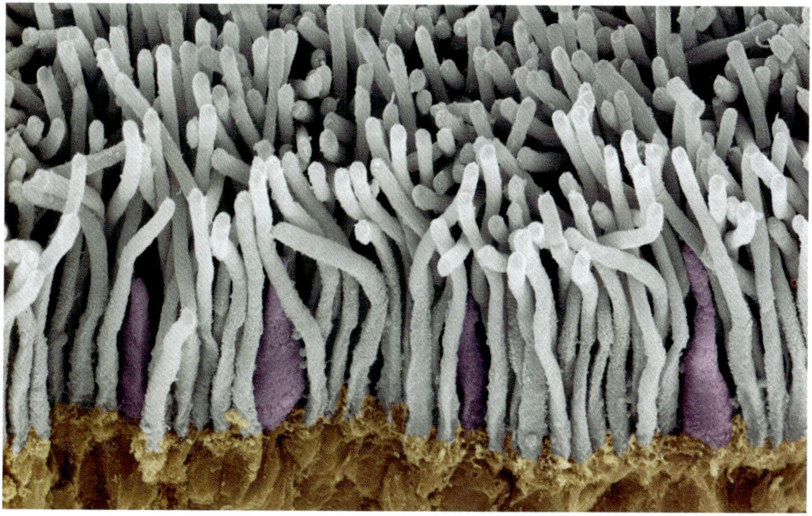

Farbensehen

DAS FARBENSEHEN VERDANKEN WIR den besonderen Eigenschaften der Photorezeptoren (Zapfen). Die menschliche Netzhaut enthält drei Typen von Zapfen, die auf Licht mit unterschiedlicher Wellenlänge reagieren: blau bis 420, grün bis 530 und rot bis 560 Nanometer. Die »Disks« in den äußeren Segmenten der Zapfen enthalten das Pigment Iodopsin und das Protein Photopsin. Die Zapfentypen enthalten jeweils andere Photopsin-Moleküle, die unterschiedliche Wellenlängen absorbieren. Die Bereiche der Lichtwellenlängen, auf die die Farbpigmente reagieren, überlappen sich. Deshalb hängt die Wahrnehmung vieler Farbtypen von einem gleichmäßigen Signaleingang über die verschiedenen Zapfenkanäle ab.

Fehlen einem Menschen ein oder mehrere funktionale Gene für die Zapfenpigmente, kommt es zur Farbenblindheit. Deren häufigste Form ist auf das Fehlen von Genen für rotes oder grünes Pigment zurückzuführen und wird entsprechend als Rot-Grün-Sehschwäche bezeichnet. Diese Erkrankung betrifft zehn Prozent der Männer, jedoch nur ein Prozent der Frauen, weil sich das Gen für Farbenblindheit auf dem X-Chromosom befindet, von denen der Mann nur eines, die Frau jedoch zwei besitzt. Da bei Vorhandensein auch nur eines normalen Gens auch das Farbsehen normal ist, tragen Männer mit größerer Wahrscheinlichkeit ein nicht funktionales Pigment in sich als Frauen. Die Farbenblindheit wird mittels Ishihara-Farbtafeln getestet, auf denen verschiedenfarbige Punkte ein Bild oder eine Zahl erzeugen. Farbenblinde erkennen eine andere Zahl als Menschen mit normalem Farbsehen.

▶ **DER ISHIHARA-TEST**

Die Ishihara-Farbtafeln nutzen ein Muster von Farbpunkten, um ein Bild zu vermitteln, das von jemandem mit normaler Sicht anders wahrgenommen wird als von Farbenblinden. Eine Person mit normaler Farbsicht sieht auf der Tafel rechts die Zahl »75«, während jemand mit Rot-Grün-Sehschwäche keine Zahl erkennt.

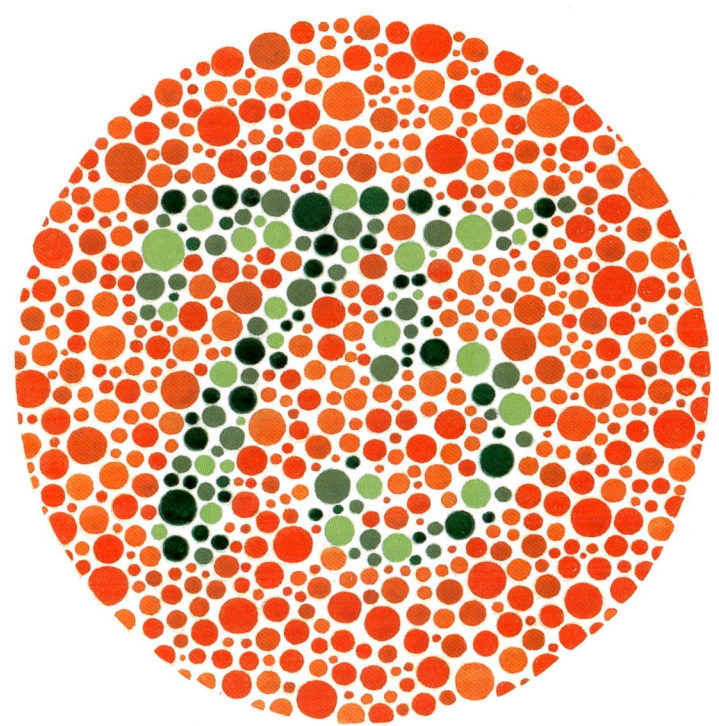

Sehfunktionen im Gehirn

DIE OPTISCHEN INFORMATIONEN WER-
den von den Axonen der Netzhaut-
Ganglienzellen, die den Sehnerv bilden, zum Gehirn übertragen. Auf
ihrem Weg kreuzen sich die Sehnerven-
fasern jeder nasalen Netzhauthälfte an
der Sehnervenkreuzung an der Mittellinie und wechseln auf die andere Seite, sodass die Informationen von der
Schläfen- oder Außenseite des visuellen
Feldes jedes Auges (schließlich ist das
Bild der Welt auf der Netzhaut spiegelverkehrt und steht auf dem Kopf) zur
gegenüberliegenden Seite des Gehirns
weitergeleitet werden. Die von der tem-
poralen Netzhaut kommenden Axone
verbleiben auf derselben Seite des Gehirns. Die Verarbeitung optischer Informationen setzt sich im seitlichen
Kniehöcker des Thalamus fort, bevor
sie an den primären visuellen Kortex
im Hinterhauptlappen zur bewussten
Wahrnehmung weitergeleitet werden.

Der Transfer optischer Informationen über die Mittellinie an der Sehnervenkreuzung bedeutet, dass der linke
visuelle Kortex Informationen über die
rechte Hälfte der visuellen Welt erhält
und umgekehrt. Der primäre visuelle
Kortex ist visuotopisch organisiert,
d. h. optische Reize aus dem zentralen
Bereich des visuellen Feldes werden
in seinem hintersten Teil verarbeitet.
Der primäre visuelle Kortex leitet die
optischen Informationen an andere Bereiche der Großhirnrinde weiter, und
zwar in zwei Strömen: dem dorsalen
zum Parietalkortex, der die Position
von Objekten im Raum erfasst, und
dem ventralen zum Schläfenlappen,
der mit der visuellen Identifizierung
von Objekten (Gegenständen und
Gesichtern) zu tun hat. Die Informationen im ventralen Strom gelangen
auch in den visuellen und lexikalischen
Interpretationsbereich der linken Gehirnhälfte am Übergang von Schläfen-
und Scheitellappen.

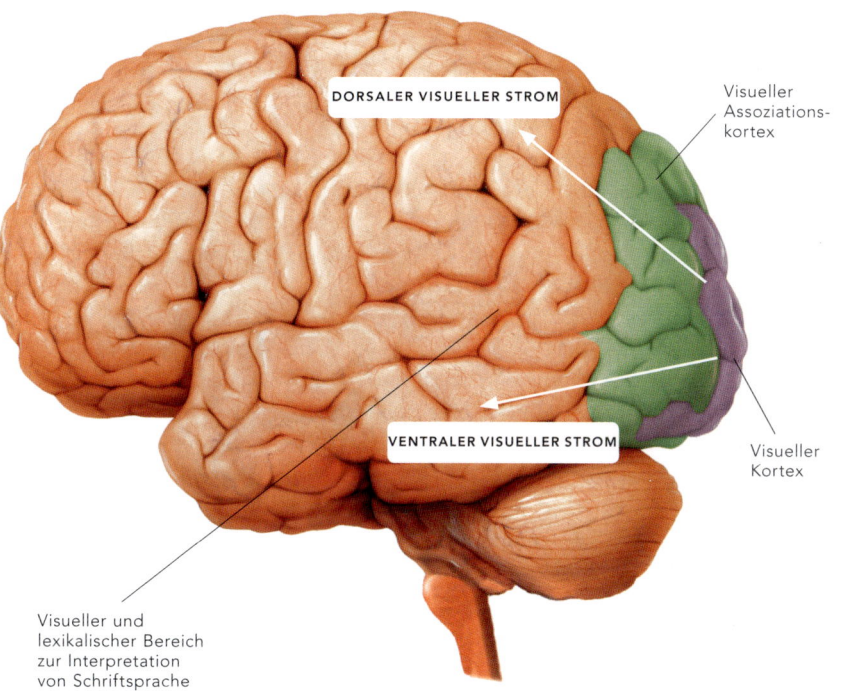

DORSALER VISUELLER STROM

Visueller
Assoziations-
kortex

VENTRALER VISUELLER STROM

Visueller
Kortex

Visueller und
lexikalischer Bereich
zur Interpretation
von Schriftsprache

▲ **VERARBEITUNG OPTISCHER INFOR-
MATIONEN IM KORTEX**

Im visuellen Kortex werden optische Informationen erstmals bewusst wahrgenommen.
Darauf verarbeiten andere Kortikalbereiche
sie weiter, um die Positionen von Objekten
im sichtbaren Raum zu kartieren (dorsaler
visueller Strom) oder Objekte zu erkennen
(ventraler visueller Strom).

Der Geschmackssinn

DER GESCHMACKSSINN, DIE GUSTATORI-sche Wahrnehmung, beruht auf der Bindung chemischer Stoffe, die in der Nahrung vorhanden sind, an die Rezeptoren der Geschmacksknospen. Diese finden wir bevorzugt auf der unteren oder seitlichen Oberfläche der Zunge oder auf dem Gaumen zwischen Mund- und Nasenhöhle, einige auch auf dem Kehldeckel hinter der Zunge. Geschmacksknospen sind oft in Ausstülpungen der Zungenoberfläche lokalisiert, den sogenannten Papillen. Dazu gehören die 200–300 pilzförmigen (*papillae fungiformes*), die 15 blattförmigen (*papillae foliatae*) auf der Zungenseite und die 9–12 wallförmigen Papillen (*papillae vallatae*) am Übergang vom vorderen zum hinteren Bereich der Zunge.

Die durchschnittliche Zunge hat etwa 5000 Geschmacksknospen. Jede davon enthält drei Zelltypen: die Geschmackszelle mit den Rezeptoren für die Geschmacksstoffe, Basalzellen, die sich zu Geschmackszellen differenzieren, sowie Stützzellen für guten Halt. Süße Geschmacksrichtungen beruhen auf Einfachzuckern wie Glukose oder Fruktose. Saurer Geschmack resultiert aus den Protonen in Säuren.

Salziger Geschmack ist ein Hinweis auf Natrium- und Kaliumionen. Bitterer Geschmack ist auf Verbindungen in verdorbenen oder giftigen Nahrungsmitteln zurückzuführen, während Umami (herzhafter Geschmack) auf Aminosäuren in der Nahrung verweist.

Die Geschmacksinformationen werden an den Hirnstamm übermittelt. Dies geschieht für die vorderen zwei Drittel der Zungenoberfläche über den Gesichtsnerv, für das hintere Drittel der Zunge und den weichen Gaumen über den Zungen-Rachen-Nerv und schließlich für den Kehlkopf über den Vagusnerv. Das Geschmacksareal auf der Großhirnrinde befindet sich in der Seitenfurche.

▶ **GESCHMACKSKNOSPEN UND -REGIONEN AUF DER ZUNGE**

Geschmack wird größtenteils auf der Zunge wahrgenommen – manche Richtungen in bestimmten Bereichen stärker als in anderen. Die Geschmacksknospen sind Zellbündel auf der Zungenoberfläche mit spezialisierten Geschmackszellen, die Nervenfasern zum Hirnstamm aktivieren.

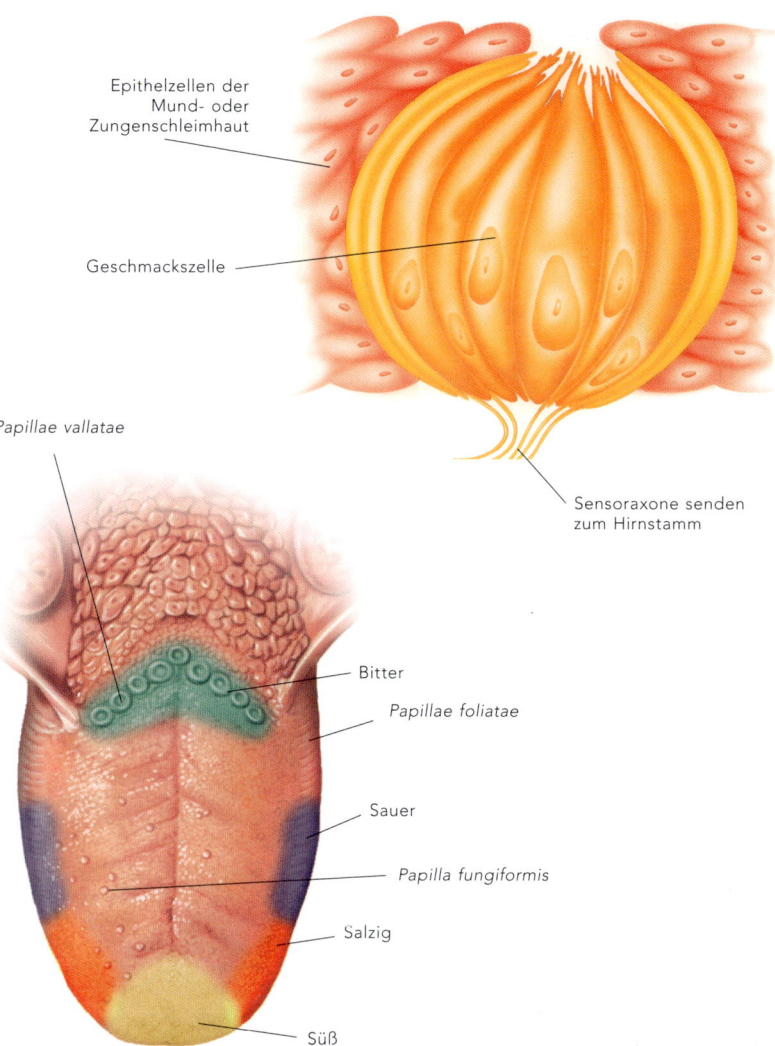

Epithelzellen der Mund- oder Zungenschleimhaut

Geschmackszelle

Sensoraxone senden zum Hirnstamm

Papillae vallatae

Bitter

Papillae foliatae

Sauer

Papilla fungiformis

Salzig

Süß

DAS NERVENSYSTEM

Der Geruchssinn

DER GERUCHSSINN BERUHT AUF DER Bindung chemischer Stoffe in der eingeatmeten Luft (Duftstoffe) an Rezeptoren, die sich auf den Zilien der Geruchsrezeptorneuronen in der Riechschleimhaut an der Oberseite der Nasenhöhle befinden. Diese Bindung ist ein Beispiel für eine G-Protein-gekoppelte Leitungsbahn, die das Enzym Adenylatcyclase nutzt, um die Öffnung von Ionenkanälen und ein Aktionspotenzial auszulösen.

Die Geruchsrezeptorneuronen senden Riechnervaxone (1. Hirnnerv) durch die *Lamina cribrosa* des Siebbeins in den Riechkolben (*bulbus olfactorius*). Da sie der Umwelt ständig ausgesetzt sind, müssen die Geruchsrezeptorneuronen durch Zellteilung in der Riechschleimhaut kontinuierlich ersetzt werden, solange wir leben. Die Riechschleimhaut enthält zudem die Kanäle der Bowman-Drüsen. Diese produzieren die Flüssigkeit für die Lösung von Duftstoffen, ohne die kein Kontakt mit den Geruchsrezeptorneuronen möglich ist.

Die Verarbeitung der Geruchsinformationen geschieht in den Schichten des Riechkolbens, bevor die Informationen über die Axone der Riechbahn von den Mitralzellen zurück ins Gehirn übermittelt werden. Die Riechbahn endet im primären olfaktorischen Kortex auf der Innenseite des Schläfenlappens, wo die aufgenommenen Duftstoffe auf die Funktion von Amygdala und Hippocampus einwirken. Da diese beiden anatomischen Strukturen für Lernen, Gedächtnis und Empfindungen verantwortlich sind, hat die Geruchswahrnehmung (Olfaktion) auch einen direkten Einfluss auf diese Prozesse.

▶ **BESTANDTEILE DES GERUCHSSYSTEMS**
Oben: Olfaktorische Bereiche des Gehirns. Unten: Mikroskopische Struktur der Riechschleimhaut und des Riechkolbens. Duftmoleküle (Duftstoffe) kommen in Kontakt mit Fortsätzen der Riechnervzellen in der Riechschleimhaut, und die Geruchsinformationen werden an olfaktorische Zentren im Gehirn weitergeleitet.

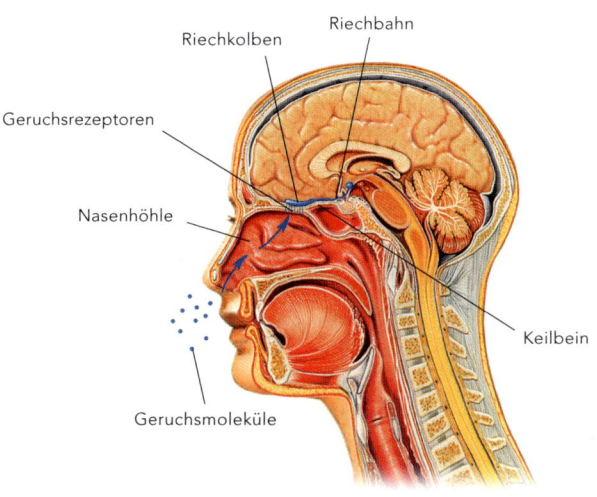

Riechkolben

Riechbahn

Geruchsrezeptoren

Nasenhöhle

Keilbein

Geruchsmoleküle

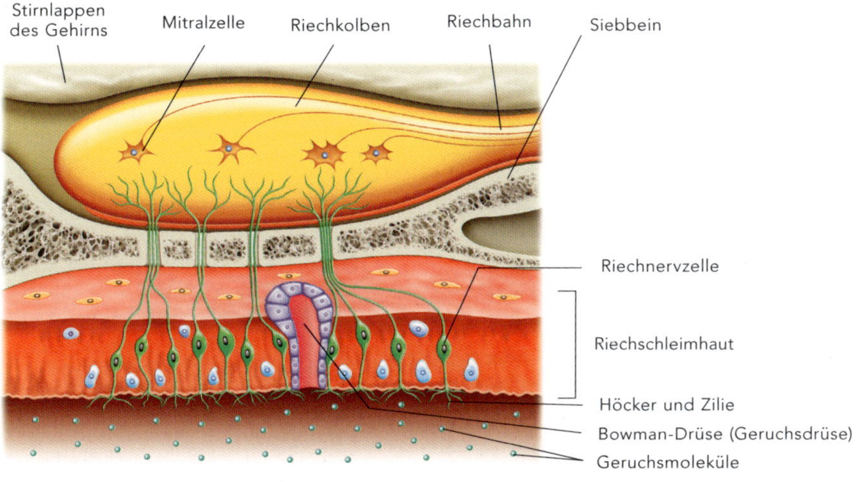

Stirnlappen des Gehirns

Mitralzelle

Riechkolben

Riechbahn

Siebbein

Riechnervzelle

Riechschleimhaut

Höcker und Zilie

Bowman-Drüse (Geruchsdrüse)

Geruchsmoleküle

Spinalreflexe

SPINALREFLEXE SIND STEREOTYPE RE-
aktionen auf sensorische Reize in den
Reflexzonen der Wirbelsäule. Zur Auslösung eines solchen Reflexes bedarf es
eines sensorischen Neurons, gewisser
Verbindungen innerhalb der grauen
Substanz des Rückenmarks sowie eines
oder mehrerer Motoneuronen für die
Signalausgabe.

Der einfachste Reflex ist der Dehnungsreflex einer tief liegenden Sehne,
der die Kontraktion eines Muskels auslöst, wenn er durch das Klopfen eines
neurologischen Hammers kurzzeitig
gedehnt wird, z. B. der Kniesehnenre-
flex oder der Achillesfersenreflex. Der
entsprechende Kreislauf besteht nur
aus zwei Neuronen: einem sensorischen Axon, das Informationen von
den Dehnungsrezeptoren des Muskels
befördert, und einem Motoneuron, das
die Verbindung zur Skelettmuskulatur
herstellt.

Der nächstkompliziertere ist die
zu den Schutzreflexen gehörende
Rückzugsreaktion, die uns Arme oder
Beine reflexartig von Hitze- oder Ge-
fahrenquellen zurückziehen lässt. Sie
beinhaltet mindestens zwei synaptische
Verbindungen und kann mehrere an-
grenzende Segmente des Rückenmarks

aktivieren. Bei diesem Reflex löst
der Schmerzreiz nicht nur eine Kontraktion der Muskeln aus, damit wir
das betreffende Glied zurückziehen,
sondern hemmt zusätzlich auch an-
tagonistische Muskeln. Da sämtliche
Muskeln in den Gliedmaßen in einer
dynamischen Reaktion aktiviert oder
gehemmt werden können, ist auch die
Involvierung weiter entfernt liegender
Spinalsegmente möglich, die nicht
direkt von dem Reiz betroffen sind.

Zu den oberflächlichen Spinalrefle-
xen zählt die Reaktion der Fußsohlen
bei Reizung mit einer Kontraktion
der Anti-Schwerkraft-Muskulatur von
Wade und Fuß, um Druck gegen den
Boden zu generieren. Dieser Reflex
hilft uns beim Stehen.

▶ **DEHNUNGSREFLEX TIEF
LIEGENDER SEHNEN**

Bei diesem Dehnungsreflex sind nach-
einander ein Dehnungsrezeptor in der
Muskelspindel, ein sensorisches Axon
(violettes Axon), eine einzelne Synapse im
Rückenmark und eine motorische Signal-
ausgabe zum gedehnten Muskel (rotes
Axon) involviert. Außerdem erfolgt eine
Hemmung des Antagonisten (blaues Axon).

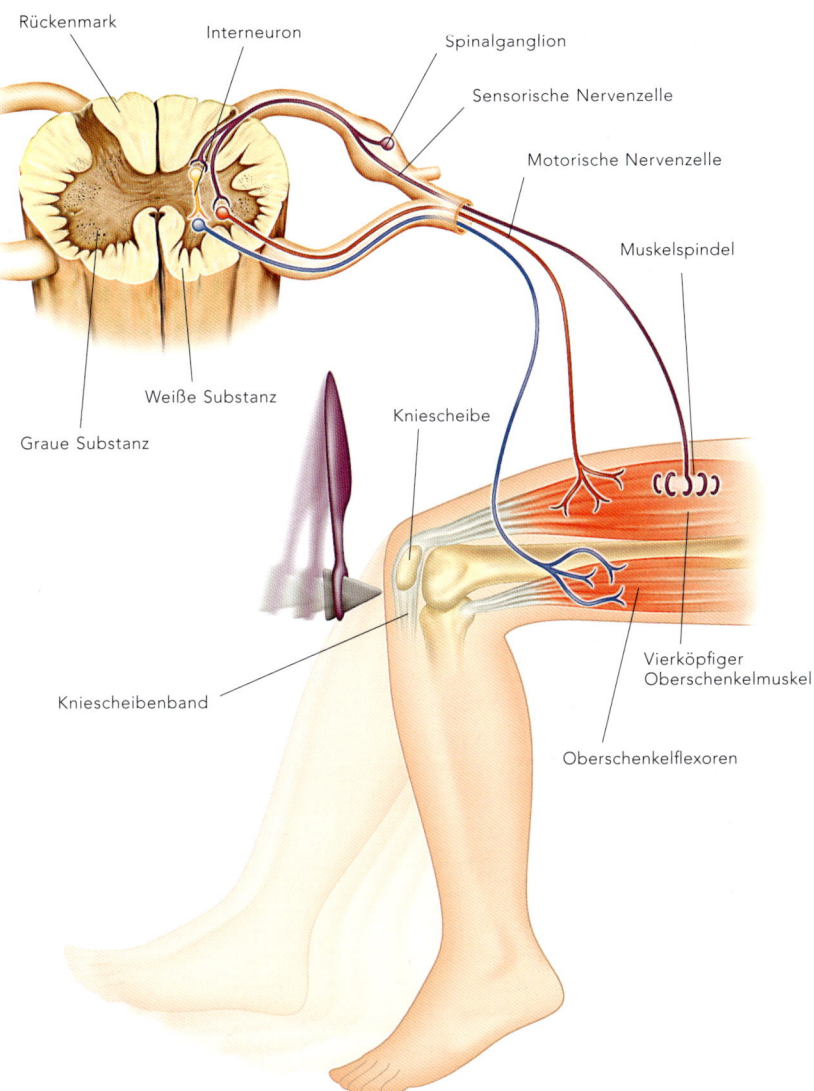

Rückenmark

Interneuron

Spinalganglion

Sensorische Nervenzelle

Motorische Nervenzelle

Muskelspindel

Weiße Substanz

Graue Substanz

Kniescheibe

Kniescheibenband

Vierköpfiger
Oberschenkelmuskel

Oberschenkelflexoren

Spinale Bewegungsbahnen: Übersicht

DAS GEHIRN STEUERT DIE MOTORISCHE Funktion des Rückenmarks, oft sehr präzise. Die erfolgt zum Beispiel über die kortikospinale Leitungsbahn, die vom primären Motorkortex direkt zur grauen Materie des Rückenmarks führt, oder auch durch Auslösung vorprogrammierter Bewegungsroutinen, die in der retikulären Formation des Hirnstamms gespeichert sind, u. a. über die kortikoretikulären und retikulospinalen Leitungsbahnen. Ersteres spielt eine wichtige Rolle bei feinen, eingeübten Fingerbewegungen, etwa beim Klavierspielen, Letzteres dient der Steuerung der Körperhaltung und kommt bei automatisierten Bewegungsroutinen zum Einsatz, so beim Schwimmen, Gehen und Laufen.

Die retikulospinalen Leitungsbahnen dienen außerdem der Steuerung der Atemfrequenz und sind damit wichtig für unser Überleben. Die rubrospinale Leitungsbahn verbindet Bewegungsmuster im Rückenmark mit der somatosensorischen Rückkopplung der Gliedmaßen und Korrekturbefehlen aus dem Kleinhirn, während die vestibulospinale Leitungsbahn Muskeln aktiviert, die für das Gleichgewicht von großer Bedeutung sind.

Jede dieser Leitungsbahnen steigt in einen anderen Teil der weißen Substanz des Rückenmarks ab. Die kortikospinale Leitungsbahn besteht aus zwei Teilen (seitlicher und vorderer Kortikospinaltrakt), die beide von vitaler Bedeutung sind und auf den Motoneuronen des Vorderhorns enden. Die anderen absteigenden Leitungsbahnen stellen meist Kontakt mit Interneuronen in der grauen Substanz des Rückenmarks her und wirken so indirekt auf die Motoneuronen ein.

▶ **VERLAUF DER ABSTEIGENDEN MOTORISCHEN LEITUNGSBAHNEN**

Oben: Einige motorische Leitungsbahnen entspringen in der Großhirnrinde, so für feine Bewegungen zuständige im Kortikospinaltrakt, während der prämotorische und der supplementärmotorische Kortex bestimmte Bewegungsroutinen steuern. Unten: Andere haben ihren Ursprung im Hirnstamm (Rubrospinal-, Vestibulospinal- und Retikulospinaltrakt) und sind für stereotype und automatisierte motorische Aktivitäten zuständig (untere Abbildung).

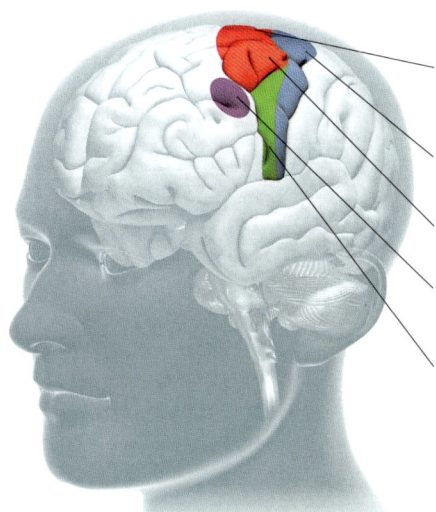

Supplementärmotorischer Kortex
(medial in jeder Gehirnhälfte):
rhythmische Bewegungen, gleichzeitiger Einsatz beider Arme

Primärer motorischer Kortex: Kontrolle
über die Bewegungsnerven im
Rückenmark und Hirnstamm

Oberer prämotorischer Kortex:
visuelle Lenkung der Armbewegungen

Frontales Augenfeld: Ausrichtung und
Steuerung der Augenbewegungen

Unterer prämotorischer Kortex:
Benutzung von Werkzeugen
sowie Interpretation der
Handlungen anderer Menschen

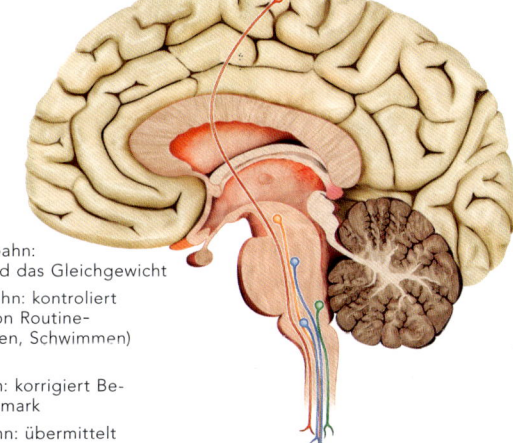

Vestibulospinale Leitungsbahn:
kontrolliert die Haltung und das Gleichgewicht

Retikulospinale Leitungsbahn: kontrolliert
die Haltung und steuert von Routine-
bewegungen (Gehen, Laufen, Schwimmen)

Rubrospinale Leitungsbahn: korrigiert Bewegungsmuster im Rückenmark

Kortikospinale Leitungsbahn: übermittelt
Befehle für geübte Bewegungen zum
Rückenmark

Motorische Steuerung und Koordination: Basalganglien und Kleinhirn

NEBEN DEN ABSTEIGENDEN LEITUNGS-bahnen aus der Großhirnrinde und den Kernen des Hirnstamms zum Rückenmark spielen noch weitere Hirnzentren eine wichtige Rolle bei der Bewegungssteuerung. Das Kleinhirn liegt hinter dem Hirnstamm und ist über drei große Stiele oder Faserbündel mit dem Hirnstamm verbunden, die Informationen hinein- und herausleiten. Besonders wichtig ist das Kleinhirn für die Bewegungskoordination, denn es steuert die Muskelaktivierung und sorgt so für eine stabile Körperhaltung und das Halten des Gleichgewichts. Bei komplexen Bewegungen sorgt es für die bedachtsame Aktivierung der Muskeln.

Das Kleinhirn ist in drei Funktionsbereiche unterteilt: das vestibuläre Kleinhirn (*vestibulocerebellum*), das die Signale vom Gleichgewichtsapparat auswertet und das Gleichgewicht von Kopf, Hals und Rumpf sowie die Augenbewegung steuert; das spinale Kleinhirn (*spinocerebellum*), das die somatosensorischen Informationen vom Rückenmark auswertet und die motorische Aktivierung für die Körperhaltung steuert sowie die aktuellen Bewegungen der Gliedmaßen mit den aus dem Kortex absteigenden Befehlen vergleicht, und schließlich das *Pontocerebellum*, das an der Planung und Ausführung eingeübter Bewegungen beteiligt ist.

Auch die Kreisläufe der Basalganglien sind für die Bewegungssteuerung wichtig, nämlich als Teil von Feedbackschleifen, die vom motorischen Kortex durch die Basalganglien und den Thalamus zurück in die Großhirnrinde verlaufen. Diese Schleifenbahn sorgt für glatte Bewegungen. Eine Schädigung des Kreislaufs äußert sich in Tremor, tanzähnlichen Zuckungen oder sich windenden Bewegungen. Die Motorische Funktion der Basalganglien besteht primär in der Stärkung angemessener sowie der Unterbindung unangemessener motorischer Aktionen und Bewegungsroutinen.

VORDERHIRN MIT BASALGANGLIEN

HORIZONTALSCHNITT

Die tief liegenden Bereiche des Vorderhirns
enthalten die Basalganglien, große Gruppen
von Nervenzellen, die als Teil von Schleifen-
bahnen mit der Großhirnrinde und dem
Thalamus verbunden sind. Zu den Basalganglien gehören der *Nucleus caudatus*
und das *Putamen* (sie bilden
das *Neostriatum*) sowie der
Globus pallidus. Das
Neostriatum emp-
fängt dopaminerge
Axone aus der
*Grauen Sub-
stanz*.

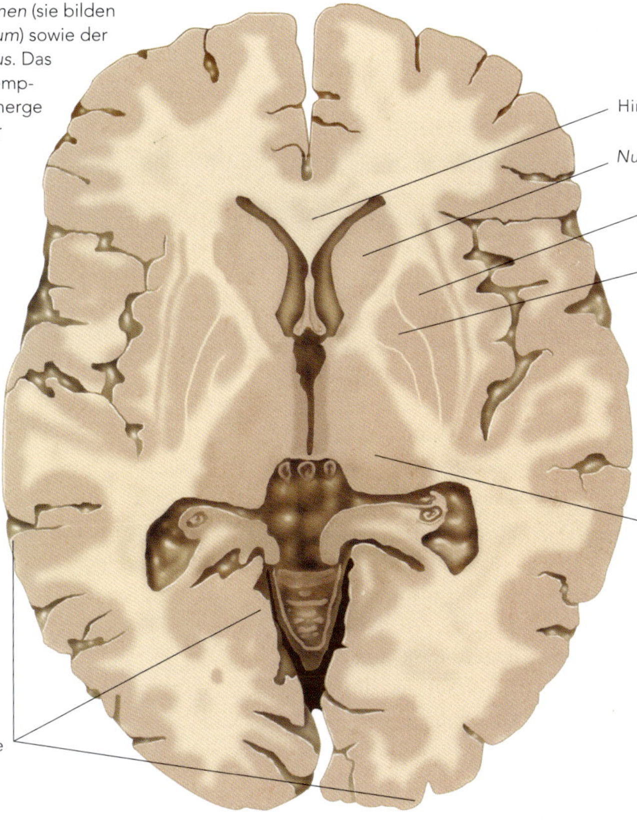

Hirnbalken

Nucleus caudatus

Putamen

Globus
pallidus

Thalamus

Großhirnrinde

Elektroenzephalogramme

DAS ELEKTROENZEPHALOGRAMM (EEG)
ist ein medizinischer Test, der die elektrische Aktivität der Gehirnoberfläche
analysiert. Der Testperson werden dabei Elektroden am Kopf befestigt. Die
Spuren der elektrischen Hirnaktivität,
die Hirnwellen, zeigen charakteristische
Veränderungen beim Erwachen und
in verschiedenen Schlafstadien, so im
REM-Schlaf (engl. *rapid eye movement*)
und Non-REM-Schlaf.

Bei wachem, aktivem Gehirn und
geöffneten Augen haben die charakteristischen Hirnwellen (Betawellen)
eine niedrige Amplitude und eine
hohe Frequenz (13–30 Zyklen pro Sekunde). Ist die Person wach, hält aber
die Augen geschlossen, treten Alphawellen (8–12 Zyklen pro Sekunde) auf.
Thetawellen (höhere Amplitude und
niedrigere Frequenz als bei Beta- oder
Alphawellen) sind in den ersten drei,
Deltawellen (sehr große Amplitude
und niedrige Frequenz von weniger als
4 Zyklen pro Sekunde) in der vierten
Phase des Non-REM-Schlafs zu beobachten.

Mit dem EEG lässt sich die Übertra-
gungsrate der elektrischen Aktivität in
den visuellen Leitungsbahnen (visuell
hervorgerufene Reaktionen) von der

Netzhaut zum visuellen Kortex messen.
Deren Veränderung kann ein Hinweis
auf einen Myelinmangel der optischen
Leitungsbahnen sein, wie er bei multipler Sklerose auftritt. Das EEG ist auch
ein wichtiger Test bei der Diagnose
einer Epilepsie, die durch eine Störung
der normalen elektrischen Aktivität des
Gehirns hervorgerufen wird, ebenso
für diejenige von Schlafstörungen wie
Narkolepsie.

▶ **DAS EEG WÄHREND
DER SCHLAFPHASEN**

Das EEG zeigt charakteristische Veränderungen, wenn man vom Wachzustand
in den Tiefschlaf übertritt: Die Amplitude
wird stärker, während die Frequenz der
elektrischen Aktivität sinkt im Laufe der vier
Phasen des Non-REM-Schlafs.

MULTIPLE SKLEROSE

Multiple Sklerose ist eine schwerwiegende Erkrankung, bei der der Körper einen Immunangriff gegen die Myelinscheide um die Axone des Zentralnervensystems führt. Ist die Myelinscheide beschädigt, werden Aktionspotenziale viel langsamer weitergeleitet und es kann zur Querkommunikation zwischen den Axonen kommen. Betroffene erleiden Episoden abnormaler neurologischer Funktion (z. B. Erblindung, Kribbeln, Verlust der motorischen Koordination), die vorübergehender Natur sein können, aber die Erkrankung schreitet meist mit der Zeit fort. Das EEG kann ein nützliches Diagnoseinstrument für multiple Sklerose sein, weil es die Leitungsgeschwindigkeit der visuellen Leitungsbahnen misst und so die Erkennung abnormaler Myelinablagerungen (Plaques) an diesen Leitungsbahnen ermöglicht.

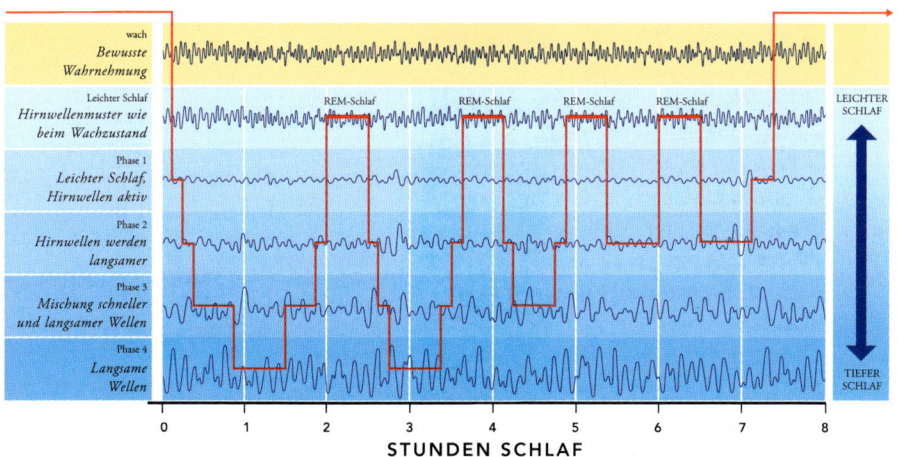

Schlaf und Schlaflosigkeit

SCHLAF IST EIN AKTIVER VORGANG UND unerlässlich für eine gute Gesundheit und optimale geistige Funktion. Zwei Arten von Schlaf wechseln sich im Laufe der Nacht ab. Der Non-REM-Schlaf (engl. *Non-rapid eye movement*) umfasst vier Phasen, während derer die elektrischen Wellen auf dem Elektroenzephalogramm (EEG) immer langsamer werden, wohingegen die Amplitude zunimmt. In der Schlussphase des Non-REM-Schlafs, dem Tiefschlaf, zeigt das EEG Wellen mit weniger als 4 Zyklen pro Sekunde. In dieser Phase ist der Muskeltonus am niedrigsten, die Aktivität des Parasympathikus dagegen erhöht, Herzfrequenz und Atmung sind langsam und gleichmäßig. Dem Tiefschlaf liegen zyklische elektrische Interaktionen zwischen der Großhirnrinde und dem Thalamus zugrunde.

Etwa alle 60–90 Minuten wechseln die meisten Menschen zu einer Phase desynchronisierter Schlafaktivität. In diesem Zustand gleicht das EEG eher dem im Wachzustand – niedrige Amplitude bei hochfrequenter Aktivität. Dennoch lässt sich der Patient kaum wecken. Die Muskeln sind entspannt und inaktiv, Atmung und Herzfrequenz unregelmäßig. Das Erstaunlichste ist jedoch das Auftreten von schnellen Augenbewegungen (REM, engl. *rapid eye movements*), die diesem Schlafzustand seinen Namen geben.

Der REM-Schlaf wird oft von Träumen begleitet, die große Bereiche der sensorischen Großhirnrinde trotz fehlender sensorischer Wahrnehmung von außen aktivieren. Dagegen werden die Bereiche der Großhirnrinde, die mit der Entscheidungsfindung und sozialen Funktionen in Zusammenhang stehen, während des Traumschlafs gehemmt, woraus sich das eher Groteske der Träume erklärt, was die räumliche Wahrnehmung und das Verhalten der beteiligten Personen betrifft.

▶ **STEUERUNG VON SCHLAF- UND TAGESRHYTHMUS**

Oben: Der Schlaf wird über aufsteigende Leitungsbahnen vom Hirnstamm und Hypothalamus zur Großhirnrinde gesteuert. Unten: Der tägliche Zyklus von Schlaf und Wachsein wird durch die Lichtverhältnisse und die Leitungsbahnen durch Thalamuskerne, Rückenmark und das sympathische Nervensystem bestimmt. Die Melaninabsonderung aus der Epiphyse ist während des Schlafes am höchsten.

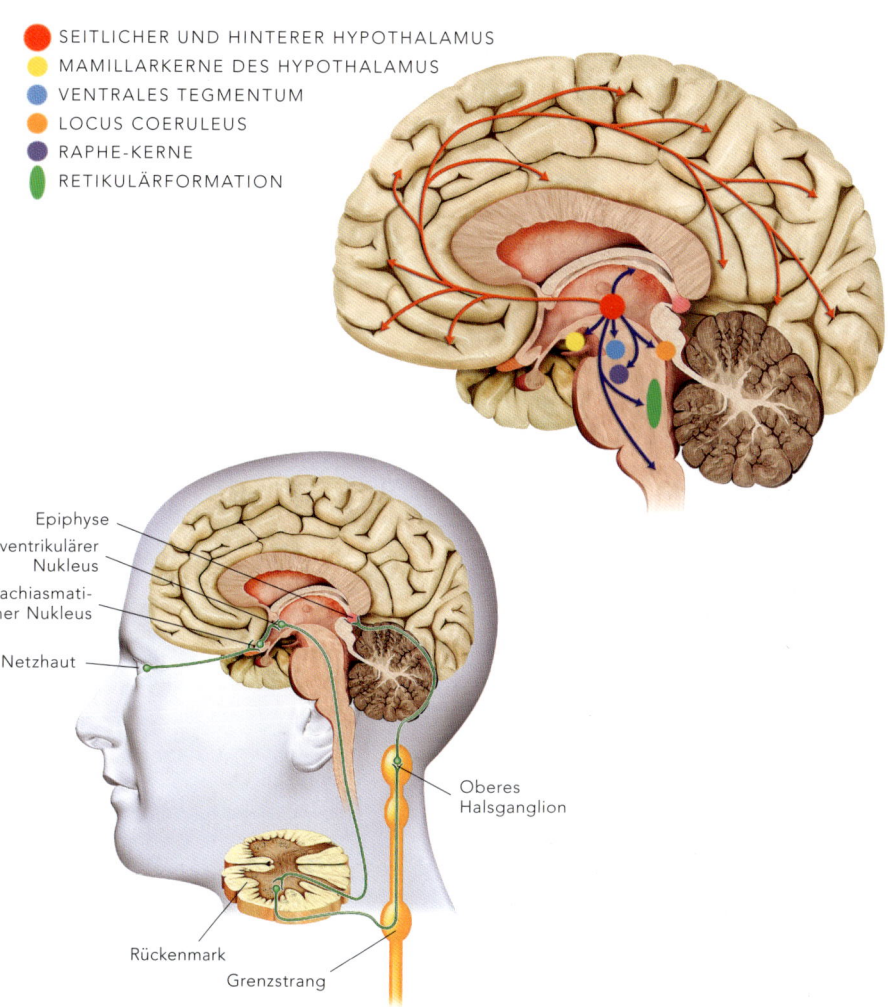

SEITLICHER UND HINTERER HYPOTHALAMUS
MAMILLARKERNE DES HYPOTHALAMUS
VENTRALES TEGMENTUM
LOCUS COERULEUS
RAPHE-KERNE
RETIKULÄRFORMATION

Epiphyse

...aventrikulärer Nukleus

...rachiasmati-...cher Nukleus

Netzhaut

Oberes Halsganglion

Rückenmark

Grenzstrang

Emotionen und limbisches System

DAS LIMBISCHE SYSTEM IST DER BEreich des Gehirns, der eng mit Emotionen und dem Gedächtnis in Verbindung steht. Die Bezeichnung »limbisch« ist auf die Position seiner Teile am Rand (lat. *limbus*) des Vorderhirns zurückzuführen. Zu den Hauptstrukturen des limbischen Systems gehören die Amygdala und der Hippocampus im Schläfenlappen, die Mamillarkörper im Hypothalamus, der Septalbereich im basalen Vorderhirn, der vordere Thalamuskern und der zinguläre Kortex über dem Hirnbalken nahe der Mittellinie des Gehirns. Ein schleifenartiger Kreislauf, der Papez-Kreis, verbindet viele dieser Bereiche.

Die Amygdala verknüpft neue Informationen mit Emotionen und trifft Entscheidungen auf Grundlage vergangener emotionaler Erfahrungen. Der benachbarte Hippocampus ist mit beteiligt beim Anlegen neuer Erinnerungen, wobei die Mamillarkörper eine Schlüsselrolle spielen. Chronischer Alkoholismus kann die Fähigkeit zur Festigung neuer Erinnerungen schädigen. Die Kerne des Septums und der benachbarte *Nucleus accumbens* sind Teil des Systems von Glücksempfindung und Belohnung des Gehirns

und spielen deshalb eine entscheidende Rolle bei Suchterkrankungen. Der vordere Thalamuskern und der zinguläre Gyrus sind für die Festigung neuer Erinnerungen von Bedeutung.

ALZHEIMER-KRANKHEIT

Alzheimer ist die bekannteste Form von Demenzerkrankungen, die mit einer progressiven und unumkehrbaren Verschlechterung der kognitiven Fähigkeiten einhergehen. Zu den weiteren Formen gehören die frontotemporale Demenz (Pick-Krankheit) und die Lewy-Körper-Demenz. Bei Alzheimer weist das Gehirn unzählige Ablagerungen (Plaques) einer unlöslichen Substanz namens Amyloid und neurofibrilläre Bündel im Innern der Nervenzellen auf. Teile des limbischen Systems erleiden schon früh Schaden, und der Hippocampus wird besonders in Mitleidenschaft gezogen, sodass der Betroffene keine neuen Erinnerungen ablegen kann. Die Degenerierung der Großhirnrinde führt zum erbarmungslos fortschreitenden Verlust der kognitiven Funktion.

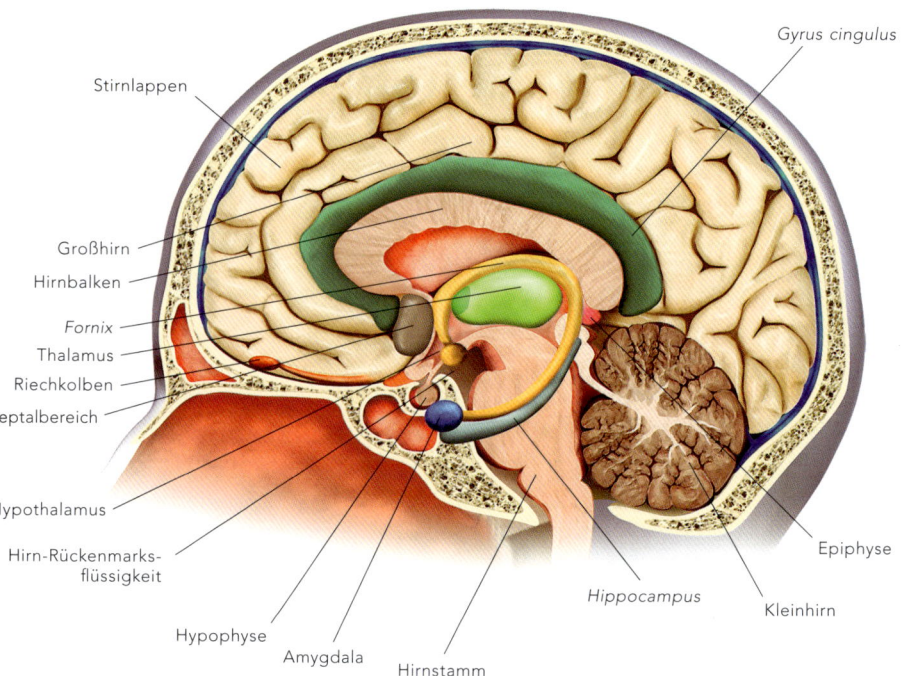

Stirnlappen

Gyrus cingulus

Großhirn

Hirnbalken

Fornix

Thalamus

Riechkolben

eptalbereich

Hypothalamus

Hirn-Rückenmarks-
flüssigkeit

Hypophyse

Amygdala

Hirnstamm

Hippocampus

Kleinhirn

Epiphyse

▲ **DAS LIMBISCHE SYSTEM:
BESTANDTEILE**

Das limbische System ist eine lose Ansammlung von Strukturen am Rande des Vorderhirns. Die meisten davon verbindet der
schleifenartige Papez-Kreis.

Lernen und Gedächtnis

DAS GEDÄCHTNIS HAT VIELERLEI FORMEN. Das Arbeitsgedächtnis ist die Fähigkeit, sich beim Ausüben einer Tätigkeit an eine Sequenz von Informationen oder Anweisungen zu erinnern. Ein Beispiel ist das Rekapitulieren einer Telefonnummer beim Wählen. Dafür ist der dorsolaterale präfrontale Kortex an der Vorderseite des Gehirns zuständig.

Das Langzeitgedächtnis kann in einen deklarativen und einen nicht-deklarativen Typ unterteilt werden. Das deklarative Gedächtnis, z. B. Fakten (semantisches Gedächtnis) oder Ereignisse (episodenhaftes Gedächtnis), kann bewusst und verbal aufgerufen werden. Das nichtdeklarative Gedächtnis hat mit Erinnerungen zu tun, die keine sachlichen Aussagen beinhalten. Dazu gehören motorische Aufgaben (prozedurales Gedächtnis) oder emotionale Erfahrungen und Gefühle (emotionales Gedächtnis).

Für Langzeiterinnerungen semantischer, episodenhafter und emotionaler Natur ist die Hippocampusformation im Schläfenlappen zuständig. Dieser Bereich des Gehirns ist über eine als Papez-Kreis bekannte Schleife mit dem Hypothalamus verbunden und dieser wiederum mit dem vorderen Thalamuskern und der Großhirnrinde. Eine Schädigung des Hippocampus und/oder die Unterbrechung des Papez-Kreises können zu ausgeprägter anterograder Amnesie führen, d. h. zur Unfähigkeit, sich an Informationen aus der Zeit nach der Schädigung zu erinnern.

Die Erinnerungen selbst werden in der Großhirnrinde gespeichert. Die emotionale Aufladung von Erinnerungen bedarf einer funktionstüchtigen Amygdala, die sich unmittelbar vor der Hippocampusformation im Schläfenlappen befindet. Auch Gerüche haben einen starken Einfluss auf emotional markierte Erinnerungen. Für das prozedurale Gedächtnis sind die Basalganglien verantwortlich.

▶ **AM LERNEN UND ERINNERN BETEILIGTE GEHIRNBEREICHE**

Der Hippocampus und seine Fortsätze zum Mamillarkörper sind von grundlegender Bedeutung für das Anlegen neuer Erinnerungen. Die Schädigung einer dieser beiden Strukturen kann zu schwerwiegenden Problemen bei der Speicherung von Erinnerungen führen. Der Papez-Kreis umfasst auch den vorderen Thalamuskern und den zingulären Gyrus.

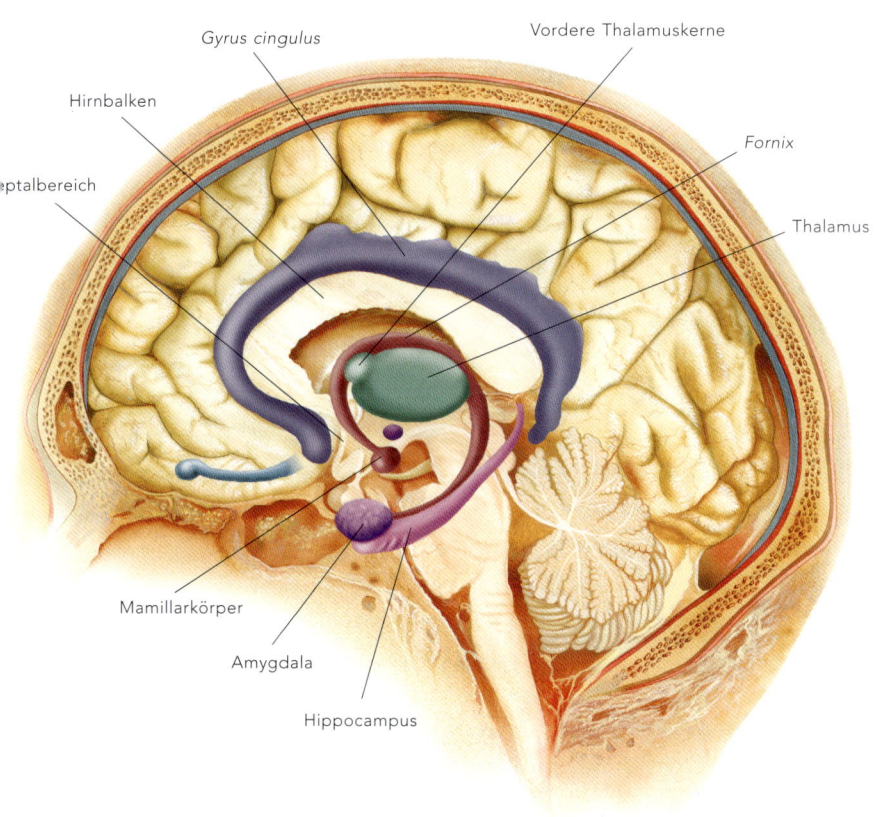

Gyrus cingulus

Vordere Thalamuskerne

Hirnbalken

Fornix

ptalbereich

Thalamus

Mamillarkörper

Amygdala

Hippocampus

Kortikale Spezialisierung und Asymmetrie

DIE ZUORDNUNG UNTERSCHIEDLICHER Regionen der Großhirnrinde zu höheren Funktionen ist nicht immer symmetrisch, denn einige können mit Vorzug in einer bestimmten Gehirnhälfte lokalisiert werden. Ein Musterbeispiel sind die Sprachregionen (Broca-Areal und Wernicke-Zentrum), die bei 96 Prozent der Rechtshänder in der linken Gehirnhälfte liegen. Diese Lokalisierung gilt auch für die Mehrheit der Linkshänder. Im Falle des Wernicke-Zentrums führt das zu einer anatomischen Asymmetrie zwischen den beiden Großhirnhemisphären: Die Oberseite des Schläfenlappens ist links länger als rechts, um dem als *Planum temporale* bekannten Bereich des Wernicke-Zentrums Platz zu bieten.

Zu den weiteren asymmetrisch platzierten Funktionen gehört auch die bevorzugt im linken präfrontalen Kortex zu lokalisierende zielgerichtete Planung, während Rationalisierung und emotional komplizierte Entscheidungen dem rechten präfrontalen Kortex zugeordnet werden können. Der rechte Parietalkortex ist wesentlich mitbeteiligt bei mentalen Manipulationen von Objekten im dreidimensionalen Raum und bei der Einschätzung der Entfernung von Objekten. Da er als integratives Zentrum für sensorische Informationen zu Berührung, Hören und Sehen fungiert, ermöglicht er uns, ein geistiges Modell der Umwelt zu erstellen. Eine Schädigung dieses Bereichs kann zu einer Vernachlässigung der gegenüberliegenden Körperseite führen sowie dazu, dass der Betroffene keine Entfernungen mehr einschätzen und keine Objekte mehr in Gedanken drehen kann.

▶ **FUNKTIONELLE ORGANISATION DER GROSSHIRNRINDE**
Viele Funktionsbereiche des Gehirns, darunter der motorische und der somatosensorische Kortex, sind symmetrisch in beiden Gehirnhälften zu lokalisieren, einige, so die Sprache oder die räumliche Wahrnehmung, jedoch bevorzugt in einer Hemisphäre: Erstere in der linken, Letztere in der rechten.

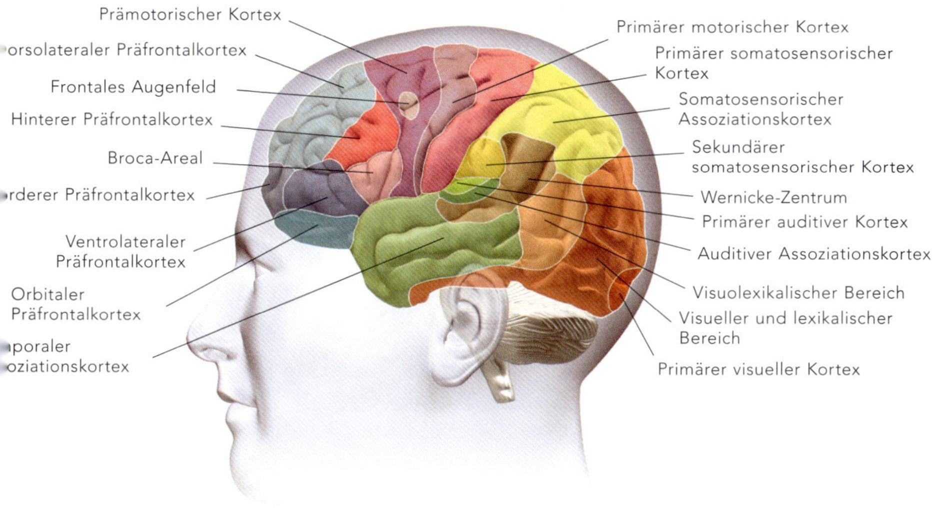

Prämotorischer Kortex

Dorsolateraler Präfrontalkortex

Frontales Augenfeld

Hinterer Präfrontalkortex

Broca-Areal

Vorderer Präfrontalkortex

Ventrolateraler Präfrontalkortex

Orbitaler Präfrontalkortex

Temporaler Assoziationskortex

Primärer motorischer Kortex

Primärer somatosensorischer Kortex

Somatosensorischer Assoziationskortex

Sekundärer somatosensorischer Kortex

Wernicke-Zentrum

Primärer auditiver Kortex

Auditiver Assoziationskortex

Visuolexikalischer Bereich

Visueller und lexikalischer Bereich

Primärer visueller Kortex

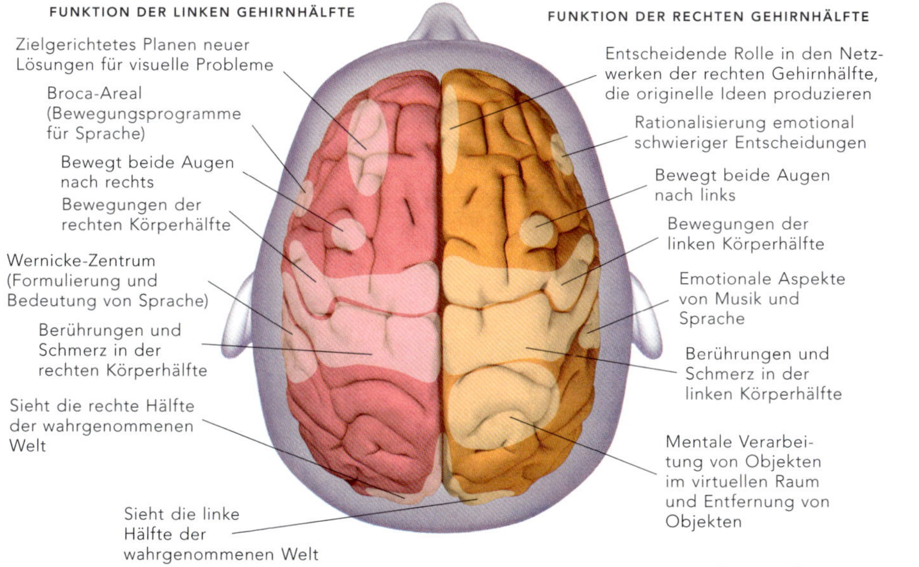

FUNKTION DER LINKEN GEHIRNHÄLFTE

Zielgerichtetes Planen neuer Lösungen für visuelle Probleme

Broca-Areal (Bewegungsprogramme für Sprache)

Bewegt beide Augen nach rechts

Bewegungen der rechten Körperhälfte

Wernicke-Zentrum (Formulierung und Bedeutung von Sprache)

Berührungen und Schmerz in der rechten Körperhälfte

Sieht die rechte Hälfte der wahrgenommenen Welt

Sieht die linke Hälfte der wahrgenommenen Welt

FUNKTION DER RECHTEN GEHIRNHÄLFTE

Entscheidende Rolle in den Netzwerken der rechten Gehirnhälfte, die originelle Ideen produzieren

Rationalisierung emotional schwieriger Entscheidungen

Bewegt beide Augen nach links

Bewegungen der linken Körperhälfte

Emotionale Aspekte von Musik und Sprache

Berührungen und Schmerz in der linken Körperhälfte

Mentale Verarbeitung von Objekten im virtuellen Raum und Entfernung von Objekten

Sprache und Musik

BEI DEN MEISTEN MENSCHEN BEFINDEN sich die Sprachzentren in der Rinde der linken Gehirnhälfte. Die beiden traditionell identifizierten Sprachzentren sind das motorische oder expressive Sprachareal (Broca-Areal) auf dem unteren frontalen Gyrus und das rezeptive oder sensorische Sprachareal (Wernicke-Zentrum) am Übergang vom Temporal- zum Parietalkortex, direkt hinter dem primären auditiven Kortex.

Bei Patienten mit einem geschädigten Broca-Areal ist die gesprochene Sprache stockend und karg, und das Artikulieren von Wörtern bereitet ihnen Mühe. Ist dagegen das Wernicke-Zentrum betroffen, kann die Sprache durchaus flüssig sein, doch den Patienten fällt es schwer, Sprache zu verstehen und grammatische Strukturen korrekt zu verwenden, wie auch Gesagtes zu wiederholen und Objekte zu benennen.

Das Broca-Areal und das Wernicke-Zentrum sind durch ein Faserbündel, den *Fasciculus arcuatus*, miteinander verbunden, der die Weiterleitung der Informationen zu gehörter Rede ans Broca-Areal ermöglicht. Dies ist eine wichtige Funktion für die Korrektur von Fehlern in unserer eigenen Rede.

Auch wenn die meisten Sprachfunktionen in der linken Gehirnhälfte zu lokalisieren sind, wirkt die rechte Gehirnhälfte beim Verständnis konkreter Begriffe wie »Hund« oder »Hammer« mit.

Die Position des musikalischen Zentrums im Gehirn unterscheidet sich in Abhängigkeit vom Ausbildungsniveau. Ungeschulte Menschen nutzen die rechte Gehirnhälfte für die Wahrnehmung komplexer Klangsequenzen wie einer Melodie, geübte Musiker dagegen meist die sprachdominante linke Gehirnhälfte.

▶ SRACHREGIONEN IM GEHIRN

Das Broca-Areal und das Wernicke-Zentrum (oben) spielen die Hauptrollen bei der Sprache, das Verständnis visueller Sprache beruht aber mit auf einer Leitungsbahn vom visuellen Kortex zum visuellen und lexikalischen Bereich im unteren Scheitelläppchen. Bei der Artikulation kommt es auch zu Interaktionen zwischen der Broca'schen Sprachregion und den Gesichtsbereichen des primären motorischen Kortex.

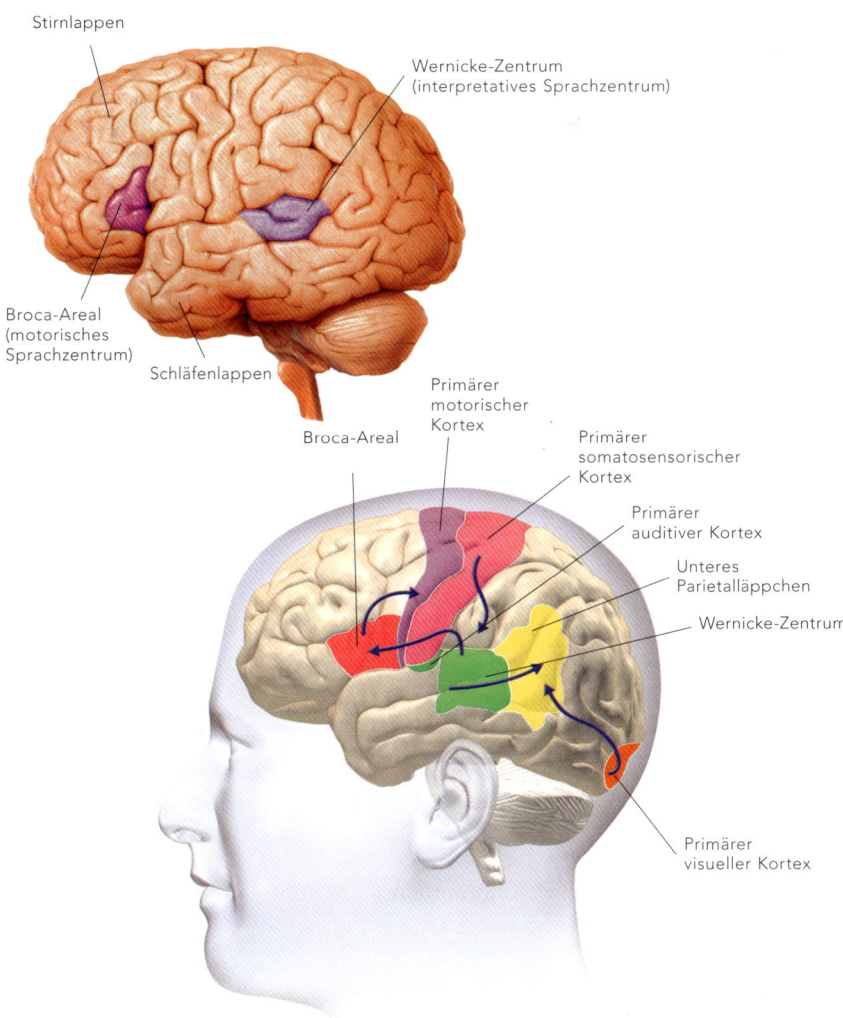

Stirnlappen

Wernicke-Zentrum
(interpretatives Sprachzentrum)

Broca-Areal
(motorisches
Sprachzentrum)

Schläfenlappen

Broca-Areal

Primärer
motorischer
Kortex

Primärer
somatosensorischer
Kortex

Primärer
auditiver Kortex

Unteres
Parietalläppchen

Wernicke-Zentrum

Primärer
visueller Kortex

Stoffwechsel und Durchblutung des Gehirns

DAS GEHIRN ZEICHNET SICH DURCH eine sehr hohe Stoffwechselaktivität aus. Auch wenn es nur zwei Prozent des Körpergewichts ausmacht, verbraucht das Gehirn 16–20 Prozent des Sauerstoffs und der Nährstoffe. Eine Unterbrechung der arteriellen Versorgung des Gehirns für nur zwei Minuten kann Hirnschäden verursachen, und schon fünf Minuten führen zum Tod.

Die arterielle Versorgung des Gehirns erfolgt über zwei Paar Arterien. Die beiden inneren Halsschlagadern, die stärkeren Äste der Halsschlagadern, bilden die Hauptquellen des Blutes für die Gehirnhälften und die Vorderseite des Gehirns. Die Wirbelarterien, Äste der Schlüsselbeinarterien, versorgen den Hirnstamm und die hinteren Bereiche der Gehirnhälfte, z. B. den primären visuellen Kortex. Die vier Zubringerarterien sind durch einen arteriellen Gefäßring, den *Circulus arteriosus Willisi*, verbunden. Wie entscheidend die Blutversorgung des Gehirns ist, lässt sich daran erkennen, dass sich der Arteriendruck-Barorezeptor im Karotis-Sinus am Ursprung der inneren Halsschlagader und der Sauerstoffsättigungssensor im benachbarten *Glomus caroticum* befinden.

Die sogenannte Autoregulation hält den arteriellen Blutfluss zum Gehirn innerhalb eines großen Blutdruck-Toleranzbereichs relativ konstant (ca. 70–170 mmHg). Der Blutfluss zu Bereichen des Gehirns kann heute beim lebenden Menschen mittels Magnetresonanz-Bildgebung und Positronen-Emissionstomografie kartiert werden, was die Identifizierung der wichtigsten Funktionsbereiche für verschiedene Hirnaktivitäten ermöglicht.

SCHLAGANFALL

Ein Schlaganfall ist der vorübergehende Verlust der neurologischen Funktion aufgrund eines Gefäßproblems. Als Ursache kommen Hämorrhagie (Arterienblutung) oder ein Infarkt (Absterben von Gewebe durch Arterienverschluss) in Frage. Risikofaktoren sind u. a. erhöhter Blutdruck, Rauchen, eine Fettstoffwechselstörung und *Diabetes mellitus*.

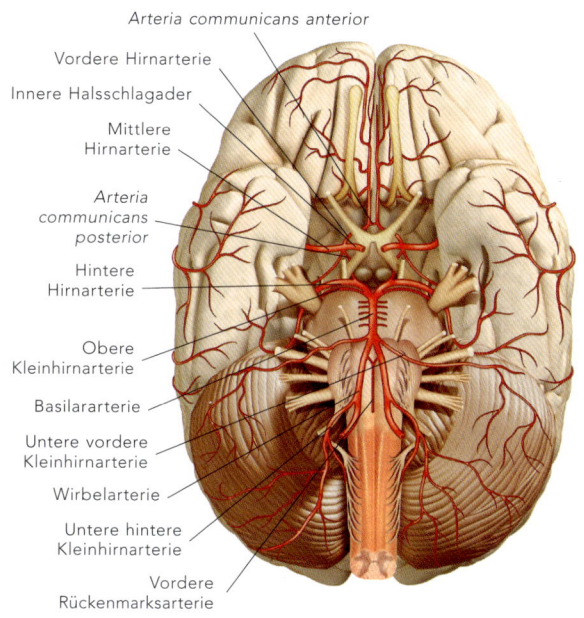

Arteria communicans anterior

Vordere Hirnarterie

Innere Halsschlagader

Mittlere
Hirnarterie

Arteria
communicans
posterior

Hintere
Hirnarterie

Obere
Kleinhirnarterie

Basilararterie

Untere vordere
Kleinhirnarterie

Wirbelarterie

Untere hintere
Kleinhirnarterie

Vordere
Rückenmarksarterie

▶ **BLUTVERSORGUNG DES GEHIRNS**

Oben: Das Gehirn wird über die beiden
inneren Halsschlagadern und die beiden
Wirbelarterien großzügig arteriell versorgt. Die vier Arterien sind durch einen
arteriellen Gefäßring (*Circulus arteriosus
Willisi*) verbunden, um das arterielle
Blut gleichmäßig zu verteilen.
Unten: Die Kapillaren des Gehirns sind von den Endfüßen
der Astrozyten bedeckt,
die eine Barriere zwischen
Blutstrom und Hirngewebe
(Blut-Hirn-Schranke) bilden.

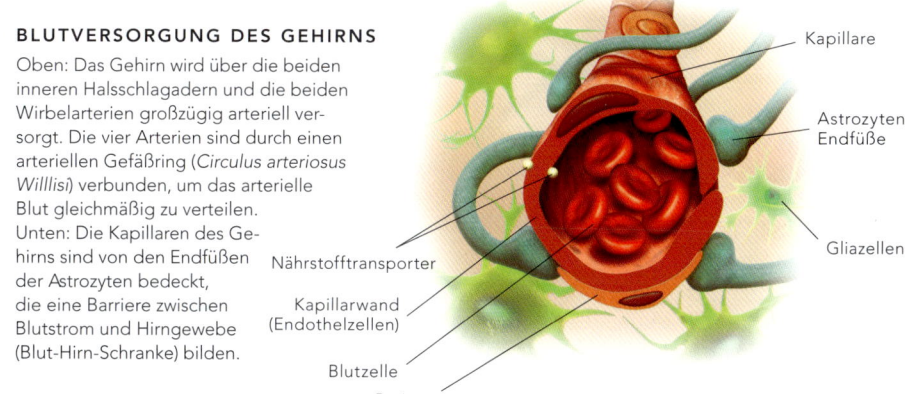

Kapillare

Astrozyten-
Endfüße

Gliazellen

Nährstofftransporter

Kapillarwand
(Endothelzellen)

Blutzelle

Perizyt

Das vegetative Nervensystem: Aufbau und Bereiche

DAS VEGETATIVE NERVENSYSTEM IST DER Teil des Nervensystems, der autonom (unbewusst) funktioniert. Traditionell wird er in die zwei Bereiche Parasympathikus und Sympathikus unterteilt.

Da der Parasympathikus aus den parasympathischen Axonen in den Hirnnerven 3 (Augenbewegungsnerv), 7 (Gesichtsnerv), 9 (Zungen-Rachen-Nerv) und 10 (Vagusnerv) sowie aus den Splanchnikus- oder Viszeralnerven des Beckens (Kreuzsegmente 2–4) besteht, wird er auch als kraniosakrales System bezeichnet. Tagsüber meist aktiv, hält er vegetative Funktionen im Zusammenhang mit der Energieaufnahme (z. B. Verdauung und Absorption) aufrecht und reinigt die Atemwege von Ablagerungen (z. B. Sekretion und Transport der Schleimhaut).

Der Parasympathikus steuert diverse Funktionen wie das Fokussieren des Auges und das Zusammenziehen der Pupille, die Kontraktion der Harnblase beim Wasserlassen oder die Erektion des Penis.

Da der Sympathikus aus den Nerven besteht, die das Rückenmark zwischen dem ersten Brustwirbel- und dem zweiten Lendenwirbelsegment verlassen, wird er auch als thorakolumbales System bezeichnet. Eine seiner Schlüsselkomponenten ist der Grenzstrang, eine Kette von Ganglien und untereinander verbundenen Axonen, die von der Schädelbasis zur Spitze des Steißbeins verläuft.

Der Sympathikus ist für die umgehende Bereitstellung von Energie in Gefahrensituationen zuständig. Am aktivsten ist er bei Funktionen wie der Pupillenweitung. Dazu steigert er Stärke, Frequenz und Geschwindigkeit der Herzmuskelkontraktion, erhöht den Blutdruck und den Blutfluss zur Skelettmuskulatur und sorgt für die Ejakulation.

▶ **AUFBAU DES VEGETATIVEN NERVENSYSTEMS**
Der Sympathikus (links) und der Parasympathikus (rechts) kontrollieren gemeinsam zahlreiche Organe des Körpers.

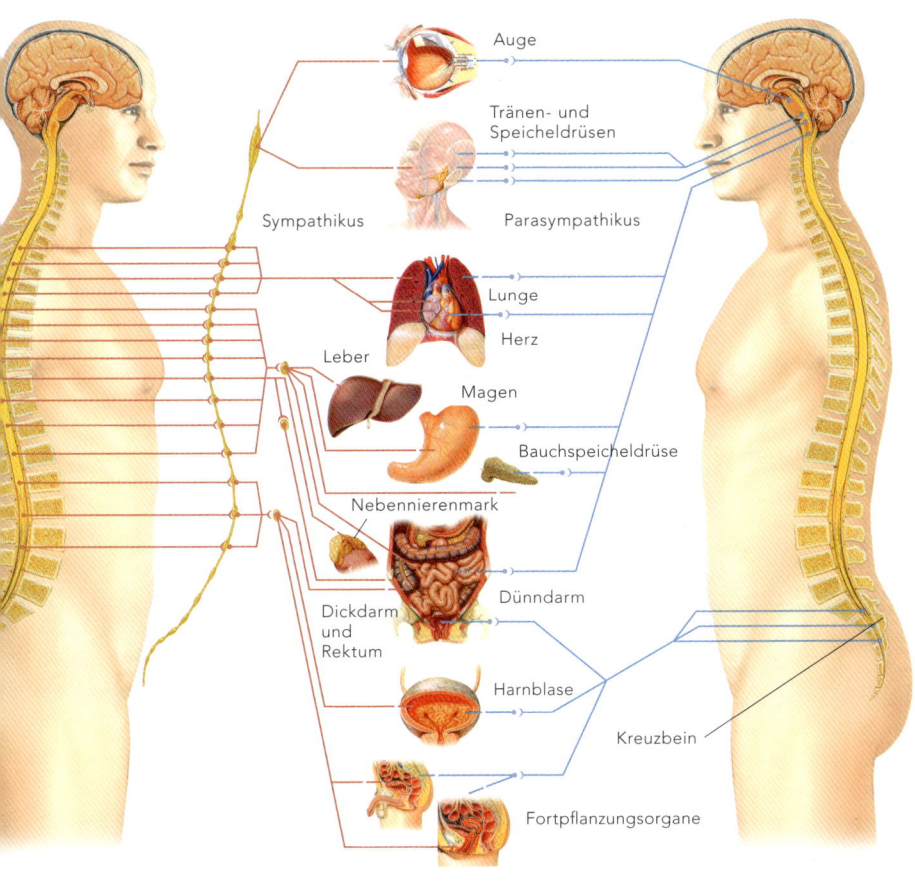

Auge

Tränen- und
Speicheldrüsen

Sympathikus   Parasympathikus

Lunge

Herz

Leber

Magen

Bauchspeicheldrüse

Nebennierenmark

Dünndarm

Dickdarm
und
Rektum

Harnblase

Kreuzbein

Fortpflanzungsorgane

Das vegetative Nervensystem: Neurotransmitter und Rezeptoren

SOWOHL DER PARASYMPATHIKUS ALS auch der Sympathikus bestehen aus präganglionären und postganglionären Nervenzellen. Im Parasympathikus befindet sich der Zellkörper der präganglionären Nervenzelle im Hirnstamm oder in der grauen Substanz der Kreuzwirbelsegmente 2 bis 4. Die präganglionären Axone sind lang und enden mit einer nikotiniacetylcholinergen Synapse auf den Zellkörpern der postganglionären Nervenzellen, die dem Zielorgan am nächsten liegen. Die postganglionäre parasympathische Nervenzelle endet im Zielorgan mit einer muscarinischen Typ-2-acetylcholinergen Synapse.

Die präganglionären sympathischen Nervenzellen im Seitenhorn des Rückenmarks haben kurze Axone. Das präganglionäre sympathische System steuert zahlreiche Organe in identischer Weise, wobei die präganglionären Axone auf postganglionären Nervenzellen mit einer nikotinisch-acetylcholinergen Synapse enden.

Im Gegensatz dazu kann die Endung der postganglionären Nervenzellen auf den Zielzellen verschiedene Formen annehmen. Einige sympathische post-ganglionäre Nervenzellen nutzen Noradrenalin als Neurotransmitter und wirken auf Alpha- und Beta-Adrenozeptoren. Andere nutzen Acetylcholin als Neurotransmitter beim Kontakt mit den Zielzellen (z. B. Schweißdrüsen) über muscarinische Typ-2-Rezeptoren. Wieder andere nehmen Kontakt zu den Nierengefäßen auf und nutzen dabei Dopamin als Neurotransmitter, der an Dopamin-Typ-1-Rezeptoren andockt. Und schließlich werden einige postganglionäre sympathische Nervenzellen zu endokrinen Zellen modifiziert (Nebennierenmark) und setzen unmittelbar Adrenalin und Noradrenalin in den Blutkreislauf frei, um auf Alpha- und Beta-Adrenozeptoren einzuwirken.

▶ **NEUROTRANSMITTER IM VEGETATIVEN NERVENSYSTEM**
Beide Systeme nutzen Acetylcholin an der Synapse zwischen präganglionären und postganglionären Zellen, aber sehr verschiedene Neurotransmitter am Ende der postganglionären Zellen, besonders der Sympathikus.

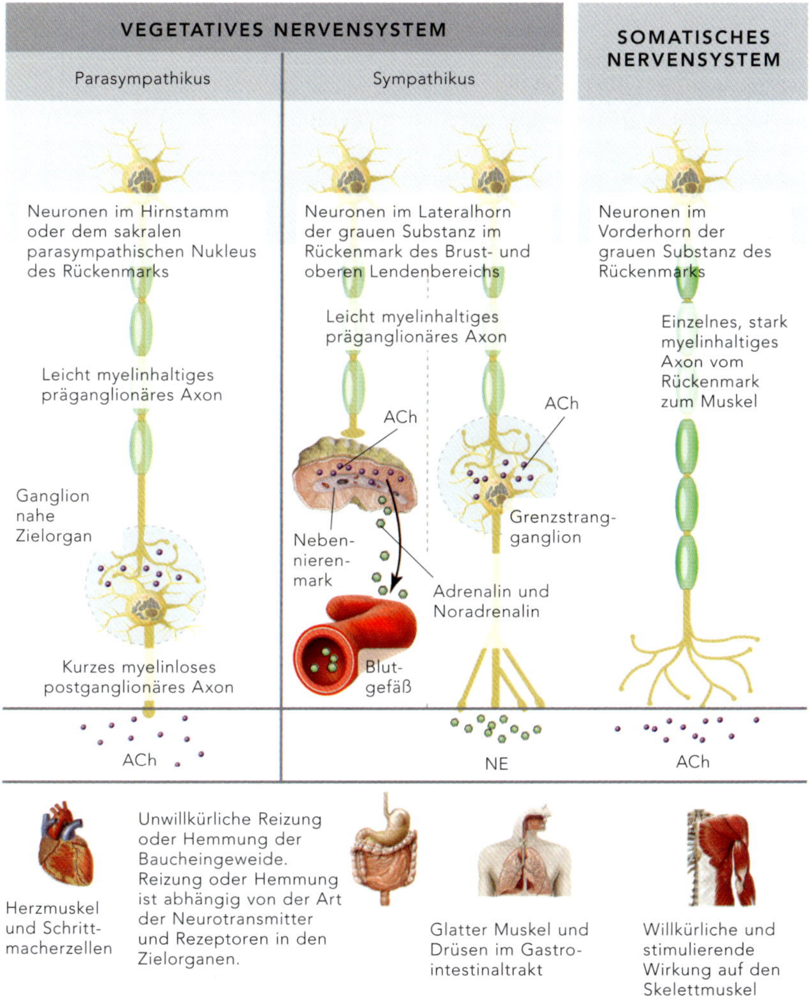

VEGETATIVES NERVENSYSTEM		SOMATISCHES NERVENSYSTEM
Parasympathikus	Sympathikus	

Neuronen im Hirnstamm oder dem sakralen parasympathischen Nukleus des Rückenmarks

Neuronen im Lateralhorn der grauen Substanz im Rückenmark des Brust- und oberen Lendenbereichs

Neuronen im Vorderhorn der grauen Substanz des Rückenmarks

Leicht myelinhaltiges präganglionäres Axon

Einzelnes, stark myelinhaltiges Axon vom Rückenmark zum Muskel

Leicht myelinhaltiges präganglionäres Axon

ACh

ACh

Ganglion nahe Zielorgan

Neben-nieren-mark

Grenzstrang-ganglion

Adrenalin und Noradrenalin

Kurzes myelinloses postganglionäres Axon

Blut-gefäß

ACh

NE

ACh

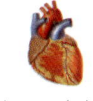

Herzmuskel und Schritt-macherzellen

Unwillkürliche Reizung oder Hemmung der Baucheingeweide. Reizung oder Hemmung ist abhängig von der Art der Neurotransmitter und Rezeptoren in den Zielorganen.

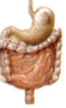

Glatter Muskel und Drüsen im Gastro-intestinaltrakt

Willkürliche und stimulierende Wirkung auf den Skelettmuskel

Das enterische Nervensystem

DAS ENTERISCHE NERVENSYSTEM IST eine Ansammlung von Nervenzell-körpern (Ganglien) und ihrer Nerven-fortsätze (Axone) in der Darmwand. Es kontrolliert sowohl die Sekretion der Darmdrüsen als auch die Peristal-tik, die die Nahrung durch den Darm bewegt.

Die sensorischen Neuronen des enterischen Nervensystems erkennen Dehnung und Traktion des Darms, während dessen motorische Nerven-zellen die Kontraktion glatter Muskeln steuern. Ihre Gesamtzahl kann ebenso hoch sein wie die der Neurone im Rückenmark (etwa 100 Millionen). Die enterischen Nervenzellen sind autonom und selbstregulierend, was ihre Funktion betrifft, doch Sym-pathikus und Parasympathikus des vegetativen Nervensystems können ihren Aktivitätsgrad beeinflussen. Die parasympathische Stimulierung erhöht die Mobilität und die Sekretion des Darms, während eine sympathische Stimulation beides verringert.

Das enterische Nervensystem besteht aus zwei Netzen in der Darmwand. Der Meissner-Plexus (*plexus sub-mucosus*) befindet sich direkt unter der Darmschleimhaut (Mukosa). Er

reguliert vor allem die Drüsen in der Darmwand und aktiviert die glatte Muskulatur der Submukosa, die die Mukosa gegen den Darminhalt bewegt und damit die Absorption erleichtert. Der Auerbach-Plexus befindet sich zwischen der inneren Ringmuskel-und der äußeren, längs verlaufenden Schicht der glatten Darmmuskulatur. Ihre Hauptfunktion besteht darin, die Peristaltik, die den Darminhalt zum Anus befördert, zu koordinieren.

Da das enterische Nervensystem und das zentrale Nervensystem zahl-reiche identische Neurotransmitter nutzen, haben Medikamente, die auf Gehirn und Rückenmark wirken, oft unerwünschte Nebenwirkungen auf den Darm. Außerdem existieren auch viele Wechselwirkungen zwischen dem enterischen und dem Zentralnerven-system.

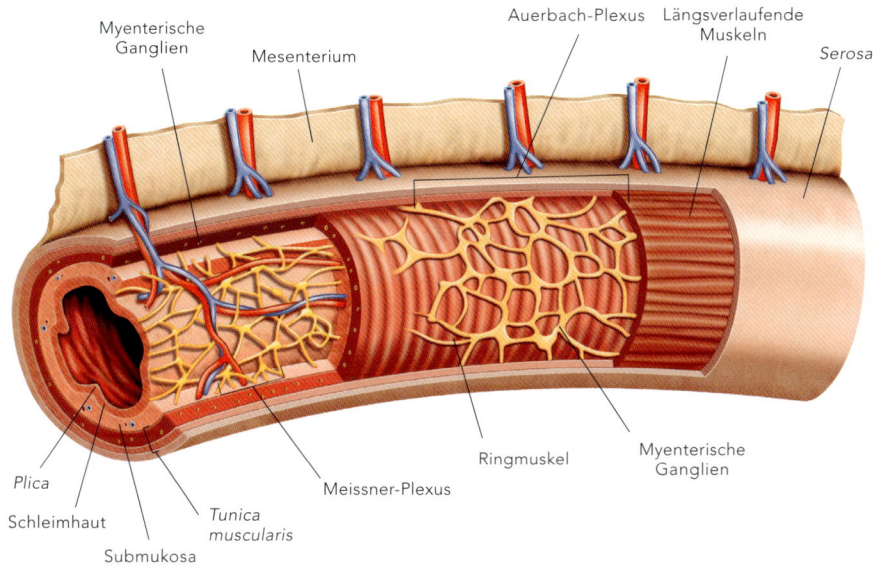

Myenterische Ganglien

Mesenterium

Auerbach-Plexus

Längsverlaufende Muskeln

Serosa

Ringmuskel

Myenterische Ganglien

Meissner-Plexus

Plica

Schleimhaut

Tunica muscularis

Submukosa

▲ **AUFBAU DES ENTERISCHEN NERVENSYSTEMS**

Das enterische Nervensystem besteht aus zwei Geflechten und ihren assoziierten Nervenzellen. Diese befinden sich in der Submukosa (Meissner-Plexus) und zwischen den beiden Schichten der glatten Muskulatur (Auerbach-Plexus).

Aufbau der Knochen

DER KNOCHEN REAGIERT ALS DYNA-
misches Gewebe auf physische Belas-
tungen und die Physiologie des rest-
lichen Körpers und verändert seine
Struktur. Er ist ein Verbundmaterial
aus organischen und anorganischen
Grundsubstanzen. Die organische, das
Osteoid, enthält Fasern wie Kollagen
und ist in eine anorganische Mineral-
substanz, das Hydroxylapatit, eingebettet. Das Knochengewebe besteht aus
lebenden Zellen.

Außen ist der Knochen kompakt
und dicht (Kortikalis), die Spongiosa
(Bälkchenknochen) um die Kno-
chenmarkhöhle dagegen porös und
schwammartig. Die Kortikalis besteht
aus dicht gepackten Osteonen und
diese wiederum aus Knochenschich-
ten (Lamellen) mit Knochenzellen
(Osteozyten), die in Hohlräumen
(Lakunae) um Havers-Knochenkanäle
mit den Blutgefäßen und Nerven angeordnet sind. Der Volkmann-Kanal,
der im rechten Winkel zur Längsachse
der Osteone verläuft, verbindet die
Havers-Kanäle. Die Bälkchen, die als
schwammartiges System die Spongiosa
bilden, sind entlang der Kraftüber-
tragungslinien angeordnet. In der Mitte des Knochens befindet sich oft eine
Markhöhle, wo Fett eingelagert oder
Blutzellen gebildet werden können. Da
die Knochenenden nicht selten Gelenke bilden, sind sie mit Gelenkknorpel
bedeckt, der die Reibung gering hält.

Die Außenfläche eines Knochens ist
mit einer Membran, der Knochenhaut
(Periost), überzogen, die Nerven und
Blutgefäße (die Periostarterien und -ve-
nen) führt. An Knochenvorsprüngen
finden Muskelsehnen oder Bänder Ansatz. Vor dem Erreichen des Erwachse-
nenalters wachsen unsere Knochen an
den knorpelhaltigen Epiphysenfugen.
Die Überbleibsel dieser Fugen im Erwachsenenalter werden als Epiphysen-
linien bezeichnet.

▸ **EIN LANGER KNOCHEN MIT
BLOSSEM AUGE BETRACHTET
UND UNTER DEM MIKROSKOP**

Der typische lange Knochen hat zwei
Enden mit Ansatzpunkten für Muskelsehnen, außerdem eine oder mehrere mit
Gelenkknorpel bedeckte Oberflächen für
die Gelenkbildung. Bei jedem Knochen
ist die Kortikalis kompakt und dicht, um
die meiste Druckkraft zu amortisieren. Sie
hat eine dichte Struktur aus zylindrischen
Osteonen mit Havers-Kanälen. Im Zentrum
des Knochens befindet sich gewöhnlich
spongiöses Gewebe, um das Gewicht zu
reduzieren.

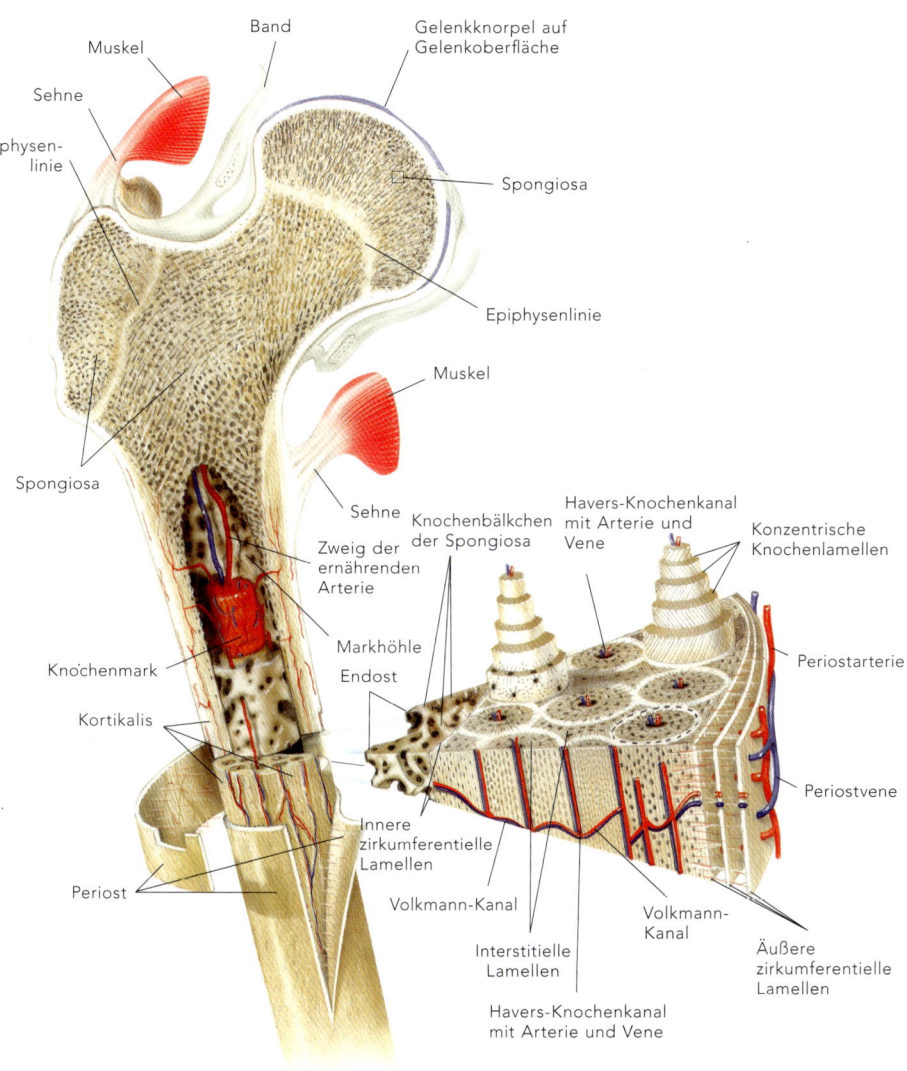

Muskel

Band

Gelenkknorpel auf
Gelenkoberfläche

Sehne

Epiphysen-
linie

Spongiosa

Epiphysenlinie

Muskel

Spongiosa

Sehne

Knochenbälkchen
der Spongiosa

Havers-Knochenkanal
mit Arterie und
Vene

Konzentrische
Knochenlamellen

Zweig der
ernährenden
Arterie

Periostarterie

Markhöhle

Knochenmark

Endost

Kortikalis

Periostvene

Periost

Innere
zirkumferentielle
Lamellen

Volkmann-Kanal

Interstitielle
Lamellen

Volkmann-
Kanal

Äußere
zirkumferentielle
Lamellen

Havers-Knochenkanal
mit Arterie und Vene

Die Knochen des Axialskeletts

DAS AXIALSKELETT IST DER TEIL DES Skeletts, der an der Mittellinie des Körpers entlang verläuft.

Es beginnt zuoberst mit dem Schädel, der aus dem Gehirnschädel mit Stirn-, Scheitel-, Schläfen- und Hinterhauptbein, die das Gehirn schützen, sowie Keil- und Siebbein unterhalb des Gehirns besteht. Zum Gesichtsschädel gehören an der Vorderseite Nasen- und Tränenbein sowie Ober- und Unterkiefer. Unmittelbar unter dem Unterkiefer liegt das kleine Zungenbein, an dem die Muskeln von Zunge, Mundboden und Kehle ihren Ansatz haben.

Der Schädel sitzt auf der Wirbelsäule, die in die fünf Abschnitte Hals-, Brust- und Lendenwirbelsäule sowie Kreuz- und Steißbein unterteilt wird. Die sieben Hals-, die zwölf Brust- und die fünf Lendenwirbel sind einzelne Knochen, die fünf Kreuzwirbel sowie die zwei Steißwirbel sind je zu einem verschmolzen. Die Wirbelsäule eines Erwachsenen verläuft in mehreren Biegungen, damit das Gewicht des Kopfes uns nicht vornüber fallen lässt. Im Halsbereich ist sie zur Rückseite, im Brust- und Kreuzbereich zur Vorderseite nach außen gekrümmt. Die Krümmungen im Brust- und Kreuzbereich

bestehen schon im Embryonalstadium (primäre Krümmungen), die im Hals- und Lendenbereich treten dagegen später auf (sekundäre Krümmungen), wenn das Kleinkind beginnt, den Kopf zu heben und aufrecht zu stehen.

Zu den Knochen an der Vorderseite des Axialskeletts im Brustbereich gehören das Brustbein, das in Handgriff, Körper und Schwertfortsatz unterteilt ist, sowie die zwölf Rippenpaare.

▸ **DIE KNOCHEN DES SKELETTS**

Die Knochen des Körpers werden unterteilt in das Axialskelett (Schädel, Zungenbein, Rippen, Brustbein und Wirbelsäule) und das appendikuläre Skelett der vier Gliedmaßen. Der Rippenknorpel ossifiziert (verknöchert) während des vierten Lebensjahrzehnts.

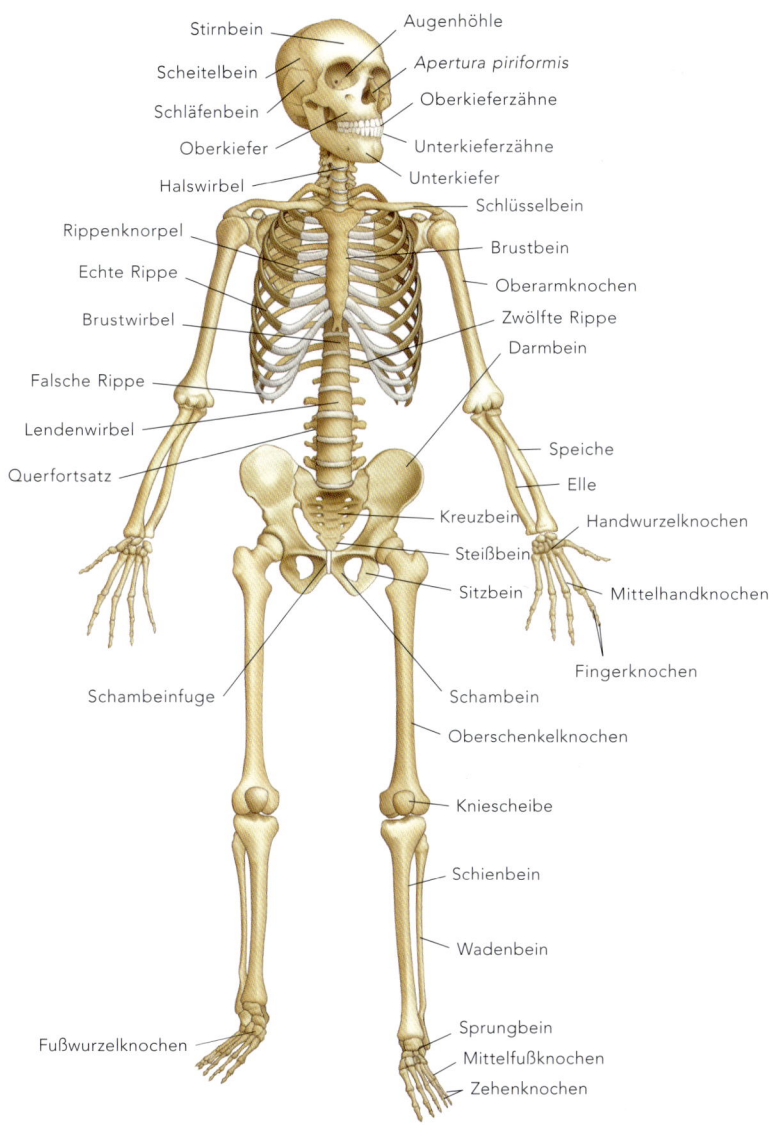

Stirnbein

Scheitelbein

Schläfenbein

Oberkiefer

Halswirbel

Rippenknorpel

Echte Rippe

Brustwirbel

Falsche Rippe

Lendenwirbel

Querfortsatz

Schambeinfuge

Fußwurzelknochen

Augenhöhle

Apertura piriformis

Oberkieferzähne

Unterkieferzähne

Unterkiefer

Schlüsselbein

Brustbein

Oberarmknochen

Zwölfte Rippe

Darmbein

Speiche

Elle

Handwurzelknochen

Kreuzbein

Steißbein

Sitzbein

Mittelhandknochen

Fingerknochen

Schambein

Oberschenkelknochen

Kniescheibe

Schienbein

Wadenbein

Sprungbein

Mittelfußknochen

Zehenknochen

Die Knochen der oberen Gliedmaßen

DIE OBEREN GLIEDMASSEN LASSEN SICH in zwei Bereiche unterteilen: den Schultergürtel, der die Gliedmaßen am Rumpf befestigt, und die eigentlichen oberen Gliedmaßen. Die Knochen des Schultergürtels sind das Schulterblatt und das Schlüsselbein. Ersteres ist nicht unmittelbar über ein Gelenk mit dem Axialskelett, jedoch über Muskelansätze mit dem Rumpf verbunden. Das Schlüsselbein bildet ein einziges Gelenk mit einem Teil des Axialskeletts – dem Handgriff des Brustbeins.

Der Arm wird unterteilt in Oberarm zwischen Schulter und Ellenbogen mit nur einem einzigen Knochen (Oberarmknochen) und Unterarm mit einem Knochenpaar (Speiche und Elle). Dazu kommt die Hand. Zu dieser gehören die acht Handwurzelknochen (Kahn-, Mond-, Dreiecks- und Erbsenbein in der proximalen, der Schulter näheren Reihe und großes Vieleckbein, Kopf- und Hakenbein in der distalen), die fünf Mittelhandknochen sowie die Fingerknochen – zwei beim Daumen (Grund- und Endglied) und drei (Grund-, Mittel- und Endglied) beim zweiten bis fünften Finger.

Die Speiche lässt sich teilweise um die Elle herum bewegen, sodass die Handfläche nach unten (Pronation) oder nach oben (Supination) zeigen kann. Die Fähigkeit des Menschen, seinen Daumen über die Handfläche zu beugen, ermöglicht ihm, die anderen Finger mit der Daumenkuppe zu berühren und präzise Griffe auszuführen. Weitere kleine Knochen sind in Sehnen zu finden. Aufgrund ihrer äußerlichen Ähnlichkeit mit Sesamkörnern werden sie als Sesambeine bezeichnet. Sie funktionieren als winzige Scheiben und verändern die Richtung des Sehnenzugs.

▶ **KNOCHEN DER OBEREN GLIEDMASSEN VON VORNE (LINKS) UND HINTEN (RECHTS)**

Die Knochen der oberen Gliedmaßen bestehen aus dem Schultergürtel (Schulterblatt und Schlüsselbein), dem Oberarmknochen als einzigem in diesem Abschnitt, zwei Knochen im Unterarm (Speiche und Elle), acht Knochen im Handgelenk (Handwurzelknochen), fünf Mittelhandknochen, zwei Fingerknochen im Daumen und drei im zweiten bis fünften Finger.

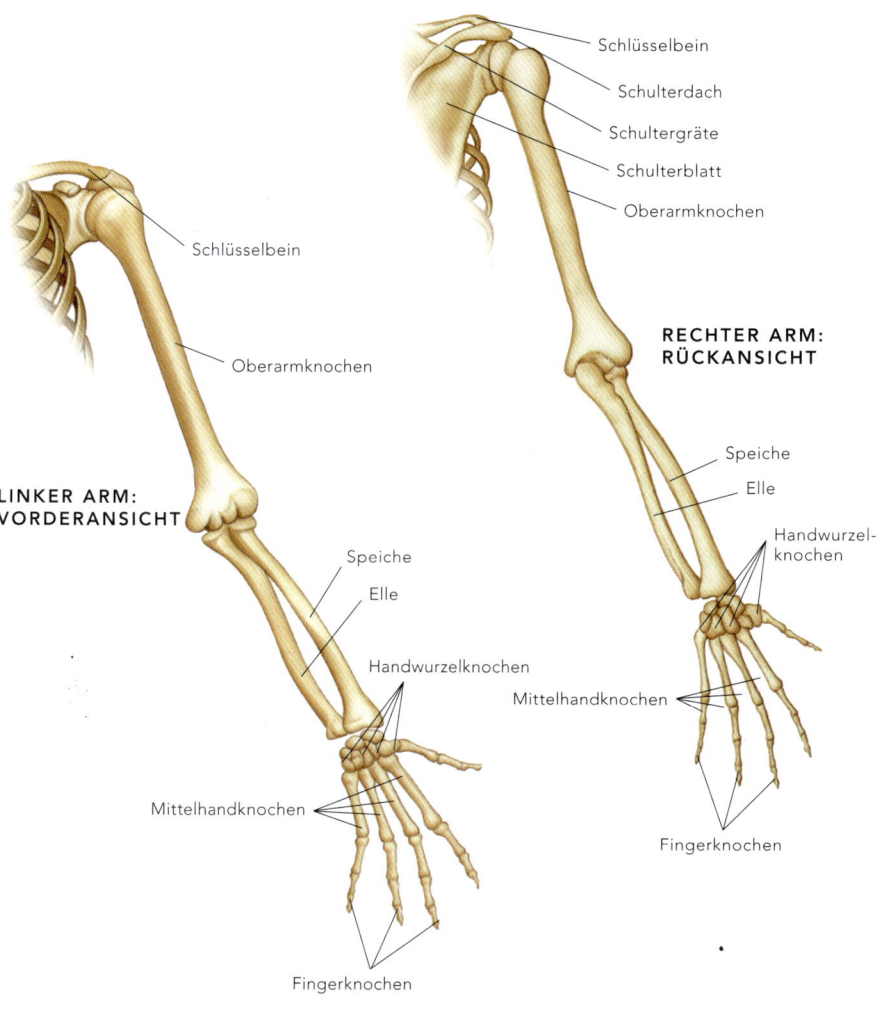

Schlüsselbein

Schulterdach

Schultergräte

Schulterblatt

Oberarmknochen

**RECHTER ARM:
RÜCKANSICHT**

Schlüsselbein

Oberarmknochen

**LINKER ARM:
VORDERANSICHT**

Speiche

Elle

Handwurzelknochen

Speiche

Elle

Handwurzel-
knochen

Mittelhandknochen

Mittelhandknochen

Fingerknochen

Fingerknochen

Die Knochen der unteren Gliedmaßen

DIE UNTEREN GLIEDMASSEN LASSEN sich in zwei Bereiche unterteilen: den Beckengürtel, wo die Beine mit dem Kreuzbein der Wirbelsäule verbunden sind, und die Beine selbst. Der Beckengürtel besteht aus drei Knochen (Darm-, Sitz- und Schambein), die am Hüftgelenk (Hüftgelenkpfanne) miteinander verschmolzen sind. Am Beckengürtel haben die Muskeln der unteren Gliedmaßen ihren Ursprung, und er schützt die Weichgewebe der Beckenhöhle (Harnblase, Rektum und Fortpflanzungsorgane).

Das Bein besteht aus Oberschenkel mit dem Oberschenkelknochen, Unterschenkel mit zwei Knochen, nämlich dem stabilen Schien- und dem dünnen Wadenbein, sowie Fuß. Zu Letzterem gehören im hinteren Bereich die sieben Fußwurzelknochen (Fersen-, Sprung-, Kahn-, Würfelbein, inneres, mittleres und äußeres Keilbein), weiter vorne die fünf Mittelfußknochen und ganz vorne die Zehenknochen mit Grundglied und Endglied für den großen oder ersten Zeh und drei Gliedern (Grund-, Mittel- und Endglied) für den zweiten bis fünften Zeh.

Ein weiterer Knochen befindet sich an der Vorderseite des Knies: die Kniescheibe. Sie ist in die Sehne des vierköpfigen Oberschenkelmuskels (Quadrizeps) eingebettet. Die Kniescheibe ist ein Sesambein, das die Zugrichtung des vierköpfigen Oberschenkelmuskels ändert, wenn das Knie gebeugt wird. Weitere Sesambeine sind in den Sehnen an der Basis des großen Zehs zu finden.

▶ **KNOCHEN DER UNTEREN GLIEDMASSEN VON HINTEN (LINKS) UND VON VORN (RECHTS)**

Zu den Knochen der unteren Gliedmaßen gehören der Beckengürtel (Hüftknochen), der Oberschenkelknochen, die zwei Knochen des Unterschenkels (Schien- und Wadenbein), die sieben Fußwurzelknochen von Ferse und Hinterfuß, die fünf Mittelfußknochen des Vorderfußes sowie zwei Zehenknochen im großen Zeh und je drei im zweiten bis fünften.

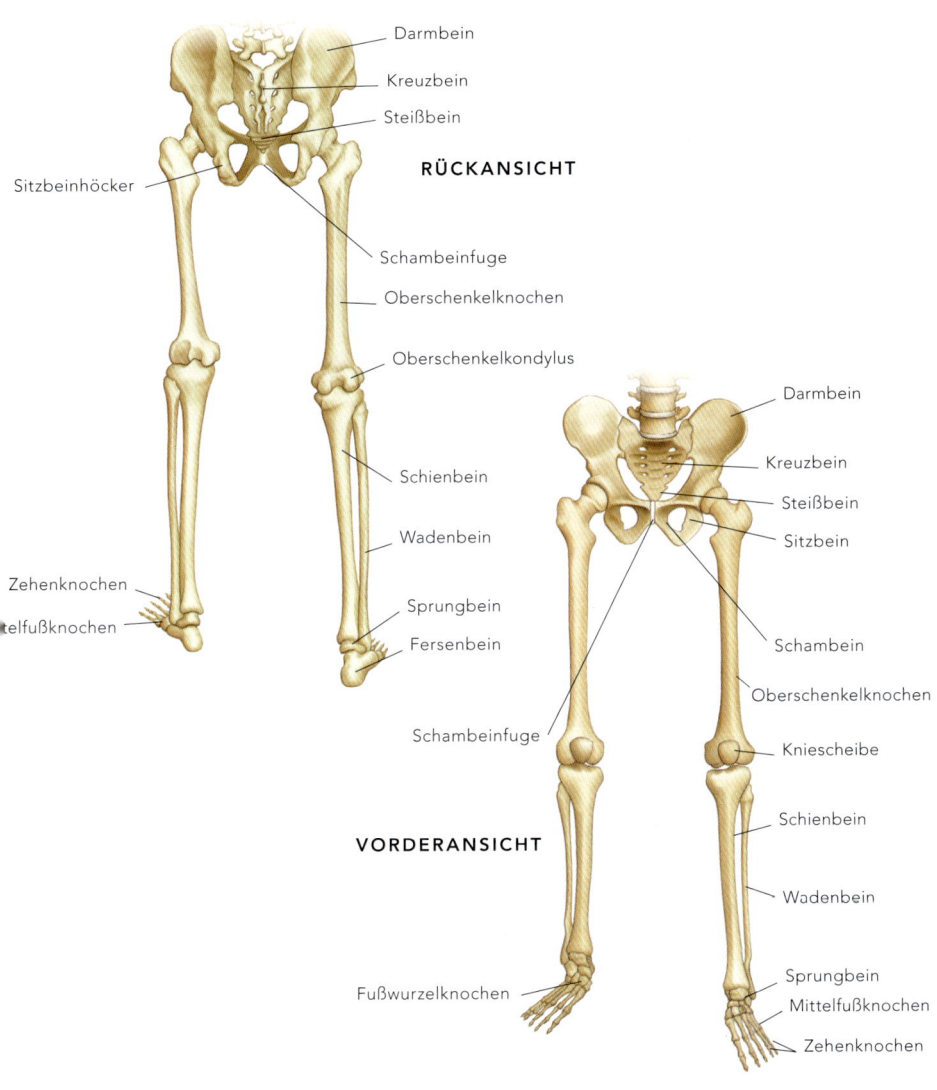

Darmbein

Kreuzbein

Steißbein

RÜCKANSICHT

Sitzbeinhöcker

Schambeinfuge

Oberschenkelknochen

Oberschenkelkondylus

Schienbein

Wadenbein

Zehenknochen

telfußknochen

Sprungbein

Fersenbein

Schambeinfuge

VORDERANSICHT

Fußwurzelknochen

Darmbein

Kreuzbein

Steißbein

Sitzbein

Schambein

Oberschenkelknochen

Kniescheibe

Schienbein

Wadenbein

Sprungbein

Mittelfußknochen

Zehenknochen

Gelenke

AN DEN GELENKEN TREFFEN ZWEI KNO-
chen aufeinander. Einige davon sind
unbeweglich, so die Fasergelenke (Su-
turen) der Schädelknochen oder die
Gomphose-Gelenke, die unsere Zähne
mit Ober- und Unterkiefer verbinden.
Eine weitere Gruppe sind die Faser-
knorpelgelenke (Symphysen), beste-
hend aus Fasergewebe und einer Knor-
pelscheibe. Ihre Beweglichkeit ist höher
als die der reinen Fasergelenke, aber
dennoch beschränkt. Musterbeispiele
sind die Bandscheiben der Wirbelsäule
und die Schambeinfuge zwischen den
beiden Schambeinen.

Die echten Gelenke, zu denen die
meisten beweglichen Gelenke gehören,
verfügen über eine mit Gelenkflüssigkeit gefüllte Gelenkgrube. Ihre
Knochenenden sind mit Hyalinknorpel überzogen, um die Reibung
der beiden Knochen gegeneinander
zu minimieren. Dazu umgeben eine
Gelenkmembran, die Gelenkflüssigkeit
produziert, sowie Kapselbänder zur
Verstärkung ein echtes Gelenk. Sein
Beweglichkeitsgrad ist abhängig von
einer Kombination aus Gelenkform,
Spannung in den anliegenden Bändern
und der Anbindung der umliegenden
Muskulatur.

▶ **ECHTE GELENKE**

Die echten Gelenke gliedern sich in
mehrere Typen: ebene Gelenke (wie bei
vielen Handwurzelknochen), Sattelgelenke
(wie zwischen der Basis des zum Daumen
gehörenden Mittelhandknochens und dem
großen Vieleckbein), Drehgelenke (z. B.
zwischen den Halswirbeln Atlas und Axis),
Eigelenke (wie zwischen dem Kahnbein
und der distalen Speiche), Scharniergelenke (z. B. der Ellenbogen), und Kugelgelenke (z. B. Schulter und Hüftgelenk).

Ebene Gelenke wie diejenigen
zwischen den Handwurzelknochen er-
möglichen gleitende Bewegungen der
Knochen, Scharniergelenke wie das
Ellenbogengelenk Beuge- und Streck-
bewegungen in einer Ebene; Zapfen-
oder Drehgelenke wie die paarigen
Ellen-Speichen-Gelenke sorgen für die
Rotation um die Längsachse der Extre-
mität, während Kondylengelenke, wie
sie an den Knöcheln vorkommen, oder
Ellipsoidgelenke wie diejenigen am
Handgelenk Bewegungen in zwei Ebe-
nen zulassen; schließlich ermöglichen
Kugelgelenke, z. B. Schulter- und
Hüftgelenke, die Bewegung in zwei
Ebenen mit ein wenig Drehung.

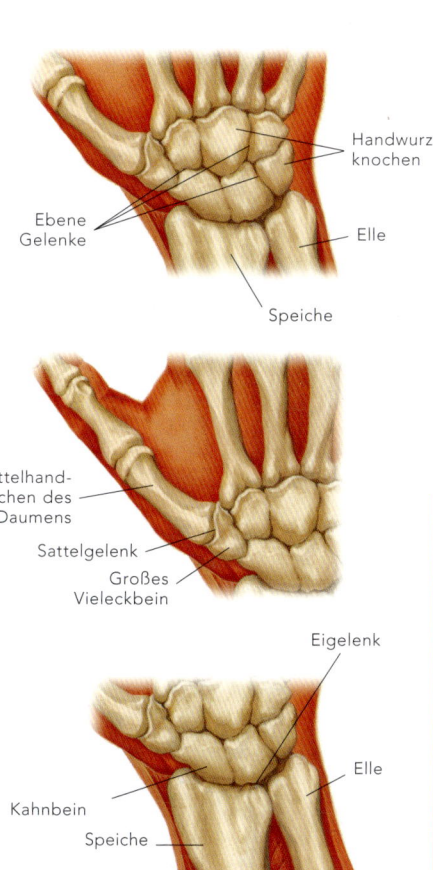

Handwurzel-
knochen

Ebene
Gelenke

Elle

Speiche

Mittelhand-
knochen des
Daumens

Sattelgelenk

Großes
Vieleckbein

Eigelenk

Elle

Kahnbein

Speiche

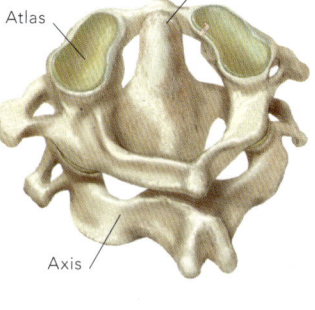

Atlas

Drehgelenk

Axis

ARTHRITIS

Bei der Arthritis handelt es sich um eine Gelenkentzündung, die in zahlreichen Formen auftritt. So betrifft die rheumatische Arthritis das Bindegewebe und zieht die Weichteile des Gelenks (Gelenkmembranen) in Mitleidenschaft. Die gleichfalls entzündliche Gicht wird hervorgerufen durch die Bildung von Harnsäurekristallen in den Weichteilen des Gelenks. Die Osteoarthritis oder Arthrose ist eine degenerative Erkrankung des Knorpels und Knochens im Gelenk als Folge lang andauernder Abnutzung. Ist das Gelenk infolge beschädigter Bänder und schwacher Muskeln instabil, führt dies oft zu einer zusätzlichen Verschlechterung.

Gelenke *(Fortsetzung)*

EBENES GELENK

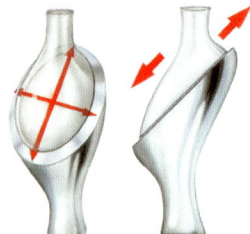

Ermöglicht die Gleitbewegung in einer Ebene, z. B. bei den Mittelhand- und Mittelfuß-knochen

SCHARNIERGELENK

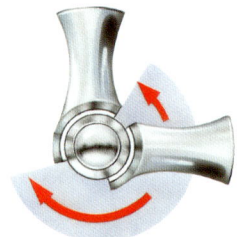

Ermöglicht Rotation um eine einzige Achse, sodass ein Knochen einen Bogen zieht, z. B. beim Ellenbogen-gelenk

DREHGELENK

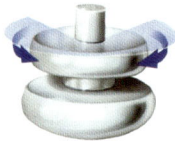

Ermöglicht Drehung um eine Achse wie beim Atlantoaxialge-lenk zwischen dem ersten und zweiten Halswirbel

SATTELGELENK

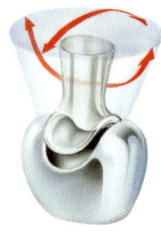

Ermöglicht Bewegung in zwei Ebenen im rechten Winkel zueinander, verhindert jedoch Drehung um die Schaft-achse, z. B. beim Gelenk zwischen der Basis des ersten Mittelhandkno-chens und dem großen Vieleckbein

KUGELGELENK

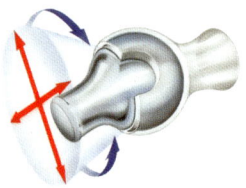

Ermöglicht freie Bewegung in zwei Ebe-nen und Drehung um die Schaftachse, z. B. im Schulter- oder Hüftgelenk

EIGELENK

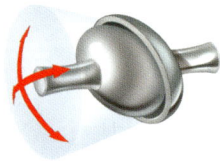

Ermöglicht Bewegung in zwei Ebenen im rechten Winkel zueinander, verhindert jedoch die Rotation um die Schaftachse, z. B. bei Kahnbein und distaler Speiche

KUGEL- UND SCHARNIER-GELENKE

Das Hüftgelenk ist ein mechanisch hochstabiles Gelenk, denn seine Gelenkflächen sind gut verbunden, die zum Gelenk gehörigen Muskeln kräftig, und der Oberschenkelkopf ist über ein Band gut an der Hüftgelenkpfanne befestigt.

Hauptbestandteile des Scharniergelenks am Ellenbogen sind die Trochlea-Vertiefung der proximalen Elle und die Trochlea des distalen Oberarmknochens. Das Ellenbogengelenk ermöglicht der Elle, einen Bogen zu beschreiben (Beugung und Streckung). Auch die Speiche bildet ein Gelenk mit dem Oberarmknochen, aber das Speichen-Oberarmknochen-Gelenk wäre ohne das Ellen-Oberarmknochen-Gelenk sehr instabil.

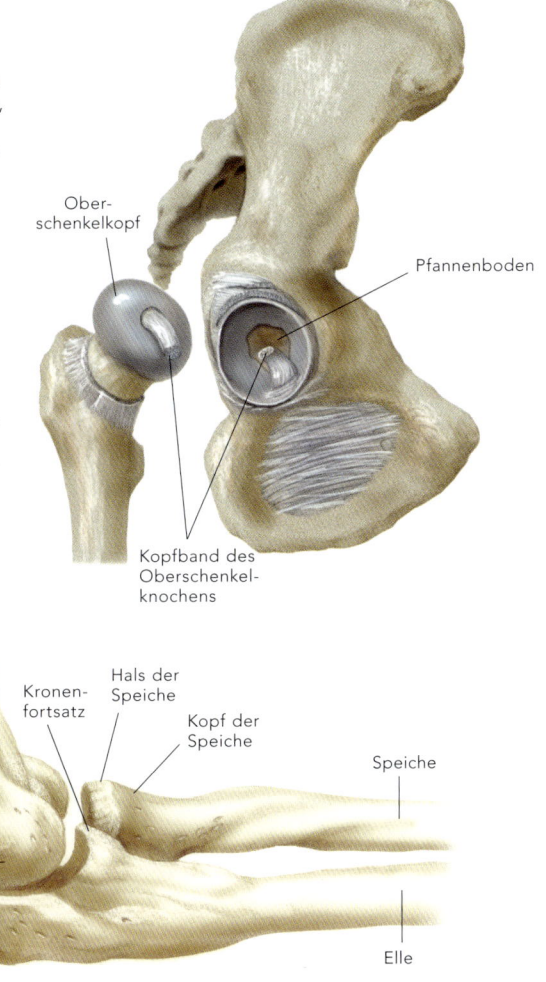

Oberschenkelkopf

Pfannenboden

Kopfband des Oberschenkelknochens

Oberarmknochen

Kronenfortsatz

Hals der Speiche

Kopf der Speiche

Speiche

Mittlerer Epikondylus

Trochlea (des Oberarmknochens)

Hakenfortsatz

Elle

Die willkürliche Muskulatur

DIE WILLKÜRLICHEN ODER SKELETT-Muskeln sind meist durch Sehnen an mindestens einem Punkt mit dem Skelett verbunden. Sie stehen im Gegensatz zu Herzmuskel und glatter Muskulatur, die beide nicht willkürlich kontrolliert werden und im Herzen (Herzmuskel) bzw. im Darm, der Wand der Harnblase und den Wänden der Atemwege (glatter Muskel) zu finden sind. Es gibt etwa 700 willkürliche Muskeln in unserem Körper. Einige davon sind sehr klein, weiß oder rosa und funktionieren durch schnelles Zucken. Ein Beispiel hierfür sind die Muskeln, die die Augäpfel bewegen. Andere, z. B. die Stützmuskulatur der hinteren Bauchwand mit dem quadratischen Lendenmuskel, sind groß, dunkelrot und können fortlaufend kontrahieren.

Die Namen der Muskeln im Deutschen und/oder Lateinischen geben oft Auskunft über ihre Art. Muskeln, die ein Gelenk beugen, werden Beuger (Flexoren) genannt, jene, die ein Gelenk strecken, dagegen als Strecker (Extensoren) bezeichnet. So heißen die Muskeln, die die Finger beugen, tiefer (*musculus flexor digitorum profundus*) und oberflächlicher Fingerbeuger (*musculus flexor digitorum superficialis*). Einige Muskeln sind auch nach der Anzahl und Position ihrer Köpfe benannt. Dazu gehören der dreiköpfige Oberarmmuskel (*musculus triceps brachii*), der zweiköpfige Oberarmmuskel (*musculus biceps brachii*), der vierköpfige Oberschenkelmuskel (*musculus quadriceps femoris*) und der dreiköpfige Wadenmuskel (*musculus triceps surae*).

Andere werden nach ihrer Funktion benannt. Der Trompetermuskel (auch Wangenmuskel, *musculus buccinator*) heißt so, weil er die Luft aus dem Mund bläst, und der *Musculus sphincter ani externus* ist der Muskel, der den Analkanal zudrückt. Der Lachmuskel (*musculus risorius*) des Gesichts zieht die Mundwinkel nach hinten.

▸ **WILLKÜRLICHE MUSKULATUR**
Die willkürlichen Muskeln sind meist an mindestens einem Punkt mit dem Skelett verbunden und werden willkürlich gesteuert. Unter dem Mikroskop sehen sie aufgrund der regulären Anordnung kontraktiler Proteine in ihrem Zellplasma gestreift aus. Meist sind sie von Faszialscheiden umschlossen, die den Spannungsaufbau unterstützen und ein übermäßiges Anschwellen während der Kontraktion verhindern.

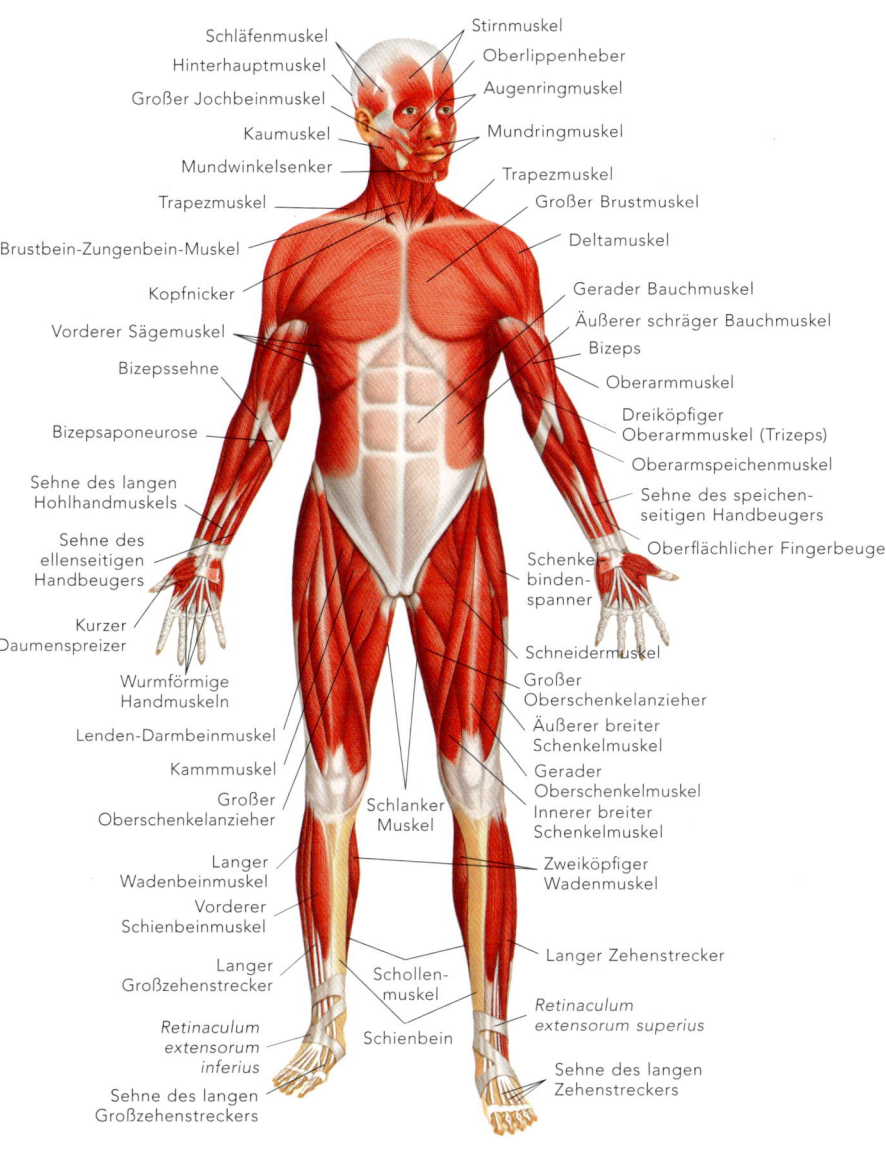

Schläfenmuskel
Hinterhauptmuskel
Großer Jochbeinmuskel
Kaumuskel
Mundwinkelsenker
Trapezmuskel
Brustbein-Zungenbein-Muskel
Kopfnicker
Vorderer Sägemuskel
Bizepssehne
Bizepsaponeurose
Sehne des langen
Hohlhandmuskels
Sehne des
ellenseitigen
Handbeugers
Kurzer
Daumenspreizer
Wurmförmige
Handmuskeln
Lenden-Darmbeinmuskel
Kammmuskel
Großer
Oberschenkelanzieher
Langer
Wadenbeinmuskel
Vorderer
Schienbeinmuskel
Langer
Großzehenstrecker
*Retinaculum
extensorum
inferius*
Sehne des langen
Großzehenstreckers

Stirnmuskel
Oberlippenheber
Augenringmuskel
Mundringmuskel
Trapezmuskel
Großer Brustmuskel
Deltamuskel
Gerader Bauchmuskel
Äußerer schräger Bauchmuskel
Bizeps
Oberarmmuskel
Dreiköpfiger
Oberarmmuskel (Trizeps)
Oberarmspeichenmuskel
Sehne des speichen-
seitigen Handbeugers
Oberflächlicher Fingerbeuger
Schenkel
binden-
spanner
Schneidermuskel
Großer
Oberschenkelanzieher
Äußerer breiter
Schenkelmuskel
Gerader
Oberschenkelmuskel
Innerer breiter
Schenkelmuskel
Zweiköpfiger
Wadenmuskel
Langer Zehenstrecker
*Retinaculum
extensorum superius*
Sehne des langen
Zehenstreckers

Schlanker
Muskel

Schollen-
muskel

Schienbein

Die Muskulatur von Kopf und Hals

ZUR KOPF- UND HALSMUSKULATUR GE-hören die Gesichtsmuskeln, die die Gesichtshaut bewegen, die extraokulären Muskeln, die die Augen bewegen, die Kaumuskeln und die Halsmuskeln.

Die Gesichtsmuskeln haben ihren Ursprung auf den Schädelknochen und strahlen in die Gesichtshaut ein. Sie sind wichtig für die nonverbale Kommunikation und zum Schutz von Augen und Mund. Einige Gesichtsmuskeln wie der Augen- und der Mundringmuskel befinden sich rund um die entsprechenden Köperöffnungen herum, doch die meisten haben ihren Ansatz rund um den Mund und sind für unsere vielfältigen Gesichtsausdrücke verantwortlich.

Die extraokulären Muskeln bestehen aus vier Muskeln auf allen vier Seiten des Augapfels (den geraden Muskeln) und den quer verlaufenden Muskeln, die ihn drehen. Die Kaumuskeln, z. B. der Masseter und der Schläfenmuskel, verbinden den Unterkiefer mit dem Schädel und ziehen während des Kauvorgangs die Zähne des Unterkiefers zu denen des Oberkiefers.

Die Halsmuskeln vor der Wirbelsäule (prävertebrale Muskeln) neigen den Hals nach vorne, diejenigen hinter der Wirbelsäule (postvertebrale Muskeln) entsprechend nach hinten und dehnen ihn. Die Kopfnicker sind an der Seite des Halses hervorstehende Muskeln, die den Kopf auf dem Hals im Gleichgewicht behalten.

▶ **MUSKELGRUPPEN IN KOPF UND HALS**

Die Muskeln von Kopf und Hals können in Gruppen gegliedert werden, die jeweils eigene Funktionen haben. Bewegung der Gesichtshaut: Gesichtsmuskeln wie der Augenringmuskel, der große und kleine Jochbeinmuskel; Kauen: Kaumuskeln wie der Masseter oder der Schläfenmuskel; Muskeln, die den Kopf stützen und bewegen: z. B. der Kopfnicker und der Trapezmuskel. Die Gesichtsmuskulatur wird von den Ästen des Gesichtsnervs versorgt, die aus der Ohrspeicheldrüse austreten.

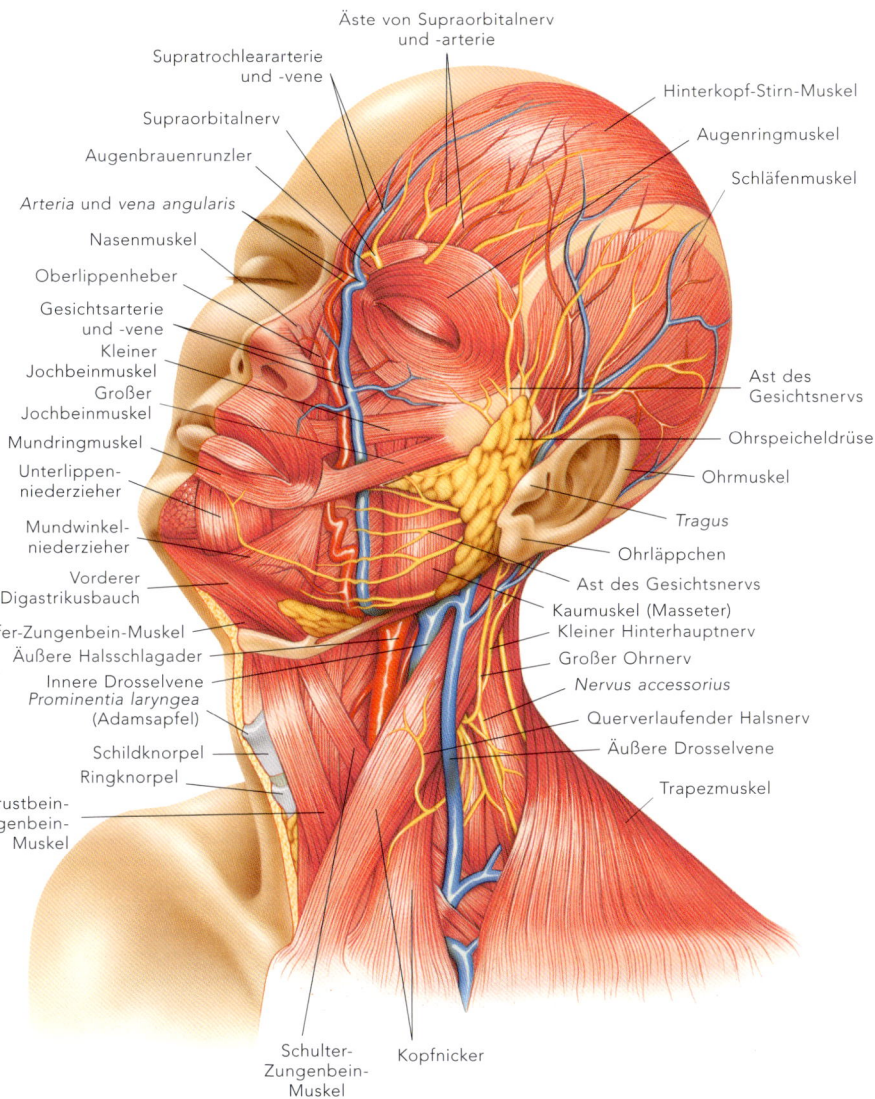

Äste von Supraorbitalnerv und -arterie

Supratrochleararterie und -vene

Supraorbitalnerv

Augenbrauenrunzler

Arteria und vena angularis

Nasenmuskel

Oberlippenheber

Gesichtsarterie und -vene

Kleiner Jochbeinmuskel

Großer Jochbeinmuskel

Mundringmuskel

Unterlippen- niederzieher

Mundwinkel- niederzieher

Vorderer Digastrikusbauch

...efer-Zungenbein-Muskel

Äußere Halsschlagader

Innere Drosselvene

Prominentia laryngea (Adamsapfel)

Schildknorpel

Ringknorpel

Brustbein- ...ngenbein- Muskel

Hinterkopf-Stirn-Muskel

Augenringmuskel

Schläfenmuskel

Ast des Gesichtsnervs

Ohrspeicheldrüse

Ohrmuskel

Tragus

Ohrläppchen

Ast des Gesichtsnervs

Kaumuskel (Masseter)

Kleiner Hinterhauptnerv

Großer Ohrnerv

Nervus accessorius

Querverlaufender Halsnerv

Äußere Drosselvene

Trapezmuskel

Schulter- Zungenbein- Muskel

Kopfnicker

Die Rumpfmuskulatur

ZUR RUMPFMUSKULATUR GEHÖREN DIE Muskeln der Brust- und Bauchwand, des Zwerchfells und des Beckenbodens sowie die Rückenmuskulatur. Die Zwischenrippenmuskeln der Brustwand spielen eine Rolle beim Ein- und Ausatmen der Luft. Die Muskulatur der anterolateralen Bauchwand besteht aus dem geraden Bauchmuskel an der Vorderseite und drei Schichten von Seitenmuskeln (von außen nach innen: äußerer und innerer schräger Bauchmuskel sowie querverlaufender Bauchmuskel).

Die Bauchmuskeln bewegen den Rumpf und schützen die Bauchorgane vor Verletzungen. Beim forcierten Ausatmen, wenn etwas aus Bauch und Becken ausgestoßen werden soll, so beim Stuhlgang oder beim Geburtsvorgang, und auch zur Stützung der Wirbelsäule während der Beugung des Rumpfes sorgen sie für einen erhöhten Abdominaldruck.

Das zwischen der Brust- und der Bauchhöhle liegende Zwerchfell ist der für die Lungenventilation wichtigste Muskel. Wenn er sich zusammenzieht, senkt sich das Zwerchfell, das Volumen der Brusthöhle steigt an und Luft strömt in die Lungen. Der Beckenboden stützt die Beckenorgane (Rektum, Gebärmutter und Harnblase bei der Frau bzw. Rektum, Prostata und Harnblase beim Mann). Er ist auch wichtig für die Kontrolle der Entleerung von Harnblase (Miktion) und Darm.

Die Rückenmuskel-Gruppen vor der Wirbelsäule (prävertebrale Muskeln) sind für die Beugung der Wirbelsäule, diejenigen hinter der Wirbelsäule (postvertebrale Muskeln wie der Rückenstrecker) für die Streckung des Rumpfes verantwortlich.

▶ **ANORDNUNG DER RUMPF-MUSKULATUR**

Die Rumpfmuskeln sind wie folgt angeordnet: in der Rumpfwand die Zwischenrippen- und Bauchwandmuskeln, zwischen Brust- und Bauchhöhle das Zwerchfell, das die beiden voneinander trennt, und am Ausgang aus der Bauchhöhle der Beckenboden. Die Muskeln der Wirbelsäule bewirken die Beugung, Streckung und Drehung des Rumpfes und stützen ihn beim Bücken.

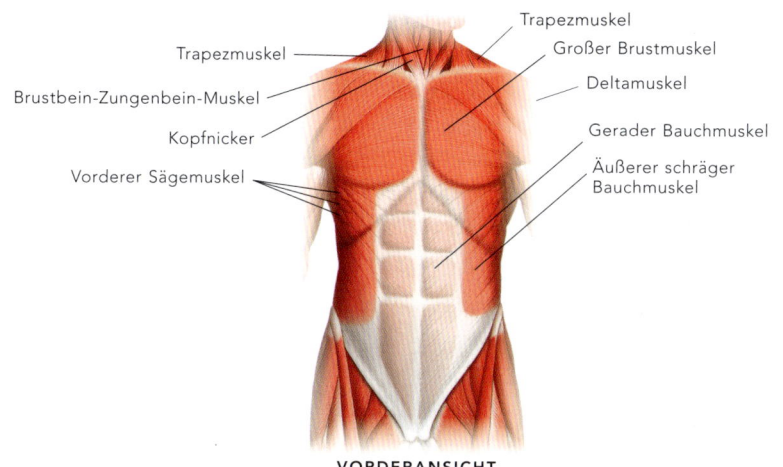

Trapezmuskel

Trapezmuskel

Großer Brustmuskel

Brustbein-Zungenbein-Muskel

Deltamuskel

Kopfnicker

Gerader Bauchmuskel

Vorderer Sägemuskel

Äußerer schräger Bauchmuskel

VORDERANSICHT

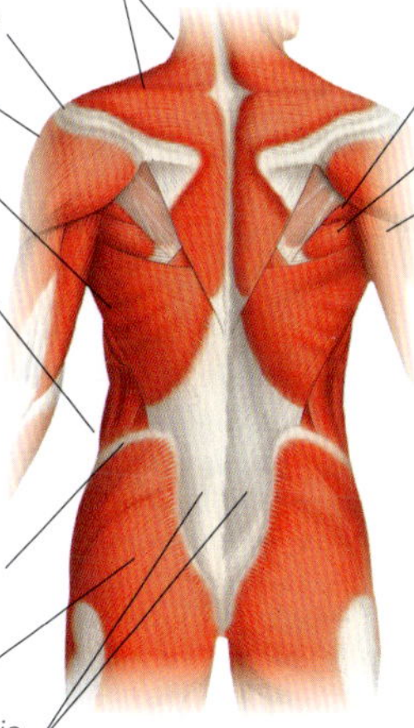

Trapezmuskel

Schultergräte

Deltamuskel

Großer Rückenmuskel

Äußerer schräger Bauchmuskel

Kleiner Rundmuskel

Großer Rundmuskel

Dreiköpfiger Oberarmmuskel (Trizeps)

Großer Brustmuskel

Vorderer Sägemuskel

Äußerer schräger Bauchmuskel

Großer Rückenmuskel

Darmbeinkamm

Großer Gesäßmuskel

Schneidermuskel

Fascia thoracolumbalis **RÜCKANSICHT**

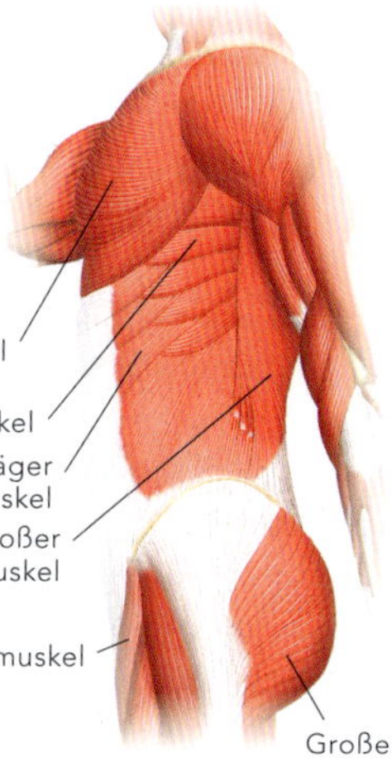

SEITENANSICHT

Großer Gesäßmuskel

Die Muskulatur der oberen Gliedmaßen

ZU DEN MUSKELN DER OBEREN GLIED-maßen zählen zuoberst die Schulter-muskeln, die das Schulterblatt mit dem Rumpf verbinden (vorderer Sägemus-kel, großer und kleiner Rautenmus-kel und Schulterblattheber) oder im oberen Bereich des Oberarmknochens ansetzen (großer Brustmuskel, Delta-muskel, großer Rundmuskel, großer Rückenmuskel sowie die Rotatoren-manschette, mit Obergräten- und Un-tergrätenmuskel, kleinem Rundmuskel und Unterschulterblattmuskel).

Die Oberarmmuskulatur lässt sich in die Beugemuskeln (Bizeps und Oberarmmuskel) an der Vorderseite und den Streckmuskel des Ellenbogens (Trizeps) auf der Rückseite einteilen. Die Unterarmmuskeln sind für die Drehung des Radius um die Elle (z. B. runder Einwärtsdreher und Supinator), Beugung oder Streckung des Handgelenks (z. B. speichenseitiger und ellenseitiger Handbeuger, spei-chenseitiger und ellenseitiger Hand-strecker) oder die Bewegung der Finger (z. B. oberflächlicher und tiefliegender Fingerbeuger, langer Daumenbeuger und Fingerstrecker) verantwortlich.

Die Muskeln der Hand liegen im fleischigen Daumenballen an der Dau-menbasis (kurzer Beuger, Gegensteller und Abspreizer des Daumens) oder im Kleinfingerballen an der Basis des klei-nen Fingers (Beuger, Gegensteller und Abspreizer des kleinen Fingers). Einige Muskeln finden wir auch zwischen den Mittelhandknochen (Zwischen-knochen- und wurmförmige Hand-muskeln). Die Zwischenknochenmus-keln trennen die Finger voneinander oder führen sie zusammen, während die wurmförmigen Handmuskeln bei gestrecktem Handgelenk die Beugung der Knöchel unterstützen. Dies ist zum Beispiel wichtig beim Einfädeln eines Nähfadens in eine Nadel.

▶ **MUSKELN DER ARME VON VORN UND HINTEN**

Die Muskeln der oberen Gliedmaßen werden in Schulter-, Oberarm-, Unterarm- und Handmuskeln unterteilt. Die kraftvollen Bewegungen der Finger werden von den Muskeln des Unterarms erzeugt, deren Sehnen durch die Hand zu den Fingern verlaufen. Für präzise Bewegungen dienen die intrinsischen Muskeln der Hand im Daumenballen, Kleinfingerballen und der Hohlhand.

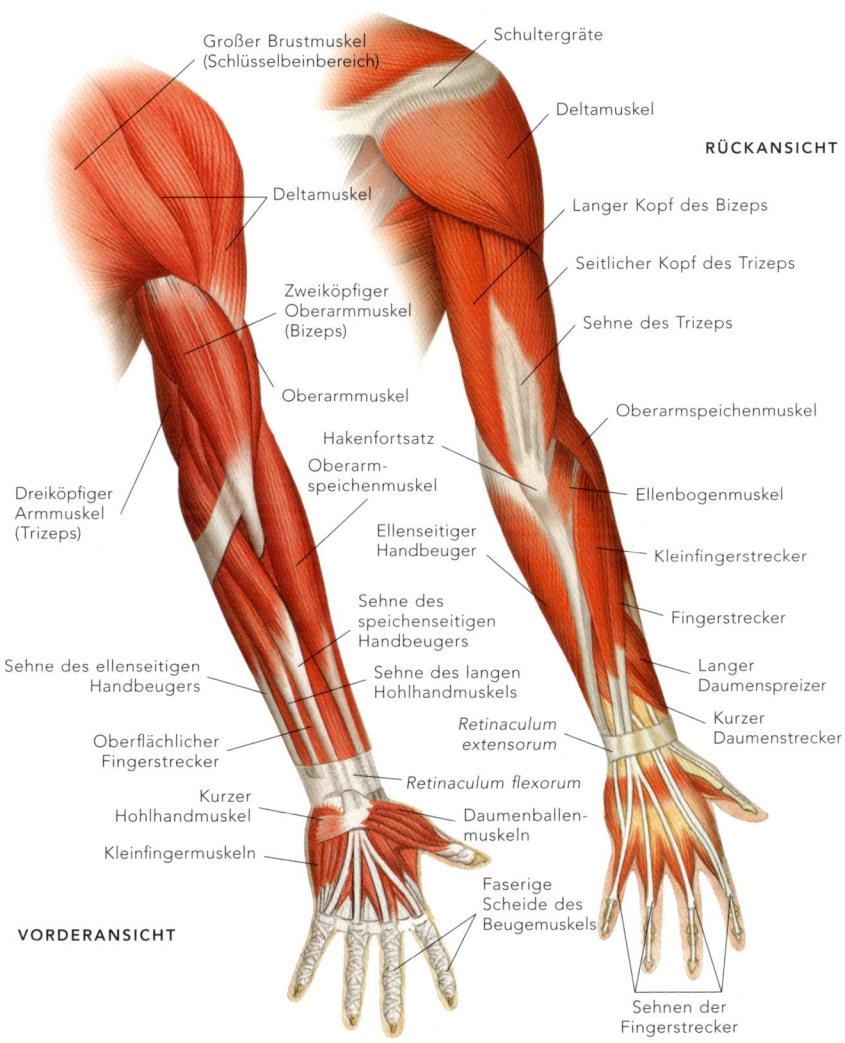

Großer Brustmuskel
(Schlüsselbeinbereich)

Schultergräte

Deltamuskel

Deltamuskel

Langer Kopf des Bizeps

Zweiköpfiger
Oberarmmuskel
(Bizeps)

Seitlicher Kopf des Trizeps

Sehne des Trizeps

Oberarmmuskel

Oberarmspeichenmuskel

Hakenfortsatz

Oberarm-
speichenmuskel

Ellenbogenmuskel

Dreiköpfiger
Armmuskel
(Trizeps)

Ellenseitiger
Handbeuger

Kleinfingerstrecker

Sehne des
speichenseitigen
Handbeugers

Fingerstrecker

Sehne des ellenseitigen
Handbeugers

Sehne des langen
Hohlhandmuskels

Langer
Daumenspreizer

Oberflächlicher
Fingerstrecker

*Retinaculum
extensorum*

Kurzer
Daumenstrecker

Kurzer
Hohlhandmuskel

Retinaculum flexorum

Daumenballen-
muskeln

Kleinfingermuskeln

Faserige
Scheide des
Beugemuskels

VORDERANSICHT

Sehnen der
Fingerstrecker

Die Muskulatur der unteren Gliedmaßen

DIE MUSKULATUR DER UNTEREN GLIEDmaßen gliedert sich in Gesäß-, Oberschenkel-, Unterschenkel- und Fußmuskeln. Der große Gesäßmuskel streckt den Oberschenkel beim Treppensteigen, während der mittlere und kleine die Hüfte stützen, wenn das jeweils andere Bein beim Gehen nach vorne geschwungen wird.

Die Oberschenkelmuskulatur kann in drei Bereiche unterteilt werden. Der große vierköpfige Oberschenkelmuskel (Quadrizeps) im vorderen Bereich, der aus dem geraden, inneren, äußeren und mittleren Schenkelmuskel besteht, streckt das Knie. Die Adduktoren (schlanker Muskel, großer, kurzer und langer Oberschenkelanzieher) im medialen Bereich bewegen den Oberschenkelknochen zur Körpermitte hin. Und im hinteren Bereich des Oberschenkels finden wir eine Gruppe aus Halbsehnenmuskeln, halbmembranösem Muskel und zweiköpfigem Oberschenkelmuskel, die für Streckung der Hüfte und Beugung des Knies sorgen.

Der Unterschenkel ist in einen hinteren, vorderen und lateralen Bereich unterteilt. Im hinteren finden wir den zweiköpfigen Wadenmuskel und den Schollenmuskel, die den Fuß im Sprunggelenk in Richtung Sohle beugen (Plantarflexion), sowie die langen Zehenbeuger. Der vordere Bereich enthält Muskeln, die die Zehen strecken und für die Dorsalflexion des Fußes (großer Zeh nach oben) sorgen, der laterale die Wadenmuskeln (langer, kurzer und dritter Wadenbeinmuskel), die den Fuß nach außen biegen (Eversion). Die Fußmuskulatur besteht aus vier Schichten und bewegt die Zehen.

▶ **DIE MUSKULATUR DER BEINE VON VORN UND HINTEN**
Die Oberschenkel- und Beinmuskeln sind groß und kräftig. Die aus vier Schichten bestehenden Fußmuskeln ermöglichen keine so feinmotorische Steuerung wie die der Hand.

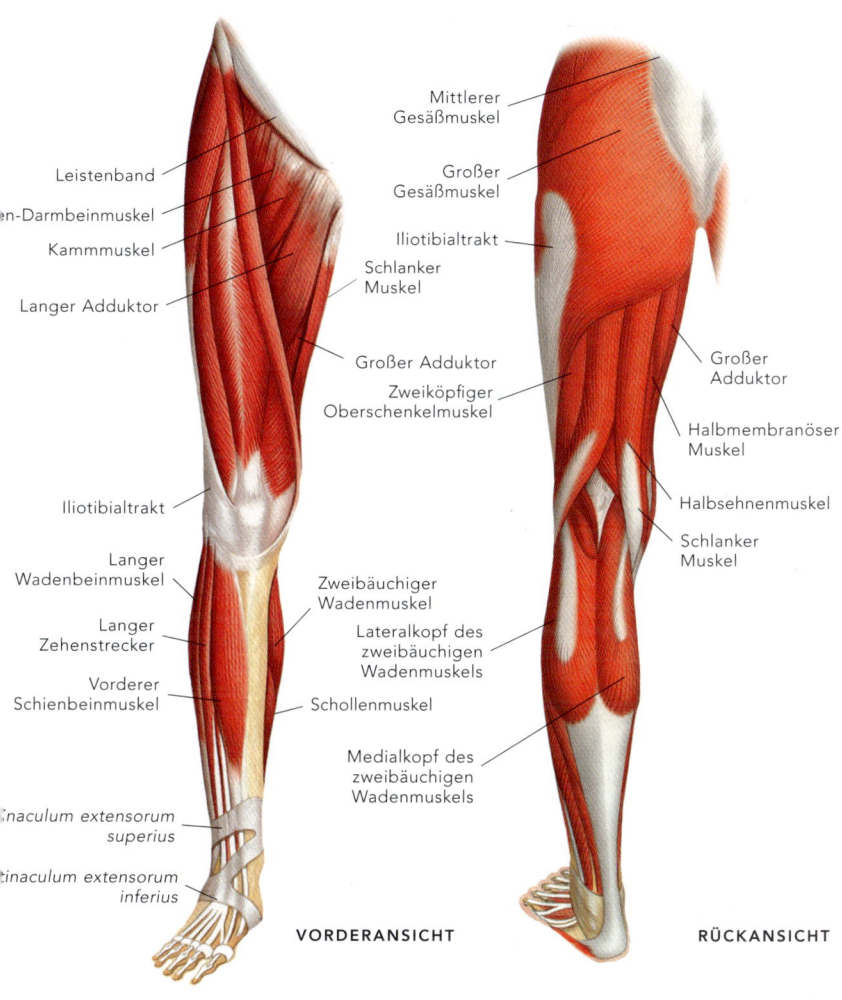

Mittlerer
Gesäßmuskel

Leistenband

en-Darmbeinmuskel

Kammmuskel

Langer Adduktor

Großer
Gesäßmuskel

Iliotibialtrakt

Schlanker
Muskel

Großer Adduktor

Zweiköpfiger
Oberschenkelmuskel

Großer
Adduktor

Halbmembranöser
Muskel

Iliotibialtrakt

Langer
Wadenbeinmuskel

Langer
Zehenstrecker

Vorderer
Schienbeinmuskel

Halbsehnenmuskel

Schlanker
Muskel

Zweibäuchiger
Wadenmuskel

Lateralkopf des
zweibäuchigen
Wadenmuskels

Schollenmuskel

Medialkopf des
zweibäuchigen
Wadenmuskels

*inaculum extensorum
superius*

*tinaculum extensorum
inferius*

VORDERANSICHT

RÜCKANSICHT

Motorische Endplatten

DIE MOTORISCHE (NEUROMUSKULÄRE) Endplatte ist die Stelle, an der das Motoneuronaxon Kontakt zur Muskelfaser herstellt, die es innerviert. Es verfügt an seinem Ende über eine Schwellung, das Endknöpfchen, das mit dem Neurotransmitter Acetylcholin (ACh) gefüllte Synapsenbläschen enthält.

Erreicht ein Aktionspotenzial das Endknöpfchen, bewegen sich die Synapsenbläschen zur Axonmembran, und Acetylcholinmoleküle werden in den Zwischenraum (den synaptischen Spalt) zwischen den Endknöpfchen und dem Sarkolemm (der Muskelmembran) freigesetzt. Diese Moleküle docken an die ACh-Rezeptoren (ligandengesteuerte Natriumionenkanäle) an, und zwar an einem speziellen Bereich des Sarkolemms, der motorischen Endplatte. Durch dieses Andocken werden Natriumkanäle aktiviert, sodass Natriumionen in die Zelle eindringen und eine lokale Depolarisierung des Sarkolemms (Endplattenpotenzial) unterhalb der motorischen Endplatte bewirken können.

Gewöhnlich müssen mehrere Endplattenpotenziale erzeugt werden, bevor es zu einer wirksamen Muskelkontraktion kommt. Da im synaptischen Spalt das Enzym Acetylcholinesterase die ACh-Moleküle abbaut, muss das Motoraxon unablässig Signale senden, um mehr ACh freizusetzen und damit die Muskelkontraktion aufrechtzuerhalten.

Botulinumtoxin bindet sich unumkehrbar an die Endknöpfchen der Motoneuronen und blockiert die Freisetzung von ACh aus den Synapsenbläschen. Deshalb kann es in sehr geringen Mengen zur Linderung chronischer Muskelkrämpfe eingesetzt werden. Nervengase und einige Insektizide blockieren das Enzym Acetylcholinesterase, sodass die neuromuskuläre Endplatte mit ACh überflutet wird. Die Folge sind Muskelzuckungen.

▶ **AUFBAU DER MOTORISCHEN ENDPLATTE**

Die motorische Endplatte besteht aus dem Endknöpfchen der Nervenzelle und einem Membranabschnitt des sich zusammenziehenden Muskels. Acetylcholin-Pakete (ACh) in den Synapsenbläschen werden in den synaptischen Spalt zwischen den beiden Membranen freigesetzt. Die ACh-Moleküle docken an die Rezeptoren in der Muskelmembran an, bewirken die Öffnung von Natriumkanälen und erzeugen so im Muskel ein Endplattenpotenzial.

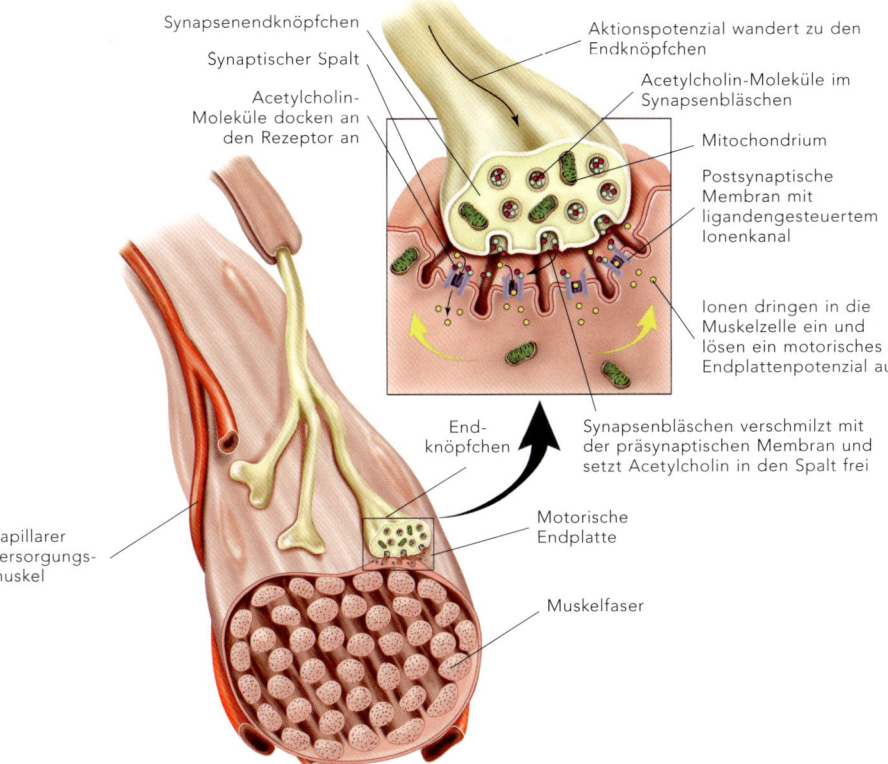

Synapsenendknöpfchen

Synaptischer Spalt

Acetylcholin-Moleküle docken an den Rezeptor an

Aktionspotenzial wandert zu den Endknöpfchen

Acetylcholin-Moleküle im Synapsenbläschen

Mitochondrium

Postsynaptische Membran mit ligandengesteuertem Ionenkanal

Ionen dringen in die Muskelzelle ein und lösen ein motorisches Endplattenpotenzial aus

End-knöpfchen

Synapsenbläschen verschmilzt mit der präsynaptischen Membran und setzt Acetylcholin in den Spalt frei

Kapillarer Versorgungs-muskel

Motorische Endplatte

Muskelfaser

MYASTHENIA GRAVIS

Myasthenia gravis ist eine Autoimmunerkrankung, bei der der Körper die ACh-Rezeptoren in der neuromuskulären Endplatte angreift. Zu den Symptomen gehört eine generelle Muskelschwäche, die besonders Augen, Arme, Kopf und Brust betrifft. Die Erkrankung tritt häufiger bei Frauen als bei Männern auf, und der Ausbruch erfolgt auch deutlich früher bei Frauen. Eine Behandlung erfolgt mit Acetylcholinesterase-Hemmern wie Neostigmin, um mehr ACh in der neuromuskulären Endplatte verfügbar zu machen.

Aufbau der Muskulatur

DIE SKELETTMUSKELN BESTEHEN AUS langen Muskelfaserzellen, die die kontraktilen Proteine Aktin und Myosin enthalten. Das Sarkolemm, die Zellmembran der Muskelzelle, umgibt das Sarkoplasma mit den Myofibrillen (Muskelproteinbündeln). Dabei reichen röhrenartige Einfaltungen im Sarkolemm, die Transversaltubuli (T-Tubuli), bis tief in das Innere der Zelle und umhüllen jede einzelne Myofibrille. Die Muskelzellen haben multiple Kerne an ihrer Peripherie. Innerhalb der Zelle existiert ein System von Tubuli, das sogenannte sarkoplasmatische Retikulum. Dabei handelt es sich um ein abgewandeltes glattes endoplasmatisches Retikulum, das dazu dient, Calciumionen zu speichern und diese auf die kontraktilen Proteine freizusetzen, wenn die Muskelkontraktion in Gang gesetzt wird (S. 174 f.).

Das gestreifte Erscheinungsbild der Skelettmuskulatur ist auf die reguläre Organisation kontraktiler Proteine in Funktionseinheiten (Sarkomeren) zurückzuführen. Die beiden Hauptfilamenttypen der Sarkomere sind dicke Filamente aus Myosin und dünne aus Aktin. Dazu kommen Regulatorproteine (Troponin und Tropomyosin)

sowie elastische Filamente, die mit für die mechanische Energiespeicherung verantwortlich sind. Die Kontraktion beruht auf der vorübergehenden Bindung der Köpfe der Myosin-Proteine in den dicken Filamenten an die Aktin-Filamente und der damit verbundenen Verlagerung der dicken Filamente in Bezug auf die dünnen (Mechanismus der gleitenden Filamente während der Muskelkontraktion).

MUSKELDYSTROPHIE

Muskeldystrophie ist eine genetische Erkrankung, bei der Defekte in den Muskelproteinen zum Absterben von Muskelzellen führen. Einige Typen wie das Duchenne- und Becker-Syndrom werden von einer Mutation auf dem X-Chromosom verursacht und betreffen deshalb vornehmlich Jungen – sie besitzen nur ein X-Chromosom, während bei Mädchen mit defektem Gen das zweite X-Chromosom ein funktionierendes Gen aufweisen kann. Die meisten Jungen mit Muskeldystrophie vom Typ Duchenne sind schon in der Pubertät nicht mehr in der Lage zu laufen und sterben oft noch vor dem 45. Lebensjahr.

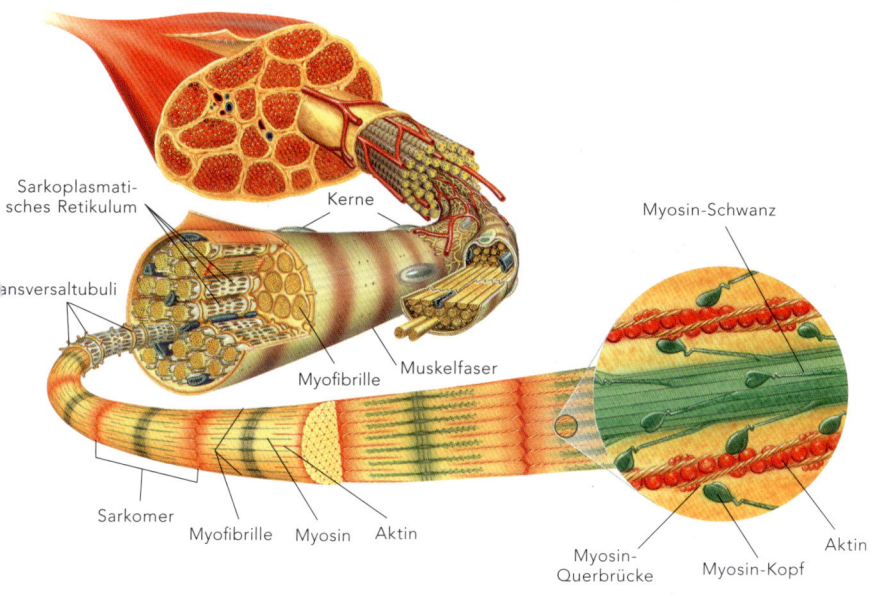

Sarkoplasmatisches Retikulum

Transversaltubuli

Kerne

Myosin-Schwanz

Myofibrille

Muskelfaser

Sarkomer

Myofibrille

Myosin

Aktin

Myosin-Querbrücke

Myosin-Kopf

Aktin

▲ MIKROSKOPISCHER AUFBAU DES MUSKELS

Die mikroskopische Feinststruktur des Skelettmuskels ist komplex. Er besteht aus langgezogenen, parallel angeordneten Zellen. Jede Muskelfaser besitzt regelmäßige Bereiche kontraktiler Proteine, die kontraktile Elemente, sogenannte Sarkomere, bilden. Das fingerartige Ineinandergreifen der Myosin- und Aktin-Filamente ermöglicht den Spannungsaufbau, und zwar durch die Adenosintriphosphat-(ATP-) angetriebene Wechselwirkung zweier Filamenttypen.

Aktin, Myosin, Troponin und Tropomyosin

DIE BEIDEN HAUPTPROTEINE DER MUS-kelzelle sind Aktin und Myosin. Die Myosin-Proteinketten bilden dicke Filamente, die aus einem zentralen Segment von Myosin-Molekülschwänzen und zwei Enden aus verclusterten Myosin-Köpfchen bestehen. Die Aktin-Proteinketten stellen den Großteil der dünnen Muskelfilamente. Aktin ist ein perlenförmiges Protein mit einer aktiven Seite für die Wechselwirkung mit den Myosin-Köpfen. Es bildet zwei ineinander verflochtene Ketten in den dünnen Filamenten.

Diese Aktin-Ketten werden in den dünnen Filamenten von paarweisen Fädchen des Proteins Tropomyosin und gelegentlich von einzelnen Troponinpeptiden begleitet. Tropomyosin bedeckt als Regulatorprotein die aktiven Stellen des Aktins, wenn sich der Muskel im Ruhezustand befindet. Auch Troponin ist ein Regulatorprotein und hält das Tropomyosin an Ort und Stelle.

Die Troponin- und Tropomyosin-Moleküle sind im Verbund am Auslösen und Stoppen der Muskelkontraktion beteiligt. Elastische, gewundene Filamente aus Titin-Proteinmolekülen verlaufen durch die Windungen der dicken Filamente und tragen zu ihrer Stabilisierung bei. Elastische Filamente widersetzen sich der Überdehnung des Muskels und bieten Elastizität. Deshalb tendiert der Muskel dazu, sich nach der Dehnung wieder auf seine Originallänge zusammenzuziehen.

▶ **MIKROSTRUKTUR DES MUSKELS**

Muskelgewebe weist regelmäßige Bereiche kontraktiler, regulierender und elastischer Proteine auf. Kontraktile Proteine wie Aktin und Myosin erzeugen die Kontraktionskraft. Regulatorproteine, z. B. Troponin und Tropomyosin, gewährleisten, dass die Kontraktion nur bei entsprechendem Reizeingang erfolgt. Elastische Proteine speichern mechanische Potenzialenergie zwischen den Kontraktionen und dämpfen vereinzelte Zuckungen.

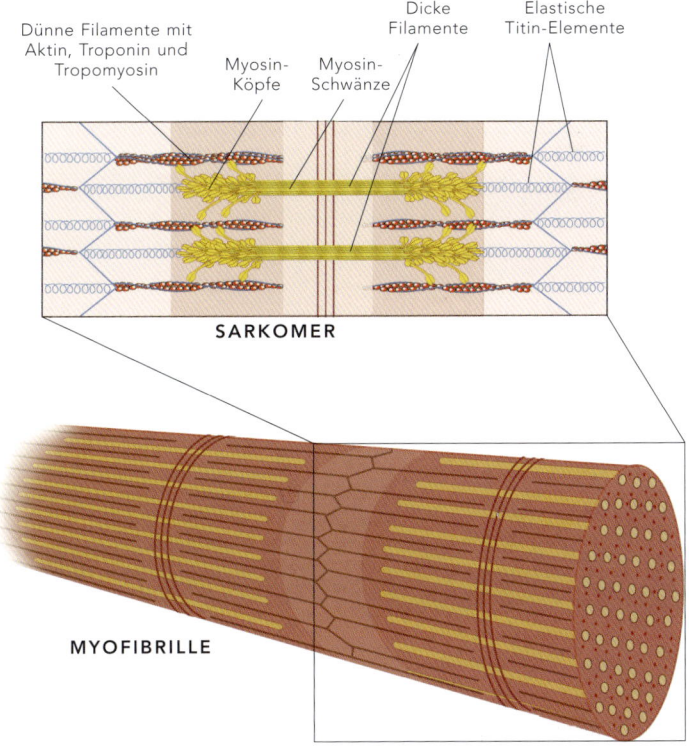

Dünne Filamente mit Aktin, Troponin und Tropomyosin

Myosin-Köpfe

Myosin-Schwänze

Dicke Filamente

Elastische Titin-Elemente

SARKOMER

MYOFIBRILLE

Elektromechanische Kopplung

WENN EIN AKTIONSPOTENZIAL DIE END-
knöpfchen des Motoneurons erreicht,
wird Acetylcholin in der synaptischen
Spalt der motorischen Endplatte freigesetzt, was ein Aktionspotenzial des motorischen Muskels auslöst. Dieses verteilt sich entlang der Muskelfaser. Dank
der T-Tubuli der Muskelfaser kann das
Aktionspotenzial sich in deren Inneres
ausbreiten und das Signal in die Nähe
aller Myofibrillen transportieren.

Das Aktionspotenzial löst die Freisetzung der im sarkoplasmatischen Retikulum gespeicherten Calciumionen
aus, die sich rasch zu den Sarkomeren
(S. 170) bewegen. Dort reagiert das
Calcium mit dem Troponin-Molekül
der dünnen Filamente und verändert
dabei seine Form. Dadurch wird die
Blockierung des anderen Regulatorpro-
teins, des Tropomyosins, aufgehoben
und die aktiven Bereiche des Aktin-
Filaments liegen frei. Nun können
die schweren Myosin-Köpfchen an
das Aktin andocken. Die Anbindung
an das Aktin beugt das Myosin in
Richtung Sarkomermitte, und die
schweren Filamente werden an den
dünnen Filamenten entlanggezogen.
Dies wiederum führt zur Verkürzung
des Sarkomersegments. Die genannten

Bindungs- und Zugvorgänge verbrau-
chen Energie in Form von Adenosintriphosphat (ATP).

Ist kein Aktionspotenzial mehr vorhanden, werden die Calciumionen aus
dem Troponin entfernt und in Vorbereitung auf die nächste Kontraktion
im sarkoplasmatischen Retikulum
resorbiert. Die Tropomyosin-Blockade
der aktiven Aktin-Stellen wird wiederhergestellt und die Kontraktion wird
eingestellt. Der gesamte Zyklus dauert
nur wenige Millisekunden.

▶ **ABLAUF DER ELEKTRO-
MECHANISCHEN KOPPLUNG**

Der Vorgang beinhaltet eine Reihe von
Schritten. Am Anfang steht ein Aktionspotenzial der Muskelmembran, das die
Freisetzung von Calciumionen (Ca^{2+}) in der
Nähe der kontraktilen Proteine auslöst und
am Troponin andockt (1). Dann wird Myosin
gebunden und gebogen, um die Aktin-
Filamente zum Zentrum des Sarkomers zu
ziehen (2). Es folgt die Bindung des ATP
und die Freisetzung der Aktin-Myosin-
Querbrücken (3). Der Myosin-Kopf wird
in Vorbereitung der nächsten Kontraktion
aufgerichtet (4). Bei der Kontraktion
wird ATP (Adenosintriphosphat) zu ADP
(Adenosinediphosphat) und anorganischen
Phosphaten umgewandelt.

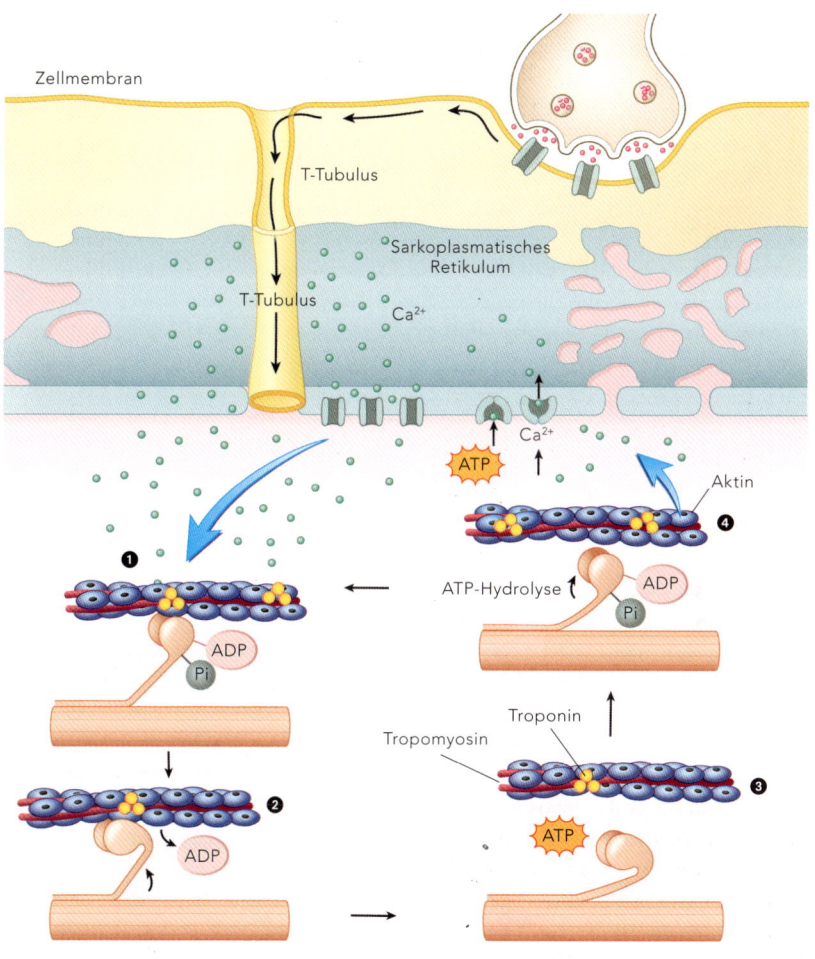

Zellmembran

T-Tubulus

Sarkoplasmatisches
Retikulum

T-Tubulus

Ca²⁺

ATP

Ca²⁺

Aktin

❶

ADP

Pi

ATP-Hydrolyse

ADP

Pi

❹

❷

ADP

Troponin

Tropomyosin

❸

ATP

Spannung und Länge des Muskels

DIE MAXIMALE SPANNUNG EINES MUS-
kels hängt von der Länge der Muskelfasern, d. h. von der Mikrostruktur des
Muskelgewebes ab. Die wichtigste Be-
stimmungsgröße für die bei der Kontraktion erreichte Muskelspannung ist
die Anzahl der Aktin/Myosin-Binde-
stellen, die in den Muskelmikroseg-
menten oder Sarkomeren aktiviert
werden. Diese wiederum ist von der
relativen Überlappung dünner und dicker Filamente im Mechanismus der
gleitenden Filamente während der
Muskelkontraktion abhängig.

In einem kurzen Muskel kommen die
dünnen Aktin-Filamente teilweise mit
Abschnitten der dicken Filamente mit
wenig Myosin-Köpfchen in Kontakt.
Somit sind die Aktin-Myosin-Wechsel-
wirkung und die entwickelte Spannung
gering (gegenüber oben). Wird der
Muskel leicht gedehnt, können mehr
Myosin-Köpfchen mit den aktiven Aktin-Stellen in Kontakt treten, was mehr
Spannung erzeugt. Bei noch weiterer
Dehnung treten die Aktin-Filamente
nur mit den äußersten Enden der dicken
Filamente in Kontakt, das Potenzial
für die Aktin-Myosin-Bindung ist beschränkt und die bei der Kontraktion
entwickelte Spannung gering.

Dies ist auch mit bloßem Auge
sichtbar, denn jeder Muskel besteht
aus Millionen von in Reihen angeordneten Sarkomeren. So hat jeder Muskel
seine optimale Muskellänge, bei der
eine Kontraktion die höchstmögliche
Spannung erzeugt – je nach Ausmaß
des Aktin-Myosin-Kontakts in jedem
Sarkomer seiner Bestandteile.

Muskeln sind im Übrigen mit
Knochen verbunden und erzeugen
Bewegung in den Gelenken. Deshalb
wirkt die zuvor erwähnte Beziehung
auch im Gelenk, und es gibt einen
optimalen Winkel am Gelenk, bei dem
ein Muskel seine höchste Effektivität
erzielt. Im Falle des zweiköpfigen Arm-
muskels, der den Ellenbogen beugt, beträgt dieser optimale Bereich zwischen
90° und 120° (s. untere Abbildung).

▶ **DAS VERHÄLTNIS ZWISCHEN
LÄNGE UND SPANNUNG DES
SARKOMERS SOWIE GELENK-
WINKEL UND KRAFT**
Die Anzahl der Myosin-Köpfe, die mit den
Aktin-Filamenten interagieren können, ist
eine entscheidende Größe für die Muskel-
kraft, die im Sarkomer entwickelt werden
kann. Optimal ist eine Sarkomerlänge
leicht über derjenigen im Ruhezustand.

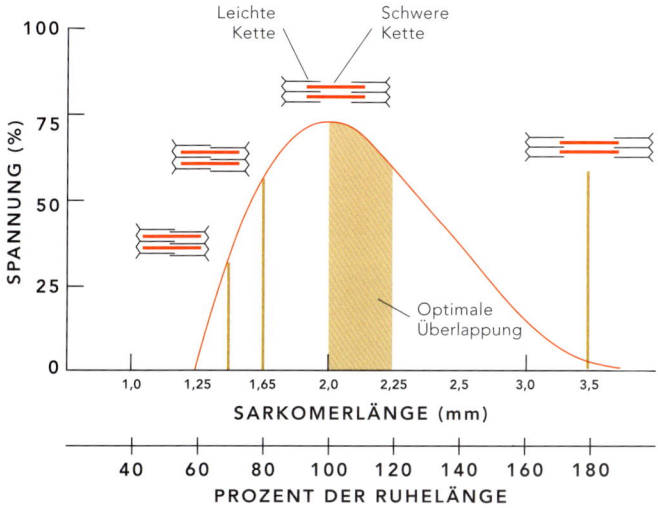

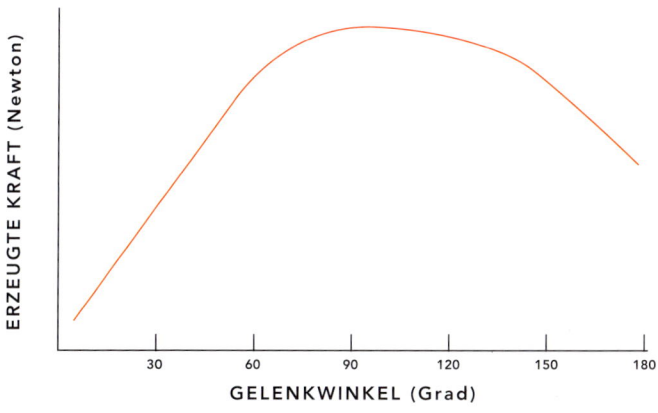

Summation von Kontraktionen und Tetanus

MUSKELN KÖNNEN EIGENTLICH DURCH einmalige Aktivierung, d. h. mit einem einzigen Zucken, keine brauchbare Kontraktion erzeugen (Abbildung a). Die einzige Ausnahme ist das von den extraokulären Muskeln erzeugte Augenblinzeln, bei dem das Auge blitzschnell in eine neue Position bewegt wird. Bei fast jeder Muskelaktivierung, auf jeden Fall aber für jede anhaltende Kontraktion der Haltungsmuskulatur gilt jedoch: Viele einzelne Muskelzuckungen müssen gleichmäßig aufeinander folgen – in einem Vorgang, der zeitliche Summation genannt wird.

Wird eine Muskelfaser mit einer Frequenz von über 8 Hertz, d. h. mehr als 8 Zyklen pro Sekunde, aktiviert, so wird die bei den Kontraktionen entwickelte Spannung nicht sofort aufgebraucht, sondern in den elastischen Elementen des Muskels gespeichert (Abbildung b). Diese befinden sich in der Muskelfaser in den elastischen Filamenten des Sarkomers sowie im Bindegewebe mit Anschluss an den Muskel – in den Sehnen.

Die Speicherung elastischer Potenzialenergie sorgt dafür, dass die Spannung, die durch aufeinanderfolgende Muskelzuckungen erzeugt wird, deutlich größer ist als die aus einer einzigen Zuckung resultierende. Von etwa 10 bis 30 Hertz sind die individuellen Höchstwerte jeder Muskelkontraktion noch auf der Spannung-Zeit-Kurve erkennbar (unvollständiger Tetanus, Abbildung c). Bei 40 Hertz und mehr liegt die Gesamtspannung im Muskel jedoch um viele Male höher als bei einem individuellen Zucken, und die Spannung-Zeit-Kurve bildet den vollständigen Tetanus ab. Beim vollständigen Tetanus entspricht das Niveau der entwickelten Spannung einer gleichmäßigen Hochfläche (Abbildung d).

▶ **MUSKELZUCKUNGEN ZUR ERZEUGUNG GLEICHMÄSSIGER KONTRAKTION**

Da einzelne Muskelzuckungen (oben) nur wenige Hundert Millisekunden andauern, muss die Spannung zahlreicher Zuckungen summiert werden, um eine gleichmäßige Kontraktion des Muskels zu erreichen. Die zeitliche Summation wird erreicht, wenn die Frequenz der Muskelstimulation über 8 Hz (unten) steigt.

MUSKELZUCKUNG

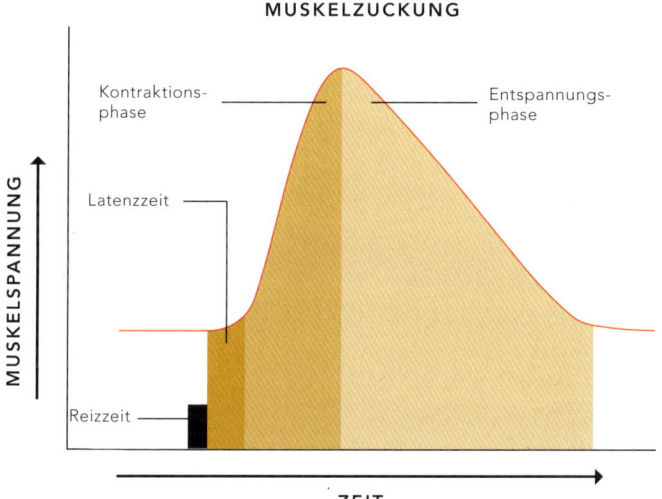

Kontraktions-
phase

Entspannungs-
phase

Latenzzeit

MUSKELSPANNUNG

Reizzeit

ZEIT

REIZ-
FREQUENZ

SPANNUNG

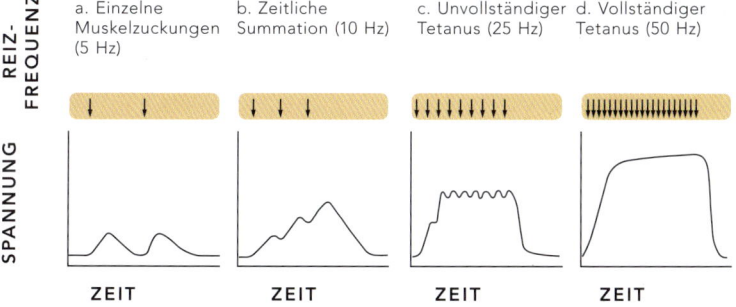

a. Einzelne
Muskelzuckungen
(5 Hz)

b. Zeitliche
Summation (10 Hz)

c. Unvollständiger
Tetanus (25 Hz)

d. Vollständiger
Tetanus (50 Hz)

ZEIT

ZEIT

ZEIT

ZEIT

Einsatz motorischer Einheiten

EINE MOTORISCHE EINHEIT UMFASST eine motorische Nervenzelle und sämtliche Muskelfasern, mit denen ihre Axone in Kontakt treten können, um sie zu aktivieren. Während es multipler Muskelzuckungen bedarf, um eine gleichmäßige Bewegung zu erzeugen, ist die Aktivierung multipler motorischer Einheiten – Nervenzellen und der sie kontrollierenden Muskelfasern – von grundlegender Bedeutung für eine anhaltende und effektive Muskelkontraktion. Die Gesamtkontraktionskraft, die von einer Gruppe gemeinsam agierender motorischer Einheiten in einem Skelettmuskel erzeugt wird, ist stets größer als die von der einzelnen motorischen Einheit generierte Kraft. Außerdem ist die Kontraktion bei Beteiligung multipler motorischer Einheiten auch gleichmäßiger und hält länger an.

Da einige Muskeln von zahlreichen motorischen Nervenzellen gesteuert werden, kann die Anzahl motorischer Einheiten pro Muskelmasse hoch sein. Das ist von Vorteil für präzise Bewegungen, die eine exakte Kontrolle der Muskelfaseraktivierung erfordern wie die Augenbewegungen, oder auch für die feinmechanische Kontrolle der Finger, z. B. beim Klavierspielen.

Bei Muskeln mit einer relativ geringen Anzahl motorischer Einheiten pro Muskelmasse kontrolliert die einzelne motorische Nervenzelle zahlreiche Muskelfasern. Das ist dort der Fall, wo Kraft wichtiger als Präzision ist, z. B. bei den Haltungsmuskeln des Rückens oder den großen kräftigen Muskeln der unteren Gliedmaßen wie dem vierköpfigen Oberschenkelmuskel an dessen Vorderseite.

▶ **AKTIVIERUNG MULTIPLER MOTORISCHER EINHEITEN UND HÖHERE MUSKELSPANNUNG**

Die Muskelfasern, die von einer einzigen motorischen Nervenzelle versorgt werden, bilden eine motorische Einheit. Durch deren fortlaufende Aktivierung lässt sich die bei einer Bewegung im Muskel erzeugte Spannung allmählich erhöhen. Bei einigen Muskeln, die eine feinmotorische Kontrolle ermöglichen, so den extraokulären, ist die Anzahl Fasern pro motorischer Nervenzelle gering; bei anderen, z. B. bei der Oberschenkelmuskulatur, versorgt dagegen eine einzelne motorische Nervenzelle zahlreiche Muskelfasern.

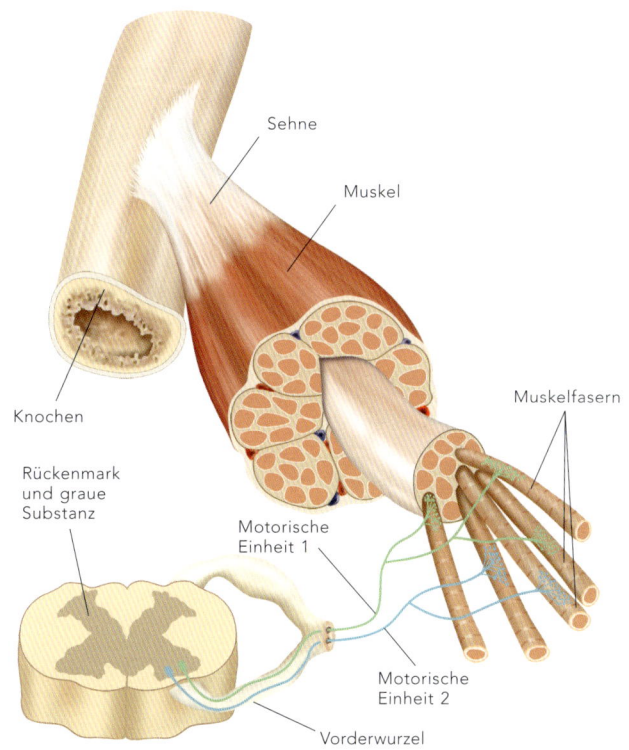

Sehne

Muskel

Muskelfasern

Knochen

Rückenmark
und graue
Substanz

Motorische
Einheit 1

Motorische
Einheit 2

Vorderwurzel

MOTONEURONEN-KRANKHEITEN

Bei Motoneuronen-Krankheiten degenerieren die motorischen Nervenzellen in
Rückenmark, Hirnstamm und/oder den motorischen Bereichen der Großhirnrinde
zunehmend. Die Symptome einer Erkrankung treten meist bei Personen über
40 Jahren auf – bei Männern häufiger als bei Frauen. Dazu gehören Schwierigkeiten
bei der Ausführung willkürlicher Bewegungen, Muskelschwäche, Muskelschwund
oder Muskelstarre. Die sensorische Funktion ist nicht betroffen. Die Ursache der
Erkrankung ist noch weitgehend unklar, in einigen Fällen ist sie genetisch bedingt.

Glatte Muskulatur

GLATTE MUSKELZELLEN SIND SEHR wichtige Komponenten innerer Organe und Blutgefäße. Anders als die Zellen des gestreiften Skelettmuskels sind die des glatten flach und haben einen einzigen eiförmigen Kern. Der Name der glatten Muskulatur geht auf ihr streifenloses Erscheinungsbild zurück. Das Fehlen der für Skelett- und Herzmuskeln charakteristischen Streifen verweist darauf, dass die glatten Muskeln auch keine regelmäßigen Bereiche kontraktiler Proteine besitzen.

Dennoch enthalten auch die glatten Muskelzellen die kontraktilen Proteine Aktin und Myosin, jedoch nicht regelmäßig angeordnet, sondern als Netzwerk innerhalb des Zellplasmas. Dabei sind die Aktin-Filamente an Proteine gekoppelt, die als Verdichtungszone bezeichnet werden. Die meisten glatten Muskelzellen sind durch die sogenannten »Gap Junctions« der Zellmembran untereinander verbunden. Letztere ermöglichen die Übermittlung elektrischer Impulse zwischen den glatten Muskelzellen, sodass diese ihre Aktivität besser koordinieren können, wo sie, wie in den Wänden der großen Arterien oder des Darms, in großen Gruppen auftreten.

Anders als beim Skelettmuskel können beim glatten Muskel vielerlei Reize zur Kontraktion führen – nicht nur Nervenkontakt. Dazu gehören mechanische Dehnung und Hormone. Einige glatte Muskelzellen bewirken als Schrittmacher eine rhythmische Kontraktion des gesamten sie umgebenden glatten Muskels. Von besonderer Bedeutung sind diese Schrittmacher während der Wehen in der Gebärmutter, da sie dort eine Kontraktionswelle von ihrer Oberseite hin zum Gebärmutterhals koordinieren.

▸ **AUFBAU UND FUNKTION DER GLATTEN MUSKULATUR**

Die glatten Muskelzellen unterscheiden sich in vielerlei Hinsicht stark von den Zellen der Herz- und Skelettmuskulatur. Im Gegensatz zu den Zellen der Skelettmuskeln haben sie einen zentralen Zellkern. Da Aktin und Myosin nicht regelmäßig angeordnet sind, erscheinen die glatten Muskelzellen nicht wie die Herz- und Skelettmuskelzellen gestreift. Außerdem verkürzen sie sich deutlich langsamer, nicht in Zuckungen, und werden vom vegetativen Nervensystem gesteuert. Sie agieren als Gruppe oder einzeln.

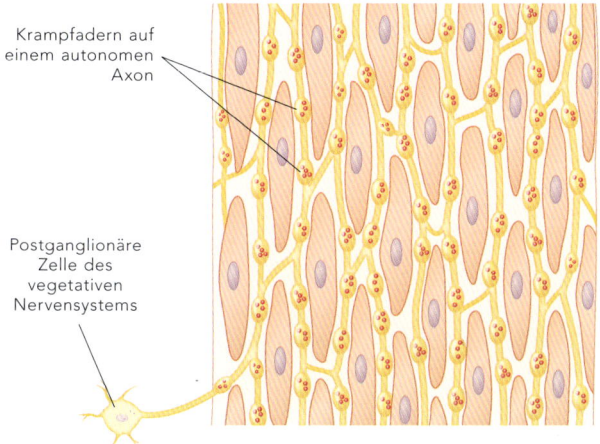

Krampfadern auf
einem autonomen
Axon

Postganglionäre
Zelle des
vegetativen
Nervensystems

**GLATTE MUSKULATUR (MULTI-UNIT-TYP): IRIS, MÄNN-
LICHER FORTPFLANZUNGSTRAKT, GEFÄSSWÄNDE,
HAARAUFRICHTERMUSKELN DER HAUT**

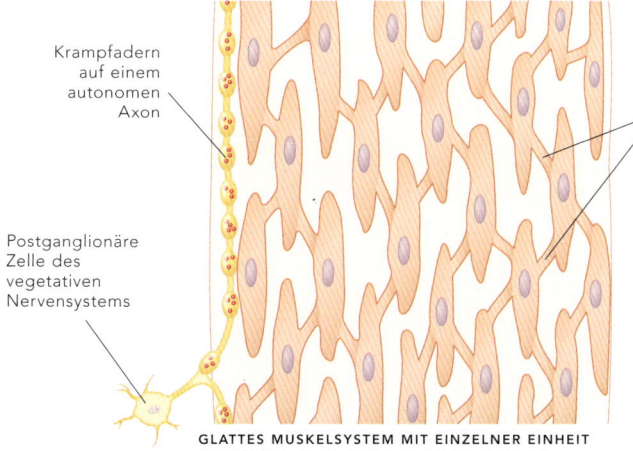

Krampfadern
auf einem
autonomen
Axon

»Gap Junctions«
verbinden glatte
Muskelzellen
elektrisch zu einer
einzigen Funk-
tionseinheit

Postganglionäre
Zelle des
vegetativen
Nervensystems

**GLATTES MUSKELSYSTEM MIT EINZELNER EINHEIT
(VISZERAL): WAND DES VERDAUUNGSTRAKTS,
GALLENBLASE, HARNBLASE**

Der Blutkreislauf

DER BLUTKREISLAUF GLIEDERT SICH IN den kleinen (Lungenkreislauf) und den großen (Körperkreislauf). Ersterer befördert sauerstoffarmes Blut von der rechten Herzkammer durch den Lungenstamm und seine Äste zu den Kapillarbetten. Das sauerstoffreiche Blut aus der Lunge wird durch die vier Lungenvenen zur linken Herzkammer zurückgeführt.

Der Körperkreislauf befördert sauerstoffreiches Blut von der linken Herzkammer über die Aorta und ihre Äste zu den Kapillarbetten der Körpergewebe, um diese mit Sauerstoff und Nährstoffen zu versorgen. Venöses Blut strömt anschließend aus den Kapillaren des Körperkreislaufs in deren Zubringern zur oberen (obere Gliedmaßen und Kopf) bzw. unteren Hohlvene (Rest des Körpers) und in die rechte Herzkammer zurück, wo der Kreislauf erneut beginnt.

Zu den großen Systemarterien gehören die Halsschlagadern im Kopf und ihre Äste, die Gesicht und Kopfhaut (äußere) bzw. Gehirn (innere Halsschlagadern) versorgen. Die oberen Gliedmaßen werden von der Schlüsselbeinarterie versorgt, die zur Achselarterie und später zur Oberarmarterie wird, bevor sie sich über dem Ellenbogen in die Speichen- und Ellenarterien verzweigt. Die absteigende Aorta verzweigt sich zum Darm (Bauchhöhlenarterie, obere und untere Mesenterialarterie) und zu den Nieren (Nierenarterien). Über dem Becken teilt sie sich in die beiden Beckenarterien und diese wenig später in die inneren (zur Versorgung der Beckenorgane) und äußeren Beckenarterien (zur Versorgung der unteren Gliedmaßen und der unteren Bauchwand). Die äußere Beckenarterie wird am oberen Ende der Beine zur Oberschenkelarterie und diese wiederum hinter dem Knie zur Kniekehlenarterie. Letztere teilt sich schon bald in die vordere und hintere Schienbeinarterie auf, die Unterschenkel und Fuß versorgen.

▸ **ARTERIEN UND VENEN DES KÖRPERKREISLAUFS**
Sämtliche Arterien des Körperkreislaufs sind Äste der Aorta, die die linke Herzkammer verlässt. Die Venen des Körperkreislaufs führen das Blut über die obere und untere Hohlvene in die rechte Herzkammer zurück.

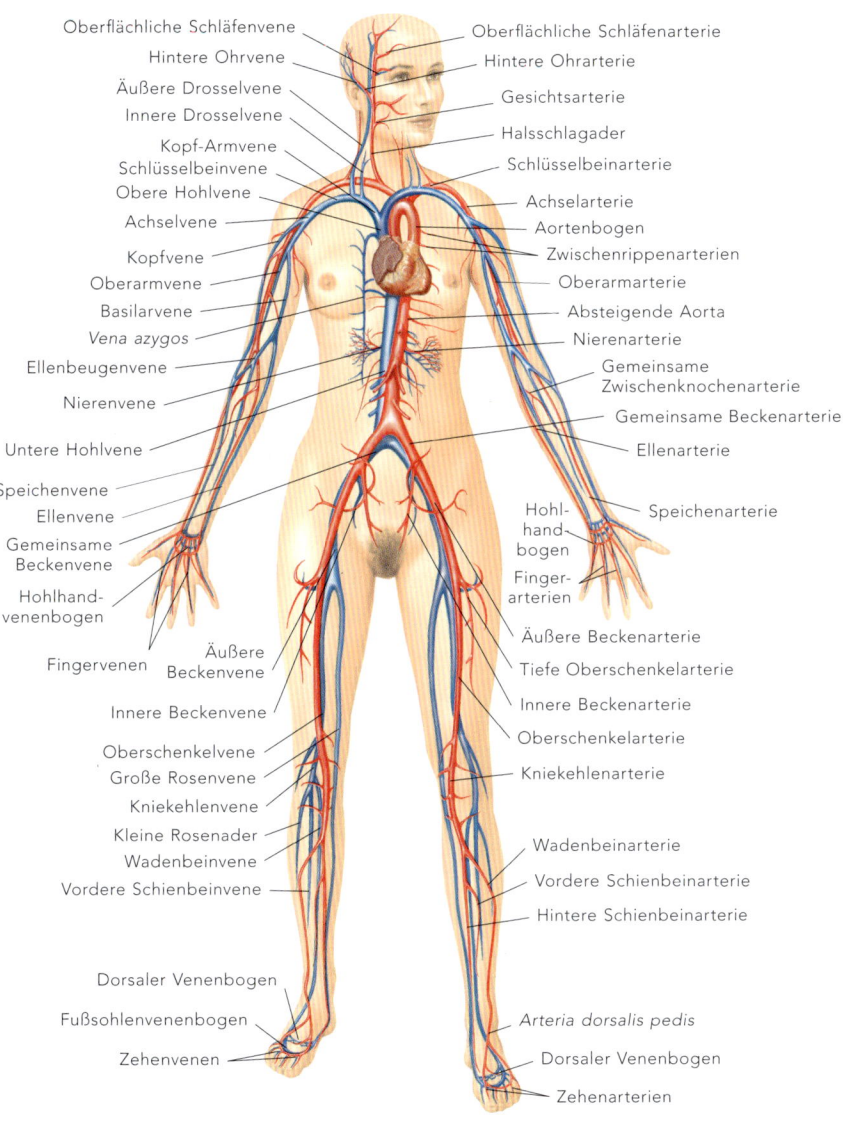

Oberflächliche Schläfenvene

Hintere Ohrvene

Äußere Drosselvene

Innere Drosselvene

Kopf-Armvene

Schlüsselbeinvene

Obere Hohlvene

Achselvene

Kopfvene

Oberarmvene

Basilarvene

Vena azygos

Ellenbeugenvene

Nierenvene

Untere Hohlvene

Speichenvene

Ellenvene

Gemeinsame Beckenvene

Hohlhand-venenbogen

Fingervenen

Äußere Beckenvene

Innere Beckenvene

Oberschenkelvene

Große Rosenvene

Kniekehlenvene

Kleine Rosenader

Wadenbeinvene

Vordere Schienbeinvene

Dorsaler Venenbogen

Fußsohlenvenenbogen

Zehenvenen

Oberflächliche Schläfenarterie

Hintere Ohrarterie

Gesichtsarterie

Halsschlagader

Schlüsselbeinarterie

Achselarterie

Aortenbogen

Zwischenrippenarterien

Oberarmarterie

Absteigende Aorta

Nierenarterie

Gemeinsame Zwischenknochenarterie

Gemeinsame Beckenarterie

Ellenarterie

Hohl-hand-bogen

Speichenarterie

Finger-arterien

Äußere Beckenarterie

Tiefe Oberschenkelarterie

Innere Beckenarterie

Oberschenkelarterie

Kniekehlenarterie

Wadenbeinarterie

Vordere Schienbeinarterie

Hintere Schienbeinarterie

Arteria dorsalis pedis

Dorsaler Venenbogen

Zehenarterien

Die Grundstruktur von Herz und Herzmuskel

DAS HERZ IST EINE PUMPE AUS HERZMUS-kelgewebe mit vier Kammern. Die beiden Vorhöfe (links und rechts) sind eher dünnwandige Niederdruckkammern, in die das Blut aus den Venen des Lungen- bzw. des Körperkreislaufs strömt.

Von den beiden für das Pumpen verantwortlichen Herzkammern ist die linke dickwandiger, denn sie muss bei der Kontraktion einen Druck von mindestens 120 mmHg (Millimeter Quecksilbersäule) erzeugen. Zu ihr strömt sauerstoffreiches Blut aus dem linken Vorhof durch die Mitralklappe (linke atrioventrikuläre Herzklappe), das sie durch die Aortenklappe und über die Aorta in den Körper pumpt. Die rechte Herzkammer pumpt das Blut aus dem rechten Vorhof, das sie durch die Trikuspidalklappe (rechte atrioventrikuläre Herzklappe) erreicht, durch die Pulmonalklappe und den Lungenstamm. Da in der rechten Herzkammer bei der Kontraktion ein Druck von nur etwa 25 mmHg aufgebaut wird, ist ihre Wand nur etwa ein Drittel so dick wie bei der linken Herzkammer.

Den größten Teil der Masse des Herzens macht das Herzmuskelgewebe, der Myokard, aus. Seine Fasern sind durch spezialisierte Bereiche aus Zellmembran, die Glanzstreifen, elektrisch miteinander verbunden. Diese elektrischen Verbindungen zwischen den Muskelzellen sorgen dafür, dass die Herzmuskelfasern der Vorhöfe und Herzkammern als je ein elektrisches Synzytium – als elektrische Einheit – agieren. Entsteht in einem Teil der Vorhöfe (atrial) oder Herzkammern (ventrikulär) ein Muskelaktionspotenzial, breitet es sich im gesamten damit in Verbindung stehenden Herzmuskel aus. Da das Bindegewebe des Herzskeletts die atrialen und ventrikulären Synzytia voneinander abschottet, finden auch die atriale und die ventrikuläre Kontraktion völlig separat statt.

▶ **AUFBAU DES HERZENS**
Oben: Außenansicht des Herzens. Unten: Der Querschnitt durch das Herz lässt die Kammern und die großen Blutgefäße erkennen. Beachten Sie die größere Stärke der Wand der linken Herzkammer im Vergleich zur rechten.

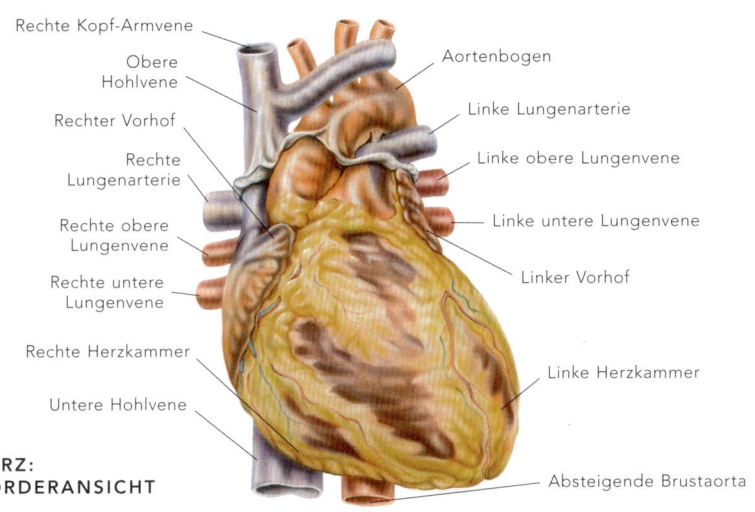

Rechte Kopf-Armvene

Obere Hohlvene

Rechter Vorhof

Rechte Lungenarterie

Rechte obere Lungenvene

Rechte untere Lungenvene

Rechte Herzkammer

Untere Hohlvene

Aortenbogen

Linke Lungenarterie

Linke obere Lungenvene

Linke untere Lungenvene

Linker Vorhof

Linke Herzkammer

Absteigende Brustaorta

HERZ: VORDERANSICHT

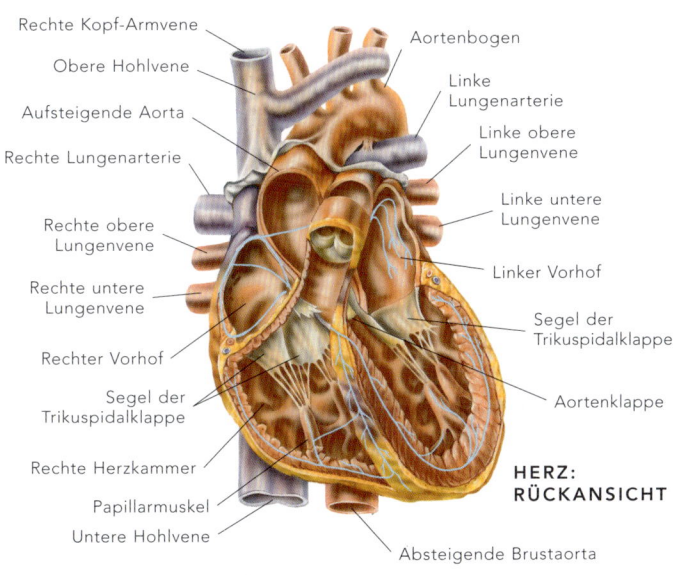

Rechte Kopf-Armvene

Obere Hohlvene

Aufsteigende Aorta

Rechte Lungenarterie

Rechte obere Lungenvene

Rechte untere Lungenvene

Rechter Vorhof

Segel der Trikuspidalklappe

Rechte Herzkammer

Papillarmuskel

Untere Hohlvene

Aortenbogen

Linke Lungenarterie

Linke obere Lungenvene

Linke untere Lungenvene

Linker Vorhof

Segel der Trikuspidalklappe

Aortenklappe

Absteigende Brustaorta

HERZ: RÜCKANSICHT

Entwicklung des Herzens und fötaler Kreislauf

DAS EMBRYONISCHE HERZ ENTWICKELT sich als tubuläre Struktur mit venösen und arteriellen Enden. Darauf faltet sich die Röhre in der Mitte und bildet innere Wände aus, wodurch das vierkammerige Herz des Erwachsenen entsteht. Die Lunge funktioniert dagegen beim Fötus auf ganz andere Weise als beim Neugeborenen. Dies schlägt sich in Veränderungen des Blutkreislaufs nieder, die um den Zeitpunkt der Geburt geschehen müssen.

Beim Fötus ist die Plazenta für die Sauerstoffanreicherung des Blutes zuständig. Sauerstoffreiches Blut kehrt aus ihr über die linke Nabelvene zurück zum Fötus und strömt durch den *Ductus venosus* an der Leber vorbei zur unteren Hohlvene. Da die Lunge des Fötus nicht mit Luft gefüllt ist, wird das sauerstoffreiche Blut von der Plazenta über die Wand zwischen den beiden Vorhöfen (das Vorhofseptum) umgeleitet – durch eine Öffnung namens *Foramen ovale*. Hat das Blut den linken Vorhof erreicht, kann es durch die linke Herzkammer und die Aorta an die Körpergewebe verteilt werden. Noch übriges sauerstoffreiches Blut, das in die rechte Herzkammer eintritt, wird vom Lungenstamm über den *Ductus arteriosus* zur Aorta geleitet.

Bei der Geburt füllt sich die Lunge mit Luft, sodass der periphere Widerstand im Kapillarbett der Lunge fällt. In der Folge steigt der Druck im linken Vorhof, während der im rechten fällt. Dies schließt die Klappe des *Foramen ovale*, und das venöse Blut aus der unteren Hohlvene wird in die rechte Herzkammer umgeleitet und zur Lunge gepumpt. Der Blutfluss im *Ductus venosus* und *Ductus arteriosus* kommt zum Erliegen. Beide Kanäle werden zu fibrösen Überbleibseln, die bei Erwachsenen noch immer erkennbar sind.

▶ **BLUTKREISLAUF BEIM FÖTUS UND NEUGEBORENEN**

Bei der Geburt durchläuft der fötale Blutkreislauf große Veränderungen, um sich zu dem eines Erwachsenen zu wandeln. Das *Foramen ovale* zwischen beiden Vorhöfen schließt sich, und der *Ductus arteriosus* und *Ductus venosus* stellen ihre Funktion ein. Nun wird das Blut von den Venen des Körperkreislaufs zur Lunge geleitet und dort mit Sauerstoff angereichert.

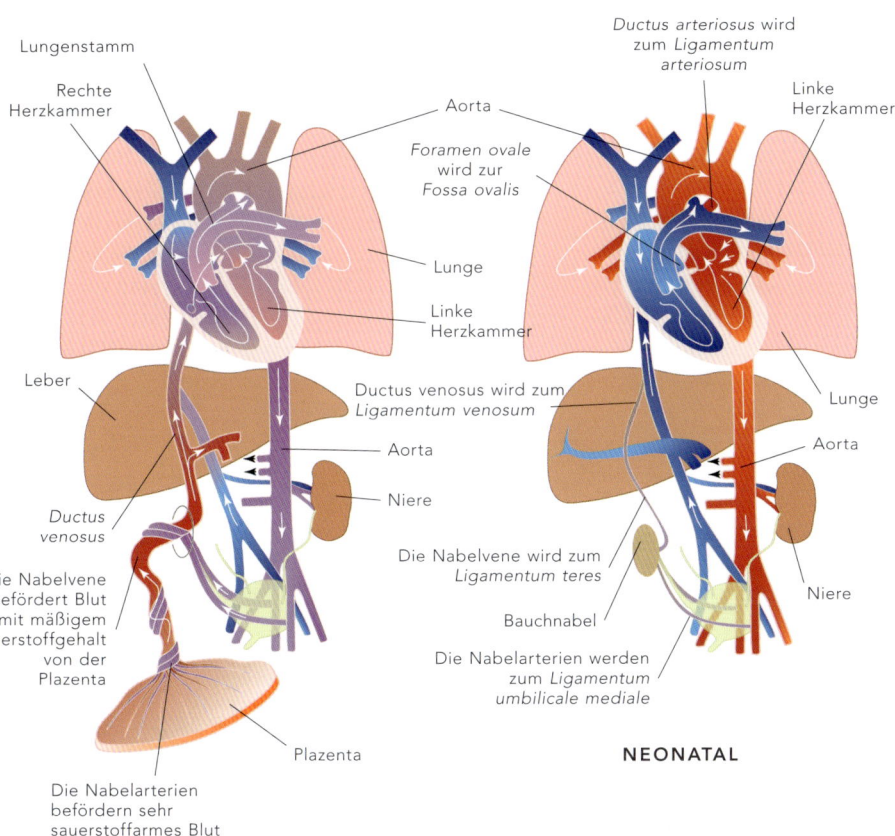

Lungenstamm

Rechte
Herzkammer

Ductus arteriosus wird
zum *Ligamentum
arteriosum*

Linke
Herzkammer

Aorta

*Foramen ovale
wird zur
Fossa ovalis*

Lunge

Linke
Herzkammer

Leber

Ductus venosus wird zum
Ligamentum venosum

Lunge

Aorta

Aorta

*Ductus
venosus*

Niere

Niere

Die Nabelvene
befördert Blut
mit mäßigem
Sauerstoffgehalt
von der
Plazenta

Die Nabelvene wird zum
Ligamentum teres

Bauchnabel

Die Nabelarterien werden
zum *Ligamentum
umbilicale mediale*

Plazenta

NEONATAL

Die Nabelarterien
befördern sehr
sauerstoffarmes Blut

FÖTAL

Herzzyklus und Funktion der Herzklappen

JEDER DER ETWA 70 HERZSCHLÄGE PRO Minute markiert den Abschluss eines Herzzyklus. Zu Beginn strömt dabei venöses Blut aus dem jeweiligen Kreislauf in die beiden Vorhöfe und anschließend in die Herzkammern. Sind die Vorhöfe gefüllt, löst dazu ein Impuls am Sinusknoten im rechten Vorhof die Kontraktion der beiden Vorhöfe aus, die das Blut durch die atrioventrikulären Klappen (Trikuspidal- und Mitralklappen) in die entsprechenden Kammern drückt.

Inzwischen wandert der elektrische Impuls aus dem rechten Vorhof durch die Bindegewebswand zwischen den Vorhöfen und Herzkammern zum atrioventrikulären Bündel, einem spezialisierten leitenden Gewebe. Von hier breitet sich die Aktivierung durch die Bündeläste zur ventrikulären Muskulatur aus und löst die Depolarisierung und Kontraktion der Herzkammer (Kammersystole) aus.

Sobald der Druck in den Kammern über denjenigen in den Vorhöfen ansteigt, schließen Trikuspidal- und Mitralklappe und erzeugen dabei den ersten Herzton. Der Druck in den Kammern steigt an, Aorten- und Pulmonalklappe öffnen sich, und das Blut

kann aus den Kammern in die Aorta bzw. den Lungenstamm ausgestoßen werden. Schließlich stellt der Ventrikelmuskel die Kontraktion ein und beginnt sich zu entspannen (Kammerdiastole).

Fällt dann der Druck in den Kammern unter den in der Aorta und an der Pulmonalklappe, schließen sich Aorten- und Pulmonalklappe und erzeugen dabei den zweiten Herzton. Der Druck in der Herzkammer fällt weiter bis unter den im zugehörigen Vorhof. Die atrioventrikulären Klappen öffnen sich, und Blut strömt in die entspannten Herzkammern. Der Kreislauf beginnt von Neuem.

▶ **DER HERZZYKLUS**

Der Herzzyklus ist die Abfolge von Füllung und Kontraktion der Herzkammern, die mit jedem Herzschlag stattfindet. Erst wird dabei venöses Blut in die Vorhöfe und Kammern zurückgeführt (oben links), darauf kontrahieren die Vorhöfe, um die Kammern vorzubereiten (oben rechts). Es folgen die Kontraktion der Kammern, um das Blut in die Aorta bzw. den Lungenstamm zu pressen (unten links), und schließlich die Entspannung der Kammern, damit das venöse Blut die Vorhöfe und Kammern wieder füllen kann (unten rechts).

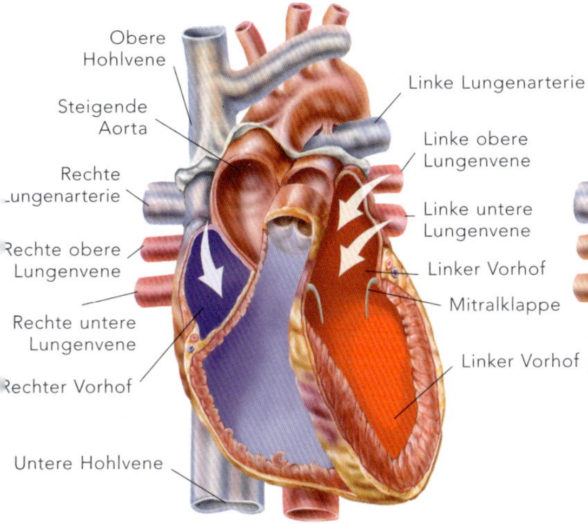

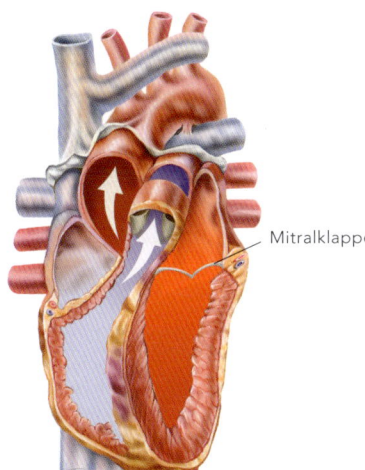

Obere
Hohlvene

Steigende
Aorta

Rechte
Lungenarterie

Rechte obere
Lungenvene

Rechte untere
Lungenvene

Rechter Vorhof

Untere Hohlvene

Linke Lungenarterie

Linke obere
Lungenvene

Linke untere
Lungenvene

Linker Vorhof

Mitralklappe

Linker Vorhof

**1. VENÖSES BLUT STRÖMT ZU
DEN VORHÖFEN ZURÜCK**

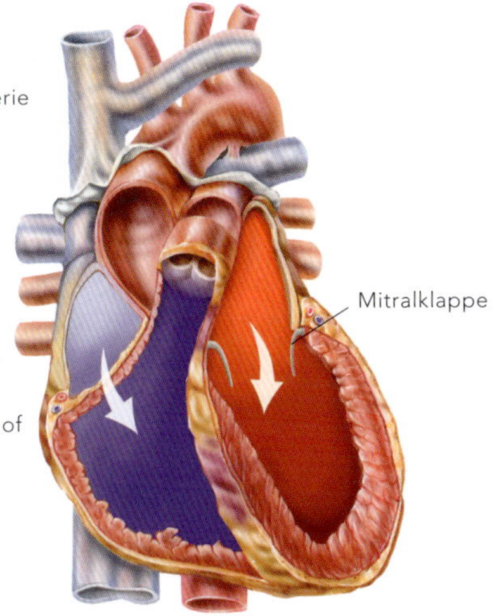

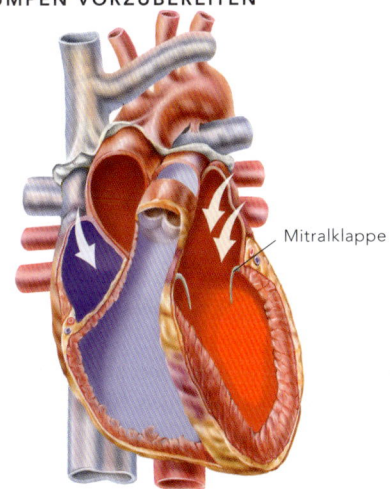

Mitralklappe

**2. VORHOFKONTRAKTION, UM
DIE HERZKAMMERN AUF DAS
PUMPEN VORZUBEREITEN**

Mitralklappe

**3. DIE KAMMERSYSTOLE (KONTRAKTION)
STÖSST DAS BLUT AUS DEM HERZEN AUS**

Mitralklappe

**4. DIE KAMMERN ENTSPANNEN SICH
UND VENÖSES BLUT FLIESST IN DIE
VORHÖFE ZURÜCK**

Das Aktionspotenzial des Herzmuskels

AUCH BEIM HERZMUSKEL (MYOKARD) sorgen wie bei den Skelettmuskeln Aktionspotenziale für die Auslösung der Kontraktion. Diese Aktionspotenziale zeigen jedoch Eigenheiten, die die lebenswichtige Rolle des Herzmuskels verdeutlichen. Ihre besonderen Eigenschaften lassen die Herzkontraktion über eine längere Dauer von manchmal über 300 Millisekunden andauern, während beim Skelettmuskel dafür eine wiederholte Nervenreizung erforderlich ist. Ebenfalls von grundlegender Bedeutung ist die relativ lange Refraktärphase des Herzmuskels, in der er nicht erneut stimuliert werden kann. So wird das Risiko eines folgenschweren Herzflimmerns minimiert.

Das Membranpotenzial des Herzmuskels liegt im Ruhezustand bei −85 Millivolt, das Aktionspotenzial des Herzmuskels erreicht durch die Aktivierung der spannungsgesteuerten Ionenkanäle im Sarkolemm +20 Millivolt.

Das Aktionspotenzial des Herzmuskels hat vier Phasen. Die erste ist die Phase der schnellen Depolarisierung infolge der Aktivierung und Öffnung spannungsgesteuerter Natriumionenkanäle (Na^+). In der zweiten Phase kommt es zur initialen Repolarisierung als Folge der abrupten Deaktivierung der Natriumionenkanäle. Die dritte Phase ist die typische Plateauphase mit dem langsamen Öffnen der Calciumionenkanäle (Ca^{2+}). Da sie mit anhaltender Kontraktion und einer lang andauernden Refraktärphase verbunden ist, können die Herzfrequenz niedrig bleiben und das Blut effektiv gepumpt werden. Ohne Plateauphase wäre die Herzfrequenz etwa 15 Mal höher, und eine angemessene Füllung der Herzkammern vor der nächsten Kontraktion wäre kaum möglich.

Zum Schluss folgt eine Repolarisierungsphase, bei der Natrium- und Calciumionenkanäle zum Ruhezustand zurückkehren, während die Kaliumkanäle die Bewegung von Kalium aus der Muskelzelle heraus ermöglichen und die Membran damit auf die nächste Aktivierung durch das Schrittmachergewebe vorbereiten.

STRUKTUREIGEN-SCHAFTEN DES HERZMUSKELS

Der Herzmuskel hat einige besondere Struktur- und Funktionseigenschaften. Seine Zellen sind durch spezielle Kontaktstellen, sogenannte Glanzstreifen, miteinander verbunden. Diese verwandeln die Vorhöfe und Herzkammern in elektrisch verbundene Einheiten (Synzytia). Die stark verlängerten Aktionspotenziale der Herzmuskeln mit langen Refraktärphasen reduzieren das Risiko eines Flimmerns. Die vertikale Skala im Verlauf des oben abgebildeten Aktionspotenzials ist ein Membranpotenzial in Millivolt. Im Ruhezustand liegt dieses bei –85 bis –90 mV, die Spitze des Aktionspotenzials kann +10 bis +20 mV erreichen.

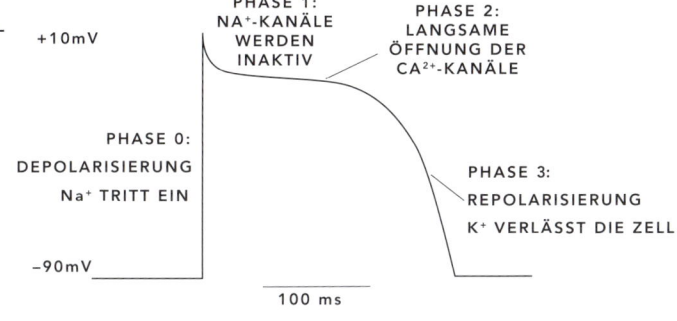

+10mV

PHASE 1:
NA⁺-KANÄLE
WERDEN
INAKTIV

PHASE 2:
LANGSAME
ÖFFNUNG DER
CA²⁺-KANÄLE

PHASE 0:
DEPOLARISIERUNG
Na⁺ TRITT EIN

PHASE 3:
REPOLARISIERUNG
K⁺ VERLÄSST DIE ZELLE

–90mV

100 ms

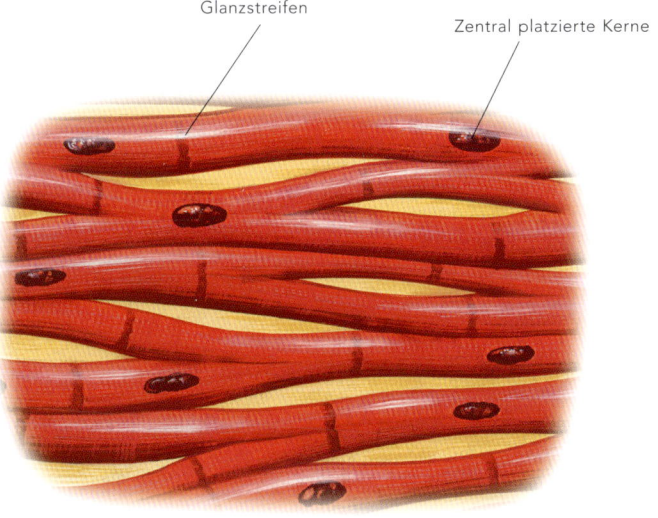

Glanzstreifen

Zentral platzierte Kerne

Elektromechanische Kopplung im Herzmuskel

DIE ELEKTROMECHANISCHE KOPPLUNG in den Herzmuskelzellen ähnelt derjenigen im Skelettmuskel. Einige abweichende Eigenschaften hängen mit der lang andauernden Plateauphase des Aktionspotenzials beim Herzmuskel zusammen. Außerdem kommt das Signal zur Kontraktion in der Regel von einer benachbarten Zelle und nicht von einem Axon, das Kontakt zur motorischen Endplatte aufgenommen hat. Die Herzmuskelzellen sind nämlich durch enge Kontaktstellen zwischen den Zellen, sogenannte Glanzstreifen, elektrisch zu Synzytia verbunden.

Die Ausbreitung eines Aktionspotenzials von einer benachbarten Zelle führt in der Zielzelle zur Öffnung spannungsgesteuerter Calciumkanäle, sodass das Calcium eindringen kann. Durch die Einwirkung des Calciums auf Ryanodin-Rezeptorkanäle werden interzelluläre Calciumvorräte im sarkoplasmatischen Retikulum freigesetzt. Das Fluten der Myofibrillen mit intrazellulärem Calcium schafft die Voraussetzungen für die Transformation der Regulatorproteine und des Tropomyosin, um die aktiven Stellen der dünnen Aktin-Filamente freizugeben. Das leichte Aktin bindet sich an das Myosin, wie auch im Skelettmuskel, und die Kontraktion beginnt.

Aufgrund des anhaltenden Calciumzustroms und der fortgesetzten Freisetzung intrazellulärer Calciumvorräte bleiben die Aktin-aktiven Stellen länger ungeschützt, und die Kontraktion hält länger an als beim Skelettmuskel. Die Entspannung ist beim Herzmuskel genauso wichtig wie die Kontraktion – und energieaufwendig (sie verbraucht ATP). Sie findet statt, während das Calcium interzellulär gespeichert wird und die Ionen sich von den Troponin-Regulatorproteinen trennen. Calcium wird auch durch Natrium/Calcium-Tauscher an die Außenseite der Zelle zurückgeführt.

▸ **FUNKTIONSEIGENSCHAFTEN DES HERZMUSKELS**

Die besonderen Funktionseigenschaften des Herzmuskels sind auf dessen andersartige Ionenkanäle zurückzuführen, so die Plateauphase auf die längere Öffnung der Calciumkanäle, die dem Calcium den Weg in die Zellen bahnen, während Kalium austritt.

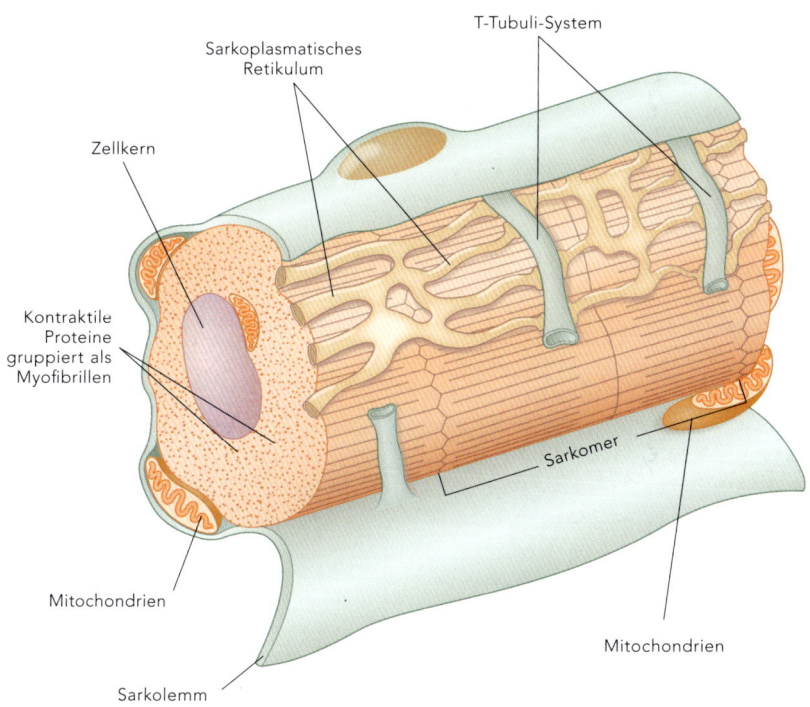

Sarkoplasmatisches
Retikulum

T-Tubuli-System

Zellkern

Kontraktile
Proteine
gruppiert als
Myofibrillen

Sarkomer

Mitochondrien

Mitochondrien

Sarkolemm

Der Frank-Starling-Mechanismus

DER FRANK-STARLING-MECHANISMUS beschreibt den Zusammenhang zwischen Vorlast (der Menge venösen Blutes, das in eine Herzkammer strömt) und Schlagvolumen (der Blutmenge, die während der Systole ausgestoßen wird). Beim normalen Herzen beträgt das Schlagvolumen im Ruhezustand etwa 70 Milliliter. Da es etwa 70 Mal pro Minute schlägt, liegt die Auswurfleistung bei ungefähr fünf Litern pro Minute. Je mehr der Herzkammermuskel während der Diastole mit Blut befüllt und gedehnt wird, desto stärker ist seine Kontraktion, und umso mehr Blut wird herausgepumpt.

Dieser Zusammenhang beruht auf dem Überlappungsgrad zwischen den Aktin- und Myosin-Filamenten in den Sarkomeren des Herzmuskels. Die Dehnung der Herzmuskelzelle führt zu einer stärkeren Überlappung von Aktin und Myosin, sodass mehr schwere Myosin-Köpfchen mit den aktiveren Stellen auf den Aktin-Filamenten in Kontakt treten. Der Herzmuskel baut deshalb mehr Kontraktionskraft auf.

Aus der Grafik gegenüber ist ersichtlich, dass es eine Grenze für das Verhältnis von Vorlast zu Schlagvolumen gibt. Wird der Herzmuskel zu sehr gedehnt, entfernen sich die Aktin- und Myosin-Filamente zu weit voneinander. Somit sinkt die Anzahl der Interaktionspunkte zwischen den beiden wieder, was zu einem Rückgang der Pumpleistung führt. Bei einer chronischen Herzinsuffizienz weitet und verformt sich das Herz mit der Zeit stark. Die Herzinsuffizienz kann dekompensieren, d. h. die Symptome treten auch bei Ruhebelastung auf.

CHRONISCHE HERZSCHWÄCHE

Bei der chronischen Herzschwäche sinkt die Pumpleistung des Herzens allmählich. Oft ist sie die Folge mehrfachen Herzmuskelabsterbens (Infarkts) in kleinerem Ausmaß. Infolge dieses Absterbens und der Umwandlung von Muskeln in fibröses Gewebe wird das Herz schlaff und geweitet, sodass es auf Röntgenaufnahmen rund und vergrößert erscheint. Der Patient kann selbst einfache körperliche Übungen nur mit Mühe ausführen und zeigt Anzeichen einer Flüssigkeitsansammlung in den Venen des Körper- oder Lungenkreislaufs (geschwollene Beine und Atemlosigkeit).

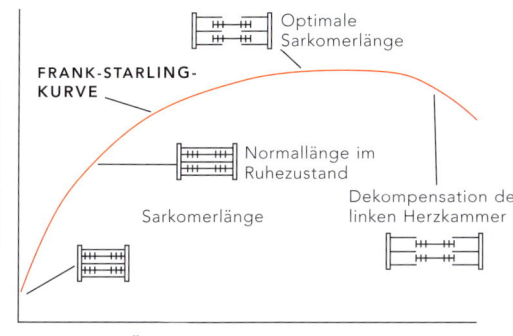

VENTRIKULÄRES ENDDIASTOLISCHES VOLUMEN

In the upper figure (y-axis): SCHLAGVOLUMEN

Labels in upper figure:
- Optimale Sarkomerlänge
- FRANK-STARLING-KURVE
- Normallänge im Ruhezustand
- Sarkomerlänge
- Dekompensation der linken Herzkammer

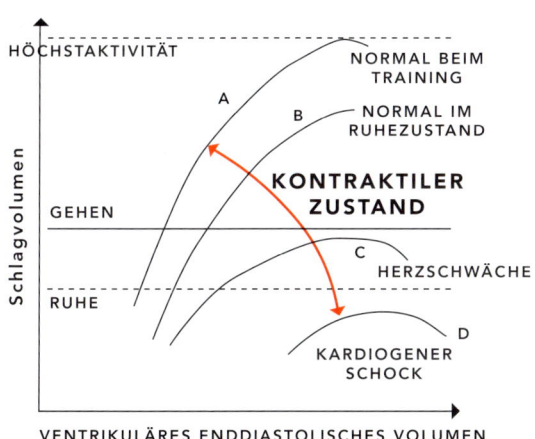

VENTRIKULÄRES ENDDIASTOLISCHES VOLUMEN

In the lower figure (y-axis): Schlagvolumen

Labels in lower figure:
- HÖCHSTAKTIVITÄT
- NORMAL BEIM TRAINING
- A
- B
- NORMAL IM RUHEZUSTAND
- KONTRAKTILER ZUSTAND
- GEHEN
- C
- HERZSCHWÄCHE
- RUHE
- D
- KARDIOGENER SCHOCK

◀ FRANK-STARLING-KURVE

Die Frank-Starling-Kurve beschreibt den Zusammenhang zwischen dem Dehnungsgrad der Herzmuskelfasern am Ende der ventrikulären Ruhephase (enddiastolisches Volumen, kurz EDV) und der Kraft der anschließenden Kontraktion (hier durch das Schlagvolumen dargestellt). Das optimale EDV wird durch die Anzahl der Aktin-Myosin-Interaktionen im Muskel bestimmt (obere Abbildung). Bei Übungen, die mit einer Reizung des Sympathikus (A) verbunden sind, kann die Kurve nach oben und links verlaufen, was auf die gesteigerte Fähigkeit zur Kontraktion hindeutet (untere Abbildung). Bei Erkrankungen wie Herzschwäche (C) und in noch stärkerem Maße beim kardiogenen Schock (D) fällt die Kurve nach rechts: Ein ausreichendes Herzzeitvolumen selbst für anspruchslose Aktivitäten wie das Gehen steht nicht mehr zur Verfügung, oder es reicht gar nur zum Überleben im Bett liegend aus.

Reizleitung im Herzen

DER HERZMUSKEL GENERIERT WÄHREND der elektromechanischen Kopplung elektrische Aktivität. Das leitende und das Schrittmachergewebe gibt den normalen Herzrhythmus vor, verbreitet elektrische Impulse im Herzen und signalisiert so dem Herzmuskel zu kontrahieren. Die vom leitenden und dem Schrittmachergewebe sowie vom Herzmuskel erzeugte elektrische Aktivität kann mit Elektroden auf der Haut gemessen werden (S. 200 f.).

Das wichtigste Schrittmachergewebe ist der Sinus- oder Sinusatrialknoten (SA-Knoten) im rechten Vorhof nahe der Mündung der unteren Hohlvene. Der SA-Knoten gibt den Herzrhythmus vor und hat eine Eigenfrequenz von etwa 80 Depolarisierungen pro Minute. Diese reduziert sich durch den Einfluss des Vagusnervs im intakten Herzen auf etwa 70 pro Minute.

Weitere wichtige leitende/Schrittmachergewebe sind der atrioventrikuläre Knoten im rechten Vorhof direkt über der Trikuspidalklappe und das atrioventrikuläre Bündel, das die Bindegewebswand durchstößt, die der elektrischen Isolierung der Vorhöfe von den Herzkammern dient.

Zu den besonders wichtigen Funktionen des atrioventrikulären Bündels gehört die Verringerung der Impulsleitungsgeschwindigkeit von den Vorhöfen zu den Herzkammern. So haben Erstere genug Zeit, sich zusammenzuziehen und das Blut für die Herzkammern bereitzustellen, bevor die ventrikuläre Kontraktion (Kammersystole) beginnt. Nachdem sie die Herzkammern erreicht haben, verteilen sich die elektrischen Impulse über die Verzweigungen des linken bzw. rechten Bündels und ihre Purkinje-Fasern in beiden Kammern. Dank dieser Leitungsbahnen kann das gesamte Muskelgewebe in den Herzkammern für eine koordinierte Kontraktion simultan aktiviert werden.

▶ **SCHRITTMACHER UND IMPULSLEITUNG IM HERZEN**

Der primäre Schrittmacher des Herzens ist der Sinusknoten im rechten Vorhof. Von dort aus gelangt der Impuls über den Vorhofmuskel zum atrioventrikulären Knoten, über das atrioventrikuläre Bündel in die Herzkammern und schließlich über die entsprechenden Bündelverzweigungen zu sämtlichen Muskelzellen der Herzkammer.

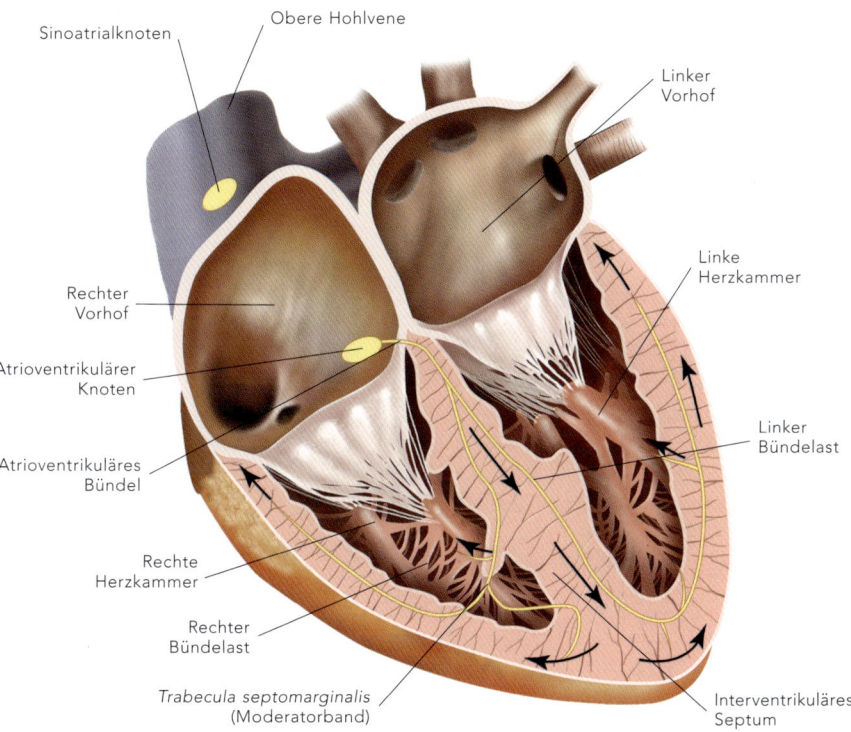

Sinoatrialknoten

Obere Hohlvene

Linker Vorhof

Rechter Vorhof

Linke Herzkammer

Atrioventrikulärer Knoten

Atrioventrikuläres Bündel

Linker Bündelast

Rechte Herzkammer

Rechter Bündelast

Trabecula septomarginalis (Moderatorband)

Interventrikuläres Septum

HERZRHYTHMUSSTÖRUNGEN

Herzrhythmusstörungen (Arrhythmien) werden meist durch Beeinträchtigungen des leitenden und des Schrittmachergewebes des Herzens oder von der Norm abweichende elektrische Aktivität des Herzmuskels verursacht. Arrhythmien der Vorhöfe sind meist weniger schwerwiegend als die der Herzkammern. Vorhofflimmern kann zur Bildung lebensbedrohlicher Thromben (geronnenes Blut) führen, die Arterien im Gehirn oder in den Gliedmaßen verstopfen können. Kammerflimmern ist ohne Kardioversion (Verabreichung eines elektrischen Schocks, um das Herz zum normalen Rhythmus zurückzubringen) tödlich.

Elektrokardiogramm (EKG)

DIE ELEKTRISCHE AKTIVITÄT DES HER-
zens kann mithilfe eines Elektrokar-
diogramms (EKG, Herzspannungs-
kurve) untersucht werden. Dazu bringt
man Elektroden an Gliedmaßen und
Brust an, um die elektrische Aktivität
des Herzens beim Schlagen zu messen.
Gewöhnlich erfolgt die Befestigung der
EKG-Elektroden am linken und rechten Arm sowie am linken Bein in einer
als Einthoven-Dreieck bezeichneten
Anordnung. Außerdem werden meist
auch sechs Elektroden (V1 bis V6) über
die Brust verteilt, um die Impulse aus
den Herzkammern zu analysieren.

Das EKG zeigt die Spitzenaktivität
der elektrischen Ereignisse in den verschiedenen Bereichen des Herzens, insbesondere in Zusammenhang mit der
Depolarisierung und Repolarisierung
der Vorhöfe und Herzkammern. So
kennzeichnet eine gut erkennbare
Welle die Depolarisierung des Vorhofs (P-Welle), eine andere diejenige
der Herzkammern (QRS-Komplex)
und eine dritte die Repolarisierung
der Herzkammern (T-Welle). Die Repolarisierung des Vorhofs ist nicht
klar zu erkennen, denn sie wird vom
QRS-Komplex überlagert.

Das EKG gibt Aufschluss über den
elektrischen Herzrhythmus (der Vorhöfe und auch der Herzkammern,
denn sie lassen sich beim Herzblock
separieren). Zudem lassen sich damit
zahlreiche Herzrhythmusstörungen
wie Vorhof- oder Kammerflimmern
paroxymale Vorhof-Tachykardie und
Kammer-Tachykardie nachweisen.

Ebenso lässt sich mit dem EKG die
Ausbreitung elektrischer Aktivität in
den Herzkammern untersuchen. Liegt
eine Schädigung des Herzmuskels vor,
z. B. nach dem Absterben von Herzmuskelgewebe bei einem Myokard-
infarkt, kann die elektrische Leitung
durch die Herzkammern gestört sein.

▶ **ELEKTRISCHE AKTIVITÄT IM
HERZZYKLUS UND IM EKG**

Die elektrische Aktivität beginnt mit der
Depolarisierung der Vorhöfe (P-Welle im
EKG). Erreicht der Impuls die Herzkammern
und depolarisiert sie, wird ein QRS-
Komplex im EKG erzeugt. Da der Impuls
eine gewisse Zeit zur Ausbreitung in der
großen Wand der Herzkammer benötigt,
ist er als lange und komplexe Welle zu
erkennen. Die Repolarisierung der Vorhöfe
erzeugt aufgrund der Gleichzeitigkeit
mit dem QRS-Komplex keine sichtbaren
Wellen im EKG. Schließlich erzeugt die
Repolarisierung der Herzkammern eine
T-Welle im EKG, wenn die Herzkammern
sich entspannen.

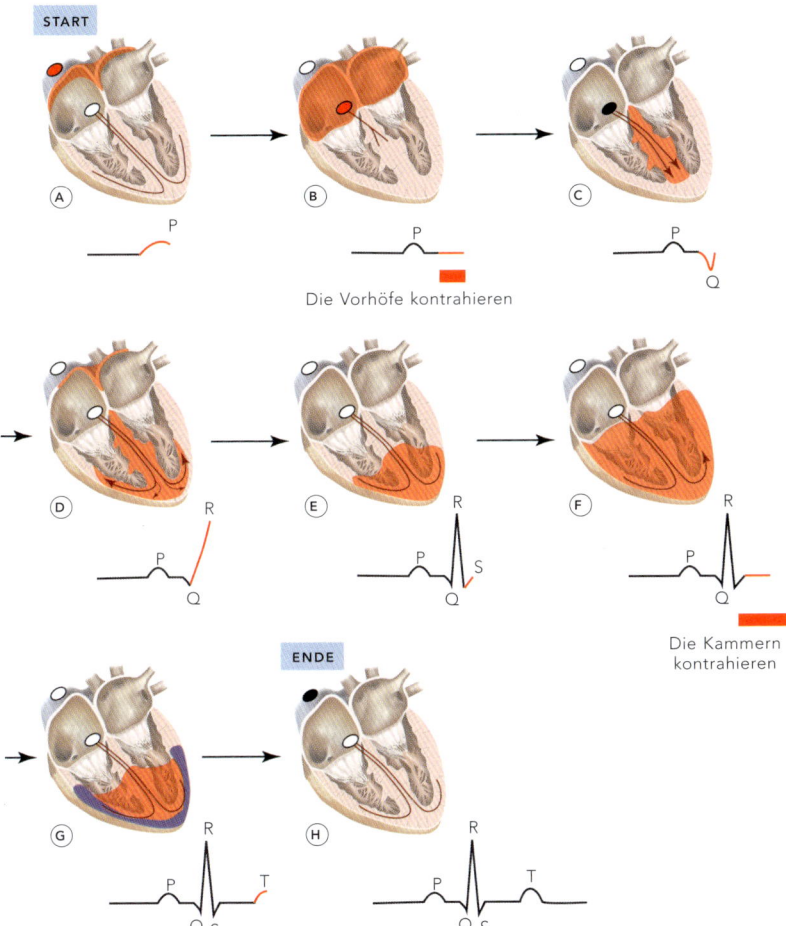

START

A   P

B   P

Die Vorhöfe kontrahieren

C   P

          Q

D   R

    P

      Q

E   R

    P   S

      Q

F   R

    P

      Q

Die Kammern
kontrahieren

G   R   T

    P

      Q S

ENDE

H   R   T

    P

      Q S

Das Gesetz von Hagen-Poiseuille

IM GRUNDE GENOMMEN SIND DIE BLUT-gefäße des Körpers Röhren, sodass sich das Blut, das darin fließt, wie alle Flüssigkeiten in einer Röhre verhält. Dieses Verhalten beschreibt das Gesetz von Hagen-Poiseuille, das besagt, dass der Volumenstrom des Blutes in einer Arterie (hier in Millilitern pro Minute gemessen) proportional zum Druckabfall im Verlauf der Röhre multipliziert mit π mal Radius des Gefäßes in vierter Potenz ist.

Der Volumenstrom ist umgekehrt proportional zur Viskosität der Flüssigkeit und zur Länge der Röhre. Dabei fließt das Blut aufgrund der Reibung mit der Gefäßwand in der Mitte des Blutgefäßes erheblich schneller als nahe der Gefäßwand (eine Eigenschaft einer Newton'schen Flüssigkeit).

Ebenso darf nicht vergessen werden, dass der Radius eines Gefäßes den Volumenstrom einer Flüssigkeit wesentlich beeinflusst. So verringert sich bei Halbierung des Gefäßradius, z. B. bei Befall der Arterienwand durch Arteriosklerose, der Volumenstrom durch die entsprechende Arterie um das 16-fache. Auch eine veränderte Viskosität des Blutes, z. B. bei einer erhöhten Zahl roter Blutkörperchen

▶ **AUSWIRKUNGEN DES INNENRADIUS AUF DEN VOLUMENSTOM**

Eine kleine Veränderung des inneren Radius (r) eines Blutgefäßes hat große Auswirkungen auf den Volumenstrom, denn der Volumenstrom (in Millilitern pro Minute) ist gleich dessen vierter Potenz (r^4). Somit versechzehnfacht eine Verdoppelung des inneren Radius eines Blutgefäßes den Blutstrom. ΔP gibt die Druckveränderung im Blutgefäß an.

(Erythrozytenanzahl) oder beim Vorhandensein von leukämischen Zellen oder Myelomaproteinen im Blut sowie erhöhten Blutfettwerten, kann den Blutfluss stark reduzieren.

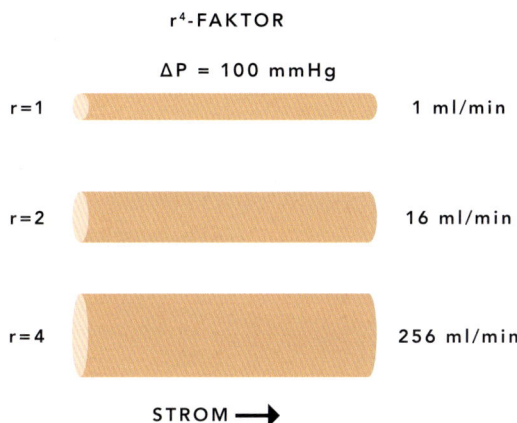

r⁴-FAKTOR

$\Delta P = 100 \ mmHg$

r = 1   1 ml/min

r = 2   16 ml/min

r = 4   256 ml/min

STROM ⟶

ARTERIOSKLEROSE

Die Arteriosklerose ist eine Erkrankung, bei der es zu fettigen fibrösen Ablagerungen (Plaques) an den Arterienwänden kommt. Diese Plaques verringern den Durchmesser der Arterie, sodass sich der Blutstrom deutlich reduziert. Löst sich die Oberfläche von Plaques ab, wird Kollagen freigelegt und Thromben (geronnenes Blut) bilden sich. Letzteres kann zum Arterienverschluss führen. Mehrere Risikofaktoren begünstigen die Arteriosklerose. Einige davon, so genetische Veranlagung, Alter und männliches Geschlecht, sind nicht zu beeinflussen, andere, darunter Blutfettwerte, hoher Blutdruck, Rauchen, wenig Bewegung, Fettleibigkeit und Zuckerkrankheit, sehr wohl. Die Arteriosklerose kann die Herzkranzarterie betreffen, was bei Kraftanstrengung Brustschmerzen (Angina pectoris), einen Herzinfarkt oder den chronischen Verlust von Muskelgewebe (chronische Herzschwäche) hervorrufen kann. Wenn die Erkrankung die Arterien zum Gehirn oder zum Auge befällt, drohen Schlaganfall und Erblindung. Sind die unteren Gliedmaßen betroffen, können die Zehen gangränös werden. Arteriosklerose in den Penisarterien verursacht Erektionsstörungen.

Arterieller Blutdruck und seine Messung

DER DRUCK IN DEN BLUTGEFÄSSEN verändert sich während des Kreislaufs erheblich. In der Nähe des Herzens, in der Aorta, pendelt der Druck infolge der rhythmischen Pumptätigkeit des Herzens zwischen systolischem und diastolischem Wert (normalerweise 120 bzw. 80 mmHg). Bei Erreichen der kleineren Arteriolen im Gewebe sind die Druckschwankungen schon geringer und der Durchschnittsdruck beginnt zu sinken. In den Kapillaren variiert der Druck zwischen etwa 25 am arteriellen und 15 Millimeter Quecksilbersäule am venösen Ende. Der Druck in den mittleren und großen Venen liegt bei etwa 10 Millimeter Quecksilbersäule – ein Wert, den der hydrostatische Druck beim Stehen stark beeinflusst.

Der arterielle Blutdruck ist das Produkt aus pro Minute in den Gefäßbaum gepumpter Flüssigkeitsmenge (die Herzleistung) und Strömungswiderstand im peripheren Kreislauf (peripherer Widerstand). Die Herzleistung hängt ihrerseits von der Herzfrequenz und dem mit jedem Schlag ausgestoßenen Blutvolumen (Schlagvolumen) ab. Den peripheren Widerstand beeinflussen Sekretionsfak-

toren im Blut (humorale Faktoren wie Noradrenalin), die Steuerung der glatten Muskulatur der kleinen Arteriolen durch den Sympathikus sowie lokale Faktoren wie die Möglichkeit der Gewebe zur Regulierung ihres Flusses mit diffusionsfähigen Chemikalien.

Das Blutdruckmessgerät (Sphygmomanometer) drückt die Oberarmvene zusammen, bis der Blutfluss gestoppt ist; danach wird der Manschettendruck allmählich gesenkt, wobei die sich ändernden Schlaggeräusche in der Senke an der Vorderseite des Ellenbogens (Ellenbogengrube) zu hören sind.

▶ **DRUCKVERÄNDERUNG IM GEFÄSSBAUM**

In der Aorta und anderen Arterien mit einem hohen Anteil elastischen Gewebes ist der Druck hoch und pulsierend. Er fällt bei Erreichen der Endarteriolen rapide und verringert sich darauf langsam im Kapillarbett und auf der venösen Seite des Kreislaufs.

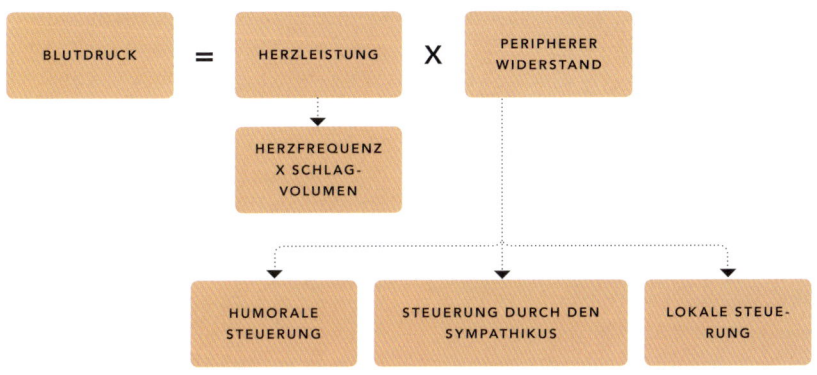

| BLUTDRUCK | = | HERZLEISTUNG | X | PERIPHERER WIDERSTAND |

HERZFREQUENZ X SCHLAG-VOLUMEN

HUMORALE STEUERUNG

STEUERUNG DURCH DEN SYMPATHIKUS

LOKALE STEUE-RUNG

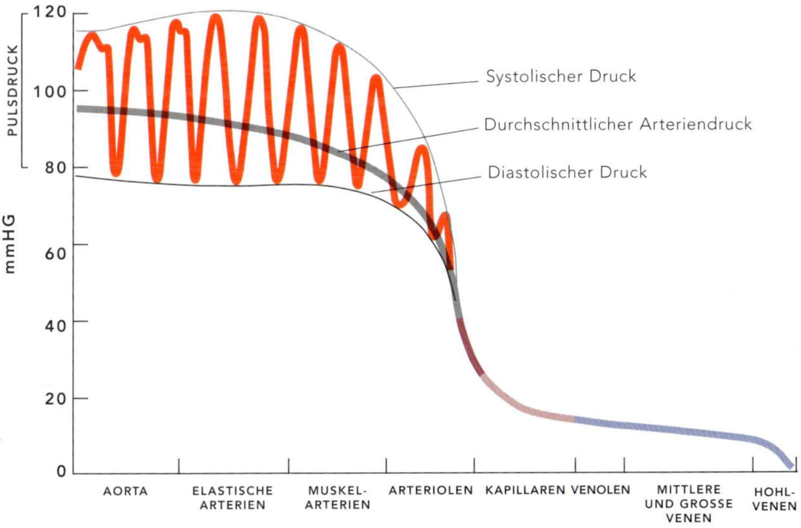

Systolischer Druck

Durchschnittlicher Arteriendruck

Diastolischer Druck

PULSDRUCK

mmHG

120

100

80

60

40

20

0

AORTA | ELASTISCHE ARTERIEN | MUSKEL-ARTERIEN | ARTERIOLEN | KAPILLAREN | VENOLEN | MITTLERE UND GROSSE VENEN | HOHL-VENEN

Barorezeptoren und Reflexe

DER ARTERIENDRUCK MUSS UNBEDINGT innerhalb eines engen Bereichs liegen. Nur so kann eine angemessene Durchblutung der lebenswichtigen Organe, z. B. des Gehirns, ohne Gefäßruptur gewährleistet werden. Die beiden Hauptsensoren des arteriellen Blutdrucks befinden sich im Aortenbogen und im geweiteten Anfangsabschnitt der inneren Halsschlagader (Karotissinus). Diese beiden Barorezeptoren erkennen die Dehnung der Arterienwand und leiten die entsprechenden Informationen vom Karotissinus über den neunten Hirnnerv (Zungen-Rachen-Nerv) und vom Barorezeptor des Aortenbogens über den 10. Hirnnerv (Vagusnerv) ans Gehirn.

Die Regulierung des Blutdrucks kann über den Sympathikus oder durch Beeinflussung des Kreislaufs erfolgen (S. 208 f.). Wegen der erforderlichen schnellen Reaktionszeit muss die Antwort auf einen erhöhten Blutdruck auf der Steuerung durch das Nervensystem basieren. Im betreffenden Rückkopplungskreis erkennen die Barorezeptoren den Anstieg des Arteriendrucks, und die Informationen werden an ein Kontrollzentrum in der Medulla oblongata übermittelt. Es kommt zu einem Absinken der Sympathikus-Leistung und zu einem Anstieg der Parasympathikus-Leistung.

Koordinierte Entspannung der glatten Arteriolenmuskulatur, Verringerung der Kontraktionskraft der Herzkammern und Verlangsamung der Herzfrequenz reduzieren peripheren Widerstand und Herzleistung und damit die ausschlaggebenden Faktoren des Blutdrucks. Fällt der arterielle Blutdruck, wird das Signal gegeben, die sensorische Reizung der Barorezeptoren zu verringern.

▶ **REAKTION AUF ERHÖHTEN BLUTDRUCK**

Die Reaktion auf einen Blutdruckanstieg beruht auf Sensoren, die den Druckanstieg erkennen, und Kontrollzentren im Hirnstamm für die Analyse und die Einleitung der angemessenen Reaktion sowie die Steuerung des peripheren Widerstands und der Herzleistung durch das vegetative Nervensystem. Der Neurotransmitter Noradrenalin wirkt auf verschiedene Rezeptortypen: α auf die glatte Muskulatur der Arteriole und β_1 auf den Herzkammermuskel und das Schrittmachergewebe des Sinusknotens.

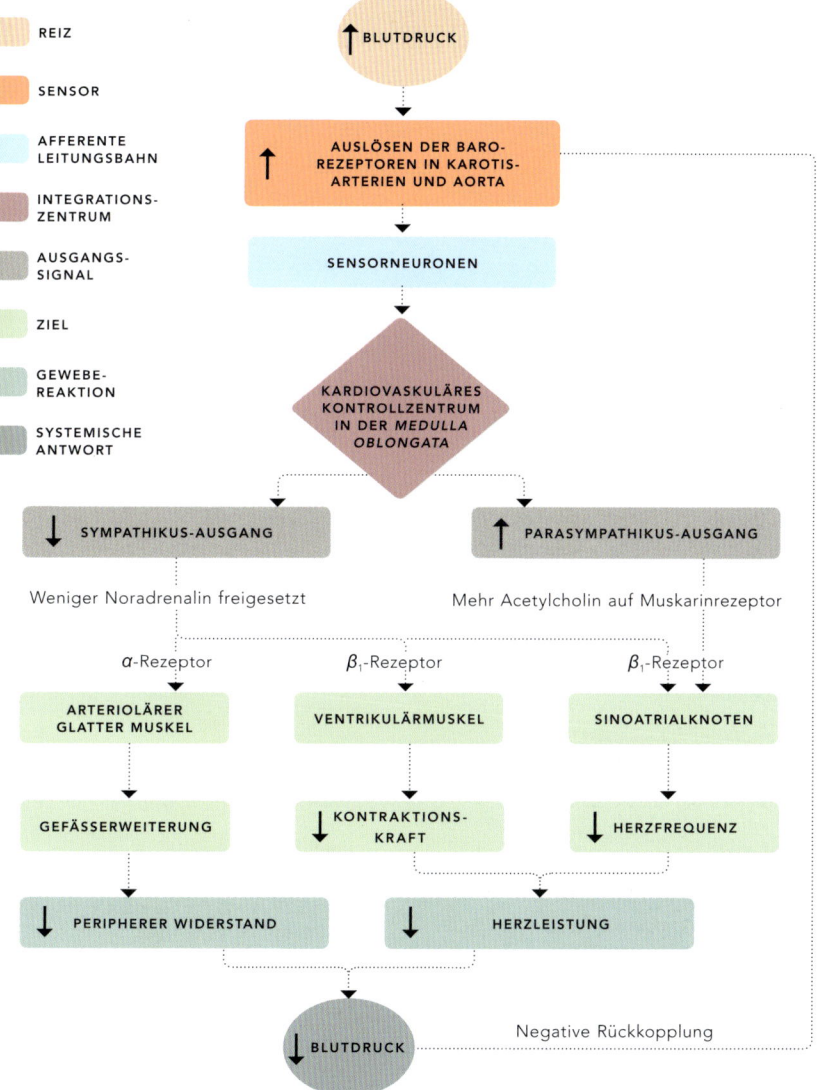

REIZ

SENSOR

AFFERENTE
LEITUNGSBAHN

INTEGRATIONS-
ZENTRUM

AUSGANGS-
SIGNAL

ZIEL

GEWEBE-
REAKTION

SYSTEMISCHE
ANTWORT

↑ BLUTDRUCK

↑ AUSLÖSEN DER BARO-
REZEPTOREN IN KAROTIS-
ARTERIEN UND AORTA

SENSORNEURONEN

KARDIOVASKULÄRES
KONTROLLZENTRUM
IN DER *MEDULLA
OBLONGATA*

↓ SYMPATHIKUS-AUSGANG

↑ PARASYMPATHIKUS-AUSGANG

Weniger Noradrenalin freigesetzt

Mehr Acetylcholin auf Muskarinrezeptor

α-Rezeptor

*β*₁-Rezeptor

*β*₁-Rezeptor

ARTERIOLÄRER
GLATTER MUSKEL

VENTRIKULÄRMUSKEL

SINOATRIALKNOTEN

GEFÄSSERWEITERUNG

↓ KONTRAKTIONS-
KRAFT

↓ HERZFREQUENZ

↓ PERIPHERER WIDERSTAND

↓ HERZLEISTUNG

↓ BLUTDRUCK

Negative Rückkopplung

Regulierung des arteriellen Blutdrucks

EINE ANZAHL VON FAKTOREN IST FÜR den Arteriendruck ausschlaggebend. Die Gesamtblutmenge ist sowohl für die Herzleistung als auch für das Volumen des Gefäßbaumes entscheidend. Von der Herzleistung, dem Produkt aus Schlagvolumen und Herzfrequenz, hängt der Arteriendruck ab. Der relative Durchmesser der Arteriolen, die zu den Kapillarbetten führen, entscheidet über den peripheren Widerstand, der den arteriellen Fluss hemmt: Öffnet die Entspannung des präkapillaren Schließmuskels (glatter Muskel) die Arteriolen, sinkt der periphere Widerstand. Auch das relative Blutvolumen im arteriellen im Vergleich zum venösen Bereich des Kreislaufs beeinflusst den Arteriendruck. Bei hohem arteriellem Blutvolumen sind auch Herzleistung und Blutdruck hoch.

Die nicht abreißende Regulierung des Arteriendrucks beruht auf negativen Rückkopplungsschleifen, die humorale Faktoren beinhalten wie das Renin-Angiotensin-Aldosteron-System oder das atriale natriuretische Peptid. Letzteres wird von Muskelzellen des Vorhofs ausgeschüttet, wenn der Blutdruck steigt. Es verursacht eine Gefäßerweiterung und die gesteigerte Harnausscheidung, sodass der Blutdruck wieder gegen normal absinkt. Währenddessen setzt die Niere Renin frei, das die Umwandlung von Angiotensinogen zu Angiotensin I beschleunigt; Letzteres wird zu Angiotensin II umgewandelt und fördert die Reabsorption von Natrium und Wasser aus dem Urin, die Gefäßverengung der peripheren Arteriolen und eine Rückkehr zum Normaldruck.

▶ **FAKTOREN, DIE DEN ARTERIELLEN BLUTDRUCK BEEINFLUSSEN**
Der Arteriendruck hängt von etlichen Faktoren ab, die sich in humorale (hormonelle) und neurale (vegetative) einteilen lassen. Dabei wirkt die hormonelle Steuerung des Blutdrucks, z. B. durch das atriale natriuretische Protein und das Renin-Angiotensin-System, über längere Zeit (Stunden bis Tage) als die vegetative (Sekunden bis Minuten), doch beide arbeiten ein Leben lang Hand in Hand.

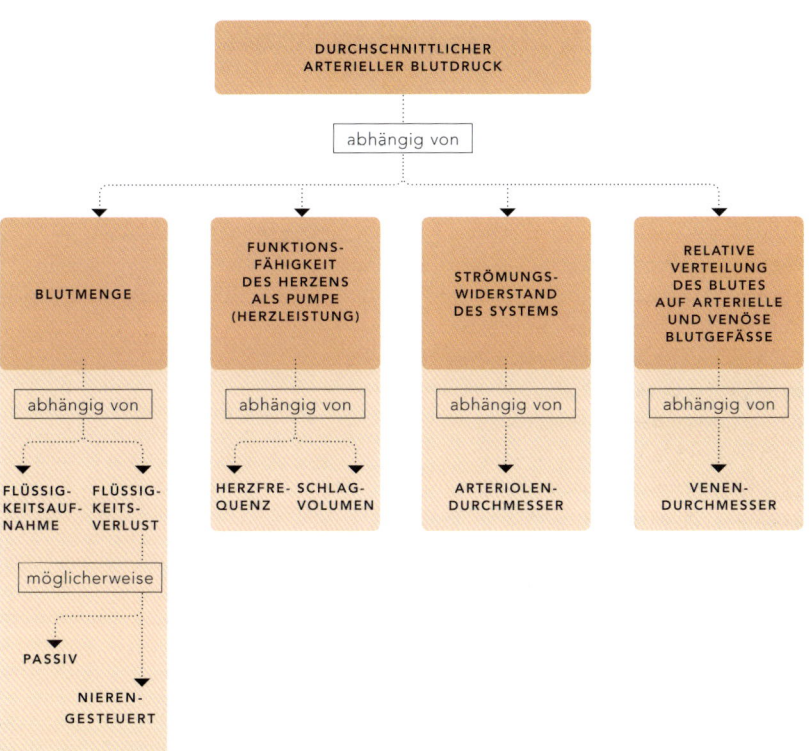

DURCHSCHNITTLICHER
ARTERIELLER BLUTDRUCK

abhängig von

BLUTMENGE

**FUNKTIONS-
FÄHIGKEIT
DES HERZENS
ALS PUMPE
(HERZLEISTUNG)**

**STRÖMUNGS-
WIDERSTAND
DES SYSTEMS**

**RELATIVE
VERTEILUNG
DES BLUTES
AUF ARTERIELLE
UND VENÖSE
BLUTGEFÄSSE**

abhängig von

abhängig von

abhängig von

abhängig von

FLÜSSIG-
KEITSAUF-
NAHME

FLÜSSIG-
KEITS-
VERLUST

HERZFRE-
QUENZ

SCHLAG-
VOLUMEN

ARTERIOLEN-
DURCHMESSER

VENEN-
DURCHMESSER

möglicherweise

PASSIV

NIEREN-
GESTEUERT

Steuerung des Herzzeitvolumens

DIE HERZLEISTUNG IST DAS PRODUKT aus der beim Herzschlag ausgestoßenen Blutmenge (Schlagvolumen, kurz SV) und der Herzfrequenz (HF). Die normale Herzleistung bei einem Schlagvolumen von 70 Millilitern und einer Herzfrequenz von 70 Schlägen pro Minute beträgt etwa 5 Liter pro Minute.

Die Herzfrequenz hängt vor allem davon ab, mit welcher Häufigkeit sich das leitende und das Schrittmachergewebe des Sinusknotens spontan depolarisieren. Die Sympathikus-Stimulation steigert sie, während die Parasympathikus-Stimulation sie senkt.

Das Schlagvolumen wird durch die Kontraktionskraft des Herzmuskels bestimmt. Gemäß dem Frank-Starling-Gesetz (S. 196 f.) steht die Kontraktionsfähigkeit des Herzmuskels in engem Zusammenhang mit dem enddiastolischen Volumen, d. h. mit der Blutmenge in den Herzkammern kurz vor Beginn der Kontraktion, denn darauf beruht die Regulierung der Länge der Herzmuskelzellen in diesem entscheidenden Moment.

Das enddiastolische Volumen ist seinerseits abhängig von der Menge des venösen Rückflusses zum Herzen, der von den Muskelpumpen der unteren Gliedmaßen und der Atempumpe des Zwerchfells gesteuert wird. Außerdem können die sympathische Innervation und der Spiegel des vom Nebennierenmark freigesetzten Adrenalins die Kontraktionskraft des Herzmuskels und die Stärke der Venenverengung beeinflussen.

BLUTHOCHDRUCK

Als Bluthochdruck oder arterielle Hypertonie bezeichnet man einen erhöhten Blutdruck im großen Körperkreislauf, d. h. einen systolischen Druck im Ruhezustand über 140 mmHg und einen diastolischen über 90 mmHg. In über 90 Prozent der Fälle ist er auf Lebensgewohnheiten und Ernährung zurückzuführen (Übergewicht, zu viel Salz, Rauchen und Alkohol). Der Rest ist durch Erkrankungen wie Beeinträchtigung der Nierenfunktion und Hormonstörungen bedingt.

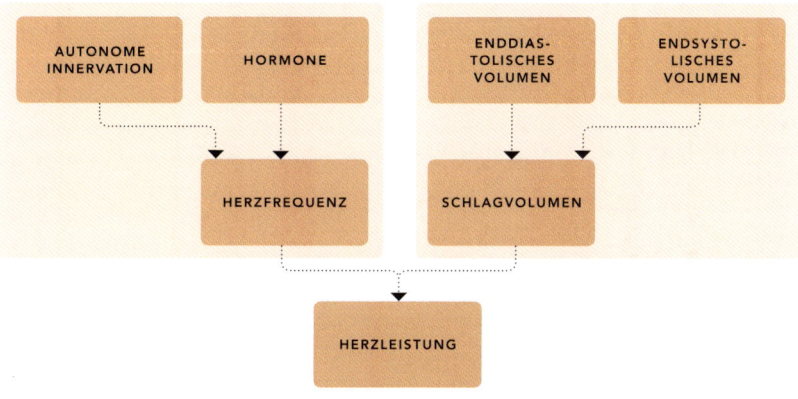

▲ FAKTOREN, DIE DIE HERZLEISTUNG BEEINFLUSSEN

Etliche Faktoren beeinflussen im Zusammenspiel die Herzleistung, die im Wesentlichen das Produkt aus Herzfrequenz und Schlagvolumen ist. Die Herzfrequenz kann durch sympathische Nervenreizung (vegetative Innervation) oder durch Freisetzen von Adrenalin als Herzregulierungshormon aus dem Nebennierenmark gesteigert werden. Dagegen senkt die parasympathische Reizung durch den Vagusnerv (vegetative Innervation) die Herzfrequenz. Das Schlagvolumen ist die mit dem Herzschlag von der linken Herzkammer ausgestoßene Blutmenge: die Differenz zwischen dem Volumen der linken Herzkammer vor der Kontraktion (enddiastolisches Volumen) und danach (endsystolisches Volumen). Das enddiastolische Volumen wird von der venösen Rückflussmenge bestimmt und wirkt sich entsprechend der Frank-Starling-Kurve auf die Kontraktionsfähigkeit des Herzmuskels aus: Je mehr venöses Blut zum Herzen zurückgeführt wurde, desto kraftvoller zieht sich die linke Herzkammer beim nächsten Schlag zusammen. Die Nachlast auf das Herz beeinflusst das endsystolische Volumen. Ein hoher Widerstand gegen den Ausstoß des Blutes aus dem Herzen, z. B. durch erhöhten peripheren Widerstand oder eine verengte Aortenklappe, kann die Herzleistung vermindern.

Aufbau und Funktion der Kapillaren

IN DEN KAPILLAREN DES KÖRPERS WERden Nährstoffe, Abfallprodukte und Gase zwischen Blut und Körpergeweben ausgetauscht. Ihr Aufbau spiegelt ihre grundlegende Rolle für diesen lebenswichtigen Austausch wider: Die Kapillarwände sind nur eine Zelle dick, d. h. sie bestehen aus einer einzigen Schicht Endothelzellen und dünnem Bindegewebe. Die Kapillaren bilden bevorzugt komplexe, ineinander verschlungene Netze, die Kapillarbetten, um sicherzustellen, dass kein Bereich eines Gewebes mehr als einige Mikrometer vom Blutstrom entfernt liegt.

Der Blutfluss durch das Kapillarbett wird als Mikrozirkulation bezeichnet. Das ins Kapillarbett fließende Blut stammt aus den Arteriolen, die sich zu Kapillaren verzweigen. Später vereinigen sich Letztere zu Venolen. Der Körper kann die Blutmenge, die durch das Kapillarbett fließt, mithilfe des winzigen präkapillaren Schließmuskels beeinflussen, der das arteriolare Ende der Kapillaren umschließt und bei Bedarf geöffnet oder geschlossen werden kann. Zur Mikrozirkulation gehören zudem die Gefäßweichen, die die versorgenden Arteriolen unmittelbar mit den Venolen verbinden.

Soll keine Durchblutung des gesamten Kapillarbetts erfolgen wie bei der Haut, wo dies bei kaltem Wetter zu übermäßigem Wärmeverlust führen könnte, schließen sich die präkapillaren Schließmuskeln und das Blut wird direkt von der Arteriole in die Venole umgeleitet. Ist dagegen eine stärkere Durchblutung des Kapillarbetts erwünscht, z. B. bei heißem Wetter, weil die Durchblutung des dermalen Kapillarbetts den Wärmeverlust begünstigt, öffnen sich die präkapillaren Schließmuskeln und das Blut fließt durch das gesamte Kapillarbett.

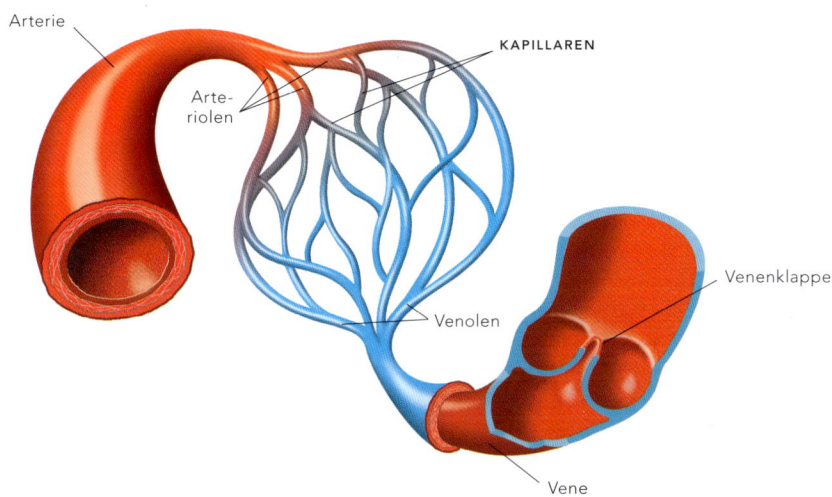

Arterie

Arte-
riolen

KAPILLAREN

Venenklappe

Venolen

Vene

▶ DIE MIKROZIRKULATION

Damit das Blut die Körpergewebe versorgen kann, muss es ein feines Netzwerk von Gefäßen, das Kapillarbett,
durchlaufen. Von den Arterien fließt es
durch die Arteriolen mit ihren dicken
glatten Muskelwänden und weiter in
ein Netzwerk von Kapillaren, wo der
Austausch von Gas, Nähr- und Abfall-
stoffen stattfindet. Diesen Bereich
des Blutkreislaufs nennt man Mikrozirkulation. Die Kapillaren verbinden
sich zu Venolen, die sich wiederum zu
größeren Venen vereinen. Venen sind
Blutgefäße mit niedrigem Druck, die
über innere Klappen verfügen, um den
Rückfluss des Blutes zu verhindern –
insbesondere, wenn das Blut von
den unteren Gliedmaßen nach oben
gepumpt wird.

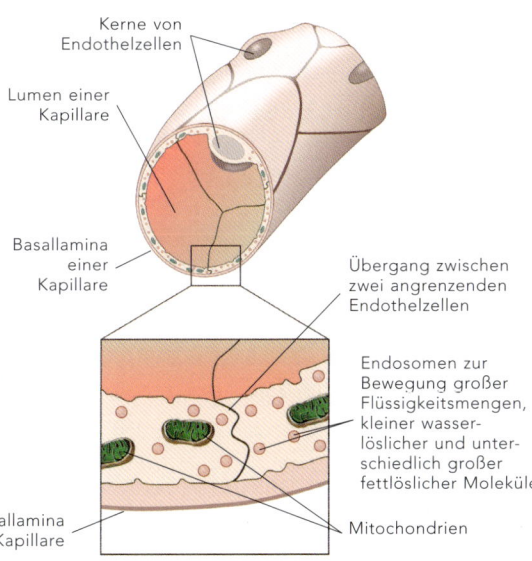

Kerne von
Endothelzellen

Lumen einer
Kapillare

Basallamina
einer
Kapillare

Übergang zwischen
zwei angrenzenden
Endothelzellen

Endosomen zur
Bewegung großer
Flüssigkeitsmengen,
kleiner wasser-
löslicher und unter-
schiedlich großer
fettlöslicher Moleküle

Basallamina
einer Kapillare

Mitochondrien

Starling-Kräfte im Kapillarbett

GASE WIE SAUERSTOFF UND KOHLEN-
dioxid können mittels einfacher Diffusion durch die Kapillarwand dringen, doch beim Austausch von Nährstoffen zwischen dem Blut in den Kapillarbetten und den Geweben unterstützen dies andere Mechanismen. Viele Kapillaren sind ein wenig undicht und haben winzige Fenster (Fenestrationen) in ihren Wänden, die die Bewegung von Flüssigkeiten, gelösten Ionen und kleinen Molekülen durch die Kapillarwand ermöglichen. Große Proteine wie das Plasmaprotein Albumin können die Fenestrationen nicht passieren und verbleiben meist in der Kapillare.

Innerhalb des Kapillarbetts besteht ein Gleichgewicht zwischen dem hydrostatischen Druck der Flüssigkeit im Lumen der Kapillare, der Flüssigkeit in das umliegende Gewebe drückt, und dem durch die Plasmaproteine hervorgerufenen osmotischen (oder onkotischen) Druck, der die Flüssigkeit zurück in die Kapillare zieht. Am Arteriolenende des Kapillarbetts ist der hydrostatische Druck mit etwa 35 Millimeter Quecksilbersäule hoch, der osmotische Druck mit etwa 25 dagegen eher niedrig. Deshalb bewegt sich mehr Flüssigkeit samt gelösten Substanzen aus der Kapillare heraus. Am Venolenende des Kapillarbetts ist der hydrostatische Druck mit etwa 17 Millimeter Quecksilbersäule eher niedrig, während der osmotische Druck mit etwa 25 demjenigen am Arteriolenende entspricht. Somit wird mehr Flüssigkeit zurück in die Kapillare gezogen.

Die Flüssigkeitsmenge, die aus dem Arteriolenende des Kapillarbetts austritt, liegt ein wenig über der am Venolenende zurückgeführten. Somit verbleibt etwas Flüssigkeit in den extrazellulären Zwischenräumen. Diese fließt durch die Lymphkanäle, um später im oberen Bereich der Brusthöhle wieder in den Blutstrom eingespeist zu werden.

▶ **DAS KRÄFTEGLEICHGEWICHT IM KAPILLARBETT**
Wenn das Blut durch das Kapillarbett fließt, besteht ein Gleichgewicht zwischen der Bewegung der Flüssigkeit aus den Gefäßen heraus (durch den hydrostatischen Druck) und in die Gefäße hinein (durch den osmotischen oder onkotischen Druck).

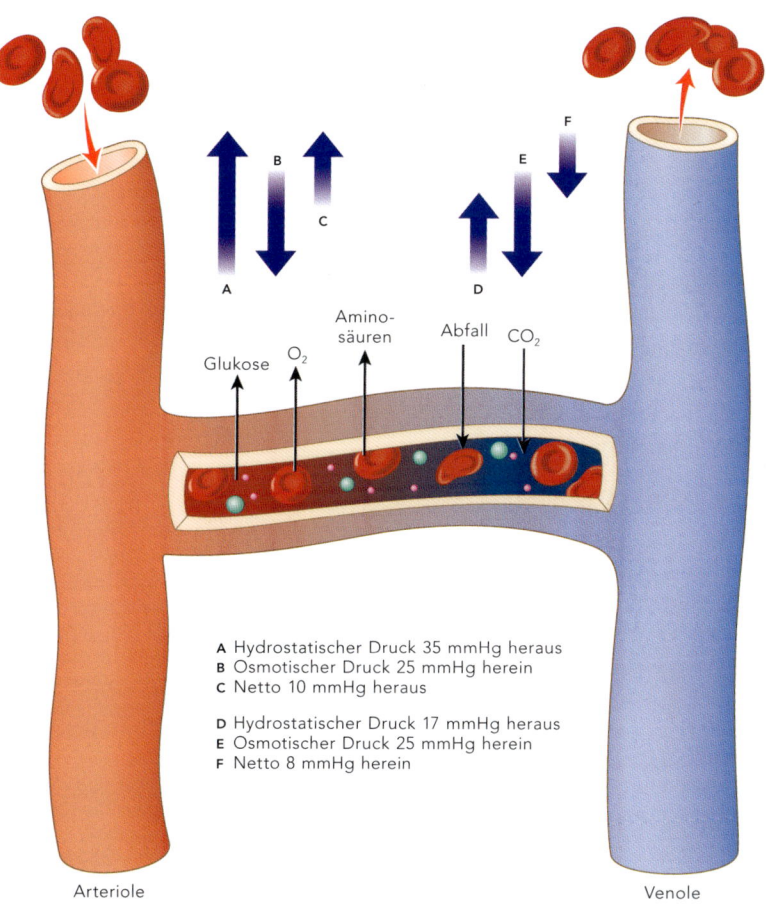

Glukose   O₂   Amino-   Abfall   CO₂
                  säuren

A Hydrostatischer Druck 35 mmHg heraus
B Osmotischer Druck 25 mmHg herein
C Netto 10 mmHg heraus

D Hydrostatischer Druck 17 mmHg heraus
E Osmotischer Druck 25 mmHg herein
F Netto 8 mmHg herein

Arteriole   Venole

Blutspeicherung und Rückstrom zum Herzen

DIE ARTERIELLE SEITE DES KÖRPER-
kreislaufs steht unter hohem Druck,
die venöse dient der Speicherung von
Flüssigkeit in Venenkanälen. Etwa
70 Prozent der Gesamtblutmenge im
Kreislauf von ca. 5 Litern werden in
Venenkanälen gespeichert. Dennoch
müssen sich zur Aufrechterhaltung
der Herzleistung die Menge des von
der venösen Seite des Körperkreislaufs
zurückgeführten und des aus den Arterien gepumpten Blutes genau entsprechen. Staut sich venöses Blut im
peripheren Kreislauf an und fließt
nicht zum Herzen zurück, fällt man in
Ohnmacht oder kann sogar sterben.

Da der Druck in den Venen niedrig
ist, müssen zusätzliche Mechanismen
die Rückführung des venösen Blutes
zum Herzen sicherstellen. Die meisten
Venen verfügen über Klappen, die
für den Fluss des venösen Blutes in
Richtung des Herzens sorgen. Die
oberflächlichen und tiefen Venen
in den unteren Gliedmaßen bilden
Netzwerke, wobei das Blut von den
oberflächlichen durch die Klappen in
die tiefen fließt. Außerdem halten bei
den tiefen Venen in Bein und Hüfte
Muskeln als Pumpmechanismus den
venösen Rückfluss aufrecht.

Ein weiterer Pumpeffekt tritt
auf, wenn das venöse Blut die Brust
erreicht. Beim Einatmen sinkt der
Druck in der Brusthöhle im Vergleich
zu demjenigen in der Bauchhöhle,
und das Blut wird vom Bauch in die
Brust und dann in die rechte Seite des
Herzens befördert.

KRAMPFADERN

Länger andauernder erhöhter Blutdruck in den Beinvenen kann diese
Gefäße so stark weiten, dass ihre
Klappen nicht mehr zuverlässig
arbeiten und sich mehr Blut in den
unteren Gliedmaßen ansammelt.
Dabei kommt es zu gewundenen
und angeschwollenen Venen – den
Krampfadern. Erhöhter Blutdruck in
den Beinvenen kann auch die Durchblutung der Kapillarbetten in den
unteren Gliedmaßen beeinflussen,
sodass die Selbstheilungskraft
der Haut nach kleinen Prellungen
und Kratzern Schaden erleidet.
Dies wiederum kann zu Venostase-
geschwüren an den Schienbeinen
führen.

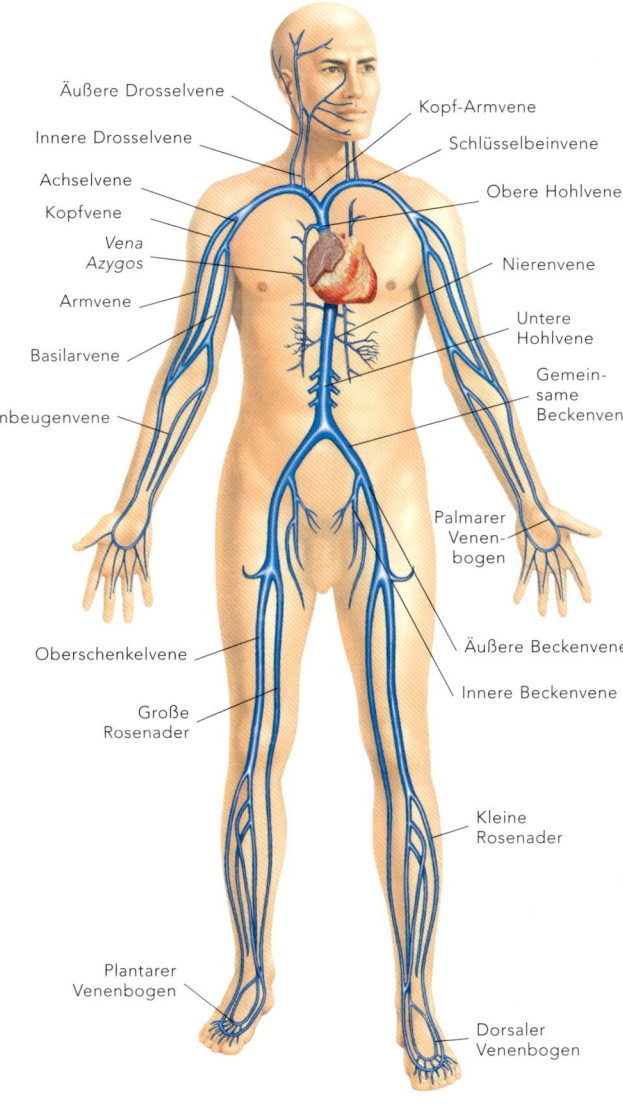

Äußere Drosselvene

Innere Drosselvene

Achselvene

Kopfvene

Vena
Azygos

Armvene

Basilarvene

nbeugenvene

Oberschenkelvene

Große
Rosenader

Plantarer
Venenbogen

Kopf-Armvene

Schlüsselbeinvene

Obere Hohlvene

Nierenvene

Untere
Hohlvene

Gemein-
same
Beckenvene

Palmarer
Venen-
bogen

Äußere Beckenvene

Innere Beckenvene

Kleine
Rosenader

Dorsaler
Venenbogen

◀ VENEN DES
KÖRPERS

Die Venen des
Körperkreis-
laufs bilden zwei
Gruppen: Die eine
drainiert das Blut aus
dem oberen Rumpf
und den oberen
Gliedmaßen in die
obere Hohlvene,
die andere das aus
dem unteren Rumpf
und den unteren
Gliedmaßen in die
untere Hohlvene.
Die meisten Venen
liegen tief in den
Gliedmaßen oder im
Rumpf und beglei-
ten die Hauptarte-
rien, doch einige,
so die große und
kleine Rosenvene
der Beine sowie die
Basal- und Kopfvene
der oberen Gliedma-
ßen, verlaufen auch
oberflächlich.

Das Lymphsystem

AM ARTERIOLAREN ENDE DES BETTES tritt mehr Flüssigkeit aus den Kapillaren aus, als am venösen dahin zurückgeführt wird. Diese überschüssige Flüssigkeit muss vom Gewebe aufgenommen und zur venösen Seite des Kreislaufs zurückgeführt werden. Geschieht dies nicht, sammelt sich Flüssigkeit an und die peripheren Gewebe schwellen an: Es bildet sich ein Ödem.

Diese Flüssigkeitsdepots/ansammlungen haben durchaus auch Vorteile, denn das Immunsystem des Körpers erhält so die Gelegenheit, nach körperfremden Stoffen und Mikroorganismen in den peripheren Körperteilen zu suchen. Diesem Zweck dienen die Lymphknoten, die Zellen des Immunsystems enthalten, in den Lymphkanälen der Gliedmaßen und inneren Organe. Bei Armen und Beinen befinden sie sich an der Basis, in der Achselhöhle bzw. Leistenregion, doch die meisten Lymphknoten finden wir in der Bauch- und Brusthöhle. Sie drainieren die Lymphflüssigkeit von Verdauungstrakt und Lunge.

Die Lymphflüssigkeit tritt im oberen Bereich der Brusthöhle wieder in die venöse Seite des Kreislaufs ein. Dort münden zwei Hauptlymphkanäle (der Brustlymphgang und der rechte Lymphgang) in den Zusammenfluss von innerer Drosselvene und Schlüsselbeinvene zu linker bzw. rechter Kopf-Armvene.

▸ **DIE HAUPTLYMPHKANÄLE DES KÖRPERS**

Die Hauptlymphkanäle des Körpers begleiten gewöhnlich die großen Venen. Über die ganze Länge der Lymphkanäle verteilt sind Lymphknoten, damit das Immunsystem die Lymphflüssigkeit auf krankheitserregende Mikroorganismen und Krebszellen überprüfen kann.

LYMPHÖDEM

Kann die überschüssige Flüssigkeit, die das Kapillarbett verlässt, nicht mehr über die Lymphkanäle zurückgeführt werden, schwellen die Weichteile der Gliedmaßen (meist der unteren) an. Die davon hervorgerufene Erkrankung wird als Lymphödem bezeichnet. Es entsteht, wenn Lymphkanäle durch Tumorzellen blockiert werden, z.B. wenn sich ein Brustkarzinom zu den Achsellymphknoten ausbreitet, oder durch Parasiten, z.B. bei Elephantiasis durch Filaria-Parasiten.

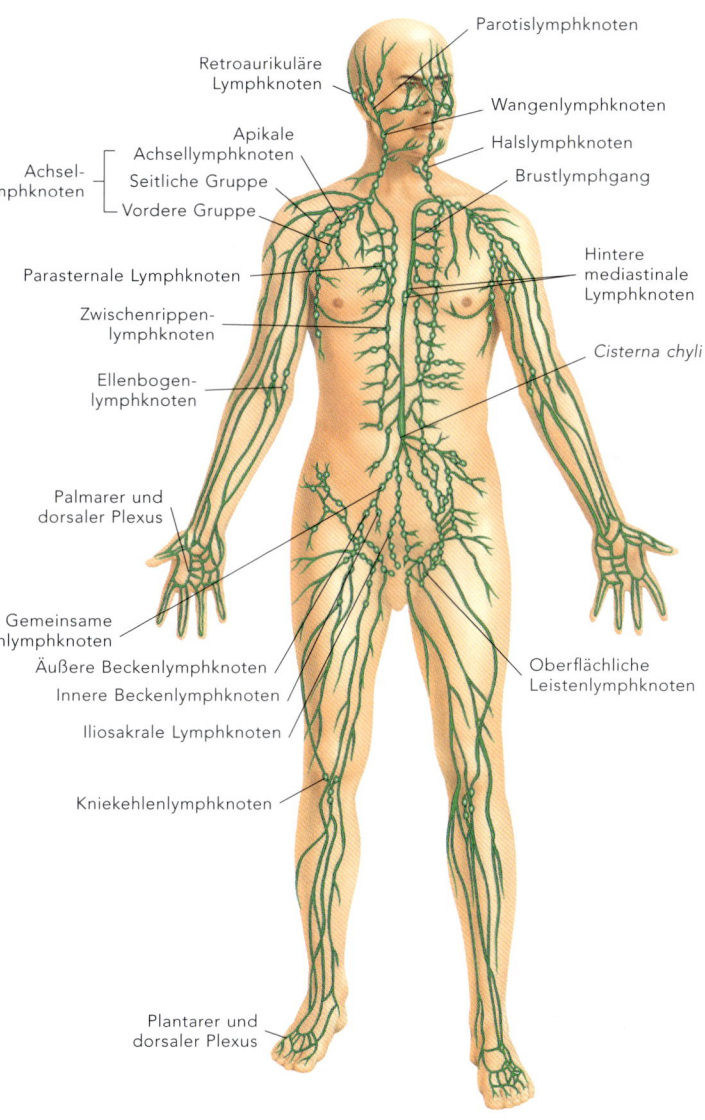

Parotislymphknoten

Retroauriküläre
Lymphknoten

Wangenlymphknoten

Halslymphknoten

Apikale
Achsellymphknoten

Brustlymphgang

Achsel-
mphknoten

Seitliche Gruppe

Vordere Gruppe

Parasternale Lymphknoten

Hintere
mediastinale
Lymphknoten

Zwischenrippen-
lymphknoten

Cisterna chyli

Ellenbogen-
lymphknoten

Palmarer und
dorsaler Plexus

Gemeinsame
enlymphknoten

Äußere Beckenlymphknoten

Innere Beckenlymphknoten

Oberflächliche
Leistenlymphknoten

Iliosakrale Lymphknoten

Kniekehlenlymphknoten

Plantarer und
dorsaler Plexus

Auswirkungen einer Blutung und haltungsbedingte Änderung des Blutdrucks

DIE FÄHIGKEIT, BEI BLUTVERLUST EINE effektive Durchblutung der inneren Organe aufrechtzuerhalten, ist überlebenswichtig. Der Körper kann in diesem Fall entweder mithilfe des Hormonsystems oder neuraler Mechanismen reagieren.

An der endokrinen Reaktion sind mehrere Hormone beteiligt. Einige, so das Antidiuretische Hormon (ADH, auch bekannt als Vasopressin), Angiotensin II oder Aldosteron, begünstigen die Freisetzung von Natrium und Wassereinlagerungen; andere wirken auf den arteriellen glatten Muskel ein (Angiotensin II) oder kurbeln die Produktion roter Blutkörperchen an (Erythropoietin, kurz EPO). Dies alles dient im Endeffekt der Wiederherstellung des Blutvolumens.

Die neurale Reaktion kann in der Reizung von Baro- und Chemorezeptoren (Blutdruck und Sauerstoffspannung im Blut), der direkten Reizung der Herzregulierungszentren im Hirnstamm oder auch der allgemeinen Reizung und Ausschüttung von Adrenalin aus dem Nebennierenmark bestehen.

Die neurale Reaktion löst eine Er-höhung der Herzleistung und des peripheren Widerstands sowie die Senkung der Blutmenge in der venösen Reserve aus. Die kombinierte Wirkung beider Reaktionen bringt Blutvolumen und Blutdruck wieder auf Normalniveau. Die neurale Reaktion tritt fast augenblicklich ein, wogegen die hormonelle in einem Zeitraum von Tagen oder Wochen abläuft.

▸ **FLUSSDIAGRAMM MIT DARSTELLUNG DER KÖRPERREAKTION AUF BLUTVERLUST**

Verliert der Körper Blut, werden mehrere Mechanismen aktiviert, um Blutvolumen und Blutdruck wiederherzustellen. Diese fallen unter die Kategorien endokrine (humorale) Reaktionen (links) und neurale (vegetative) Reaktionen (rechts). Die Blutmenge erreicht dabei rasch Normalwerte (innerhalb von Minuten), dagegen dauert es Tage oder Wochen, bis die roten Blutkörperchen im Kreislauf erneut in ihrer ursprünglichen Zahl vorhanden sind.

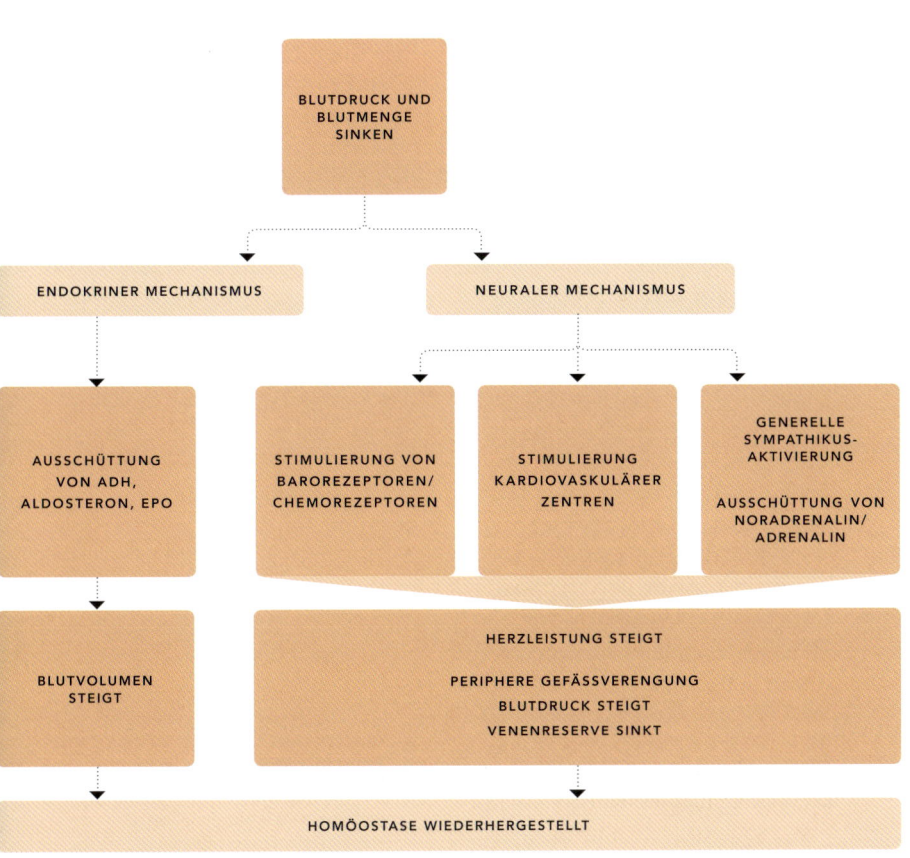

BLUTDRUCK UND BLUTMENGE SINKEN

ENDOKRINER MECHANISMUS

NEURALER MECHANISMUS

AUSSCHÜTTUNG VON ADH, ALDOSTERON, EPO

STIMULIERUNG VON BAROREZEPTOREN/CHEMOREZEPTOREN

STIMULIERUNG KARDIOVASKULÄRER ZENTREN

GENERELLE SYMPATHIKUS-AKTIVIERUNG

AUSSCHÜTTUNG VON NORADRENALIN/ADRENALIN

BLUTVOLUMEN STEIGT

HERZLEISTUNG STEIGT

PERIPHERE GEFÄSSVERENGUNG
BLUTDRUCK STEIGT
VENENRESERVE SINKT

HOMÖOSTASE WIEDERHERGESTELLT

Makroskopischer Aufbau der Atemwege: Hauptatemwege und Atemmuskulatur

DER ATMUNGSAPPARAT BESTEHT AUS einem luftleitenden Bereich, durch den Gase aus der äußeren Umgebung in den Körper strömen, und einem gasaustauschenden, in dem die Gase zwischen der eingeatmeten Luft und dem Blutstrom transferiert werden. Zum ersten Bereich zählen Nasenhöhle, Nasenrachen, Mundrachen, Kehlkopf, Luftröhre, linke und rechte Bronchien sowie Sekundärbronchien. Auf die Sekundärbronchien folgen in der Lunge noch etwa 20 weitere Atemwegs-Abschnitte, darunter Bronchiolen und Endbronchiolen, bis der Austauschbereich erreicht ist (S. 224 f.).

Der linke Lungenflügel ist in zwei Lappen aufgeteilt (Ober- und Unterlappen), der rechte in drei (Ober-, Mittel- und Unterlappen). Auf beiden Lungenflügeln liegt das Brustfell (Pleura), zwischen dessen beiden Blättern sich ein mit seröser Flüssigkeit gefüllter Spalt, die Pleurahöhle, befindet. Es sorgt dafür, dass sich die Lunge beim Atmen in der Brusthöhle frei ausdehnen kann. Letztere ist von der Brustwand ummantelt, die aus zwölf Rippenpaaren, der Wirbelsäule, den Knochen des Brustbeins und den Zwischenrippenmuskeln besteht. Die beiden Lungenflügel liegen auf je einer Zwerchfellkuppel und vergrößern sich, wenn diese Kuppeln absinken.

Äußerst wichtig für die Atmung sind auch die Zwischenrippenmuskeln. Die äußere Muskelschicht (äußere Zwischenrippenmuskeln) hebt die Rippen und sorgt so für eine größere Tiefe der Brust. Sie ist für das Einatmen zuständig, während die inneren Schichten (innere und innerste Zwischenrippenmuskeln) die Rippen senken und als Ausatemmuskulatur agieren.

▶ **MAKROSKOPISCHE STRUKTUR DER ATEMWEGE**

Der Atmungsapparat benötigt ein Leitungssystem zur Beförderung der Luft in die Lunge, einen Austauschbereich in der Lunge für den Transfer von Sauerstoff und Kohlendioxid zwischen der eingeatmeten Luft und dem Blutstrom sowie ein Muskelskelettsystem zur Beatmung der Lunge.

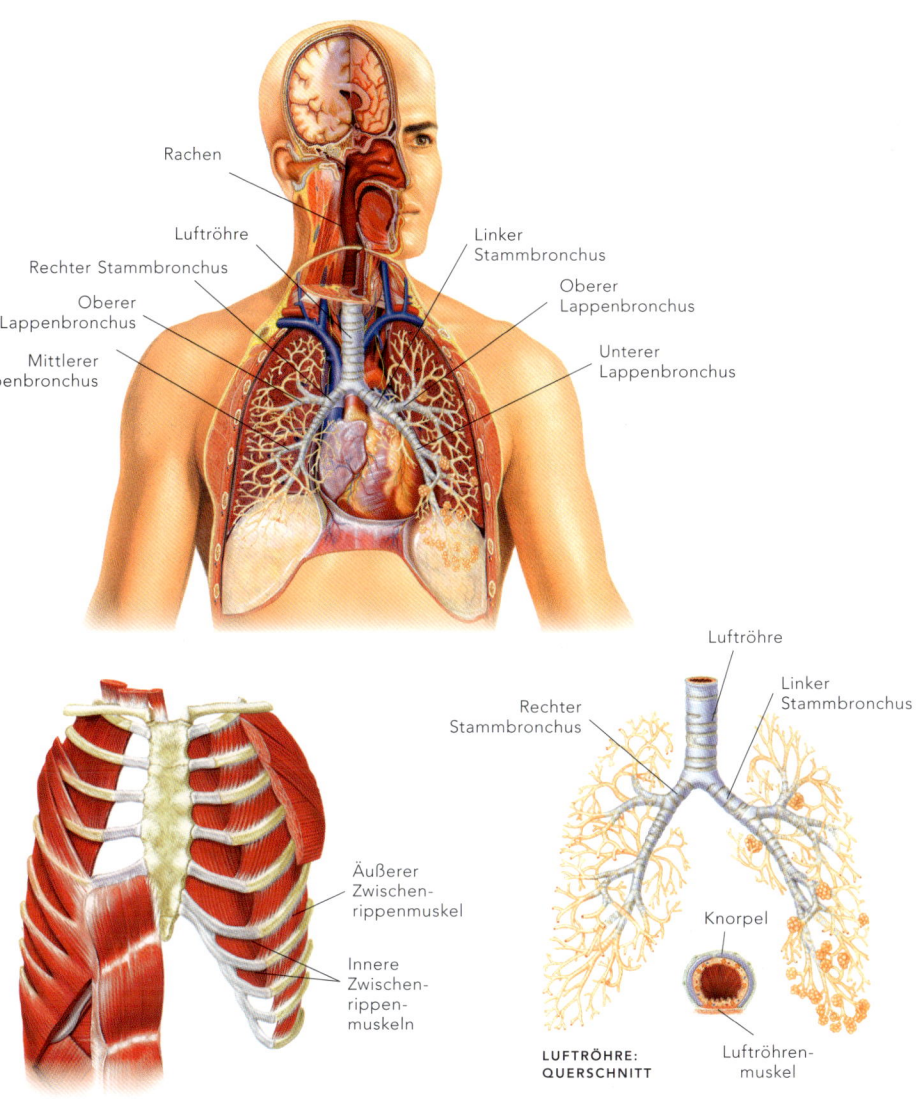

Rachen

Luftröhre

Rechter Stammbronchus

Oberer
Lappenbronchus

Mittlerer
ɔenbronchus

Linker
Stammbronchus

Oberer
Lappenbronchus

Unterer
Lappenbronchus

Äußerer
Zwischen-
rippenmuskel

Innere
Zwischen-
rippen-
muskeln

Luftröhre

Linker
Stammbronchus

Rechter
Stammbronchus

Knorpel

**LUFTRÖHRE:
QUERSCHNITT**

Luftröhren-
muskel

Mikroskopischer Aufbau der Atemwege: Alveolarwand

DER AUSTAUSCHBEREICH DER LUNGE BE-steht vornehmlich aus den Lungenbläschen (Alveolen). Dort befindet sich das Blut in den Kapillaren in unmittelbarer Nähe der Gase. In den Lungenbläschen der Alveolarsäcke, wo die Wände des Atmungsapparats am dünnsten sind, beträgt die Dicke der Barriere zwischen dem Blut und der Luft in den Alveolen weniger als einen Mikrometer.

Die Wand eines typischen Lungenbläschens besteht aus drei Zelltypen. Die flachen Alveolarepithelzellen stellen etwa 90 Prozent der Zellen in der Wand, während die kubischen den Vorläufer der tensidähnlichen Substanz (des Surfactants) produzieren, die die Oberflächenspannung in den Alveolen herabsetzt (S. 228–229). Der dritte Typ, die Alveolarmakrophagen, sind Fresszellen, die im Knochenmark gebildet werden. Sie durchstreifen den Alveolarraum auf der Suche nach Zellüberresten, Fremdkörpern wie eingeatmetem Staub und eindringenden Mikroorganismen und beseitigen sie. Haben sie ihre Aufgabe erfüllt, wandern sie die Atemwege hinauf und werden abgehustet oder verschluckt.

Das Gewebe zwischen der eingeatmeten Luft und dem Blutstrom wird als Atemmembran bezeichnet. Sie besteht aus hauchdünnen flachen Alveolarepithelzellen, die die Alveolen bedecken, einer dünnen Schicht Bindegewebe (den Basallamina) sowie den Endothelzellen, die die Kapillaren der Lunge bedecken. Zusammen sind diese drei Schichten gerade mal 0,2–0,6 Mikrometer dick, und die Gase können ohne Weiteres diffundieren.

EMPHYSEM

Das Emphysem gehört zu einer Gruppe von Erkrankungen, die man als chronische obstruktive Lungenerkrankung (COPD) bezeichnet und die oft durch das Rauchen verursacht wird. Bei einem Emphysem stellen die Wände der Alveolen ihre Funktion ein, sodass nicht nur die für den Gasaustausch verfügbare Oberfläche, sondern auch die Elastizität der Lunge vermindert wird. Letzteres führt zur Lungenaufblähung und einer fassförmigen Brust (Fassthorax). Der Verlust der Oberfläche für den Gasaustausch verursacht Atembeschwerden (Dyspnoe).

MIKROSKOPISCHE STRUKTUR DER ATEMWEGSENDEN UND ALVEOLEN

Vor den Alveolen durchläuft die Atemluft 23 andere Abschnitte der Atemwege. Jedoch findet dort kein nennenswerter Gasaustausch statt, sondern erst in den Alveolarsäcken und Alveolen im Austauschbereich der Lunge. Letzterer ist reich mit Gefäßen durchsetzt: Er wird über die Zweige der Lungenarterie mit Blut versorgt und über die Zuflüsse der Lungenvenen drainiert.

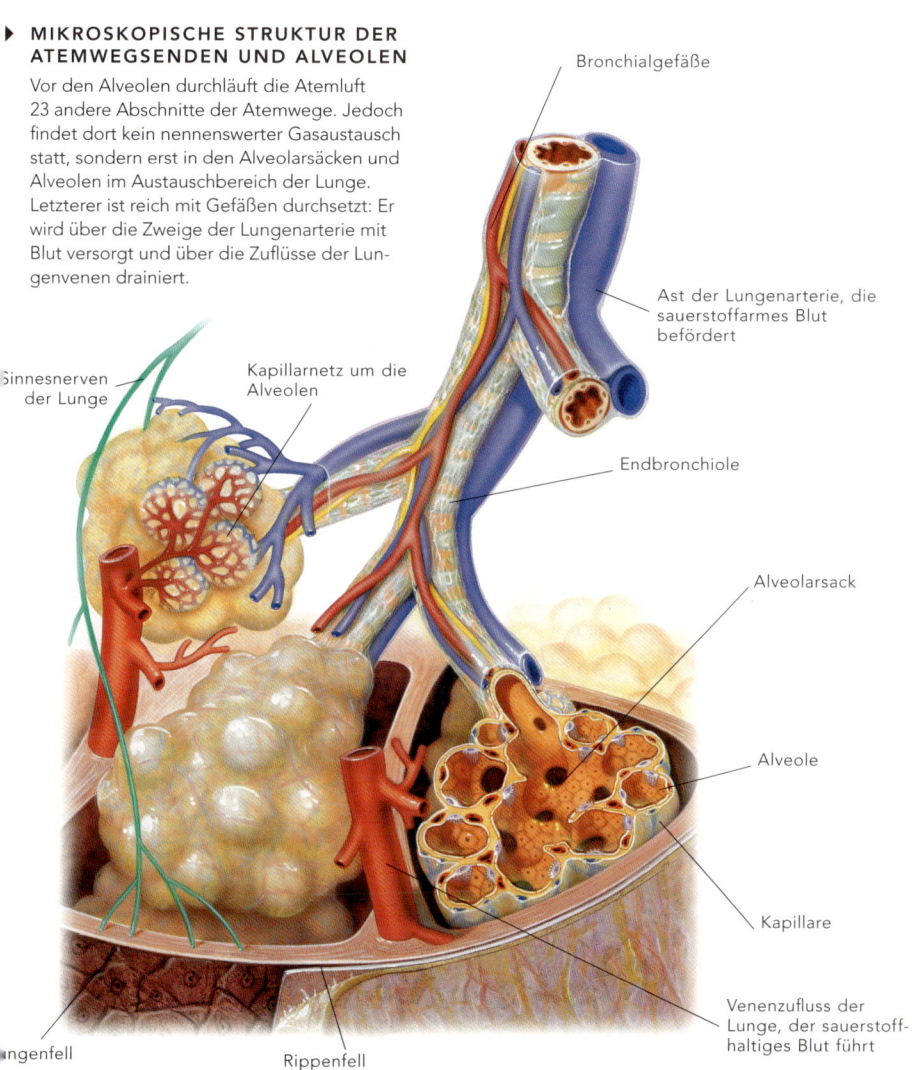

Bronchialgefäße

Ast der Lungenarterie, die sauerstoffarmes Blut befördert

Sinnesnerven der Lunge

Kapillarnetz um die Alveolen

Endbronchiole

Alveolarsack

Alveole

Kapillare

Venenzufluss der Lunge, der sauerstoffhaltiges Blut führt

Lungenfell

Rippenfell

Die Biomechanik der Lungenbelüftung

AUF DER LUNGE LIEGT DAS GLATTE, zweiblättrige Brustfell (Pleura), dessen Spalt zwischen den Blättern mit fünf bis zehn Millilitern seröser Flüssigkeit gefüllt ist. Es sorgt dafür, dass sich die Lunge in der Brusthöhle ausdehnen kann. Das Einatmen ist ein aktiver Vorgang, der hauptsächlich auf der Kontraktion des Zwerchfells zwischen Brust- und Bauchhöhle beruht. Dabei sinken seine Kuppeln ab, stauchen die Bauchorgane und vergrößern die Vertikaldimension der Brust. Der Anstieg des Brustvolumens verringert den Innendruck, weitet die Lungen und saugt Luft in die Atemwege. Beim erzwungenen Einatmen werden oft auch die Rippen durch die äußeren Zwischenrippenmuskeln nach oben gezogen.

Das Ausatmen ist vornehmlich ein passiver Vorgang, denn beim Einatmen wird meist ein elastisches Potenzial aufgebaut. Dieses entsteht u. a. bei der Stauchung der Bauchorgane, wenn das Zwerchfell kontrahiert, oder bei der Dehnung der anatomischen Strukturen in der Brustwand, die von den Atembewegungen der Rippen verursacht wird. Sobald das Einatmen abgeschlossen ist, kehren die gedehnten oder gestauchten Strukturen wieder in ihre Normalposition zurück, die Brust verkleinert sich und die Luft wird aus der Lunge ausgestoßen.

Bei der erzwungenen Atmung, wie sie z. B. bei körperlicher Ertüchtigung oder bei Lungenerkrankungen erforderlich ist, werden zusätzliche Muskeln beansprucht, nämlich der große und kleine Brustmuskel und der vordere Sägemuskel beim Einatmen und die vordere seitliche Muskulatur der Bauchwand beim Ausatmen.

▶ **AN DER LUNGENBELÜFTUNG BETEILIGTE MUSKELN**

Von zentraler Bedeutung für das Einatmen ist das Zwerchfell, das aus Muskeln und Sehnen besteht und die Brust- und Bauchhöhle voneinander trennt. Die Kontraktion seines Muskelgewebes lässt die beiden Zwerchfellkuppeln absinken, was zu einer vertikalen Vergrößerung der Brust führt. Das Ausatmen verläuft dagegen größtenteils passiv und nutzt das während des Einatmens aufgebaute elastische Potenzial, um die Dimensionen der Brust zu verringern und das Lungenvolumen wieder auf Ruheniveau zu bringen.

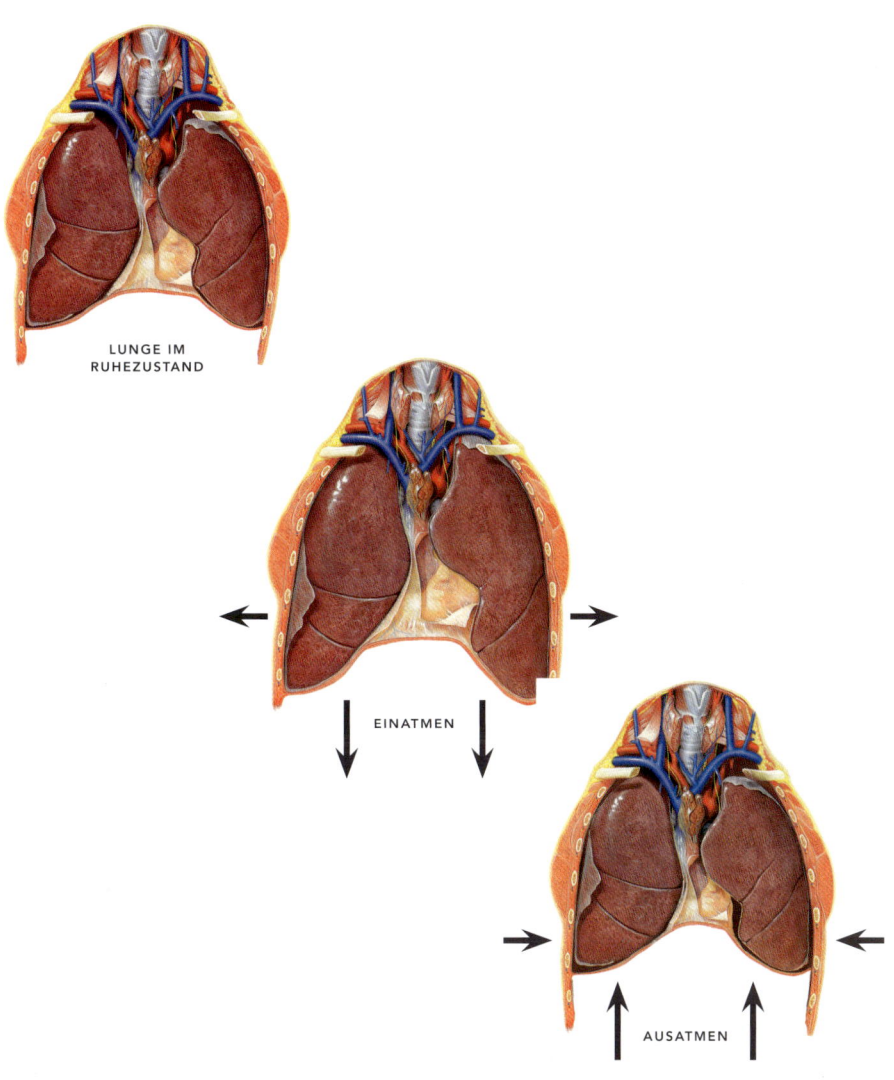

LUNGE IM
RUHEZUSTAND

EINATMEN

AUSATMEN

Die Lunge: Surfactant, Oberflächenspannung und Dehnbarkeit

DIE INNENOBERFLÄCHE DER LUNGE IST mit 50–70 Quadratmetern erstaunlich groß. Wäre sie mit einem Wasserfilm überzogen, entstünde eine erhebliche Oberflächenspannung. Ohne Ausgleich durch eine tensidähnliche Substanz namens Lungen-Surfactant würde dies zum Kollaps der Alveolarräume führen. Für die Surfactant-Produktion sind die Pneumozyten vom Typ II (Nischenzellen) zuständig.

Diese Produktion setzt meist nicht vor der 28.–30. Schwangerschaftswoche ein. Deshalb müssen früher geborene Säuglinge große Energiemengen aufwenden, um ihre Lungen zu füllen, und entwickeln das Atemnotsyndrom des Frühgeborenen (IRDS).

Das elastische Entspannen des Lungengewebes ist lebenswichtig, denn es bringt das Lungenvolumen am Ende des Atemzyklus auf Normalniveau zurück. Bei einem Emphysem sind die elastischen Bindegewebe der Lunge, die dies bewirken, geschädigt, was zu einem Aufblähen der Lunge führt. Die Lungenelastizität (Lungencompliance) ist ein Maß für die Dehnbarkeit von Lunge und Brustwand. Sie hängt von

▶ **DIE ROLLE DES LUNGEN-SURFACTANTS**

Die gewaltige Gesamtoberfläche (ein Drittel eines Tennisplatzes) von Alveolarsäckchen und Alveolen erzeugt eine erheblicher Oberflächenspannung. Das von den Nischenzellen gebildete Lungen-Surfactant reduziert die Oberflächenspannung der Austauschbereiche in der Lunge, sodass die Lunge sich mit Leichtigkeit ausdehnen kann.

der Stärke der Oberflächenspannung, der Dehnbarkeit des elastischen Gewebes in der Lunge und der Beweglichkeit der Brustwand ab. Zu den Faktoren, die die Lungencompliance reduzieren, gehören Erkrankungen, die die Surfactant-Produktion mindern, wie IRDS. Andere Erkrankungen, darunter Tuberkulose und Staubkrankheiten wie Anthrakose (Kohlenstaublunge), Asbestose (Asbestlunge) oder Silikose (Staublunge), machen die Lunge fibrös, steifer und schwerer zu belüften.

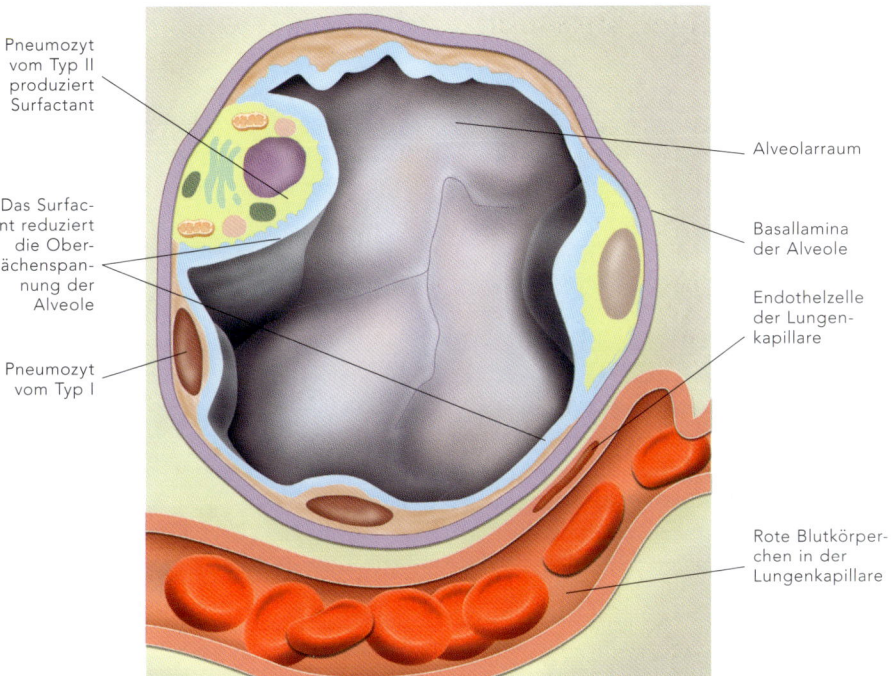

Pneumozyt vom Typ II produziert Surfactant

Das Surfactant reduziert die Oberflächenspannung der Alveole

Pneumozyt vom Typ I

Alveolarraum

Basallamina der Alveole

Endothelzelle der Lungenkapillare

Rote Blutkörperchen in der Lungenkapillare

ATEMNOTSYNDROM DES FRÜHGEBORENEN

Beim Atemnotsyndrom des Frühgeborenen (IRDS) ist die Lunge zu unreif und die Menge an Surfactant reicht nicht aus, um sie richtig zu belüften. IRDS betrifft etwa ein Prozent der Neugeborenen und ist damit die häufigste Todesursache bei Frühgeborenen. Von den Kindern, die vor der 28. Schwangerschaftswoche zur Welt kommen, erkrankt etwa die Hälfte an IRDS. Zur Prävention können der Mutter vor der Geburt Kortikosteroide verabreicht werden, die die Produktion des Surfactants beschleunigen. Die Behandlung nach der Geburt besteht vor allem in der Aufrechterhaltung eines kontinuierlich positiven Drucks der Atemwege (CPAP), um die Atmung zu unterstützen.

Die Lunge: Volumen und Ventilation

DAS VOLUMEN DER LUFT, DIE EINE PERSON ein- und ausatmet, gibt wichtige Aufschlüsse über die Lungenfunktion und das Vorliegen von Erkrankungen. Die Messung erfolgt mittels einer klinischen Untersuchung, der Spirometrie. Die Luftmenge (etwa 500 ml), die eine Person während eines normalen Atemzugs ein- und ausatmet, nennt man Tidal- bzw. Atemzugvolumen (V_T). Da die meisten Erwachsenen zwölf Mal pro Minute atmen, beträgt das Minutenvolumen sechs Liter.

Allerdings kommt nicht die gesamte eingeatmete Luft in Kontakt mit den Alveolen, denn ein bestimmter Anteil verbleibt im Anfangsbereich der Atemwege – am Kehlkopf, in der Luftröhre und in den Hauptbronchien. Dieser Teil wird als anatomischer Totraum bezeichnet und beträgt etwa 150 Milliliter. So gelangen in Wirklichkeit nur 350 Milliliter Luft pro Atemzug in den Austauschbereich. Das tatsächliche Minutenvolumen, die alveoläre Ventilationsrate, beträgt somit 4,2 Liter (350 ml x 12).

Als inspiratorisches Reservevolumen (IRV) bezeichnet man die Luftmenge, die jemand unter Kraftanstrengung über die normale hinaus einatmen kann. Es liegt zwischen 2,1 und 3,3 Liter. Das expiratorische Reservevolumen (ERV) ist entsprechend die Luftmenge, die jemand unter Krafteinwirkung über die normale hinaus ausatmen kann. Es liegt zwischen 0,7 und 1,2 Liter. Die nach dem erzwungenen Ausatmen in der Lunge verbleibende Luftmenge (etwa 1,2 Liter) wird als Rest- oder Residualvolumen bezeichnet. Die Gesamtluftmenge, die unter Krafteinwirkung ein- und ausgeatmet werden kann, bezeichnet man als Vitalskapazität (VC). Sie errechnet sich als Summe ans ERV + TV + IRV und beträgt 3,1–4,8 Liter.

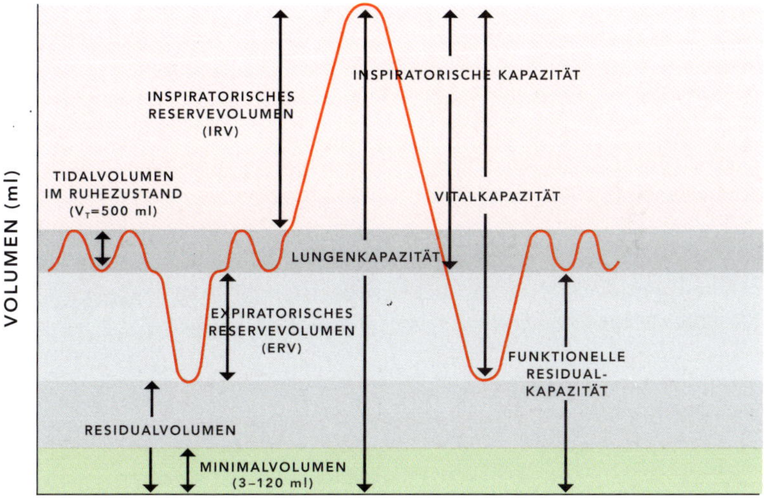

VOLUMEN (ml)

INSPIRATORISCHE KAPAZITÄT

INSPIRATORISCHES
RESERVEVOLUMEN
(IRV)

TIDALVOLUMEN
IM RUHEZUSTAND
(V$_T$=500 ml)

VITALKAPAZITÄT

LUNGENKAPAZITÄT

EXPIRATORISCHES
RESERVEVOLUMEN
(ERV)

FUNKTIONELLE
RESIDUAL-
KAPAZITÄT

RESIDUALVOLUMEN

MINIMALVOLUMEN
(3–120 ml)

▲ **LUNGENVOLUMEN UND
VENTILATIONSWERTE**

Die Lungenventilation tauscht im Ruhezustand nur 500 Milliliter Luft pro Atemzug
mit der Außenwelt aus (Atemzugvolumen
im Ruhezustand), aber die Lunge einer
groß gewachsenen Person kann bis zu
3,3 Liter inspiratorisches Reservevolumen
ein- und bis zu 1,2 Liter expiratorisches
Reservevolumen zusätzlich ausatmen.

Regulierung der Lungenbelüftung

FREQUENZ UND TIEFE DER LUNGENBE-
lüftung (Ventilation) müssen genau reguliert werden, damit der Gehalt der
beiden Blutgase Sauerstoff (O_2) und
Kohlendioxid (CO_2) sich im optimalen Bereich bewegt. Diese Steuerung
beruht auf zwei negativen Feedbackschleifen: einer bei unzureichender
Lungenbelüftung und einer anderen
bei übermäßiger Ventilation.

Bei eingeschränkter Lungenbelüftung (Hypoventilation) fällt der
Sauerstoffgehalt im arteriellen Blut,
während der Kohlendioxidgehalt ansteigt. Dadurch erhöht sich die Konzentration von Wasserstoffionen (H^+),
während der pH-Wert sinkt. Die
Chemorezeptoren in der Karotisdrüse
(*glomus caroticum*) für die Sauerstoffspannung (O_2-Partialdruck) sowie in
der Oberfläche des Hirnstamms für
die Kohlendioxidspannung erkennen
diese Veränderungen und senden entsprechende Signale an die Atemzentren
im Hirnstamm. Diese veranlassen eine
schnellere und tiefere Ventilation, damit Kohlendioxid ausgestoßen und die
arterielle Sauerstoffspannung erhöht
wird, um das normale Gleichgewicht
der Blutgase wiederherzustellen.

In der gegenteiligen Situation, bei
Hyperventilation, steigt der Sauerstoffgehalt im arteriellen Blut und der
Kohlendioxidgehalt sinkt. Die Folgen
sind eine geringere Konzentration
von Wasserstoffionen im Blut und ein
gestiegener pH-Wert. Auch diese Veränderungen registrieren die Chemorezeptoren in der Karotisdrüse und
im Hirnstamm und senden Signale an
die Atemzentren im Hirnstamm, um
die Ventilationsfrequenz und -tiefe zu
senken und so für die Rückkehr zu
optimalen Blutgaswerten zu sorgen.

▸ **FEEDBACKSCHLEIFEN, DIE DIE
BLUTGASWERTE AUF OPTIMA-
LEM NIVEAU HALTEN**

Die Konzentrationen der Blutgase O_2
und CO_2 sowie der Wasserstoffionen, die
den pH-Wert beeinflussen, werden durch
Feedbackschleifen auf optimalem Niveau
gehalten. Diese regulieren Frequenz und
Tiefe der Lungenventilation entsprechend
den Gaskonzentrationen. Die Chemorezeptoren für O_2 befinden sich in der
Karotisdrüse an der Verzweigung der Halsschlagadern in die äußeren und inneren,
diejenigen für CO_2 in der Oberfläche der
Medulla oblongata.

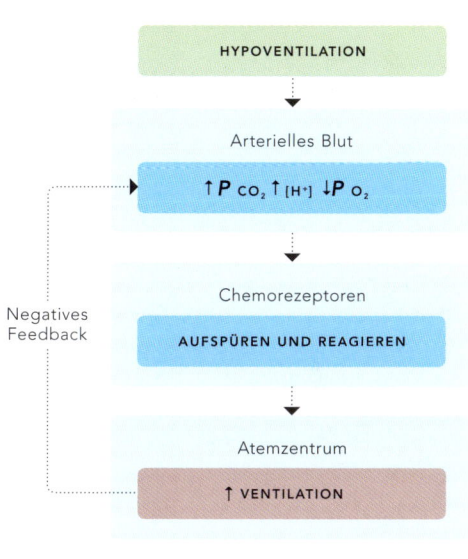

HYPOVENTILATION

Arterielles Blut

$\uparrow P_{CO_2} \uparrow_{[H^+]} \downarrow P_{O_2}$

Chemorezeptoren

AUFSPÜREN UND REAGIEREN

Atemzentrum

$\uparrow$ VENTILATION

Negatives Feedback

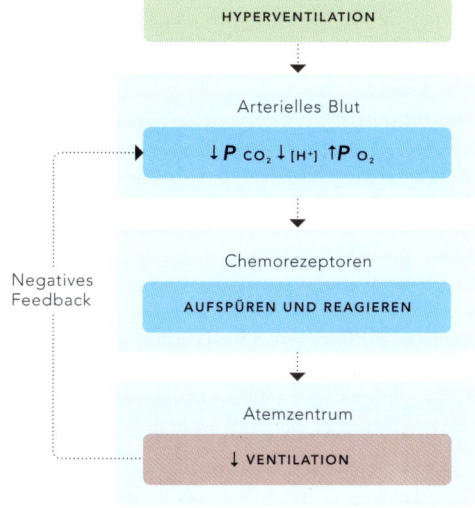

HYPERVENTILATION

Arterielles Blut

$\downarrow P_{CO_2} \downarrow_{[H^+]} \uparrow P_{O_2}$

Chemorezeptoren

AUFSPÜREN UND REAGIEREN

Atemzentrum

$\downarrow$ VENTILATION

Negatives Feedback

P PARTIALDRUCK

ANFANGSREIZ

PHYSIOLOGISCHE REAKTION

ERGEBNIS

Gasdiffusion durch die Alveolarwand

DER GASAUSTAUSCH IN DER LUNGE FINdet zwischen den Alveolarräumen und dem Hämoglobin im Blut statt. Dabei wird das sauerstoffarme und kohlendioxidreiche Blut, das in der Lungenarterie vom Herzen zur Lunge gelangt, in sauerstoffreiches und kohlendioxidarmes Blut umgewandelt, das über die Lungenvenen zur linken Seite des Herzens zurückfließt.

Motor des Gasaustauschs ist der unterschiedliche Partialdruck der beiden Gase in den Alveolarräumen bzw. den Lungenkapillaren. In den Alveolarräumen liegt der Sauerstoff-Partialdruck bei 104, in den Lungenkapillaren dagegen nur bei 40 Millimeter Quecksilbersäule. Der Partialdruck des Kohlendioxids beträgt in den Alveolarräumen 40 und in den Lungenkapillaren 45 Millimeter Quecksilbersäule.

Gasdruckgradienten sind nicht die einzigen bestimmenden Faktoren für den Gasaustausch, wenn wir die Lunge als Gesamtes betrachten. Zu den weiteren Schlüsselfaktoren gehören die zur Verfügung stehende Oberfläche der Atemmembran (50–70 Quadratmeter), die Stärke der Atemmembran (0,2–0,6 Mikrometer) und die Übereinstimmung zwischen der eingeatmeten und

der ausgeatmeten Luftmenge – das Ventilations-Perfusions-Gleichgewicht. Es wird optimiert, indem der Blutstrom in die Lungenbereiche mit der besten Ventilation und im Gegenzug die Ventilation in diejenigen mit dem stärksten Blutstrom geleitet werden.

ASTHMA

Bei Asthma sind die Atemwege verengt und die Submukosa angeschwollen, was meist von einer Hyperaktivität der glatten Muskulatur und der Drüsen in der Atemwegswand herrührt. Zu den Symptomen zählen Pfeifatmung, Atemnot und Engegefühl in der Brust. Dabei verursachen oft der Kontakt mit Allergenen wie Pollen, körperliche Ertüchtigung, einige Chemikalien oder kalte Luft einen Anfall. Die Behandlung erfolgt mit Medikamenten, die die Immunreaktion stabilisieren oder unterdrücken, und mit sympathomimetischen Mitteln, die die Atemwege weiten. In schweren Fällen können Kortikosteroide zum Einsatz kommen.

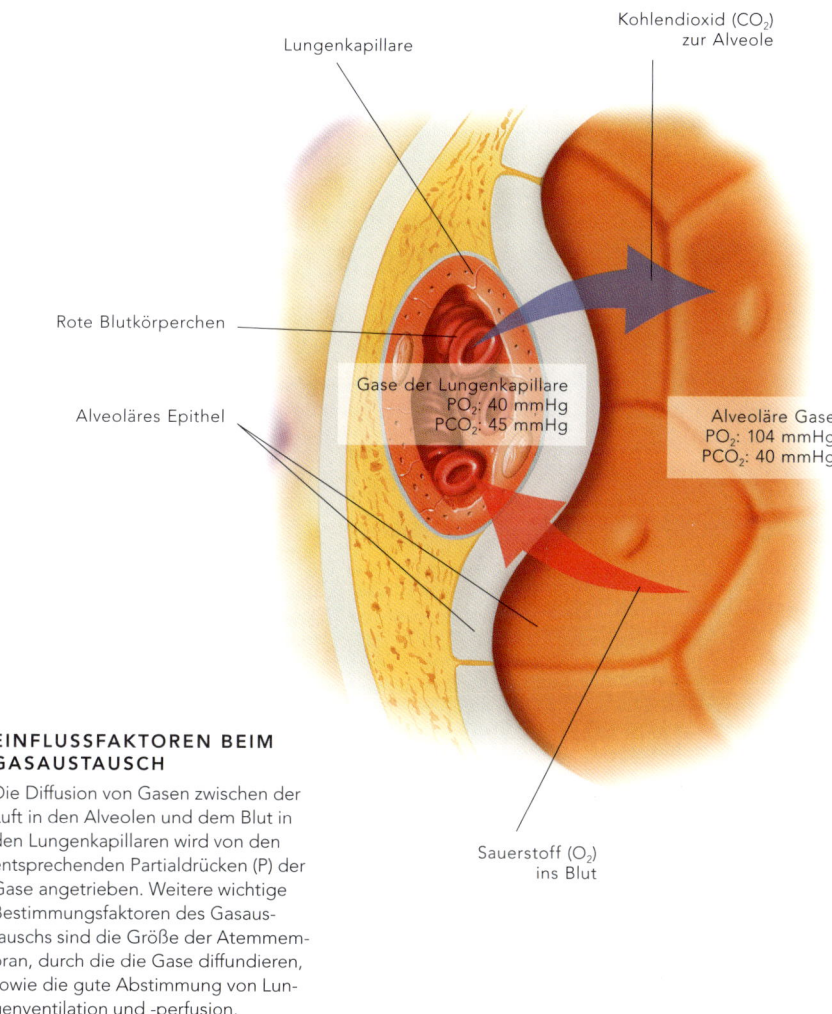

Lungenkapillare

Kohlendioxid (CO_2)
zur Alveole

Rote Blutkörperchen

Alveoläres Epithel

Gase der Lungenkapillare
PO_2: 40 mmHg
PCO_2: 45 mmHg

Alveoläre Gase
PO_2: 104 mmHg
PCO_2: 40 mmHg

Sauerstoff (O_2)
ins Blut

▶ **EINFLUSSFAKTOREN BEIM GASAUSTAUSCH**

Die Diffusion von Gasen zwischen der Luft in den Alveolen und dem Blut in den Lungenkapillaren wird von den entsprechenden Partialdrücken (P) der Gase angetrieben. Weitere wichtige Bestimmungsfaktoren des Gasaustauschs sind die Größe der Atemmembran, durch die Gase diffundieren, sowie die gute Abstimmung von Lungenventilation und -perfusion.

Hämoglobin: Aufbau und Funktion

HÄMOGLOBIN (HB) IST EIN SAUERSTOFF-tragendes Protein in den roten Blutkörperchen. Es besteht aus vier Proteinketten (Globinen), die je eine Hämgruppe enthalten. Beim Erwachsenen setzen sich die Proteinketten aus zwei Alpha- und zwei Beta-Ketten zusammen, während die Hämgruppe ein Porphyrin-Molekül mit einem einzelnen Eisenatom innerhalb eines organischen Rings ist. Dieses Eisenatom kann sich nur mit einem Sauerstoffmolekül verbinden. Mit Sauerstoff beladenes Hämoglobin bezeichnet man als Oxihämoglobin, entladenes als Deoxihämoglobin.

Die Bindungsaffinität des Hämoglobins gegenüber dem Sauerstoff verändert sich mit dem Partialdruck des Sauerstoffs. Ist das Hämoglobin vollständig mit Sauerstoff gesättigt, hält es seine Sauerstoffmoleküle fest. Fällt die Sauerstoffspannung, z. B. wenn sauerstoffarmes Blut die peripheren Kapillaren erreicht, und verliert das Hämoglobin sein erstes Sauerstoffmolekül, so erleichtert die Form der vier Globinketten dem zweiten und dritten Sauerstoffmolekül das Abdocken. Somit gibt das Hämoglobin, wenn es Körperteile mit niedrigem Sauerstoffgehalt durch-strömt, seinen Sauerstoff ohne Weiteres ab – das letzte Sauerstoffmolekül allerdings erst, wenn die Sauerstoffwerte im Umfeld des Hämoglobinmoleküls sehr niedrig sind.

Die Beziehung zwischen der prozentualen Sauerstoffsättigung des Hämoglobins und dem Partialdruck des Sauerstoffs, die sich aus der unterschiedlichen Sauerstoffaffinität des Hämoglobinmoleküls je nach Sauerstoffkonzentration in seiner Umgebung ergibt, lässt sich als S-Kurve darstellen (siehe fötales Hämoglobin, S. 238 f.).

▶ **AUFBAU DES HÄMOGLOBINS**

Das Hämoglobin besteht bei Erwachsenen aus vier Proteinketten (Globulinen; zwei Alpha- und zwei Beta-Ketten) mit je einem Häm-Porphyrin-Molekül im Zentrum. Jedes der Häm-Moleküle kann ein einzelnes Sauerstoffmolekül binden. Die Form der Globinmoleküle ändert sich mit der Sauerstoffspannung in der Umgebung, was das Ablösen des Sauerstoffs je nach lokalen Bedingungen erleichtert.

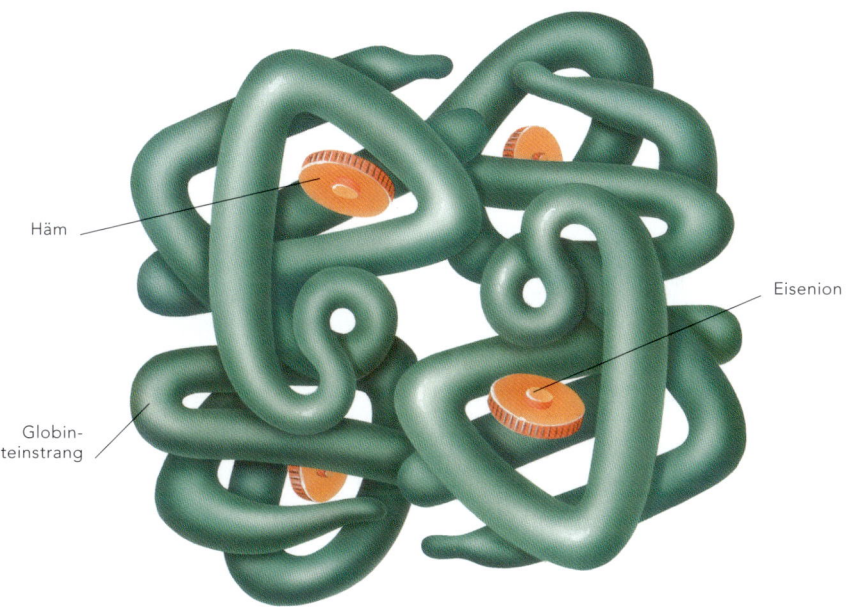

Häm

Eisenion

Globin-
oteinstrang

BLUTARMUT

Das charakteristische Merkmal einer Blutarmut oder Anämie ist eine zu geringe Erythrozytenmasse (Masse roter Blutkörperchen), die mit einer verminderten Fähigkeit des Blutes zum Sauerstofftransport einhergeht. Als Ursachen kommen u. a. in Frage: unzureichende Produktion von Hämoglobin und roten Blutkörperchen, z. B. bei Eisen- und Vitamin-B12-Mangel; schadhaftes Hämoglobin, z. B. bei Hämoglobinpathien wie Thalassämie; Vernichtung bzw. Verlust roter Blutkörperchen im Übermaß, z. B. bei vergrößerter Milz oder Blutverlust. Bei vielen Anämietypen lässt sich ein charakteristisches Erscheinungsbild der roten Blutkörperchen beobachten: Bei Eisenmangel (hypochrome mikrozytische Anämie) sind sie klein und von heller Farbe, bei Vitamin-B12-Mangel (megaloblastische Zellen der perniziösen Anämie) groß und unreif.

Fötales Hämoglobin

DAS HÄMOGLOBIN EINES ERWACHSENEN ist für den Sauerstofftransport im Blut eines Erwachsenen optimiert, aber im Blut eines Fötus herrscht eine völlig andere Sauerstoffkonzentration. Das fötale Hämoglobin (HbF) muss seine Funktion bei einer sehr niedrigen Sauerstoffspannung (gewöhnlich nur etwa 70 Prozent derjenigen im erwachsenen Kreislauf) wahrnehmen, denn der Sauerstoff stammt aus dem Gastransfer mit dem Blutkreislauf der Mutter über die Plazenta. Aus diesem Grund ist das fötale Hämoglobin daran angepasst, Sauerstoff bei viel niedrigerem Partialdruck zu binden und abzugeben als dasjenige des Erwachsenen. Beim Fötus ist es bei einer Sauerstoffspannung von 19 Millimetern Quecksilbersäule zu 50 Prozent mit Sauerstoff gesättigt, beim Erwachsenen bei etwa 27 Millimetern.

Die größere Sauerstoffaffinität des fötalen Hämoglobins ergibt sich aus seiner andersartigen Struktur, bei der die Beta-Globulinketten durch Gamma-Ketten ersetzt werden. Somit besteht das Hämoglobin von Ungeborenen aus zwei Alpha-Ketten und zwei Gamma-Ketten. Außerdem findet die Produktion von Hämoglobin und roten Blutkörperchen vor der Geburt an anderer Stelle statt: Die roten Blutkörperchen werden anfangs im embryonischen Dottersack (erste drei bis vier Monate), danach in der fötalen Leber (letzte fünf Monate vor der Geburt) gebildet. Die Produktion roter Blutkörperchen im Knochenmark spielt erst ab der Geburt eine große Rolle. Das fötale Hämoglobin ist im Alter von etwa sechs Monaten komplett durch das des Erwachsenen ersetzt.

▶ **PRODUKTION UND FUNKTION VON FÖTALEM HÄMOGLOBIN**
Fötales Hämoglobin kann Sauerstoff bei niedrigerem Partialdruck freisetzen als das eines Erwachsenen. Somit ist seine Sauerstoff-Dissoziationskurve (blaue Linie) gegenüber dem adulten Hämoglobin (rote Linie) nach links verschoben. Beim Embryo und Fötus findet die Bildung roter Blutkörperchen erst im Dottersack, später in der fötalen Leber und Milz statt. Im Knochenmark läuft sie erst im letzten Drittel der Schwangerschaft an. Embryonisches und fötales Hämoglobin nutzen Beta- und Gamma-Gobulinketten, wie sie meist nur im ersten Drittel der Schwangerschaft bzw. im ersten Jahr nach der Zeugung gebildet werden.

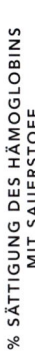

% SÄTTIGUNG DES HÄMOGLOBINS MIT SAUERSTOFF

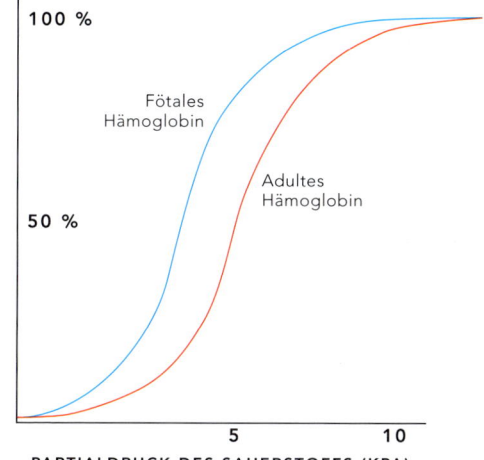

100 %

Fötales
Hämoglobin

Adultes
Hämoglobin

50 %

5   10

PARTIALDRUCK DES SAUERSTOFFS (KPA)

Dottersack   Fötale Leber   Milz   Knochenmark

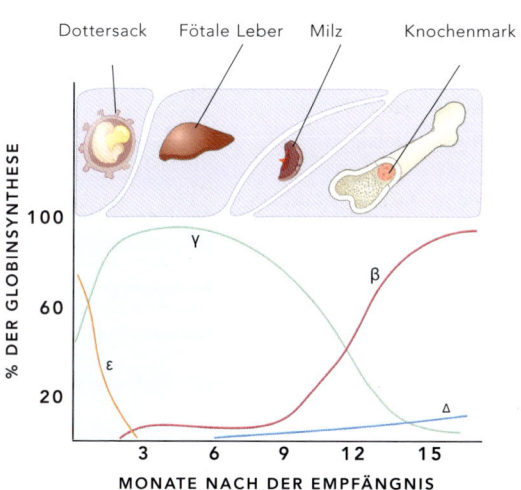

% DER GLOBINSYNTHESE

100

γ

β

60

ε

20

Δ

3   6   9   12   15

MONATE NACH DER EMPFÄNGNIS

Sauerstofftransport im Blut

JEDE BLUTZELLE ENTHÄLT ETWA
280 Millionen Hämoglobinmoleküle (Hb), und bei einer Hämoglobinkonzentration von etwa 15 Gramm
pro 100 Milliliter Blut kann der Sauerstoffgehalt bis zu 20,4 Milliliter pro
100 Milliliter Blut betragen. Der meiste
Sauerstoff wird im Blut in Verbindung
mit Hämoglobin als Oxihämoglobin
transportiert, aber eine kleine Menge
ist auch im Blutplasma, außerhalb der
roten Blutkörperchen, gelöst.

Der gestörte Sauerstofftransport zu
den Körpergeweben wird Hypoxie
genannt. Bei niedriger Sauerstoffspannung in den Kapillarbetten auf
Gewebeebene nehmen die Schleimhäute von Mundhöhle und Zunge sowie
die Gewebe der Nagelbetten einen
bläulichen Farbton an (Zyanose).

Das farb- und geruchlose Gas
Kohlenmonoxid ist extrem gefährlich
und eine der häufigsten Todesursachen
bei einem Brand. Bei einer Kohlenmonoxidvergiftung verbindet sich
das Kohlenmonoxidmolekül mit dem
Eisenatom in der Häm-Gruppe mit
noch größerer Affinität (etwa 200–230
Mal) als das Sauerstoffmolekül. Das
blockiert die Aufnahme von Sauerstoff
und behindert auch dessen Transport
erheblich. Die Folgen sind nicht etwa
eine Zyanose oder Atemnot, sondern
Verwirrung und Kopfschmerzen, bevor
es zu Krämpfen, Bewusstlosigkeit und
letztendlich zum Tod kommt.

▸ **METHODEN DES
SAUERSTOFFTRANSPORTS**
Der Sauerstofftransport im Blut geschieht
größtenteils gebunden an Hämoglobin als
Oxihämoglobin. Nur etwa drei Prozent des
gelösten Sauerstoffs werden im gelösten
Zustand befördert. Der Sauerstoffanteil,
der an das Hämoglobin gebunden ist
und im Ruhezustand des Körpers in den
Gewebekapillaren abgegeben wird, liegt
bei nur etwa 25 Prozent. Dieser Nutzanteil
kann bei anstrengender Tätigkeit jedoch
bis auf 75 Prozent ansteigen.

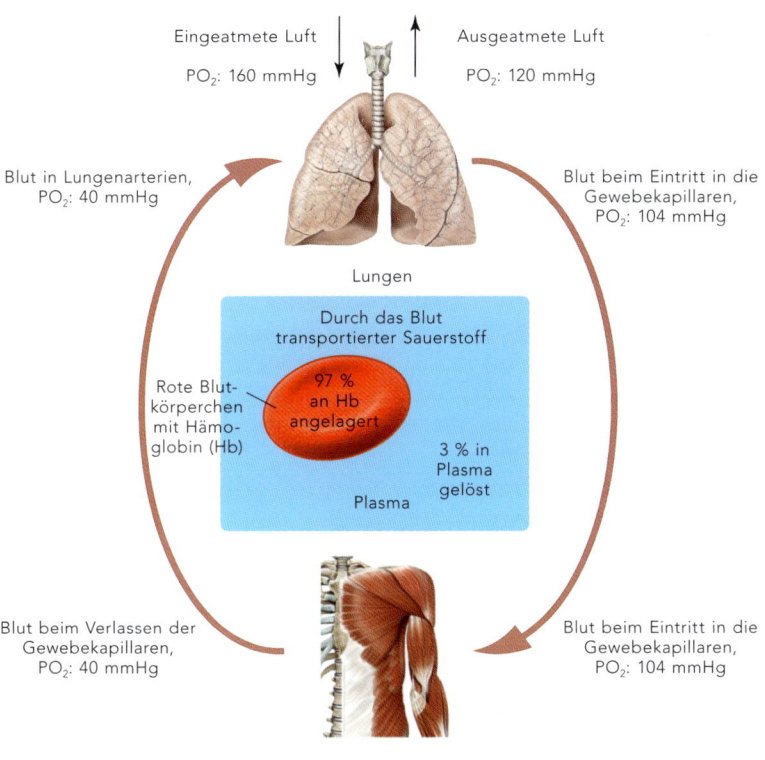

SAUERSTOFFTRANSPORT IM BLUT

Eingeatmete Luft
PO_2: 160 mmHg

Ausgeatmete Luft
PO_2: 120 mmHg

Blut in Lungenarterien,
PO_2: 40 mmHg

Blut beim Eintritt in die
Gewebekapillaren,
PO_2: 104 mmHg

Lungen

Durch das Blut
transportierter Sauerstoff

Rote Blut-
körperchen
mit Hämo-
globin (Hb)

97 %
an Hb
angelagert

3 % in
Plasma
gelöst

Plasma

Blut beim Verlassen der
Gewebekapillaren,
PO_2: 40 mmHg

Blut beim Eintritt in die
Gewebekapillaren,
PO_2: 104 mmHg

Gewebe,
z. B. Skelettmuskel

Transport von Kohlendioxid und Wasserstoffionen im Blut

ZU DEN WICHTIGEN FUNKTIONEN VON Blut und Hämoglobin (Hb) zählt auch der Transport von Kohlendioxid. Dieses entsteht beim oxidativen Stoffwechsel in den Mitochondrien der Körpergewebe bei der Produktion von ATP für die vielen verschiedenen Zellfunktionen.

Etwa 10 Prozent des Kohlendioxids lösen sich im Blutplasma, etwa 70 Prozent werden als Bicarbonation (HCO_3^-) transportiert. Dieses Ion ist u. a. für das Zwischenspeichern des Blutes erforderlich, das den pH-Wert im optimalen Bereich zwischen 7,35 und 7,45 hält. Die Bildung der Bicarbonationen erfolgt mit katalytischer Beteiligung des Enzyms Carboanhydrase innerhalb der roten Blutkörperchen. Anschließend werden die Bicarbonationen mittels einer HCO_3^-/Cl^--Pumpe zum Blutplasma außerhalb der roten Blutkörperchen befördert.

Etwa 20 Prozent des im Blut transportierten Kohlendioxids ist an das Hämoglobin in den roten Blutkörperchen gebunden, jedoch an anderer Stelle am Molekül als der Sauerstoff. Somit behindert der Transport von Kohlendioxid den von Sauerstoff nicht. Vor seiner Freisetzung in der Lunge muss das Kohlendioxid der Bicarbonation erst erneut in das rote Blutkörperchen eindringen und eine Bindung mit den Wasserstoffionen (H^+) eingehen, sodass es wieder zu Kohlendioxid und Wasser umgewandelt werden kann. Das Kohlendioxid diffundiert darauf über die Membran des roten Blutkörperchens und danach durch die Alveolarwand des Alveolarraums.

▶ KOHLENDIOXIDTRANSPORT

Der Transfer von Kohlendioxid vom Gewebe ins Blut sowie vom Blut in die Alveolen wird vom unterschiedlichen Partialdruck in den einzelnen Bereichen angetrieben. Kohlendioxid kann auf verschiedene Weise im Blut transportiert werden. Etwa 20 Prozent sind mit dem Hämoglobin als Carbamino-Hämoglobin verbunden. Mit rund 70 Prozent wird der Großteil in den roten Blutkörperchen durch Carboanhydrase zu Bicarbonationen umgewandelt, während der Rest gelöst im Plasma befördert wird.

TRANSFER DES CO₂ VON DER LUNGENKAPILLARE ZUR ALVEOLE

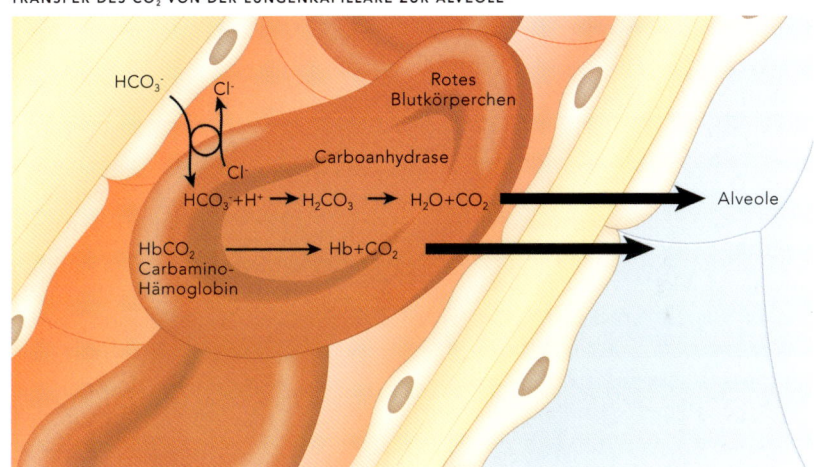

TRANSFER DES CO₂ VON DEN GEWEBEN ZUM BLUT

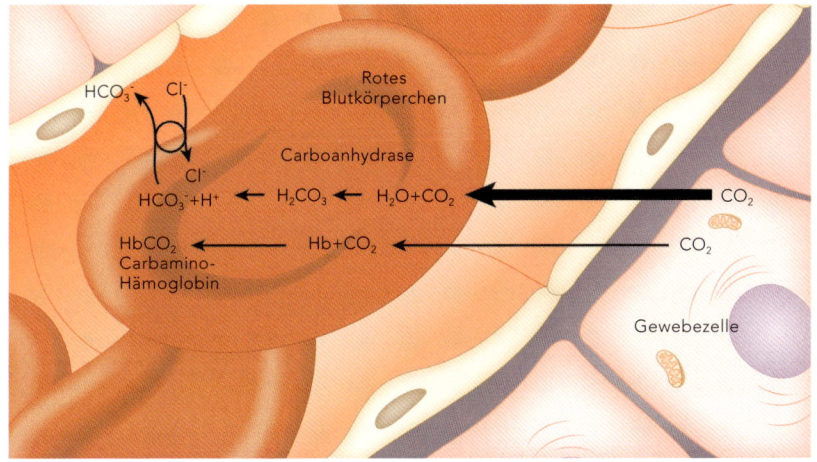

Der Verdauungstrakt

DER VERDAUUNGSTRAKT IST IM GRUNDE genommen eine Röhre mit anhängenden Drüsen wie Speicheldrüsen, Leber und Bauchspeicheldrüse als Nebenorganen. Aus anatomischer und funktioneller Sicht besteht er aus mehreren Teilbereichen: Zähne, Zunge und Mundhöhle für die Nahrungsaufnahme; Rachen und Speiseröhre für die Beförderung der Nahrung vom Mund zum Magen; Speicheldrüsen, Magen, exokriner Teil der Bauchspeicheldrüse, Leber, Gallenblase und Gallengänge sowie Dünndarm für die Verdauung; Dünn- und Dickdarm für die Absorption; Rektum und Anus für die Ausscheidung der Abfallprodukte. Gallenblase und -gänge dienen dabei der Lagerung und Freisetzung der Gallenflüssigkeit, während der Dünndarm (Zwölffingerdarm, Leer- und Krummdarm) Enzyme für die Verdauung produziert und mit für die Absorption von Nährstoffen und Wasser sorgt. Zu letzterer Funktion tragen in geringerem Maße auch Blinddarm und einige Bereiche des Grimmdarms, beides Abschnitte des Dickdarms, bei.

Die Darmwand hat auf ihrer gesamten Länge eine ähnliche Struktur. Die gemeinsamen Merkmale sind

▶ **AUFBAU DES VERDAUUNGSTRAKTS**

Der Verdauungstrakt beginnt oben mit Zähnen, Zunge, Speicheldrüsen, Rachen und Speiseröhre; der weitaus größte Teil jedoch befindet sich in der Bauchhöhle. Der Oberbauch enthält Magen, Leber, Bauchspeicheldrüse und Gallenblase, der Unterbauch allein den Darm, wobei der Dickdarm den Dünndarm wie ein Rahmen einfasst.

dabei folgende: die Schleimhaut (Mukosa), im Dünndarm teilweise mit fingerartigen, auf Verdauung und Absorption spezialisierten Ausstülpungen (Zotten) und Kerckring-Falten; die Submukosa, die Drüsen zur Produktion von Verdauungsenzymen enthält; eine doppelte oder dreifache Schicht glatter Muskulatur (meist eine innere Ringmuskelschicht und eine äußere Längsmuskelschicht), um den Darminhalt durch die Röhre zu bewegen; eine äußere Serosa-Schicht, die oft von einem Mesenterium von der Körperwand getrennt wird.

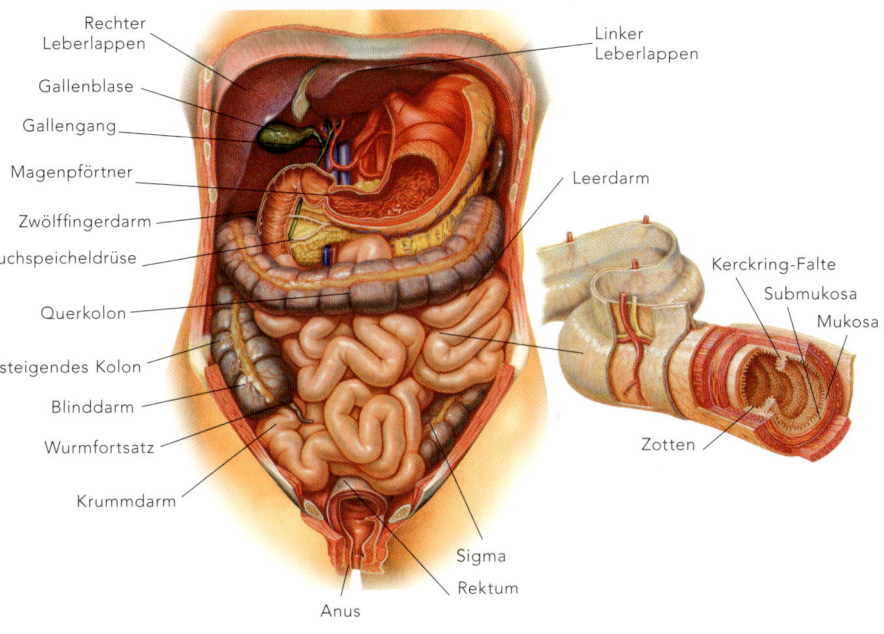

Rechter Leberlappen
Gallenblase
Gallengang
Magenpförtner
Zwölffingerdarm
uchspeicheldrüse
Querkolon
steigendes Kolon
Blinddarm
Wurmfortsatz
Krummdarm

Linker Leberlappen
Leerdarm
Kerckring-Falte
Submukosa
Mukosa
Zotten

Sigma
Rektum
Anus

MORBUS CROHN

Der Morbus Crohn ist eine chronisch-entzündliche Erkrankung des Verdauungs-
traktes, die jeden Teil zwischen Mundhöhle und Anus befallen kann und meist
vor dem 20. Lebensjahr in Erscheinung tritt. Zu den Symptomen gehören Bauchschmerzen, Durchfall, Ausschlag und Fieber. Der Morbus Crohn tritt bei erblich vor-
belasteten Personen (etwa die Hälfte des Risikos) auf, die bakteriellen, Umwelt- und
Immunsystem-bedingten Risikofaktoren ausgesetzt sind. Mögliche Komplikationen
sind Abszesse, Darmverstopfung und Krebserkrankungen. Die Behandlung erfolgt
mit entzündungshemmenden Mitteln wie Kortikosteroiden, bei Abszessen oder Ver-
stopfungen mit einem chirurgischen Eingriff. Die Antikörper-basierten Mittel, die in
jüngerer Zeit bei der Behandlung zum Einsatz kommen, führen zu einer deutlichen
Verbesserung der Lebensqualität bei den Patienten.

Die Speicheldrüsen: Aufbau und Funktion

SPEICHEL BESTEHT AUS EINER WÄSSrigen Flüssigkeit mit gelösten Enzymen und Schleim. Er hat zahlreiche Funktionen: Er weicht die Nahrung auf, damit wir sie schlucken können; er ermöglicht Verdauungsenzymen, mit der Stärkezersetzung zu beginnen; Geschmacksstoffe erreichen dank des flüssigen Speichels die Geschmacksknospen; er ist ein Flüssigkeitssiegel, wenn wir an einem Strohhalm saugen.

Speichel wird in den kleinen und großen Mundspeicheldrüsen produziert. Erstere sind mikroskopisch klein und befinden sich in der Mundwand, die Gänge der großen, sichtbaren Drüsen führen in die Mundhöhle. Von der Ohrspeicheldrüse unmittelbar vor dem Auge führt der Parotiskanal zum vorderen Teil der Mundhöhle, wo er gegenüber dem zweiten oberen Mahlzahn mündet. Die Unterkiefer- und Unterzungenspeicheldrüsen befinden sich unter dem Unterkiefer bzw. der Zunge. Der Kanal der Unterkieferspeicheldrüse führt zum Mundboden unter der Zunge, die Kanäle der Unterzungenspeicheldrüse münden unmittelbar über der Drüse am Boden der Mundhöhle. Speichel enthält das Enzym Amylase, das den Zersetzungs-

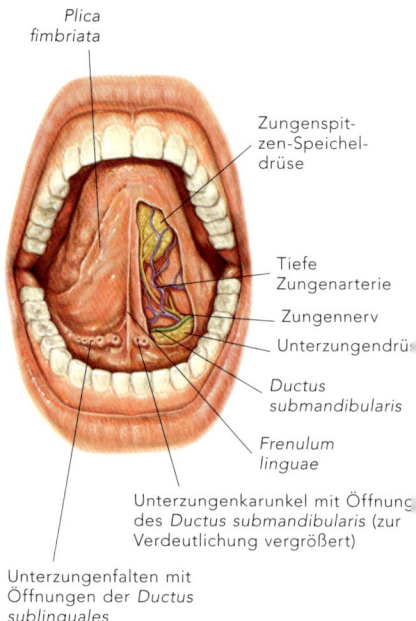

Plica fimbriata

Zungenspitzen-Speicheldrüse

Tiefe Zungenarterie

Zungennerv

Unterzungendrü

Ductus submandibularis

Frenulum linguae

Unterzungenkarunkel mit Öffnung des *Ductus submandibularis* (zur Verdeutlichung vergrößert)

Unterzungenfalten mit Öffnungen der *Ductus sublinguales*

▸ **MUNDHÖHLE UND SPEICHELDRÜSEN**

Die großen Speicheldrüsen liegen vor dem Ohr (Ohrspeicheldrüse) und unter der Zunge (Unterkiefer- und Unterzungen-Speicheldrüsen). Die Drüsen unterscheiden sich in ihrer Struktur, und auch die Zusammensetzung der produzierten Speichelflüssigkeit ist unterschiedlich.

prozess der Stärke in kleinere Moleküle in Gang setzt, und auch das Enzym Lysozym, das die Membranen von Bakterien durchbricht und anderen bakteriziden Komponenten beim Eindringen in bakterielle Zellen hilft.

Das im Speichel abgesonderte Immunglobulin A (IgA) bindet sich an Antigene auf schädlichen Bakterien und beginnt mit deren Zerstörung; und die Bicarbonationen im Speichel sind an der Neutralisierung der durch die Speiseröhre aufsteigenden Magensäure beteiligt.

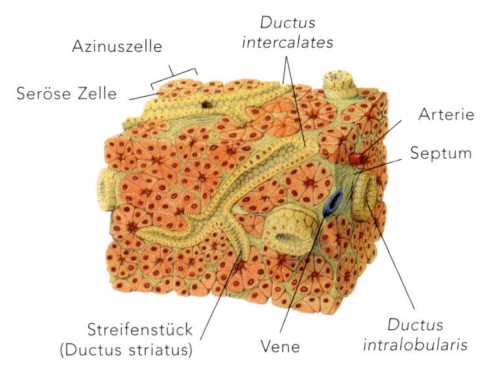

Azinuszelle
Seröse Zelle
Ductus intercalates
Arterie
Septum
Streifenstück (Ductus striatus)
Vene
Ductus intralobularis

MIKROSTRUKTUR DER OHRSPEICHELDRÜSE

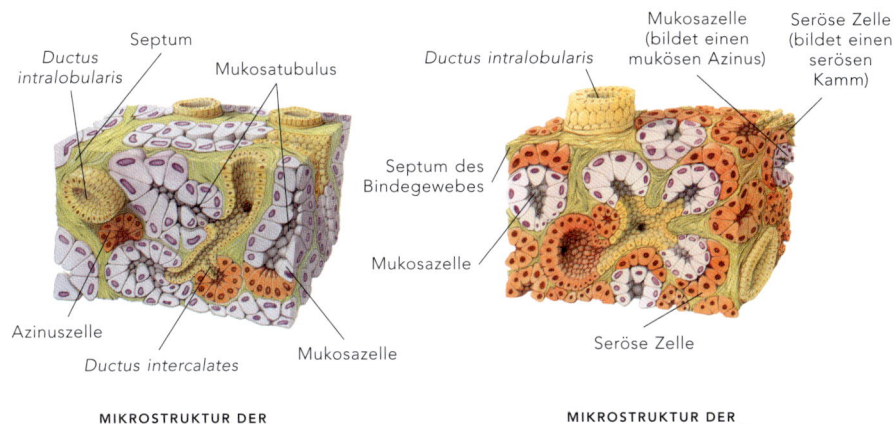

Ductus intralobularis
Septum
Mukosatubulus
Azinuszelle
Ductus intercalates
Mukosazelle

MIKROSTRUKTUR DER UNTERZUNGENSPEICHELDRÜSE

Ductus intralobularis
Mukosazelle (bildet einen mukösen Azinus)
Seröse Zelle (bildet einen serösen Kamm)
Septum des Bindegewebes
Mukosazelle
Seröse Zelle

MIKROSTRUKTUR DER UNTERKIEFERSPEICHELDRÜSE

Rachen und Speiseröhre:
Die Physiologie des Schluckens

DIE VON DEN ZÄHNEN ZERKLEINERTE und mit Speichelflüssigkeit und Enzymen vermischte Nahrung muss zur weiteren Verdauung in den Magen gelangen. Damit wir die Nahrung schlucken können, wird sie durch Kauen und Speichel zu einem feuchten Klumpen geformt. Dieser wird dann vom Zungenrücken sowie hartem und weichem Gaumen zusammengepresst und nach hinten in den Rachen gedrückt.

Der Zugang zu den Atemwegen (Kehlkopfeingang) muss vor dem Eindringen von Nahrung oder Wasser geschützt werden. Dies erfolgt durch das kombinierte Anheben des Kehlkopfs und den Verschluss des Kehldeckels über dem Kehlkopfeingang. Sind die Atemwege geschützt, drücken die Rachenmuskeln den Nahrungsklumpen am Eingang der Atemwege vorbei nach unten zum Beginn der Speiseröhre in der Halsmitte. Die glatten inneren Ring- und äußeren Längsmuskeln der Speiseröhre bewegen die Nahrung sanft zum Magen; dieser Vorgang wird Peristaltik genannt.

Mehrere Organe stehen mit der Außenseite der Speiseröhre in direktem Kontakt, sodass sie zusammendrücken und damit zu Schluckstörungen (Dysphagie) beitragen können. Die betreffenden Organe befinden sich am Beginn der Speiseröhre, in der Mitte der Brust am Aortenbogen und dort, wo die Speiseröhre durch das Zwerchfell verläuft.

▶ **ABLAUF DES SCHLUCK-VORGANGS**

Vor dem Schlucken muss die Nahrung zu einem feuchten Klumpen geformt werden, der dann von Gaumen und Zungenrücken zusammengedrückt (obere Abbildung) und in den Mundrachen geleitet wird. Der Kehlkopfeingang ist geschlossen, denn der Kehlkopf ist angehoben und der Kehldeckel nach unten gedrückt. So rutscht der Nahrungsklumpen in den Kehlkopfrachen hinein (mittlere Abbildung). Nach dem Eintritt in die Speiseröhre (untere Abbildung) übernimmt die Peristaltik ihrer Skelett- und glatten Muskulatur die Weiterbeförderung des Klumpens in den Magen.

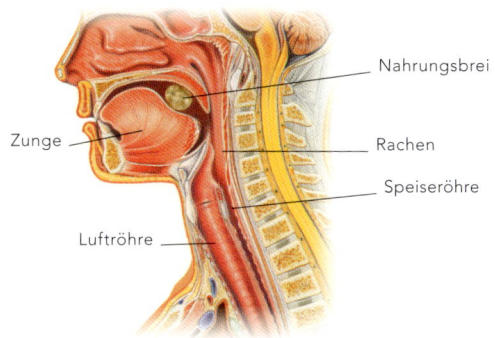

Nahrungsbrei

Zunge

Rachen

Speiseröhre

Luftröhre

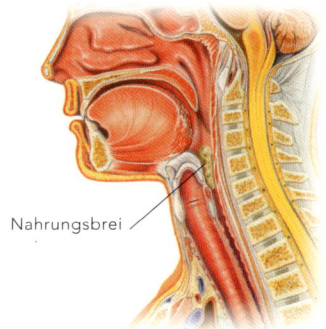

Nahrungsbrei

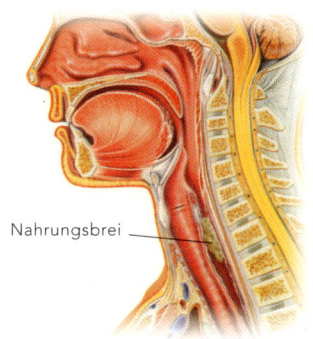

Nahrungsbrei

Der Magen: Aufbau und Funktion

IM GRUNDE GENOMMEN IST DER MAGEN ein Muskelsack, der den Nahrungsbrei gut durchmischt (mechanische Verdauung), Proteine und Fremdkörper wie Viren und Bakterien mit Salzsäure denaturiert (chemische Verdauung) und mit der enzymatischen Verdauung von Proteinen beginnt. Die Nahrung gelangt aus der Speiseröhre in den Magen, der sie anschließend in den Zwölffingerdarm entleert.

Die dicke Magenwand besteht aus drei Schichten glatten Muskelgewebes mit Fasern, die ringförmig, schräg und längs verlaufen.

Im Inneren ist der Magen mit einer Schleimhaut ausgekleidet. Ihre Zellen haben unterschiedliche Aufgaben: Die parietalen (oxyntischen) produzieren Salzsäure, die enzymbildenden Pepsinogen (den Vorgänger des proteinverdauenden Enzyms Pepsin), während schleimabsondernde Zellen eine schützende Schleimhautschicht im Inneren des Magens bilden, um die Verdauung der Magenwand durch dessen Absonderungen zu verhindern.

Eine Schicht glatter Muskulatur unter der Schleimhaut, *Muscularis mucosae,* bringt die Schleimhaut in Kontakt mit dem Mageninhalt und unter-

▶ **MAKROSKOPISCHE STRUKTUR DES MAGENS**

Der Magen ist ein Hohlorgan, das dem Vermengen der Nahrung mit säurehaltigen Sekreten dient. Darauf verweisen die dicke Muskelwand des Magens und das Vorhandensein spezialisierter säureabsondernder parietaler (oxyntischer) Zellen. Nach Abschluss dieses Vorgangs wird die Nahrung vom Magen durch den Magenpförtner weitergeleitet.

stützt damit die Verdauung. Unter der *Muscularis mucosae* liegt die Submukosa mit Drüsen, die Sekrete zu den Magensäften beisteuern. Die äußerste Schicht des Magens besteht aus *Serosa* und ist über die Falten des Bauchfells (das große und kleine Bauchnetz) mit den angrenzenden Organen Milz und Querkolon (Kontakt zu Teilen des großen Bauchnetzes) und der Leber (Kontakt zu Teilen des kleinen Bauchnetzes) verbunden.

250 | KAPITEL 7

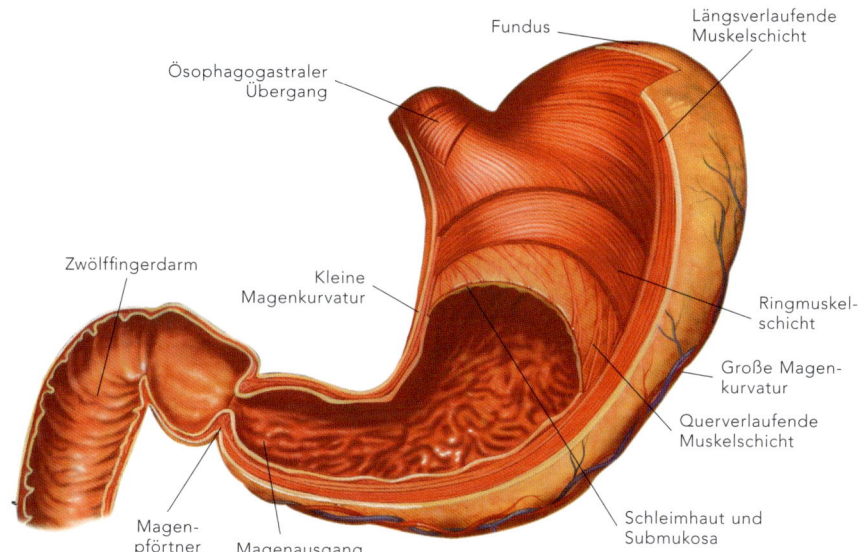

Fundus

Längsverlaufende
Muskelschicht

Ösophagogastraler
Übergang

Zwölffingerdarm

Kleine
Magenkurvatur

Ringmuskel-
schicht

Große Magen-
kurvatur

Querverlaufende
Muskelschicht

Magen-
pförtner

Magenausgang

Schleimhaut und
Submukosa

ULKUS

Ein Ulkus (Geschwür) ist eine räumlich begrenzte Beschädigung der Epitheloberfläche. Peptische Geschwüre treten auf, wo Kontakt mit Magensäften besteht, so im
Magen oder im Anfangsbereich des Zwölffingerdarms (erster Abschnitt des Dünndarms). Im Magen und im Zwölffingerdarm stellen Geschwüre eine besondere Gefahr
dar, denn die Magensäure ist stark ätzend. Die Verdauung der Magenauskleidung
verhindert eine Schleimhautschicht, während der Zwölffingerdarm durch alkalische
Absonderungen der Bauchspeicheldrüse geschützt ist. Geschwüre können einen
ernstzunehmenden Blutverlust verursachen, falls eine große Arterie im Geschwürbett
betroffen ist. Gegebenenfalls kann es sogar zur Perforation der Darmwand kommen,
die eine chemische und bakterielle Bauchfellentzündung zur Folge hat. Eine Infektion
durch *Helicobacter pylori* ist die Hauptursache für die Entstehung peptischer Geschwüre.

Neurale Steuerung des Verdauungstrakts

DER MAGEN-DARM-TRAKT IST FÜR DIE Verdauung und Absorption von Nährstoffen zuständig. Daher dürfte es kaum überraschen, dass die meisten seiner Funktionen vom Teil des vegetativen Nervensystems gesteuert werden, der für die Wiederherstellung des Körpergleichgewichts verantwortlich ist: vom parasympathischen Nervensystem.

Der Vagusnerv mit Ursprung an der *Medulla oblongata* ist für die Steuerung der Verdauung am wichtigsten. Er steht vom weichen Gaumen bis hinunter zur linken Dickdarmflexur in Verbindung mit dem Verdauungstrakt. Der Vagusnerv steigert die Sekretion der Darmdrüsen und stimuliert die glatte Muskulatur, die für die Peristaltik, die Bewegung des Darminhalts vom Mund zum Anus, verantwortlich ist. Er steuert auch die Kontraktion des Magenpförtners am Übergang vom Magen zum Zwölffingerdarm.

Den untersten Abschnitt des Verdauungstrakts von der linken Dickdarmflexur bis zum Anus kontrollieren die parasympathischen Sakralnerven (S2 bis S4). Sie steuern die Funktion von Rektum und Anus und spielen damit eine wichtige Rolle beim Stuhlgang. Auch der Sympathikus hat Einfluss auf die Verdauung, doch seine Hauptaufgabe in Bezug auf den Verdauungstrakt besteht darin, die Blutversorgung zum Darm zu unterbinden, wenn in Gefahrensituationen den Muskeln möglichst viel Blut zur Verfügung stehen muss.

Weder der Parasympathikus noch der Sympathikus sind jedoch für die Feinfunktion zuständig, denn der Darm verfügt über ein eigenes, enterisches Nervensystem (ENS), das alle Feinheiten der Darmfunktion regelt. So sind Parasympathikus und Sympatikus eher für die übergeordnete Kontrolle zuständig und erteilen allgemeine Anweisungen zur Darmfunktion.

▶ **FÜR DIE FUNKTION DER BAUCH-EINGEWEIDE VERANTWORT-LICHE NERVEN**

Den größten Beitrag leistet der parasympathische Vagusnerv, der die Aktivität von der Speiseröhre bis zur linken Dickdarmflexur kontrolliert. Die von den Kreuzsegmenten (S2 bis S4) des Rückenmarks ausgehenden Nerven steuern absteigendes Kolon, Sigma und Rektum. Das Gefäßsystem des Verdauungstrakts steht unter der Kontrolle des Sympathikus, dessen Nerven aber auch wichtige Sinnesinformationen zurück an das Rückenmark senden.

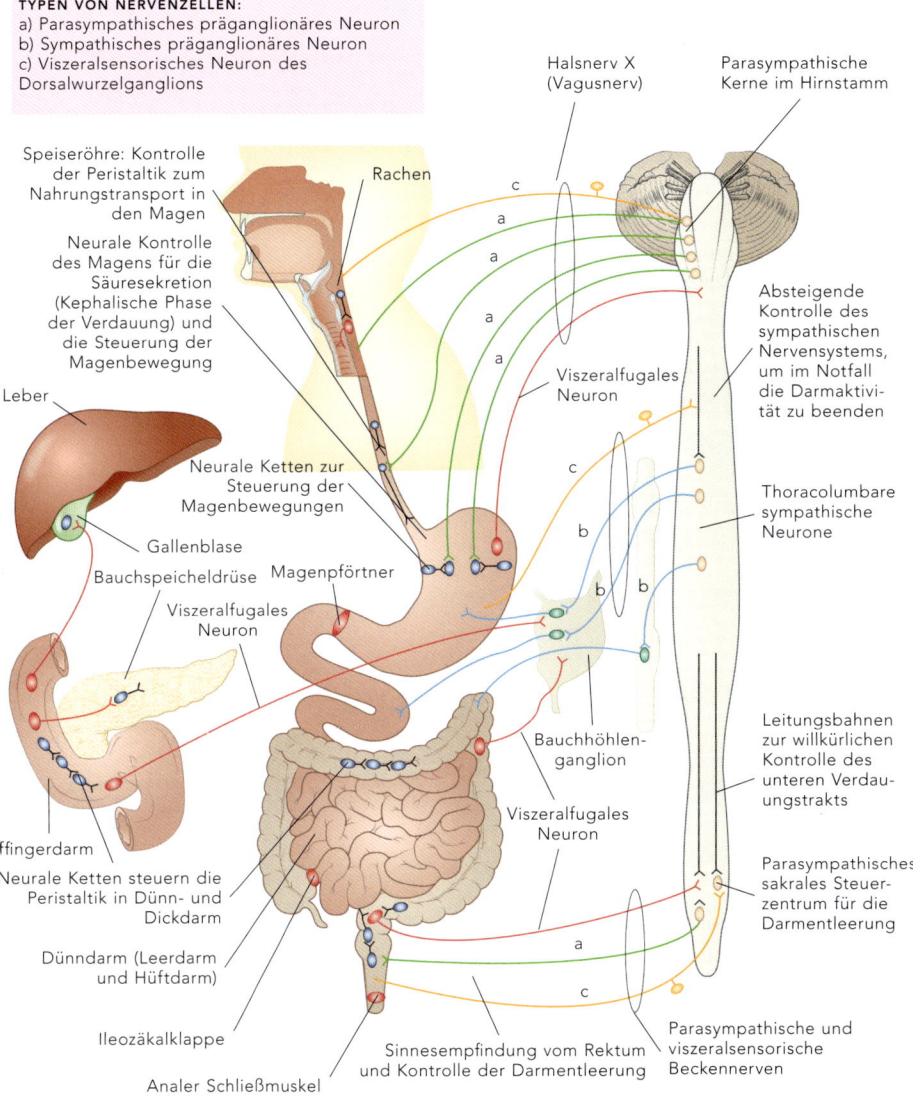

TYPEN VON NERVENZELLEN:
a) Parasympathisches präganglionäres Neuron
b) Sympathisches präganglionäres Neuron
c) Viszeralsensorisches Neuron des Dorsalwurzelganglions

Halsnerv X (Vagusnerv)

Parasympathische Kerne im Hirnstamm

Speiseröhre: Kontrolle der Peristaltik zum Nahrungstransport in den Magen

Rachen

Neurale Kontrolle des Magens für die Säuresekretion (Kephalische Phase der Verdauung) und die Steuerung der Magenbewegung

Viszeralfugales Neuron

Absteigende Kontrolle des sympathischen Nervensystems, um im Notfall die Darmaktivität zu beenden

Leber

Neurale Ketten zur Steuerung der Magenbewegungen

Thoracolumbare sympathische Neurone

Gallenblase

Bauchspeicheldrüse

Magenpförtner

Viszeralfugales Neuron

Bauchhöhlenganglion

Leitungsbahnen zur willkürlichen Kontrolle des unteren Verdauungstrakts

Viszeralfugales Neuron

fingerdarm

Neurale Ketten steuern die Peristaltik in Dünn- und Dickdarm

Parasympathisches sakrales Steuerzentrum für die Darmentleerung

Dünndarm (Leerdarm und Hüftdarm)

Ileozäkalklappe

Sinnesempfindung vom Rektum und Kontrolle der Darmentleerung

Parasympathische und viszeralsensorische Beckennerven

Analer Schließmuskel

Hormonelle Steuerung von Magen und Darm

DIE FUNKTION DES MAGEN-DARM-Trakts wird nicht nur von Nerven, sondern auch von Hormonen gesteuert, die die Sekretion und Motilität des Darms beeinflussen. Die diffusionsfähigen Hormone sind meistens kleine Kettenproteine oder Polypeptide und werden von der inneren Auskleidung der Magen- und Darmwand produziert. Einige werden an Ort und Stelle abgesondert und wirken lokal, während andere, so das Wachstumshormon, Insulin oder Glukagon, im ganzen Körper Wirkung zeigen.

Hormone wie Ghrelin, das pankreatische Polypeptid, GLP-1, Oxyntomodulin oder das Peptid YY3-36 spielen eine wichtige Rolle bei der Kontrolle des Appetits und wirken auf die Hunger- und Sättigungszentren des Zentralnervensystems. Das von der Magenschleimhaut abgesonderte Gastrin trägt zur Regulierung der Säuresekretion bei. Cholecystokinin und Sekretin, die als Reaktion auf die Nahrungsaufnahme im Zwölffingerdarm freigesetzt werden, wirken hauptsächlich auf die Sekretion von Enzymen und Emulgationsmitteln (z. B. den Ausstoß von Gallensäuren aus der Gallenblase) und die Darmmotilität, die die Verdauung und Absorption der Nährstoffe anregen. Insulin und Glukagon, die von den Zellen in den Pankreasinseln abgesondert werden, spielen eine zentrale Rolle bei der Regulierung des Blutzuckerspiegels, indem sie die Glukosezufuhr zu den Zellen steuern, sowie bei der Anlage oder Mobilisierung von Kohlenhydratreserven in der Leber.

▶ **HORMONELLE STEUERUNG DER MAGEN- UND DARMFUNKTION**

Nicht nur Nerven tragen zur Steuerung der Magen- und Darmfunktion bei, sondern auch diffusionsfähige Hormone, die aus dem Blutstrom in den Verdauungstrakt und von dort in den übrigen Körper gelangen. Letztere spielen eine Rolle bei der Regulierung von Verdauung und Appetit. Die Hormone mit lokaler Wirkung (nur im Bauch) steuern vor allem die Sekretion und Motilität im betreffenden Abschnitt des Magen-Darm-Trakts. Diejenigen mit weitreichender Wirkung haben mit der Energienutzung und der Regulierung des Appetits zu tun.

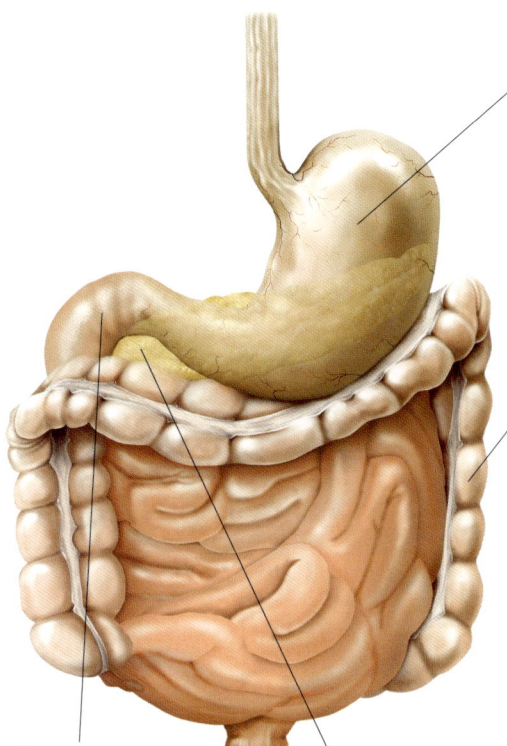

MAGEN

Vom Magen abgesondertes Ghrelin wirkt auf den Hypothalamus und beeinflusst so Hunger- und Appetenzverhalten

Als Reaktion auf Nahrung im Magen abgesondertes Gastrin steigert die Säuresekretion des Magens

DARM

Glukagonähnliche Peptide 1 und 2 (GLP-1, GLP-2) sind im Darm aktiv: GLP-1 hemmt die Glukagonausschüttung und regt die Pankreas-Betazellen zur Insulinproduktion an, GLP-2 bewirkt Wachstum und Funktion des Darmbereichs

Oxyntomodulin zügelt den Appetit

Das Pankreas-Peptid YY3-36 zügelt den Appetit

ZWÖLFFINGERDARM

Cholecystokinin führt die Kontraktion der Gallenblase zur Freisetzung von Galle herbei, reguliert die Motilität des Magen-Darm-Trakts und steigert die exokrine Sekretion der Bauchspeicheldrüse

Sekretin reguliert Wasserhaushalt und pH-Wert des Zwölffingerdarms, indem die Absonderung von Magensäure gehemmt und diejenige von Bicarbonat im Pankreas gesteigert wird

BAUCHSPEICHELDRÜSE

Insulin und Glukagon regulieren den Blutzuckerspiegel

Das Pankreas-Polypeptid hemmt die exokrine Sekretion der Bauchspeicheldrüse, die von Cholecystokinin verursacht wird

Der Dünndarm: Aufbau und Funktion

DER DÜNNDARM IST DER TEIL DES Darms, der am meisten zur Absorption der Nährstoffe beiträgt. Außerdem übernimmt er auch einen Teil des Verdauungsprozesses, der in der Mundhöhle und im Magen seinen Anfang genommen hat. Der Dünndarm lässt sich in drei Abschnitte einteilen: Zwölffingerdarm, Leerdarm und Krummdarm. Der Aufbau aller drei ist ähnlich – mit möglichst großer Innenfläche, die für die Absorption der Nährstoffe zur Verfügung steht.

Dazu liegt die innere Auskleidung des Darms (die Schleimhaut) in Falten, die man als Kerckring-Falten (*plicae circulares*) bezeichnet. Außerdem weist die Oberfläche jeder dieser Falten kleine fingerähnliche Ausstülpungen auf, die Dünndarmzotten. Auch bei den individuellen Schleimhautzellen (Enterozyten) vergrößern winzige fingerförmige, zur Innenseite des Darms weisende Ausstülpungen, sogenannte Mikrovilli, die Oberfläche.

Unter der Schleimhaut liegt die *Muscularis mucosae*, eine Schicht aus glatten Muskelzellen, die dazu beiträgt, dass die Darmschleimhaut mit der Nahrung in Berührung kommt. Wie in anderen Bereichen des Verdauungstrakts weist auch im Dünndarm die glatte Muskulatur innere Ring- und äußere Längsschichten auf. Diese sind verantwortlich für die Bewegung des Darminhalts in Richtung Anus – die Peristaltik.

Des Weiteren enthält die Wand des Dünndarms Drüsen, die Sekrete absondern, sowie Nervennetze, die die Darmfunktion regulieren (das enterische Nervensystem). Darüber hinaus tragen eine Vielzahl von Immunsystemzellen in der Wand des untersten Dünndarmabschnitts, des Krummdarms, zur Kontrolle der Darmbakterien bei.

▶ **AUFBAU EINES TYPISCHEN DÜNNDARMSEGMENTS**

Die Wand des Dünndarms hat dieselbe Grundstruktur wie die anderen Bereiche des Darms, nämlich, von innen nach außen: Schleimhaut, Submukosa, Muskelschicht und Serosa. Zahlreiche Arterien und Venen verlaufen zwischen den Schichten des Mesenteriums, das den Darm versorgt, zum Dünndarm und sorgen für eine gute Durchblutung.

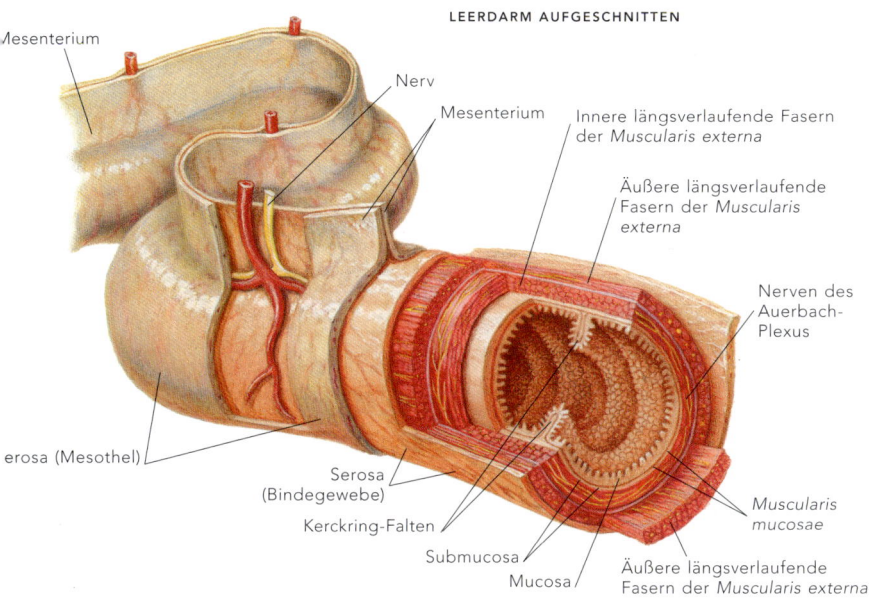

Mesenterium

Nerv

Mesenterium

Innere längsverlaufende Fasern der *Muscularis externa*

Äußere längsverlaufende Fasern der *Muscularis externa*

Nerven des Auerbach-Plexus

erosa (Mesothel)

Serosa (Bindegewebe)

Kerckring-Falten

Submucosa

Mucosa

Muscularis mucosae

Äußere längsverlaufende Fasern der *Muscularis externa*

ZÖLIAKIE

Die Zöliakie ist eine Autoimmunerkrankung des Dünndarms. Das Immunsystem des Körpers führt einen Immunangriff gegen die innere Auskleidung des Darms aus. Die Krankheit ist genetisch bedingt und kann sowohl bei Kindern als auch bei Erwachsenen auftreten. Die Immunreaktion wird durch den Kontakt mit dem Protein Gluten verursacht, das in Weizen, Gerste und Roggen vorkommt. Während der Bearbeitung des Glutens durch ein Enzym in der Darmwand löst das Immunsystem eine Kreuzreaktion mit dem Gewebe der Dünndarmwand aus, die zu Dünndarmentzündungen und Schleimhautschädigung führen kann. Zu den Symptomen zählen Bauchschmerzen, Darmträgheit oder Durchfall, Wachstumsstörungen bei Kindern, Blutarmut (Hämoglobinmangel im Kreislauf) und Müdigkeit. Der zu beobachtende Vitaminmangel resultiert aus der Unfähigkeit des geschädigten Dünndarms zur Absorption von Nährstoffen.

Die Verdauung: Leber und Galle

DIE LEBER IST EIN WIRKLICH GROSSES Organ – bei Männern wiegt sie bis zu 5 kg – und für eine Vielzahl von Stoffwechselfunktionen verantwortlich. Dazu gehören die Einlagerung und bedarfsgemäße Freisetzung von Kohlenhydraten, grundlegende Aspekte des Fettstoffwechsels, die Entfernung von Aminogruppen aus Aminosäuren sowie die Umwandlung von giftigem Ammoniak zur Ausscheidung im Urin. Außerdem produziert die Leber Plasmaproteine wie Albumin, die den osmotischen Druck des Blutes aufrechterhalten und lebensnotwendige Mikronährstoffe wie Eisen und Kupfer transportieren. Sie trägt auch wesentlich zur Produktion von Gerinnungsfaktoren bei, die die Hämostase bei einer Blutung und die Entgiftung fremder Chemikalien ermöglichen, so von Alkohol, mikrobiellen Toxinen und pflanzlichen Alkaloiden, die in der Nahrung absorbiert sind.

Zur Verdauung trägt die Leber bei, indem sie Gallensalze für die Fettemulgierung produziert. Dabei werden in der wässrigen Umgebung des Darms unlösliche Fettkügelchen in kleine Teilchen aufgespalten, die von den Lipase-Enzymen der Darmwand verarbeitet

werden können. Die Gallenflüssigkeit wird zwischen den Mahlzeiten in der Gallenblase, einem sackförmigen Organ unter der Leber, eingelagert. Gelangt vorverdaute Nahrung (Chymus) vom Magen in den Zwölffingerdarm, setzt dessen Wand Cholecystokinin frei, das den Ausstoß von Gallenflüssigkeit aus der Gallenblase auslöst. Diese Gallenflüssigkeit fließt über den Gallengang in den Zwölffingerdarm, wo sie auf Fette wirken kann.

GELBSUCHT

Die Gelbsucht kennzeichnet eine Gelbfärbung von Haut und Lederhaut des Auges, die auf eine Ansammlung von Gallenpigment und/oder Gallensalzen im Blut zurückgeht. Als Auslöser kommen eine überschüssige Pigmentproduktion (bei prähepatischer Gelbsucht), die Unfähigkeit der Leber zur Produktion von Gallenpigmenten (hepatozelluläre Gelbsucht) oder ein Verschluss der Gallengänge zum Zwölffingerdarm (cholestatische oder obstruktive Gelbsucht) in Frage.

MAKROSKOPISCHER UND MIKROSKOPISCHER AUFBAU DER LEBER

Die Leber ist die größte Drüse im Körper und ist für diverse Stoffwechselfunktionen verantwortlich. Makroskopisch ist die Leber in einen linken und einen rechten Lappen unterteilt, mit dem *Ligamentum falciforme* dazwischen (oben). Mikroskopisch (unten) besteht die Leber aus vielen Tausend hexagonalen Prismen, den Leberläppchen. Die Seiten dieser Prismen weisen eine Gruppe von Strukturen auf, den sogenannten Lebertrias, der aus einem interlobulären Gallengang (grün), einem Zweig der Pfortader (blau) und einem Zweig der Leberarterie (rot) besteht. Im Zentrum jedes Läppchens befindet sich eine Zentralvene, die in die untere Hohlvene abläuft.

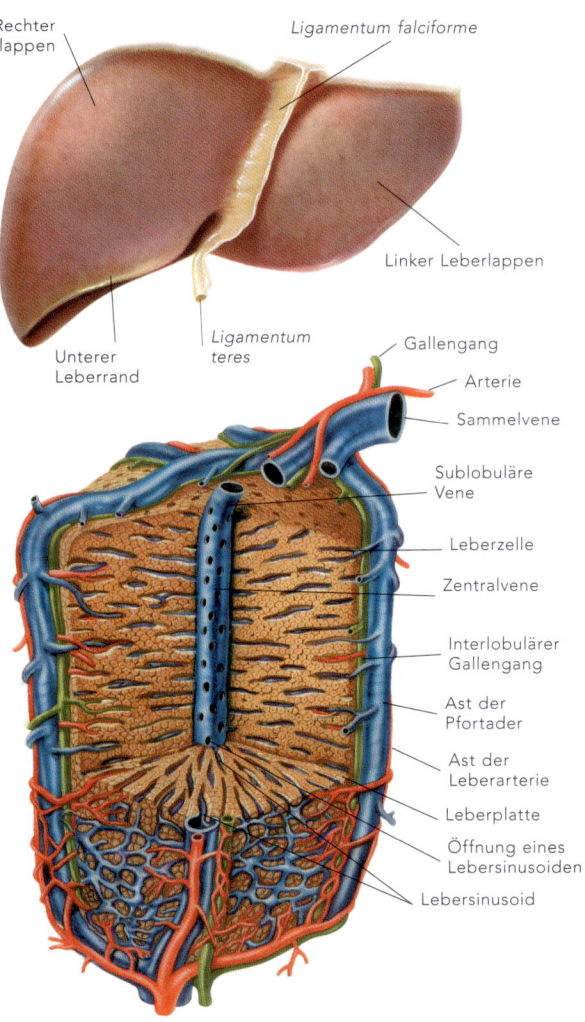

Rechter Leberlappen

Ligamentum falciforme

Linker Leberlappen

Unterer Leberrand

Ligamentum teres

Gallengang

Arterie

Sammelvene

Sublobuläre Vene

Leberzelle

Zentralvene

Interlobulärer Gallengang

Ast der Pfortader

Ast der Leberarterie

Leberplatte

Öffnung eines Lebersinusoiden

Lebersinusoid

Die Verdauung: Bauchspeicheldrüse

DIE BAUCHSPEICHELDRÜSE (PANKREAS) ist ein Organ im Oberbauch. Ihr endokriner Anteil, die Langerhans-Inseln produziert Hormone wie Insulin und Glukagon, während der exokrine, die pankreatischen Azinuszellen, Enzyme und Bicarbonationen in den Zwölffingerdarm absondert. Das exokrine Pankreas besitzt ein Gängesystem (Haupt- und akzessorischer Pankreasgang), das durch einen glatten Schließmuskel, den Ampullen-Sphinkter, an der Vater'schen Papille in den Zwölffingerdarm mündet.

Zu den Enzymen, die von der Bauchspeicheldrüse produziert werden, gehören u. a.: Trypsin, Chymotrypsin und Carboxypeptidasen, die Proteine in kleinere Moleküle aufspalten; Lipasen, die Fette in Fettsäuren und Glycerol umwandeln; Nukleasen, die Nukleinsäuren verdauen; Amylasen, die Stärke in kleinere Kohlenhydrate aufspalten. Die Bicarbonationen in den Absonderungen der Bauchspeicheldrüse machen die Pankreassäfte basisch (pH 8,0) und tragen zur Neutralisierung der Magensäure bei, sodass der pH-Wert im Dünndarm wieder auf ein normales Niveau sinkt. Dies ist unerlässlich für die richtige Aktivierung und Aktivität der Darm- und Pankreasenzyme.

Die Sekretion der Bauchspeicheldrüsenprodukte wird von den Hormonen Cholecystokinin und Sekretin gesteuert, die der Dünndarm ausschüttet, sobald die Magensäfte (Chymus) den Zwölffingerdarm erreichen. Cholecystokinin veranlasst die Absonderung eines enzymreichen Pankreassafts, während Sekretin die Freisetzung eines Pankreassafts herbeiführt, der reich an Bicarbonationen ist.

▶ **MAKROSKOPISCHE UND MIKROSKOPISCHE STRUKTUR DER BAUCHSPEICHELDRÜSE**

Die Bauchspeicheldrüse besteht aus exokrinen (pankreatische Azinuszellen) und endokrinen (Alpha-, Beta- und Delta-Zellen der Pankreasinseln) Anteilen (untere Abbildung). Die Sekrete der exokrinen Azinuszellen gelangen über den Haupt- und den akzessorischen Pankreasgang in den Zwölffingerdarm (obere Abbildung).

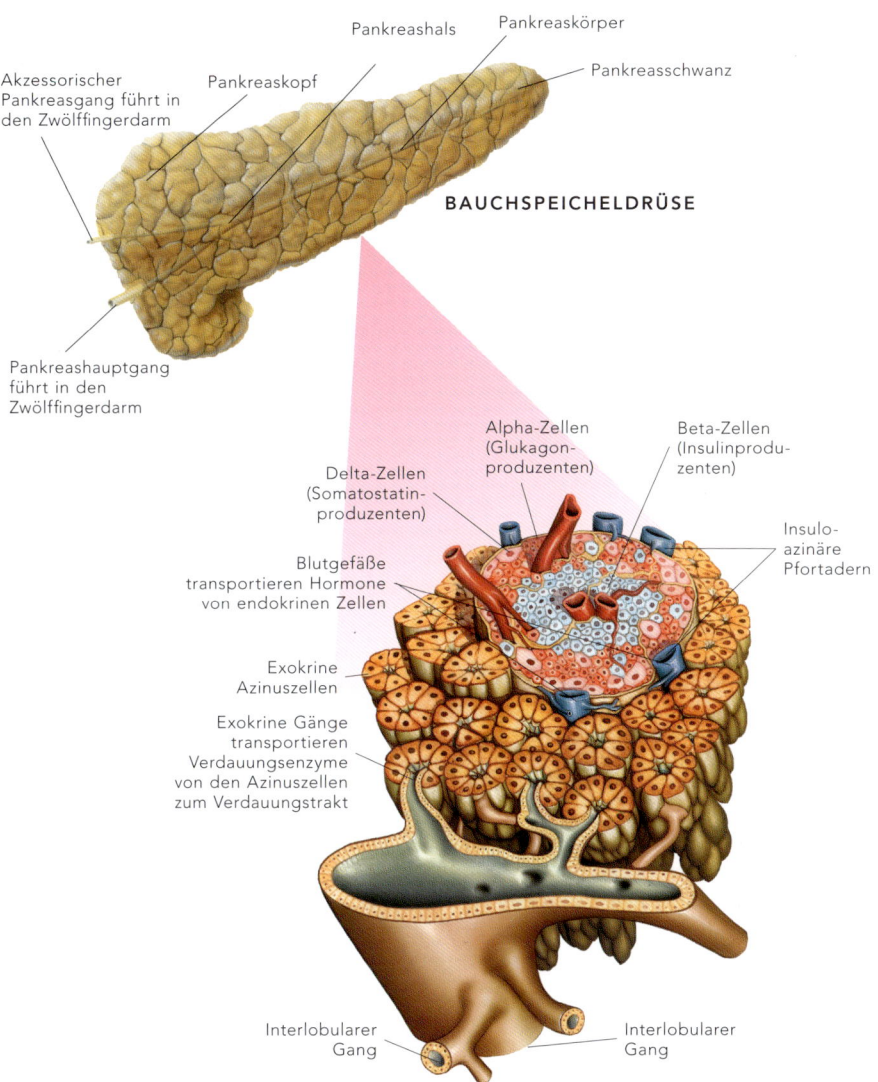

Pankreashals

Pankreaskörper

Akzessorischer Pankreasgang führt in den Zwölffingerdarm

Pankreaskopf

Pankreasschwanz

Pankreashauptgang führt in den Zwölffingerdarm

BAUCHSPEICHELDRÜSE

Alpha-Zellen (Glukagon-produzenten)

Beta-Zellen (Insulinprodu-zenten)

Delta-Zellen (Somatostatin-produzenten)

Blutgefäße transportieren Hormone von endokrinen Zellen

Insulo-azinäre Pfortadern

Exokrine Azinuszellen

Exokrine Gänge transportieren Verdauungsenzyme von den Azinuszellen zum Verdauungstrakt

Interlobularer Gang

Interlobularer Gang

Der Dünndarm: Absorption

DER DÜNNDARM BESITZT EINE GROSSE Innenoberfläche – gerade richtig für die Absorption von Nährstoffen. Sie entsteht durch sogenannte Kerckring-Falten in der Schleimhaut auf makroskopischer und fingerähnliche Ausstülpungen auf Gewebe- und Zellebene (Dünndarmzotten und Mikrovilli). Eine weitere wichtige Eigenschaft des Dünndarms, besonders des Leerdarms, wo der Hauptteil der Absorption stattfindet, sind seine reichhaltige Gefäßversorgung und das dichte Kapillarbett.

Zucker und Aminosäuren werden bei der Absorption aktiv durch die Dünndarmwand befördert, d. h. wir wenden Energie auf, um Nahrung zu verdauen. Kleine Zuckermoleküle (Glukose und Fruktose) und Aminosäuren, die aus der Proteinverdauung stammen, werden über den Pfortaderkreislauf zurück zur Leber befördert, die die absorbierten Mikronährstoffe verarbeitet.

Fette werden aufgrund ihrer Lipidlöslichkeit und größeren Struktur anders behandelt und durch Diffusion passiv durch die Darmwand absorbiert. Kleine Fettsäuren können über den Pfortaderkreislauf zur Leber transportiert werden. Die großen Fettmoleküle werden zusammen mit speziellen Transportproteinen zu Chylomikronen verpackt und über Lymphgefäße aus dem Darm abtransportiert. Auch die Zotten der Darmwand weisen Lymphgefäße auf. Fettlösliche Vitamine (A, K und D) werden gemeinsam mit den Fetten absorbiert.

▶ **NÄHRSTOFFAUFNAHME**

Die Nährstoffe im Darmlumen werden über die Darmschleimhaut aufgenommen und vom Darm über den venösen Pfortaderkreislauf (Zucker, Aminosäuren, Nukleinsäuren und kurzkettige Fettsäuren) oder die Lymphgefäße des Darms (größere Fette) zur Leber transportiert.

Mesenterium

Nerv

Mesenterium

Innere Ringschicht der *Muscularis externa*

Äußere längsverlaufende Schicht der *Muscularis externa*

Nerven des Auerbach-Plexus

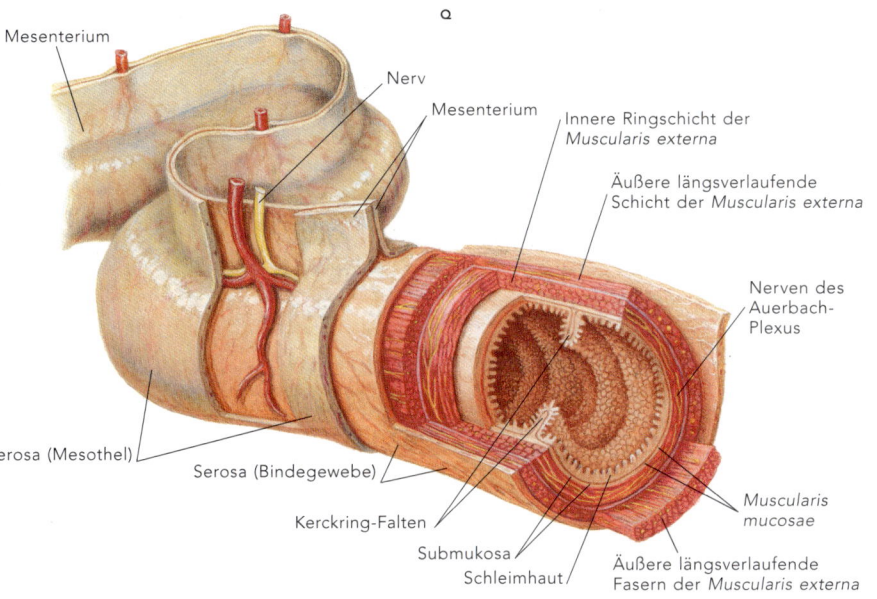

Serosa (Mesothel)

Serosa (Bindegewebe)

Kerckring-Falten

Submukosa

Schleimhaut

Muscularis mucosae

Äußere längsverlaufende Fasern der *Muscularis externa*

Der Dickdarm: Aufbau und Funktion

DER DICKDARM IST FÜR DIE ABSORP-tion von Wasser und Mineralstoffen aus den Resten des Darminhalts nach dessen Verdauung und der Absorption nützlicher Nährstoffe zuständig. Er vermischt Abfallprodukte, z. B. unverdaute Zellulose und Hämpigmente, mit Schleim, um die Fortbewegung des Stuhls zu erleichtern, und scheidet ihn durch den Anus aus.

Der Endabschnitt des Dünndarms (Hüftdarm) mündet an der Ileozäkalklappe in den Anfangsabschnitt des Dickdarms (Zäkum bzw. Blinddarm). Der Wurmfortsatz (Appendix) ist eine wurmartige Ausstülpung an der Innenseite des Blinddarms mit einer kleinen Öffnung zum Blinddarm. Verstopft sich der Eingang des Wurmfortsatzes durch harten Stuhl oder Darmparasiten, kann dies die Schleimhaut schädigen und zu einer Wurmfortsatzentzündung (Appendizitis) führen.

Der Blinddarm mündet ins aufsteigende Kolon, das erst nach oben zur Leber hin verläuft, sich an der rechten Dickdarmflexur krümmt und zum Querkolon wird. Dieser verläuft quer durch den Bauch zur Milz, krümmt sich an der linken Dickdarmflexur und verläuft als absteigendes

▶ **MAKROSKOPISCHE STRUKTUR DES DICKDARMS**

Der Dickdarm legt sich wie ein Rahmen um den Dünndarm. Der Anfangsabschnitt des Dickdarms, in den der Hüftdarm mündet, ist der Blinddarm. Der Blinddarm besitzt einen kleinen Wurmfortsatz (Appendix). Das aufsteigende Kolon verläuft auf der rechten Seite des Bauchraums aufwärts, krümmt sich an der Leber (rechte Dickdarmflexur), verläuft als Querkolon weiter, das sich seinerseits an der Milz krümmt (linke Dickdarmflexur) und zum absteigenden Kolon wird. Die folgenden Abschnitte sind das Sigma und das Rektum, und schließlich endet der Dickdarm am Anus.

Kolon nach unten. Am Beckenrand wird das absteigende Kolon zum Sigma (so benannt wegen seiner »S«-Form) und dieses wiederum in der Mitte des Kreuzbeins zum Rektum. Im Rektum wird der Stuhl für kurze Zeit eingelagert, bis seine Ausscheidung möglich ist. Ist dieser Augenblick gekommen, bewegt er sich abwärts durch den Anus nach draußen.

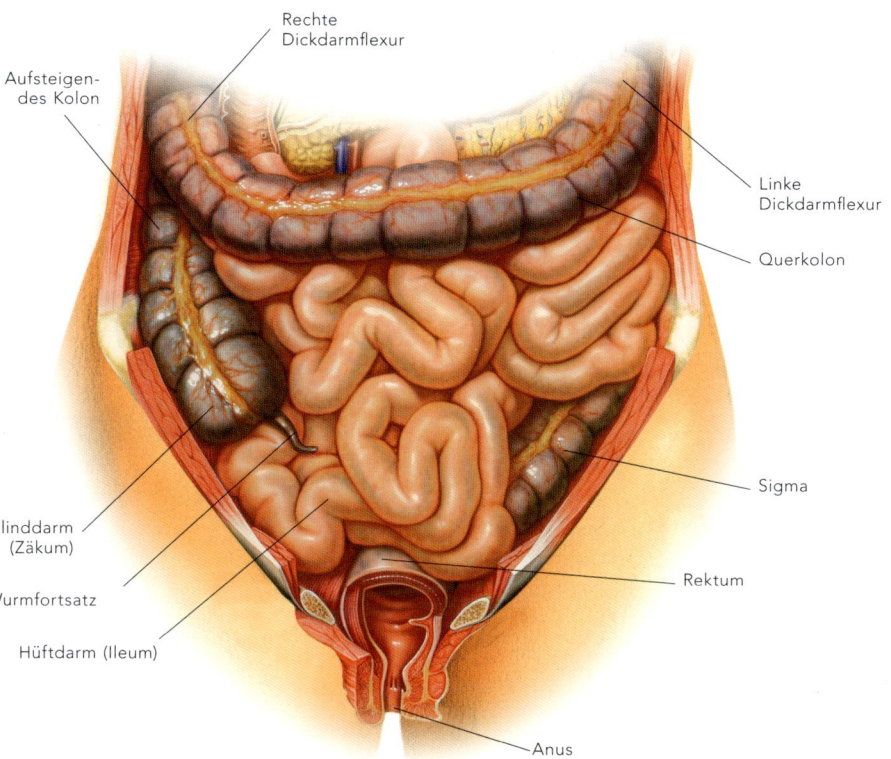

Rechte
Dickdarmflexur

Aufsteigen-
des Kolon

Linke
Dickdarmflexur

Querkolon

Sigma

Blinddarm
(Zäkum)

Rektum

Wurmfortsatz

Hüftdarm (Ileum)

Anus

APPENDIZITIS

Eine Appendizitis, die Entzündung des Wurmfortsatzes, kann schwerwiegende
Folgen haben. Am Anfang steht eine Entzündung der Schleimhaut des Blinddarms,
die sich durch die Wand ausbreitet. Dies kann zur Blutgerinnung in der Wurmfort-
satzvene, mangelhaftem venösem Abfluss, einer Venengangrän und schließlich zu
einem Wanddurchbruch führen. Ein Wurmfortsatzdurchbruch ist gefährlich, da Darminhalt und Bakterien in die Bauchfellhöhle gelangen und eine bakterielle Peritonitis
(Bauchfellentzündung) verursachen. Die Standardbehandlung ist die chirurgische Entfernung des Wurmfortsatzes.

Der Harntrakt: makroskopische Struktur

DER HARNTRAKT BESTEHT AUS DEN BEI-
den Nieren in der hinteren Bauchwand, zwei schlauchförmigen Harnleitern, die den Endharn für die
Einlagerung zur Harnblase befördern,
und einer Harnröhre an der Mittellinie
des Körpers, durch die der Urin aus der
Harnblase abgeführt wird.

Die Nieren gliedern sich in die
Rinde, die von einer Kapsel aus Bindegewebe umgeben ist, und das Mark.
In der Nierenrinde findet die Ultrafiltration des Blutes statt, hier befindet
sich auch ein Teil des Tubulussystems
des Nephrons (aufgeknäuelter Teil des
proximalen und distalen Tubulus). Im
Nierenmark werden Ionen durch die
langen Henle-Schleifen gepumpt, sodass sich ein hoher osmotischer Druck
bildet. Der daraus folgende osmotische
Gradient führt dazu, dass sich die
Wasserreabsorption aus dem gefilterten
Harn im Nierenmark anpassen lässt.

Der Harn wird anschließend in den
kleinen Nierenkelchen gesammelt, die
sich zu großen vereinigen. Die großen
Nierenkelche wiederum bilden das
Nierenbecken. Die zuvor erwähnten
anatomischen Strukturen befinden sich
im Spalt des Nierensinus im Zentrum
der Niere. Das Nierenbecken verjüngt

sich zum Harnleiter, der an der hinteren Bauchwand nach unten zur Blase
verläuft.

Die Harnblase ist im Grunde
genommen ein muskuläres Hohlorgan,
das sich mit 300–500 Millilitern Harn
füllen und unter willkürlicher Kontrolle entleeren kann, und gehört bei
beiden Geschlechtern zu den Becken-
organen. Die Harnröhre ist bei Frauen
mit 4 Zentimetern eher kurz, bei
Männern dagegen bis zu 20 Zentimeter
lang und auch mit dem Fortpflanzungssystem verbunden. Somit kommen Harnwegsinfektionen bei Frauen
weitaus häufiger vor als bei Männern,
denn Bakterien haben es leichter, über
die kurze weibliche Harnröhre in den
Körper zu gelangen.

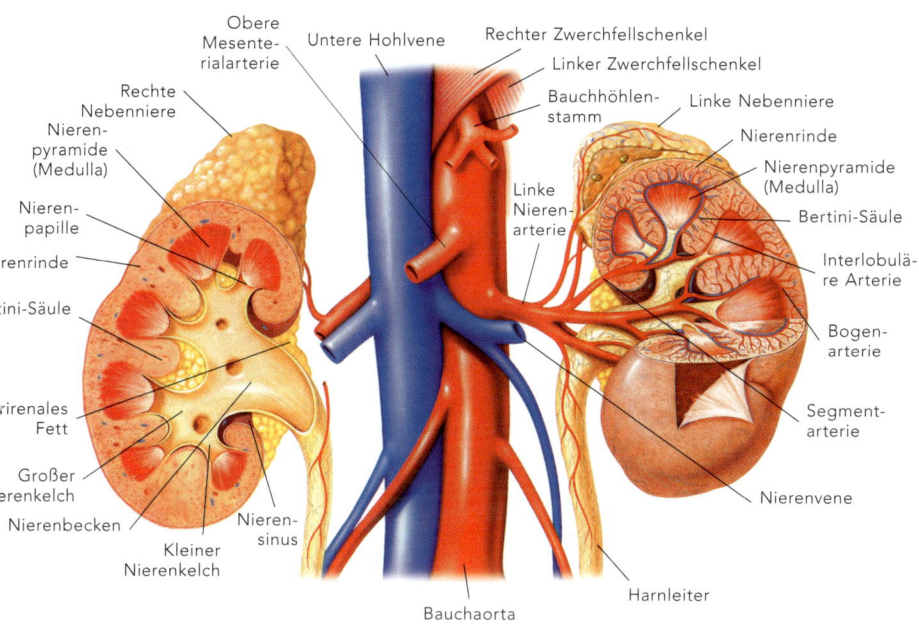

Obere Mesenterialarterie

Untere Hohlvene

Rechter Zwerchfellschenkel

Linker Zwerchfellschenkel

Rechte Nebenniere

Bauchhöhlenstamm

Linke Nebenniere

Nierenpyramide (Medulla)

Nierenrinde

Nieren-papille

Nierenpyramide (Medulla)

Linke Nieren-arterie

renrinde

Bertini-Säule

ini-Säule

Interlobuläre Arterie

irenales Fett

Bogen-arterie

Segment-arterie

Großer erenkelch

Nierenbecken

Nieren-sinus

Kleiner Nierenkelch

Nierenvene

Harnleiter

Bauchaorta

▲ DIE NIEREN UND IHRE BLUTGEFÄSSE: VORDERANSICHT

Auf der Abbildung wurde der vordere Teil der linken Niere entfernt, damit die Gefäßäste zu sehen sind, die die Nierenrinde versorgen. Die rechte Niere wurde in der Mitte auseinandergeschnitten, sodass Nierenrinde, Nierenpyramiden und das Nierenkelchsystem (kleiner und großer Nierenkelch), das den Urin zu den Harnleitern befördert, gut zu unterscheiden sind.

Die Niere:
Glomerulus und Tubulussystem

DAS HAUPTELEMENT DER NIERE AUF feinstruktureller Ebene ist das Nephron, eine Funktionseinheit, die aus mehreren strukturell unterschiedlichen Komponenten besteht. Der Weg des Harns beginnt in den Glomeruli, wo die Ultrafiltration des Blutes stattfindet. Sie kommen nur in der Nierenrinde vor und haben einen Durchmesser von etwa 150–250 Mikrometern.

Der nächste Bestandteil des Nephrons, ebenfalls in der Nierenrinde, ist das proximale Konvolut (aufgeknäuelter Teil des proximalen Tubulus), in dem das meiste Wasser im Primärharn und alle nützlichen Nährstoffe reabsorbiert werden. Es folgt die Henle-Schleife, eine Röhre geschwungen wie eine Haarnadel, die zum Nierenmark hinab- und wieder zur Nierenrinde hinaufführt. Ihre dicken und dünnen Abschnitte haben unterschiedliche Funktionen (S. 272 f.). Die wichtigste Aufgabe der Henle-Schleife besteht jedoch in der Regulierung des Wasserhaushalts im Körper.

Als Nächstes ist das distale Konvolut (aufgeknäuelter Teil des distalen Tubulus) in der Nierenrinde zu nennen. Zu Beginn gleicht es der Henle-Schleife in Gestalt und Funktion, gegen Ende jedoch eher dem nachfolgenden Abschnitt des Nephrons: dem Sammelrohr der Nierenrinde. Der letzte Abschnitt des distalen Konvoluts und das Sammelrohr regulieren – von den Hormonen Aldosteron, antidiuretisches Hormon und atriales natriuretisches Peptid gesteuert – den Wasser-, Säure-Basen- und Elektrolythaushalt.

Schließlich fließt der Harn durch die Sammelrohre im Mark zur Spitze der Markpyramiden. Auch in den Sammelrohren kann unter dem Einfluss des antidiuretischen Hormons noch Wasser resorbiert werden.

▶ **MIKROSTRUKTUR DES NEPHRONS**

Das Nephron besteht aus dem Nierenkörperchen, dem proximalen Konvolut, der Henle-Schleife, dem distalen Konvolut und Sammelrohren. Das gesamte System des Nierenkörperchens und der Röhren wird durch Blutgefäße gut versorgt.

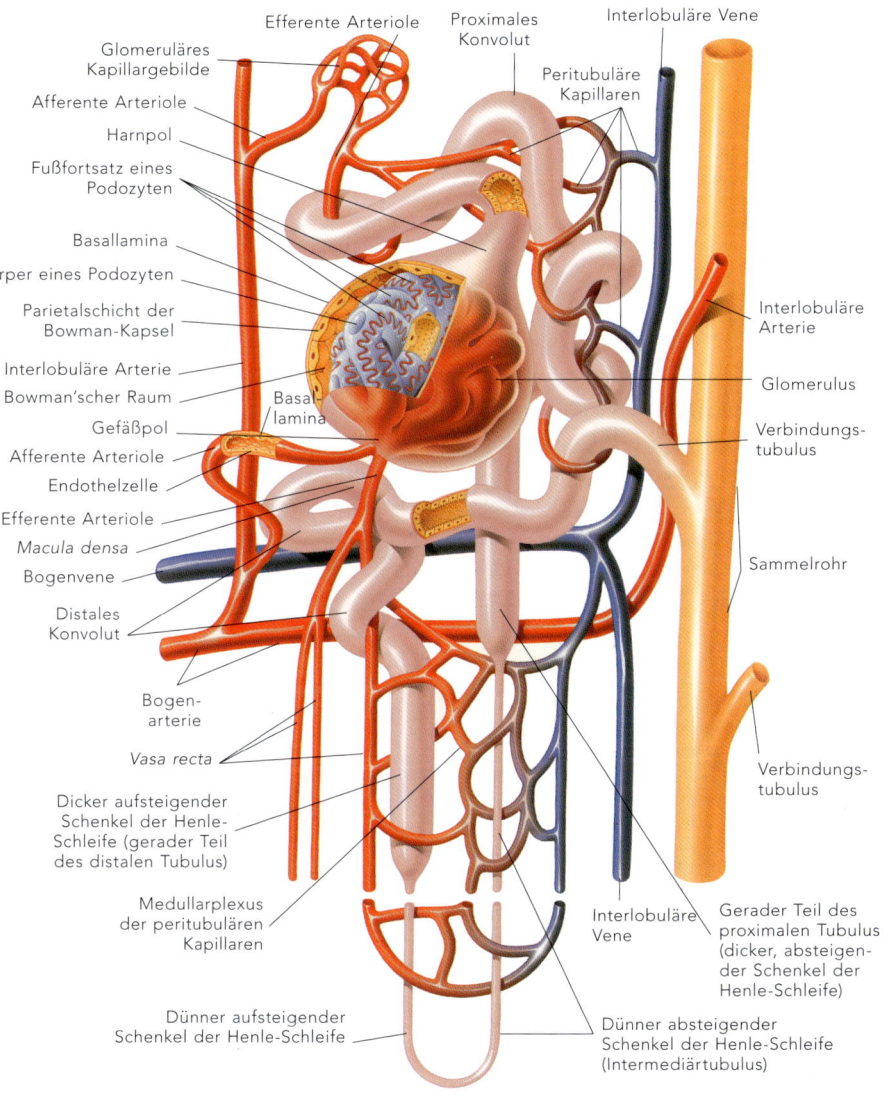

Efferente Arteriole

Proximales Konvolut

Interlobuläre Vene

Glomeruläres Kapillargebilde

Peritubuläre Kapillaren

Afferente Arteriole

Harnpol

Fußfortsatz eines Podozyten

Basallamina

örper eines Podozyten

Parietalschicht der Bowman-Kapsel

Interlobuläre Arterie

Bowman'scher Raum

Basallamina

Gefäßpol

Afferente Arteriole

Endothelzelle

Efferente Arteriole

Macula densa

Bogenvene

Distales Konvolut

Bogenarterie

Vasa recta

Dicker aufsteigender Schenkel der Henle-Schleife (gerader Teil des distalen Tubulus)

Medullarplexus der peritubulären Kapillaren

Dünner aufsteigender Schenkel der Henle-Schleife

Interlobuläre Arterie

Glomerulus

Verbindungstubulus

Sammelrohr

Verbindungstubulus

Gerader Teil des proximalen Tubulus (dicker, absteigender Schenkel der Henle-Schleife)

Interlobuläre Vene

Dünner absteigender Schenkel der Henle-Schleife (Intermediärtubulus)

Nierenkörperchen und Ultrafiltration

DEN INNEREN TEIL DES NIERENKÖRPER-chens bildet der Glomerulus, ein kapilläres Gefäßknäuel. Dieser ist umhüllt vom inneren, von Podozyten (Fußfortsatzzellen) gebildeten viszeralen Blatt der Bowman-Kapsel. Der Kapselraum zwischen den beiden Blättern, auch Glomerulus-Kammer oder Bowman'scher Raum genannt, geht in den Nierentubulus über. Zuäußerst folgt schließlich das zweite, parietale Blatt der Bowman-Kapsel.

Die glomeruläre Filtration ist ein passiver und nichtselektiver Vorgang, der die flüssige Komponente des Blutes (mit gelösten Zuckern, Aminosäuren und Ionen) von den Plasmaproteinen trennt. Das Blut wird gefiltert, während es durch die glomerulären Kapillaren fließt. Die Filtermembran hat drei Schichten: Die innerste bilden fenestrierte (mit winzigen Fenstern) Endothelzellen in den glomerulären Kapillaren; es folgt eine dünne Schicht aus extrazellulärem Material (Basalmembran) und als äußerste Schicht das viszerale Blatt der Bowman-Kapsel aus Podozyten (Fußfortsatzzellen). Mit einer Porengröße zwischen den Podozyten-Fortsätzen von nur 6–7 Nanometern (d. h. 6–7 Millionsteln eines Millimeters) bildet diese Schicht den feinsten Filter.

Eine Verstopfung der Filtrationsräume wird durch die negative Ladung auf den Podozyten-Fortsätzen verhindert, die Proteine und größere Moleküle abstößt. Diese drei Filtrationsschichten sorgen dafür, dass Zellen und Plasmaproteine wie Albumin in den glomerulären Kapillaren im Blut bleiben, ermöglichen aber zugleich Wasser und gelösten Substanzen (125 Milliliter Primärharn pro Minute), während der Ultrafiltration in die Nierentubuli abzufließen.

▶ **DER VORGANG DER ULTRAFILTRATION**

Die Ultrafiltration beruht auf dem Druckgradienten zwischen der afferenten glomerulären Arteriole einerseits und dem hydrostatischen Kapseldruck sowie dem osmotischen Druck des Blutes andererseits. Der hydrostatische Druck des glomerulären Blutes, der Flüssigkeit durch die Filtrationsräume herauspresst, liegt bei 55, der hydrostatische Kapsel- und osmotische Blutdruck, die der Filtration entgegenstehen, nur bei 15 bzw. 30 mmHg. Somit beträgt der reine Filtrationsdruck, bei dem das Filtrat produziert wird, das das Nierenkörperchen am Harnpol verlässt, 10 mmHg.

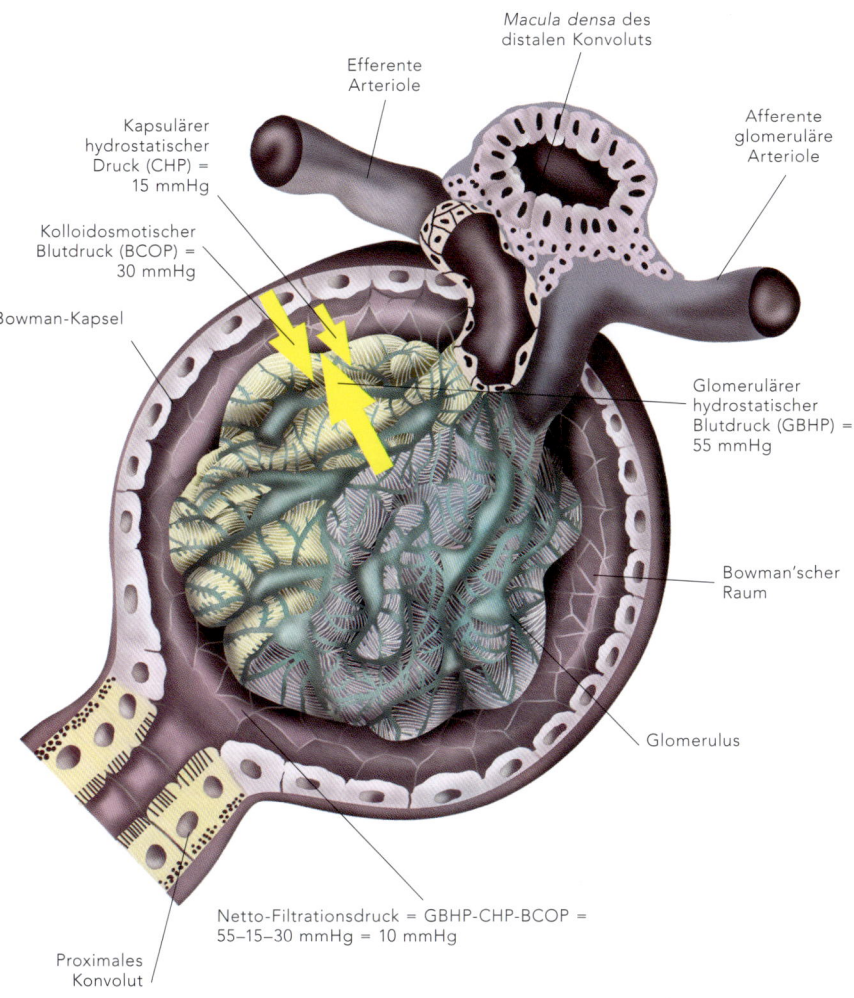

Efferente
Arteriole

Macula densa des
distalen Konvoluts

Afferente
glomeruläre
Arteriole

Kapsulärer
hydrostatischer
Druck (CHP) =
15 mmHg

Kolloidosmotischer
Blutdruck (BCOP) =
30 mmHg

Bowman-Kapsel

Glomerulärer
hydrostatischer
Blutdruck (GBHP) =
55 mmHg

Bowman'scher
Raum

Glomerulus

Netto-Filtrationsdruck = GBHP-CHP-BCOP =
55–15–30 mmHg = 10 mmHg

Proximales
Konvolut

Tubuläre Reabsorption und Sekretion

DIE REABSORPTION NAHEZU ALLEN WAS-
sers und aller wichtigen Nährstoffe aus
dem glomerulären Filtrat geschieht im
Tubulussystem des Nephrons. Dort
kommt es außerdem zur tubulären Sekretion (aktiven Ausscheidung) von
Wasserstoff- und Kaliumionen, Kreatinin sowie einiger Medikamente. Die
tubuläre Reabsorption und Sekretion ist
abhängig vom Transfer dieser Substanzen zwischen den Tubuli und der reichen
Gefäßversorgung von Nierenrinde und
-mark.

Etwa 65 Prozent des Wassers, der
Natrium-, Kalium-, Calcium-, Chlo-
rid- und Magnesiumionen im Filtrat
werden zusammen mit beinahe aller
vorhandenen Glukose und sämtlichen
Aminosäuren im proximalen Konvolut
(aufgeknäuelter Teil des proximalen
Tubulus) resorbiert, wie auch etwa 90
Prozent der Bicarbonationen. Außerdem werden hier Wasserstoffionen,
Stickstoffabfälle wie Harnsäure und
einige Medikamente sekretiert. In der
Henle-Schleife erfolgt im dünnwandi-
gen absteigenden Schenkel die Reabsorption von 20 Prozent des Wassers,
im dicken aufsteigenden Abschnitt
diejenige von 25 Prozent des Natriums
und Chlorids aus dem Filtrat. Schließ-

lich werden im distalen Konvolut (aufgeknäuelter Teil des distalen Tubulus)
und im Sammelrohr das meiste Rest-
wasser und nahezu alle verbleibenden
Natrium-, Chlorid-, Bicarbonat- und
Calciumionen reabsorbiert. Im distalen
Konvolut und im Sammelrohr erfolgt
hormongesteuert auch die Sekretion
von Natrium- und Wasserstoffionen
sowie einiger Medikamente.

Schließlich sind bei Erreichen der
Spitzen der Nierenpyramiden 124
der 125 Milliliter glomeruläres Filtrat
pro Minute sowie der Großteil der
nützlichen Nähr- und Mineralstoffe
reabsorbiert. Somit besteht der Urin
vor allem aus stickstoffhaltigem Abfall
wie Harnstoff, Kreatinin, Ammoniak
und Harnsäure.

▶ **AUFBAU UND FUNKTION
DES TUBULUSSYSTEMS**

Zum Tubulussystem des Nephrons gehören
das proximale Konvolut für die Reabsorption der meisten Nährstoffe, der Ionen
und des Wassers, die Henle-Schleife zur
Reabsorption von Teilen des Wassers und
der Ionen, das distale Konvolut mit seinem
Anfangsabschnitt für die hormongesteuer-
te Reabsorption und Sekretion der verbleibenden Ionen sowie die Sammelrohre
für die Wasserreabsorption.

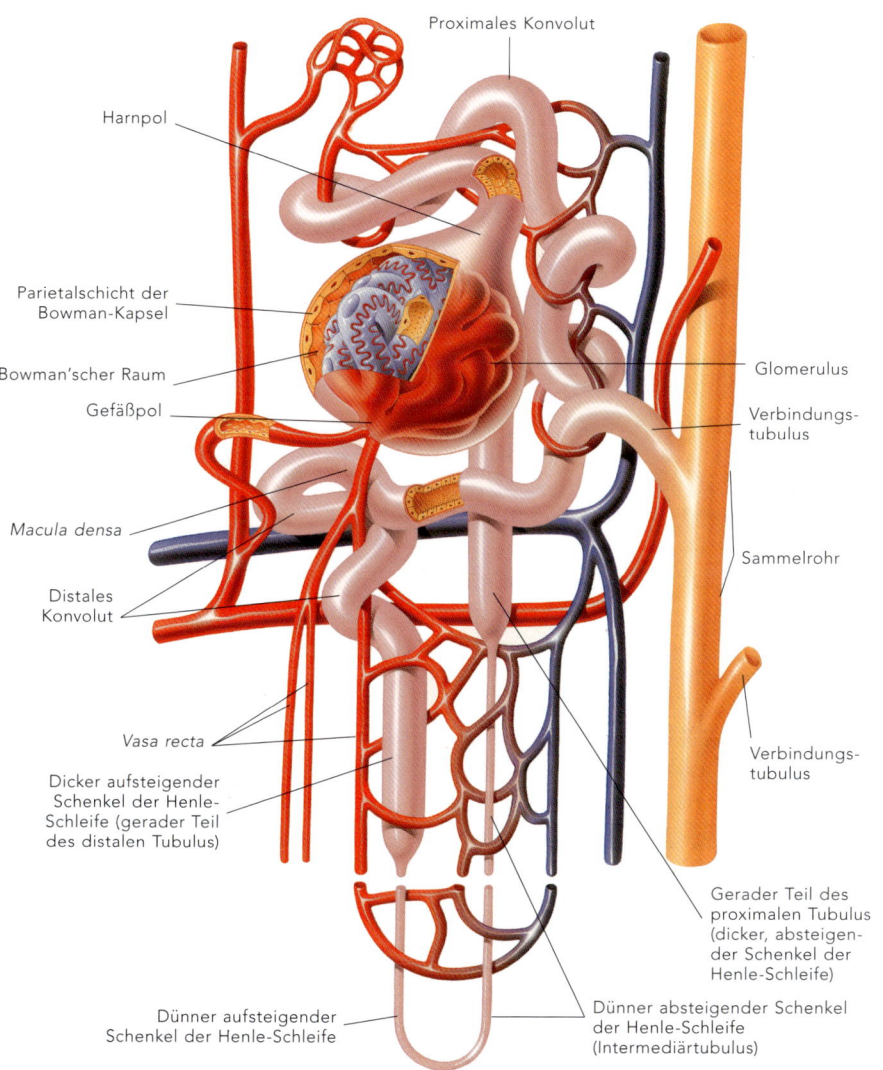

Proximales Konvolut

Harnpol

Parietalschicht der
Bowman-Kapsel

Bowman'scher Raum

Gefäßpol

Macula densa

Distales
Konvolut

Vasa recta

Dicker aufsteigender
Schenkel der Henle-
Schleife (gerader Teil
des distalen Tubulus)

Glomerulus

Verbindungs-
tubulus

Sammelrohr

Verbindungs-
tubulus

Gerader Teil des
proximalen Tubulus
(dicker, absteigen-
der Schenkel der
Henle-Schleife)

Dünner aufsteigender
Schenkel der Henle-Schleife

Dünner absteigender Schenkel
der Henle-Schleife
(Intermediärtubulus)

Messung von Harnchemie und Nierenfunktion

NORMALER URIN IST DIE FLÜSSIGKEIT, die übrig bleibt, nachdem die gesamte Filtration, Reabsorption und Sekretion in der Niere abgeschlossen ist. Die Glomeruli filtern etwa 125 Milliliter pro Minute (glomeruläre Filtrationsrate, kurz GFR), von denen 124 in den Tubuli und Sammelrohren reabsorbiert werden. Nur ein Milliliter wird pro Minute in die Blase geleitet.

Ein Mensch produziert täglich etwa 1–1,8 Liter Urin. Das Pigment Urochrom, ein Produkt aus der Aufspaltung von Hämoglobin, färbt den Urin gelblich. Er sollte klar sein, denn er enthält Proteine höchstens in Spuren. Normaler Urin ist steril, d. h. er sollte keine Bakterien enthalten. Trüber Urin kann auf eine Infektion im Harntrakt hindeuten oder auch darauf, dass Plasmaproteine die Filtrationsmembran im Glomerulus passieren (nephrotisches Syndrom). Der Urin sollte leicht sauer sein und einen pH-Wert von etwa 6,0 aufweisen – in jedem Fall aber zwischen 4,5 und 8,0.

Die Nierenfunktion kann beeinträchtigt sein, wenn zu wenig Blut zu den Nieren fließt oder auch wenn Nierengewebe abstirbt. Anzeichen für mangelhafte Nierenfunktion sind u. a. reduzierte oder gesteigerte Harnleistung (je nach Nierenproblem), geschwollene Augen, Hände und Füße, erhöhter Blutdruck sowie erhöhte Konzentration von Harnstoff und Kreatinin im Blut. Oft treten jedoch nur wenige eindeutige Symptome auf, bevor ein fortgeschrittenes Stadium des chronischen Nierenversagens erreicht ist.

▶ **NORMWERTE FÜR URIN UND BLUTCHEMIE**

Die chemische Zusammensetzung von Urin und Blut sagt viel aus über die Nierenfunktion. Eine mangelhafte Nierenfunktion zeigt sich durch erhöhte Harnstoff- und Kreatininwerte im Blut. Veränderungen in der Konzentration der Bicarbonationen und des pH-Werts zeigen, wie gut die Niere den Säure-Basen-Haushalt reguliert. Urin sollte ein Minimum an Proteinen und nur sehr wenige Zellen enthalten.

NORMWERTE FÜR URIN UND BLUTCHEMIE

Osmotische Konzentration:	850–1,340 mOsm/l
Spezifisches Gewicht:	1,003–1,030
pH:	4,5–8,0, im Mittel 6,0
Bakteriengehalt:	Keiner, Urin sollte steril sein
Rote Blutkörperchen:	100/ml
Weiße Blutkörperchen:	500/ml
Natrium:	330 mg/dl
Kalium:	166 mg/dl
Chlorid:	530 mg/dl
Calcium:	17 mg/dl
Harnstoff:	1,8 g/dl
Kreatinin:	150 mg/dl
Ammoniak:	60 mg/dl
Harnsäure:	40 mg/dl
Urobilin (gelbes Pigment):	125 µg/dl

NORMALWERTE FÜR BLUTPLASMACHEMIE, DIE FÜR DIE EINSCHÄTZUNG DER NIERENFUNKTION VON BEDEUTUNG SIND

Natrium:	138 mmol/l
Kalium:	4,4 mol/l
Chlorid:	106 mol/l
Bicarbonat:	27 mmol/l
pH:	7,35 –7,45
Harnstoff:	10–20 mg/dl
Kreatinin:	1–1,5 mg/dl
Ammoniak:	< 0,1 mg/dl

WICHTIGER HINWEIS: DIESE WERTE SIND NUR ZU BILDUNGSZWECKEN ANGEGEBEN UND SOLLTEN NICHT ZUR SELBSTDIAGNOSE VERWENDET WERDEN. NORMALE REFERENZWERTE KÖNNEN BEI DEN TESTLABORS JE NACH REFERENZPOPULATION VARIIEREN.

Regulierung der glomerulären Filtrationsrate

DIE BLUTFILTRATION DURCH DIE GLO-
meruli unterliegt strenger Regulierung:
So wird etwa eine relativ konstante
glomeruläre Filtrationsrate über einen
breiten Bereich des arteriellen Blutdrucks aufrechterhalten. Ein Hauptelement bei der Selbstregulation der
glomerulären Filtrationsrate ist der
juxtaglomeruläre Apparat. Dazu gehört die sogenannte *Macula densa*, die
sich am Übergang vom aufsteigenden
Schenkel der Henle-Schleife zum distalen Konvolut (aufgeknäuelter Teil des
distalen Tubulus) befindet. Die *Macula densa* steht in Kontakt mit modifizierten glatten Muskelzellen (juxtaglomeruläre Zellen) der afferenten und
efferenten glomerulären Arteriolen (die
Gefäße, die in den Glomerulus hinein
und aus ihm heraus führen).

Die *Macula densa* überwacht den
Fluss des glomerulären Filtrats im distalen Konvolut, indem sie die Menge
der durchfließenden Natrium- und
Chloridionen misst. Ist der Fluss zu
hoch, sondert die *Macula densa* einen
bisher noch unbekannten chemischen
Botenstoff ab, der lokal diffundiert
(parakriner Effekt), um eine Verengung
der afferenten Arteriole zu bewirken,
die das Blut zum Glomerulus beför-

▸ **SELBSTREGULATION**

Die glomeruläre Filtrationsrate (GFR)
wird auf einen engen Bereich von etwa
125 Milliliter pro Minute geregelt. Dazu
dienen ein myogener Mechanismus auf
der Ebene der afferenten Arteriole und ein
parakriner Mechanismus (lokal diffusions-
fähiger Botenstoff) unter Beteiligung der
Macula densa, die zusammenwirken.

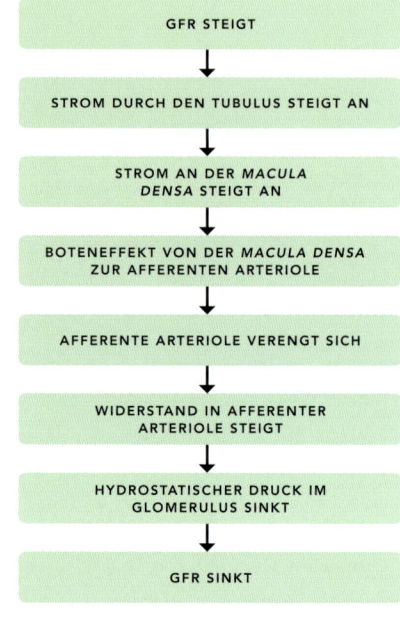

GFR STEIGT

↓

STROM DURCH DEN TUBULUS STEIGT AN

↓

STROM AN DER *MACULA
DENSA* STEIGT AN

↓

BOTENEFFEKT VON DER *MACULA DENSA*
ZUR AFFERENTEN ARTERIOLE

↓

AFFERENTE ARTERIOLE VERENGT SICH

↓

WIDERSTAND IN AFFERENTER
ARTERIOLE STEIGT

↓

HYDROSTATISCHER DRUCK IM
GLOMERULUS SINKT

↓

GFR SINKT

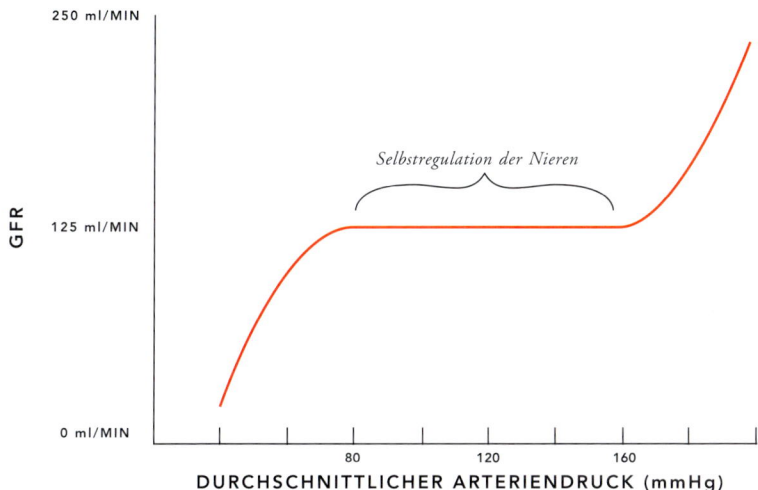

dert. Zieht sich der glatte Muskel der afferenten Arteriole zusammen, steigt der Gefäßwiderstand in der Arteriole, während der Blutfluss zum Glomerulus nachlässt. Dadurch sinkt auch das Volumen des produzierten Filtrats. Dieser Reflex ist als tubuloglomeruläres Feedback bekannt.

Die Selbstregulation des glomerulären Filtrats kann auch durch einen myogenen Mechanismus erfolgen: Steigt der arterielle Druck, wird die Wand der afferenten glomerulären Arteriolen gedehnt und der glatte Muskel in der Wand zieht sich zusammen. Damit verengt er die afferente Arteriole, und die Filtratproduktion vermindert sich.

Der Kaliumhaushalt

KALIUM (K⁺) IST EIN FÜR UNSERE KÖR-
perzellen wichtiges Ion. In kleinen
Mengen kommt es auch in der extrazellulären Flüssigkeit vor, doch darf dort
seine Konzentration nicht zu stark ansteigen. Andernfalls wird die Aktivität
der erregbaren Zellen wie Nerven- und
Herzmuskelzellen schwer beeinträchtigt, und es kann zum Tod durch Herz-
stillstand kommen.

Die Regulation des Kaliumgehalts
im Körper erfolgt teilweise durch die
Schaffung eines Gleichgewichts zwischen Kaliumverlust im glomerulären
Filtrat und seiner Sekretion oder Reabsorption in den Tubuli des Nephrons.
Etwa 23 Gramm Kalium werden täglich als Teil des glomerulären Filtrats
in die Nieren weitergeleitet. Davon
werden 60–80 Prozent im proximalen
Konvolut (aufgeknäuelter Teil des
proximalen Tubulus) reabsorbiert,
entweder beim Passieren der engen
Übergänge zwischen den tubulären
Epithelzellen oder des Zellplasmas der
tubulären Zellen (wie genau das geschieht, ist noch unbekannt). Weitere
10–30 Prozent werden in der Henle-
Schleife reabsorbiert, zu einem geringen Teil auch aktiv ins Tubuluslumen
ausgeschieden (Sekretion).

Kalium kann auch im distalen Konvolut (aufgeknäuelter Teil des distalen
Tubulus) und in den Sammelrohren
sekretiert werden. Diesen Vorgang
steuert das Steroidhormon Aldosteron.
Der tägliche Kaliumreinverlust über
die Nieren beträgt etwa 4 Gramm
und muss zusammen mit dem Verlust
beim Schwitzen und der Aussonderung
anderer Drüsensekrete durch die Aufnahme von Kalium über die Nahrung
ausgeglichen werden.

▶ **MECHANISMEN DER KALIUM-
REGELUNG**

Etwa 600 mmol Kalium gelangen täglich in
das glomeruläre Filtrat. Es wird zum über-
wiegenden Teil in den proximalen Konvolu-
ten und den Henle-Schleifen reabsorbiert.
Ein weiterer Teil wird im distalen Konvolut
unter Steuerung des Steroids Aldosteron
durch Sekretion zurückgewonnen. Die
Reabsorption von Kalium erfolgt im Raum
zwischen den Epithelzellen des proximalen
Konvoluts oder in den Zellen selbst durch
einen bisher unbekannten Mechanismus.
Die normale Kaliumkonzentration im Blut
liegt bei 4,4 mmol/l (Toleranzbereich:
3,5–5,0).

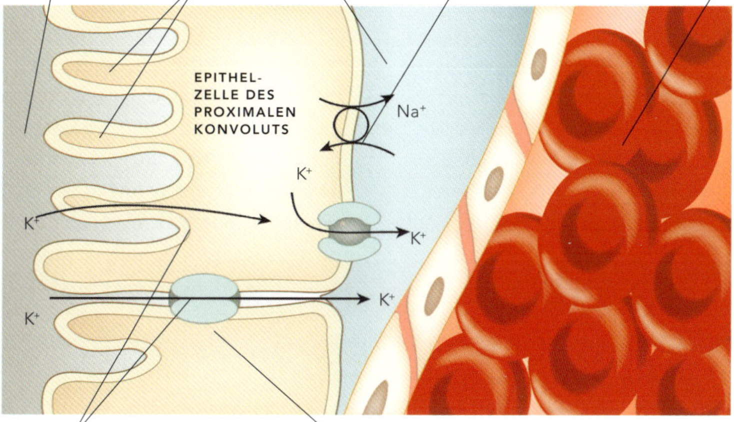

Lumen des proximalen Konvoluts

Mikrovilli

Peritubulärer Raum

Natrium-Kalium-Pumpe

Blut in der Kapillare

EPITHEL-
ZELLE DES
PROXIMALEN
KONVOLUTS

Na$^+$

K$^+$

K$^+$

K$^+$

K$^+$

K$^+$

Kalium wird durch parazellulären Wassertransport (*Solvent drag*) und passive Diffusion reabsorbiert

Enger Übergang zwischen den proximalen Tubuluszellen

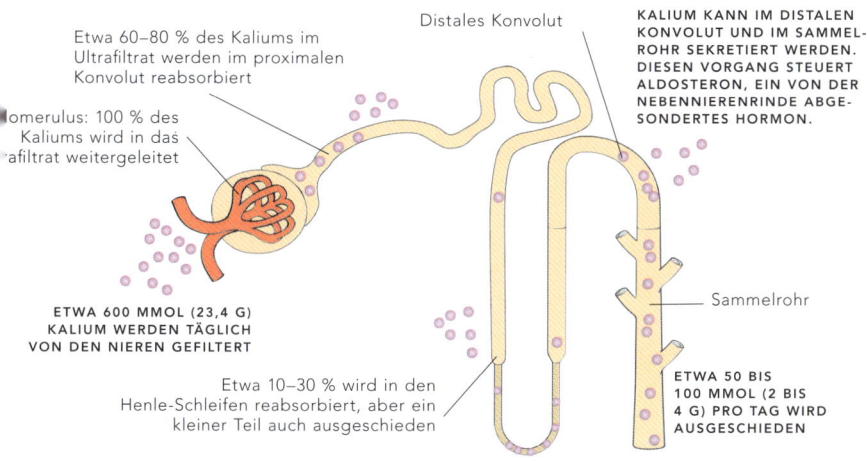

Etwa 60–80 % des Kaliums im Ultrafiltrat werden im proximalen Konvolut reabsorbiert

Distales Konvolut

KALIUM KANN IM DISTALEN KONVOLUT UND IM SAMMEL-ROHR SEKRETIERT WERDEN. DIESEN VORGANG STEUERT ALDOSTERON, EIN VON DER NEBENNIERENRINDE ABGE-SONDERTES HORMON.

Glomerulus: 100 % des Kaliums wird in das Ultrafiltrat weitergeleitet

ETWA 600 MMOL (23,4 G) KALIUM WERDEN TÄGLICH VON DEN NIEREN GEFILTERT

Sammelrohr

Etwa 10–30 % wird in den Henle-Schleifen reabsorbiert, aber ein kleiner Teil auch ausgeschieden

ETWA 50 BIS 100 MMOL (2 BIS 4 G) PRO TAG WIRD AUSGESCHIEDEN

Der Säure-Basen-Haushalt

DIE NIEREN SPIELEN EINE SCHLÜSSEL-rolle bei der Regulierung des Blut-pH-Werts. Dabei stimmen sie ihre Aktivität eng mit der Lungenventilation ab, die für einen ausgeglichenen Kohlendioxidgehalt sorgt. Mehrere untereinander verbundene negative Feedbackschleifen setzen bei Abweichungen vom normalen pH-Wert Nieren- und Atmungsmechanismen in Gang, um die Homöostase wiederherzustellen. Da der Einfluss der Lungenventilation auf den pH-Wert bereits erläutert wurde, soll hier die wichtige Rolle des Stoffwechsels zur Sprache kommen.

Bei der Verbindung von Kohlendioxid und Wasser im Blut (eine Reaktion, die in den roten Blutkörperchen durch das Enzym Carboanhydrase, kurz CA, beschleunigt wird), entstehen Bicarbonationen (HCO_3^-). Diese können im proximalen Konvolut der Niere durch eine Folge von Reaktionen reabsorbiert werden, bei der erst Wasserstoffionen aus den tubulären Zellen ins Filtrat ausgestoßen werden. Die Wasserstoffionen verbinden sich mit dem Bicarbonation zu Kohlensäure (H_2CO_3), die durch das Enzym Carboanhydrase auf der Spitzenmembran der Nierentubuluszelle in Wasser und Kohlendioxid überführt wird.

Das Kohlendioxid diffundiert darauf in die Tubuluszelle, wo es wieder zu Bicarbonationen umgewandelt wird, die anschließend zur interstitiellen Gewebeflüssigkeit außerhalb des Tubulus transportiert werden. Dank dieses Mechanismus können die Zellen des proximalen Konvoluts etwa 90 Prozent des Bicarbonats im Filtrat rückgewinnen.

▶ **REGULIERUNG DES SÄURE-BASEN-GLEICHGEWICHTS DURCH DIE NIERE**

Die Nieren regulieren den Säure-Basen-Haushalt des Körpers in einem Vorgang der geregelten Reabsorption von Bicarbonationen im proximalen Konvolut. Dabei werden erst Wasserstoffionen in den Tubulus ausgestoßen, um Kohlendioxid einzufangen. Dieses wird in Bicarbonationen umgewandelt, die an die interstitielle Gewebeflüssigkeit außerhalb der Zelle weitergeleitet und schließlich in den Blutstrom resorbiert werden. Der Vorgang verbraucht große Mengen Adenosintriphosphat (ATP).

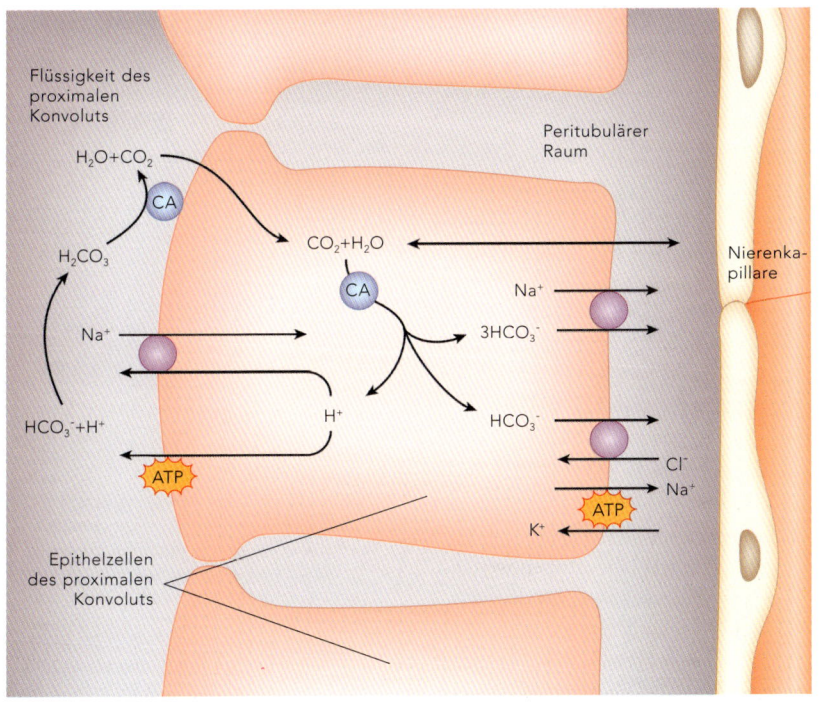

Flüssigkeit des proximalen Konvoluts

Peritubulärer Raum

Nierenkapillare

H_2O+CO_2

CA

H_2CO_3

CO_2+H_2O

CA

Na^+

Na^+

$3HCO_3^-$

$HCO_3^-+H^+$

H^+

HCO_3^-

ATP

Cl^-

Na^+

ATP

K^+

Epithelzellen des proximalen Konvoluts

Harnkonzentration, Wassereinlagerung und antidiuretisches Hormon

DIE NIEREN SORGEN FÜR EINEN SPAR- samen Umgang mit Wasser, denn sie konzentrieren den Harn auf bis zu 1200 Milliosmol pro Kilogramm – vier- mal mehr als der Ionengehalt von Blut und anderen Geweben. Dazu muss im Endabschnitt des distalen Konvoluts und in den Sammelrohren der Niere, gefördert vom antidiuretischen Hor- mon (ADH, auch Vasopressin), durch Osmose Wasser reabsorbiert werden.

Das Hormon ADH wird von der Neurohypophyse als Reaktion auf Dehydrierung gebildet. Es kann aber seine Wirkung nur entfalten, wenn im Nierenmark bereits ein starkes Konzen- trationsgefälle vorherrscht. Dieses wird vom sogenannten juxtamedullären Nephron erzeugt, einem Nephron- typ, der sich durch lange, tief ins Nierenmark reichende Henle-Schleifen auszeichnet.

Der dicke aufsteigende Schenkel der Henle-Schleife enthält metabolisch sehr aktive Zellen, die Natrium- und Chloridionen aus dem Filtrat in das umliegende Gewebe des Nierenmarks pumpen. Als Ausgleich wird Wasser aus dem Filtrat im dünnen absteigen-den Schenkel resorbiert, und weiteres Natrium und Chlorid kann aus dem dicken aufsteigenden Schenkel heraus- gepumpt werden, was wiederum die Ionenkonzentration in den umliegen- den Geweben des Nierenmarks weiter erhöht.

Dieser Vorgang wird als Gegen- strom-Multiplikation bezeichnet, weil die Flüssigkeit in den absteigenden und aufsteigenden Abschnitten der Henle-Schleife in entgegengesetzten Richtungen fließt.

▸ **DIE WIRKUNG VON ADH AUF DAS DISTALE KONVOLUT UND DIE SAMMELROHRE**

Das Hormon ADH (auch Vasopressin ge- nannt) wirkt über einen G-Protein-gekop- pelten Rezeptor auf den Endabschnitt des distalen Konvoluts und die Sammel- rohre. Dies regt die Einlagerung von Aquaporin-2-Kanälen in der Membran der Sammelrohrzellen an, sodass Wasser aus dem Filtrat in die Zelle eindringen und von dort durch Aquaporin-3-Kanäle in der Membran auf der anderen Zellseite in den Blutstrom gelangen kann.

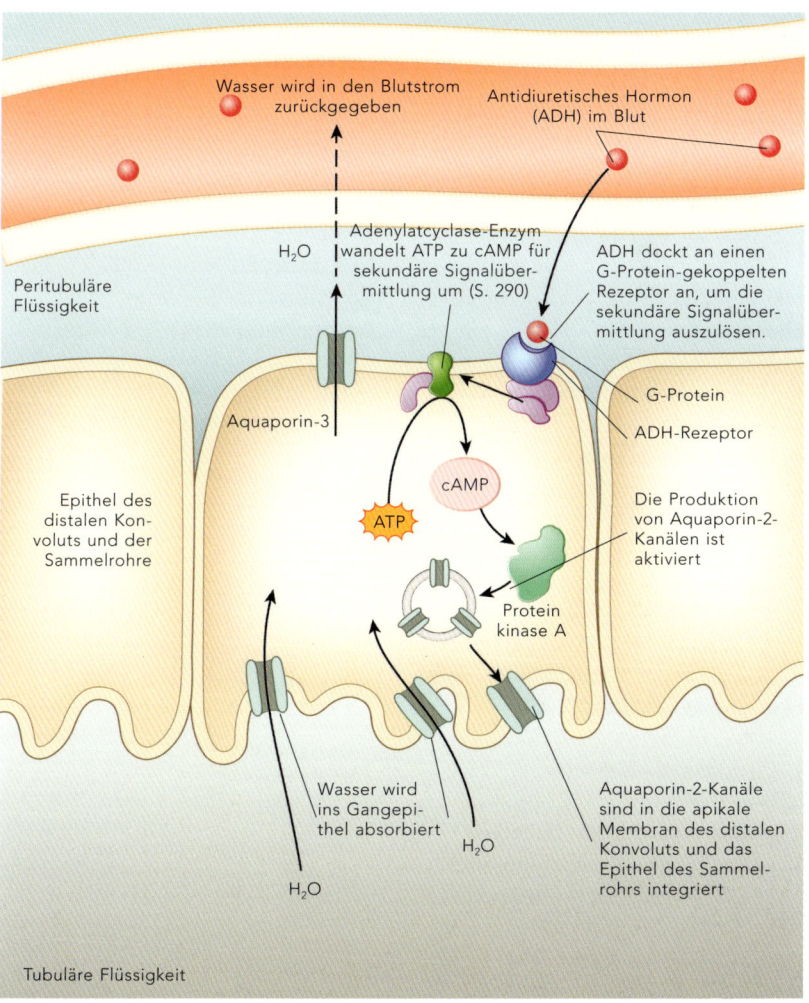

Wasser wird in den Blutstrom zurückgegeben

Antidiuretisches Hormon (ADH) im Blut

H_2O

Adenylatcyclase-Enzym wandelt ATP zu cAMP für sekundäre Signalüber-mittlung um (S. 290)

Peritubuläre Flüssigkeit

ADH dockt an einen G-Protein-gekoppelten Rezeptor an, um die sekundäre Signalüber-mittlung auszulösen.

Aquaporin-3

G-Protein

ADH-Rezeptor

cAMP

ATP

Epithel des distalen Kon-voluts und der Sammelrohre

Die Produktion von Aquaporin-2-Kanälen ist aktiviert

Protein kinase A

Wasser wird ins Gangepi-thel absorbiert

H_2O

Aquaporin-2-Kanäle sind in die apikale Membran des distalen Konvoluts und das Epithel des Sammel-rohrs integriert

H_2O

Tubuläre Flüssigkeit

Das Renin-Angiotensin-Aldosteron-System

DAS RENIN-ANGIOTENSIN-ALDOSTERON-System (RAAS) wurde zuvor schon besprochen, was seine Rolle bei der Regulierung des arteriellen Blutdrucks betrifft (S. 208 f.). Es ist jedoch auch von grundlegender Bedeutung bei der Regulierung der glomerulären Filtration.

Niedriger Blutdruck wird von den juxtaglomerulären Zellen des juxtaglomerulären Apparats erkannt. Sie produzieren das Hormon Renin, das die Umwandlung von Angiotensinogen in Angiotensin I katalysiert. Das Angiotensin-Konversionsenzym der Endothelzellen der Lungengefäße wandelt anschließend Angiotensin I in Angiotensin II um. Letzteres bewirkt die gesteigerte Ausschüttung des Steroids Aldosteron aus der Nebennierenrinde. Das Aldosteron wiederum sorgt dafür, dass in den Nierentubuli mehr Natrium und – durch Osmose – auch Wasser reabsorbiert wird. Die Folge sind ein höheres Blutvolumen und ein höherer arterieller Druck im Körperkreislauf, was zu einer gesteigerten Produktion glomerulären Filtrats führt.

Angiotensin II wirkt auch auf die Arteriolen des Körperkreislaufs, wo es die Kontraktion der glatten Muskel in den Wänden bewirkt, um den peripheren Widerstand zu erhöhen und den arteriellen Druck zu steigern. Dies führt ebenfalls zu einem Anstieg der glomerulären Filtrationsrate. Zudem steigert Angiotensin II die glomeruläre Filtration, indem es die Gefäßverengung der Arteriolen begünstigt, die den Glomerulus verlassen; dies lässt den hydrostatischen Druck in den glomerulären Kapillaren ansteigen.

▶ **DAS RENIN-ANGIOTENSIN-ALDOSTERON-SYSTEM**

Das Flussdiagramm gegenüber zeigt die Rolle des RAAS bei der Steuerung von Blutvolumen und -druck. Der Vorgang beruht auf einer Enzymkaskade, die Substrate umwandelt. Renin katalysiert die Umwandlung von Angiotensinogen zu Angiotensin I, das Angiotensin-Konversionsenzym diejenige von Angiotensin I zu Angiotensin II. Dies führt zur Speicherung von Natrium (Na^+) und in der Folge zur osmotischen Speicherung von Wasser. Angiotensin II wirkt auch auf die glatten Muskel der Arteriolen, um den peripheren Widerstand zu steigern und den Blutdruck zu erhöhen.

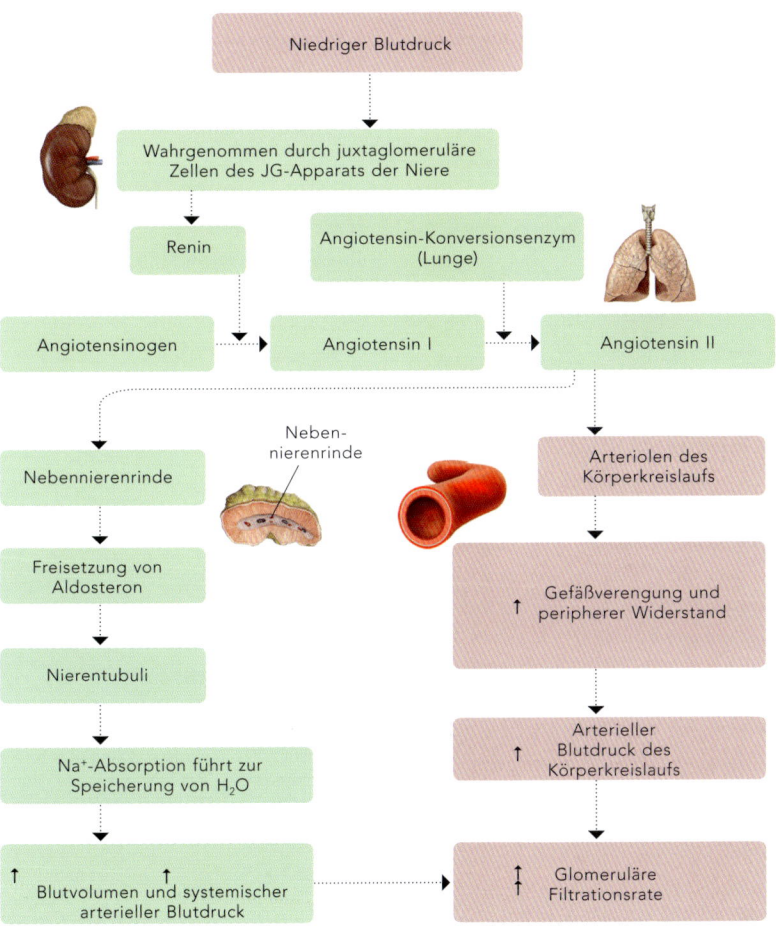

Niedriger Blutdruck

Wahrgenommen durch juxtaglomeruläre
Zellen des JG-Apparats der Niere

Renin

Angiotensin-Konversionsenzym
(Lunge)

Angiotensinogen

Angiotensin I

Angiotensin II

Neben-
nierenrinde

Nebennierenrinde

Arteriolen des
Körperkreislaufs

Freisetzung von
Aldosteron

↑ Gefäßverengung und
peripherer Widerstand

Nierentubuli

Na⁺-Absorption führt zur
Speicherung von H₂O

↑ Arterieller
Blutdruck des
Körperkreislaufs

↑   ↑
Blutvolumen und systemischer
arterieller Blutdruck

↑↑ Glomeruläre
Filtrationsrate

Die Miktion: Physiologie

DER VORGANG DES URINIERENS WIRD
auch als Miktion bezeichnet. Ist die
Blase voll, senden die Dehnungsrezeptoren in der Blasenwand über die Beckennerven ein entsprechendes Signal
an den parasympathischen Kern des
Rückenmarks. Die Reflexaktivierung
der parasympathischen Neuronen, die
den glatten Detrusor-Muskel der Blase
steuern, verursacht einen kurzzeitigen
Anstieg des Blasendrucks. Darauf werden kleine Mengen Urin durch den inneren Schließmuskel der Blase in die
obere Harnröhre gedrückt. Das damit
verbundene Unbehagen wird als Signal
interpretiert, dass die Blase voll ist.

Der zur willkürlichen Skelettmuskulatur gehörende äußere Harnröhrenschließmuskel bildet einen Ring
um die Harnröhre unter dem inneren
Schließmuskel. Man kann zwar das
Weiterkommen des Urins durch das
willkürliche Zusammenziehen des
äußeren Muskels für kurze Zeit unterbinden, aber das Bedürfnis, den Urin
weiterzuleiten, wird immer dringender,
denn die Blasenkontraktionen setzen
sich fort. Sobald die Ausscheidung des
Urins angemessen erscheint, werden
der willkürliche Schließmuskel und
die Beckenbodenmuskulatur, die den

Blasenhals stützt, entspannt und die
reflexartige Aktivierung des Detrusor-
Muskels presst den Urin die Harnröhre
hinab nach draußen.

Geht die Stützfunktion der Beckenbodenmuskulatur verloren oder ist
der äußere Harnröhrenschließmuskel
geschwächt, lässt sich der Harnfluss
beim Aufkommen des entsprechenden
Bedürfnisses nur noch schwer kontrollieren. Dies kann besonders bei Frauen
ein Problem sein, deren Beckenboden
durch mehrere Geburten geschädigt
wurde und die die Menopause erreichen, denn die Östrogenzirkulation ist
von grundlegender Bedeutung für die
Aufrechterhaltung des Muskeltonus des
Beckenbodens.

▶ **MIKTIONSKONTROLLE**
Das Ausstoßen von Urin aus dem Körper
erfordert die Kontraktion des Muskels in
der Harnblasenwand (Detrusor), die von
den Kreuzreflexzentren im Rückenmark
gesteuert wird. Den Hals der Harnblase
umfassen ein glatter Schließmuskel (innerer
Harnröhrenschließmuskel) und ein Skelettmuskel (äußerer Harnröhrenschließmuskel)
im obersten Abschnitt der Harnröhre (nicht
abgebildet).

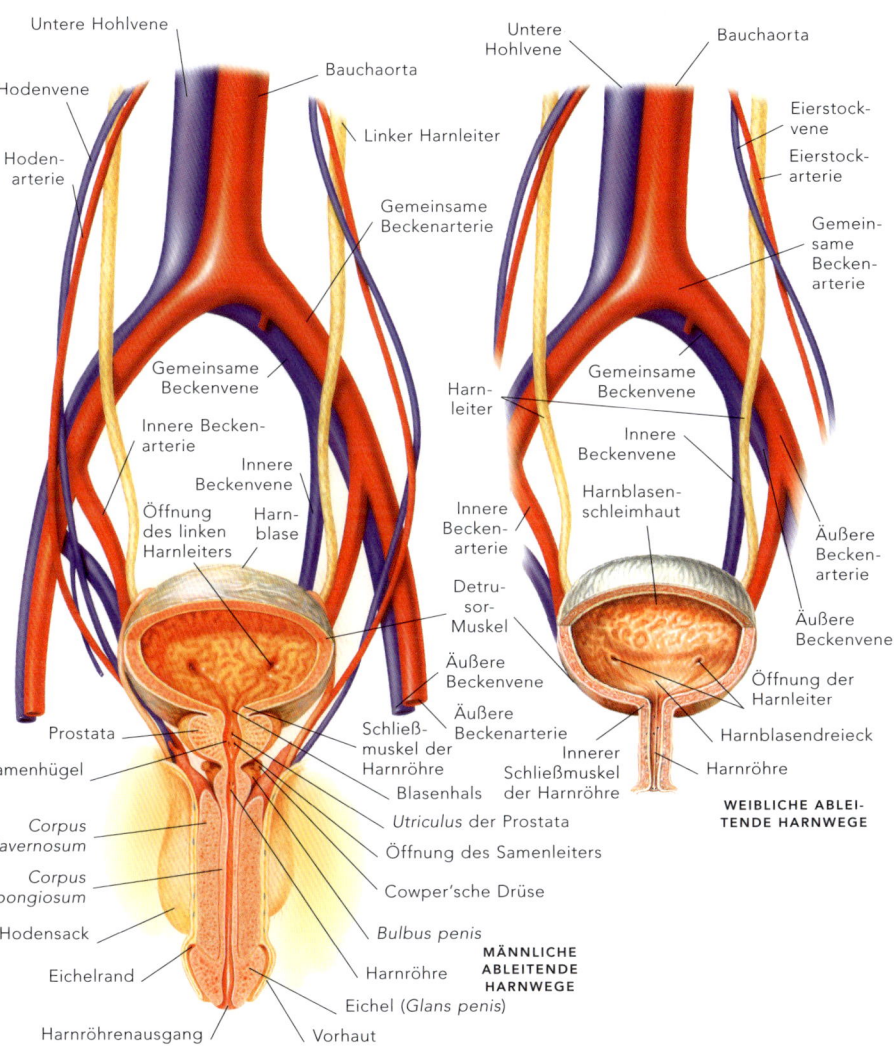

Untere Hohlvene

Hodenvene

Hoden-
arterie

Bauchaorta

Linker Harnleiter

Gemeinsame
Beckenarterie

Gemeinsame
Beckenvene

Innere Becken-
arterie

Innere
Beckenvene

Öffnung
des linken
Harnleiters

Harn-
blase

Prostata

amenhügel

*Corpus
avernosum*

*Corpus
oongiosum*

Hodensack

Eichelrand

Harnröhrenausgang

Untere
Hohlvene

Bauchaorta

Eierstock-
vene

Eierstock-
arterie

Gemein-
same
Becken-
arterie

Harn-
leiter

Gemeinsame
Beckenvene

Innere
Beckenvene

Harnblasen-
schleimhaut

Innere
Becken-
arterie

Detru-
sor-
Muskel

Äußere
Beckenvene

Äußere
Beckenarterie

Innerer
Schließmuskel
der Harnröhre

Schließ-
muskel der
Harnröhre

Blasenhals

Utriculus der Prostata

Öffnung des Samenleiters

Cowper'sche Drüse

Bulbus penis

Harnröhre

Eichel (*Glans penis*)

Vorhaut

Äußere
Beckenarterie

Äußere
Beckenvene

Öffnung der
Harnleiter

Harnblasendreieck

Harnröhre

**WEIBLICHE ABLEI-
TENDE HARNWEGE**

**MÄNNLICHE
ABLEITENDE
HARNWEGE**

Das Hormonsystem

DAS ENDOKRINE SYSTEM (HORMON-system) besteht aus einer Ansammlung von Drüsen, die über den ganzen Körper verteilt sind. Sie kommunizieren über diffusionsfähige Botenstoffe, die Hormone, miteinander und mit den Körpergeweben. Die Hormone können von unterschiedlicher Gestalt sein: Ketten aus Aminosäuren (Polypeptide), Derivate von Aminosäuren (z. B. das Schilddrüsenhormon) oder auch Steroidmoleküle (z. B. Östrogen, Progesteron oder Aldosteron). Auch die Prostaglandine, hochaktive Lipidmoleküle, die von den Membranen vieler unterschiedlicher Zelltypen freigesetzt werden, zählen dazu, aber sie wirken meist lokal auf Moleküle, die nicht von bestimmten Drüsen abgesondert werden.

Hormone werden vom Blutstrom transportiert oder diffundieren durch die Körperhöhlen und Geweberäume, um ihr Zielorgan zu erreichen und dort etwas zu bewirken. Dazu gehören eine Veränderung der Durchlässigkeit oder des elektrischen Zustands der Plasmamembran, die Stimulierung der Synthese von Proteinen oder Regulatormolekülen in der Zelle, die Aktivierung oder Deaktivierung von Enzymen, die

Stimulierung der Zellteilung oder die Förderung der Sekretion.

Seine größte Wirkung entfaltet das Hormonsystem bei Fortpflanzung sowie Wachstum und Entwicklung, bei Stressbewältigung, bei der Regulierung des Wasser- und Elektrolyt- sowie des Nährstoffhaushalts im Blut.

Zu den Hauptmerkmalen des Hormonsystems zählt der negative Feedbackzyklus, bei dem ein Hormon und/oder seine physiologischen Auswirkungen die chemischen Signale hemmen, die die Hormonproduktion antreiben, und so den Körper wieder auf seinen inneren Normalzustand (Homöostase) bringen.

▶ **DIE ENDOKRINEN DRÜSEN DES KÖRPERS**

Die endokrinen Drüsen befinden sich alle nahe der Körpermitte. Eine grundlegende Rolle spielt die Hypophyse unmittelbar unter dem Gehirn. Die Schild- und Nebenschilddrüsen sitzen im Hals. Der Thymus (eigentlich ein lymphatisches Organ und eine endokrine Drüse) befindet sich in der Brusthöhle, die Nebennieren und die endokrine Bauchspeicheldrüse in der Bauchhöhle. Auch die Gonaden (Hoden beim Mann und Eierstöcke bei der Frau) sind endokrine Drüsen.

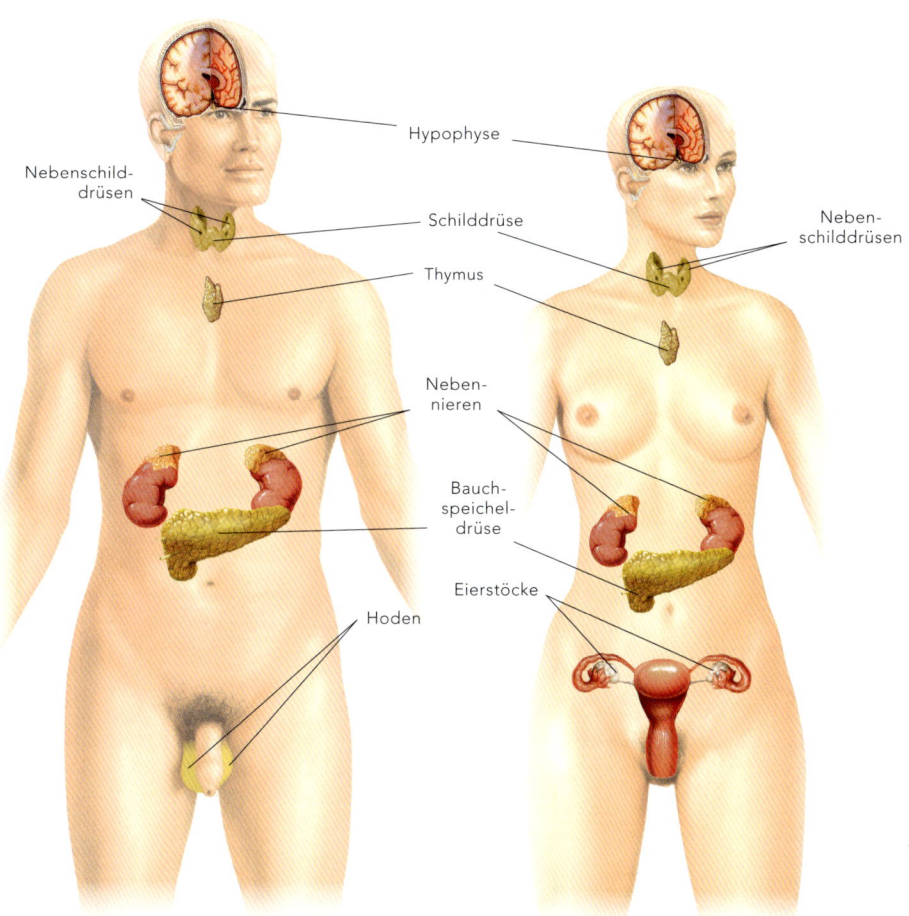

Hypophyse

Nebenschild-
drüsen

Schilddrüse

Neben-
schilddrüsen

Thymus

Neben-
nieren

Bauch-
speichel-
drüse

Eierstöcke

Hoden

Die zelluläre Wirkungsweise der Hormone

NICHTSTEROIDALE UND WASSERLÖS-
liche Peptidhormone sind nicht in der
Lage, in Zellen einzudringen, denn sie
können die Bilipidschichten der Plasmamembran (Zellmembran) nicht
durchdringen. Stattdessen müssen sie
indirekt, durch Andocken an Rezeptoren auf deren Oberfläche, auf die Zelle
einwirken. Dies wird als System sekundärer Botenstoffe bezeichnet, denn das
Andocken der Hormonen am Rezeptor
setzt eine Ereigniskette mit zusätzlichen
Botenstoffmolekülen in Gang.

Sobald das Hormon sich bindet,
setzen die aktivierten Rezeptoren eine
biochemische Kaskade in Gang, die
ihrerseits ein Enzym aktiviert. Dieses
katalysiert Reaktionen, die sekundäre
Botenstoffmoleküle im Zellplasma produzieren, darunter zyklisches Adenin-
monophosphat (cAMP) aus Adenosintriphosphat (ATP). Weitere sekundäre
Botenstoffe sind beispielsweise das mit
dem G-Protein-gekoppelten Rezeptor
in Verbindung stehende zyklische Gua-
nosintriphosphat (cGTP) oder auch
einfache Calciumionen. Der sekundäre
Botenstoff bewirkt dann auch eine
Vielzahl von Zellprozessen.

Steroidhormone verhalten sich
anders, denn sie sind fettlöslich und
können durch die Plasmamembran
der Zellen diffundieren. Im Innern der
Zelle binden sich Steroide an einen
Rezeptor im Zellplasma, der ihnen
das Durchdringen der Kernmembran
ermöglicht. Im Kern kann das Steroid
an ein spezifisches Kernrezeptorprotein
andocken. Der Kernrezeptorkomplex
des Hormons bindet sich dabei an
spezifische Stellen auf der Zell-DNA,
um Gene zu aktivieren und durch
die Produktion von Proteinen eine
Veränderung im Zellstoffwechsel auszulösen.

▶ **WIRKUNGSPRINZIP
DER HORMONE**

Die Wirkungsmechanismen steroidaler
und nichtsteroidaler Hormone sind sehr
unterschiedlich. Erstere können in die Zelle
eindringen, an Rezeptoren im Zellplasma
andocken, durch Translokation in den Kern
gelangen und dort die Proteinsynthese
beeinflussen. Nichtsteroidale Hormone
(Peptide oder Aminosäuren) wirken über
Rezeptoren auf der Zelloberfläche. Das
Andocken des Peptidhormons an den
Rezeptor aktiviert eine Enzymkaskade, die
sekundäre Botenstoffe wie cAMP generiert,
um die Zellfunktion zu beeinflussen.

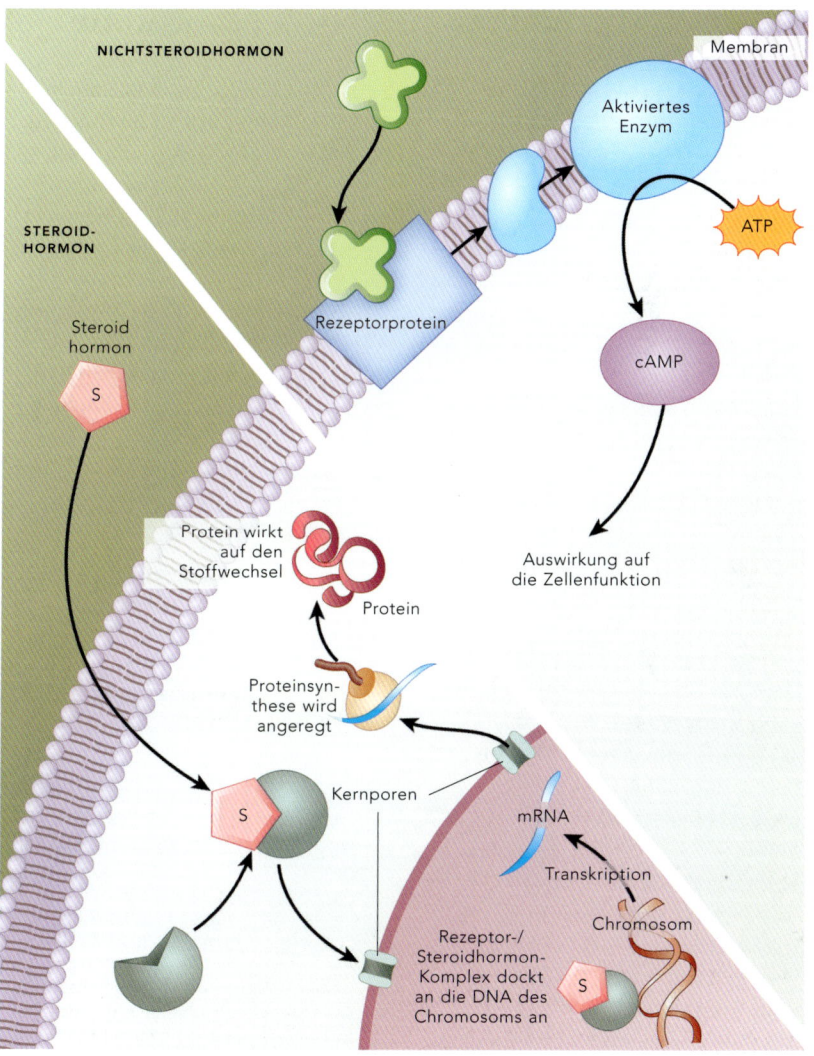

NICHTSTEROIDHORMON

Membran

Aktiviertes Enzym

ATP

STEROID-HORMON

Rezeptorprotein

cAMP

Steroid hormon

S

Protein wirkt auf den Stoffwechsel

Protein

Auswirkung auf die Zellenfunktion

Proteinsyn-these wird angeregt

S

Kernporen

mRNA

Transkription

Chromosom

Rezeptor-/ Steroidhormon-Komplex dockt an die DNA des Chromosoms an

S

Die Adenohypophyse und ihre Hormone

DIE HYPOPHYSE IST EINE ERBSENGRO-
ße Drüse direkt unter dem Hypothalamus des Gehirns. Sie ist über einen
Stiel mit dem Hypothalamus verbunden und gliedert sich in einen vorderen und einen hinteren Bereich. Zum
vorderen Bereich, der Adenohypophyse, fließt venöses Blut von den Kapil-
larnetzwerken, die im Hypothalamus
ihren Ursprung haben und in kleinen
Pfortadern zusammenfließen, die am
Hypophysenstiel abwärts verlaufen.
Dieses Hypophysen-Pfortadersystem
befördert Inhibiting-Faktoren (Statine),
die von Nervenzellen im Hypothalamus produziert werden, zu den endokrinen Zellen in der Adenohypophyse.

Alle Hormone der Hypophyse
sind Peptide, die über ein System
sekundärer Botenstoffe agieren und
größtenteils durch negative Rückkopplung (Feedback) gesteuert werden.
Von der Adenohypophyse freigesetzt
werden beispielsweise das Thyreoidea-
stimulierende Hormon, das auf die
Schilddrüse wirkt und die Produktion
von Thyroxin und Triiodothyronin anregt, das adrenokortikotrope Hormon
(ACTH), das auf die Nebennierenrinde wirkt und die Produktion der
Kortikosteroide und Sexualhormone
stimuliert, sowie das Wachstumshormon, das auf zahlreiche Knochen,
Muskeln und innere Organe wirkt, um
deren Wachstum anzukurbeln.

Das follikelstimulierende Hormon
(FSH) und das luteinisierende Hormon wirken auf die Eierstöcke und
die Hoden, um die Ausbildung von
Geschlechtszellen und die Steroid-
hormonproduktion zu steuern, das
melanozytenstimulierende Hormon
bewirkt eine Steigerung der Melanin-
produktion in der Haut, und Prolaktin
fördert die Milchproduktion in den
Milchdrüsen. Diese Hormone werden
von der Adenohypophyse über die
Venen befördert, die an der Basis des
Gehirns austreten, und zirkulieren im
gesamten Körper.

▶ **WIRKUNGSPRINZIP
DER ADENOHYPOPHYSE**

Die Zellen der Adenohypophyse produzieren zahlreiche Hormone, die im Körper
diverse Wirkungen hervorrufen. Sie werden
jedoch auch selbst durch freisetzende und
Inhibiting-Faktoren gesteuert, die von
den Zellen der Hypophyse abgesondert
werden. Diese gelangen über das Blut
im Pfortadersystem der Hypophyse zur
Adenohypophyse.

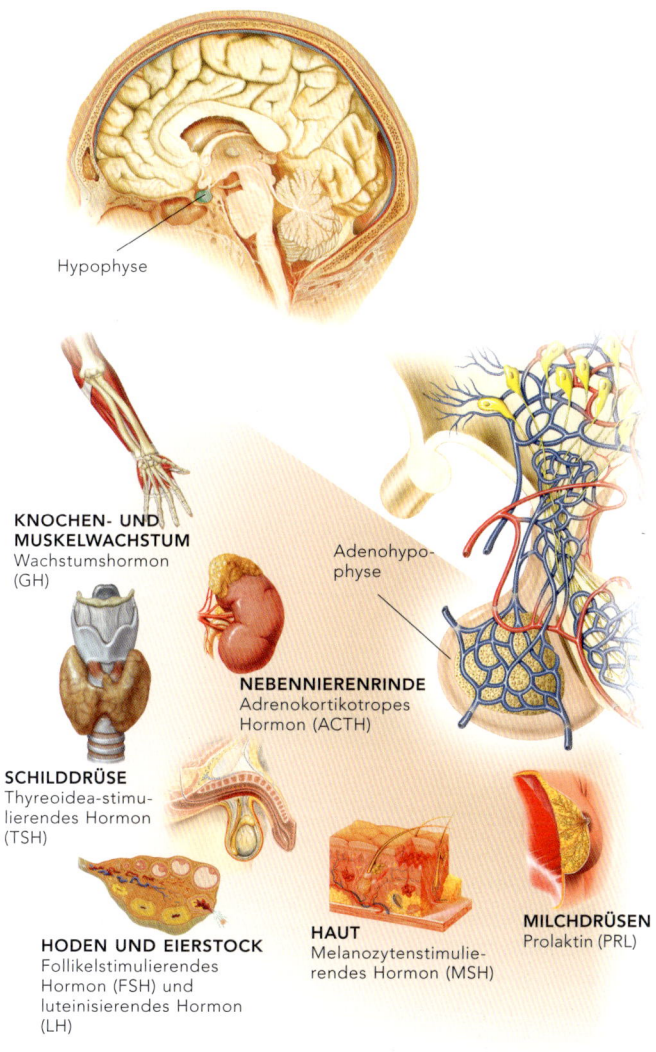

Hypophyse

**KNOCHEN- UND
MUSKELWACHSTUM**
Wachstumshormon
(GH)

Adenohypo-
physe

NEBENNIERENRINDE
Adrenokortikotropes
Hormon (ACTH)

SCHILDDRÜSE
Thyreoidea-stimu-
lierendes Hormon
(TSH)

HODEN UND EIERSTOCK
Follikelstimulierendes
Hormon (FSH) und
luteinisierendes Hormon
(LH)

HAUT
Melanozytenstimulie-
rendes Hormon (MSH)

MILCHDRÜSEN
Prolaktin (PRL)

Die Neurohypophyse und ihre Hormone

DIE NEUROHYPOPHYSE (DER HYPOPHY-senhinterlappen) untersteht der neuralen Kontrolle des Gehirns über axonale Leitungsbahnen (Hypothalamus-Neurohypophysen-Trakt), der von den neurosekretorischen Zellen im supraoptischen und paraventrikulären Nukleus des Hypothalamus ausgeht. Die Axone dieser Zellen enden in der Neurohypophyse auf Kapillarbetten, damit die Hormone dort direkt in den Blutstrom freigesetzt werden können.

Die Neurohypophyse ist keine wirkliche endokrine Drüse, denn sie produziert keine Hormone, sondern hier werden nur die Hormone aus dem Hypothalamus gespeichert. Oxytocin wird während der Geburt freigesetzt, um die Gebärmutterkontraktion in Gang zu setzen, sodass der Fötus und die Plazenta durch den Geburtskanal ausgestoßen werden. Synthetisches Oxytocin wird eingesetzt, um die Wehen zu stimulieren, wenn die Geburt eingeleitet werden soll. Außerdem ist Oxytocin von Bedeutung für die Milchsekretion. Nuckelt ein Säugling an der Brustwarze, wird Oxytocin freigesetzt, das die Kontraktion der Myoepithelzellen um die Milchdrüse anregt, um Milch herauszudrücken.

DIABETES INSIPIDUS (WASSER-HARNRUHR)

Der *Diabetes insipidus* ist eine Erkrankung, die durch übermäßigen Durst und die Ausscheidung großer Mengen wässrigen Urins charakterisiert ist. Die Reduzierung der Flüssigkeitsaufnahme hat keine Wirkung auf die Harnleistung. Die Erkrankung kann neurohormonaler Natur sein (*Diabetes insipidus centralis* oder *neurohormonalis*), wenn die Neurohypophyse zu wenig ADH (Vasopressin) absondert, oder auch nephrogen, wenn die Nieren nicht imstande sind, auf das ADH zu reagieren. Patienten können durchaus lange mit *Diabetes insipidus* weiterleben, indem sie Wasser in großen Mengen zu sich nehmen. Zusätzliche Probleme wie Kaliumverlust führen aber zu ernsthaften Komplikationen. Der neurogene *Diabetes insipidus* wird durch die zusätzliche Verabreichung von Desmopressin behandelt, der nephrogene mit einigen Diuretika, die die Wasserreabsorption zum proximalen Konvolut des Nephrons verlagern.

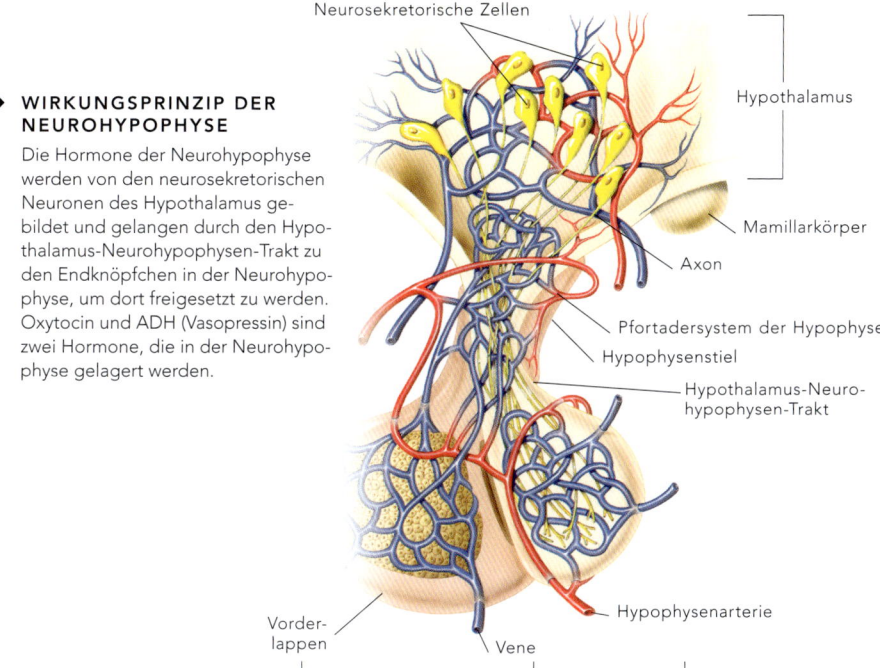

Neurosekretorische Zellen

Hypothalamus

Mamillarkörper

Axon

Pfortadersystem der Hypophyse

Hypophysenstiel

Hypothalamus-Neuro-
hypophysen-Trakt

Hypophysenarterie

Vorder-
lappen

Vene

Adenohypophyse

Hypophysenhinterlappen
(Neurohypophyse)

▶ WIRKUNGSPRINZIP DER NEUROHYPOPHYSE

Die Hormone der Neurohypophyse werden von den neurosekretorischen Neuronen des Hypothalamus gebildet und gelangen durch den Hypothalamus-Neurohypophysen-Trakt zu den Endknöpfchen in der Neurohypophyse, um dort freigesetzt zu werden. Oxytocin und ADH (Vasopressin) sind zwei Hormone, die in der Neurohypophyse gelagert werden.

Das Antidiuretische Hormon (ADH) hemmt oder verhindert die Harnproduktion durch Stimulierung der Wasserresorption aus dem Filtrat, das die Sammelrohre des Nierenmarks hinabfließt. Dazu steigert das ADH das Blutvolumen und kann auch auf den glatten Gefäßmuskel einwirken, um die Arteriolen zu verengen – daher sein anderer Name Vasopressin. Alkoholgenuss hemmt die ADH-Produktion und führt zu Diurese. Eine gestörte Sekretion von ADH verursacht *Diabetes insipidus* (Wasserharnruhr), bei dem der Körper große Mengen an Wasser verliert.

Epiphyse und Melatonin

DIE EPIPHYSE GEHÖRT ZUM EPITHALA-
mus des Gehirns. Diese Drüse und ihr
Hormon Melatonin sind bei vielen
Säugetieren ausschlaggebend dafür, wie
sie den Zeitpunkt für die jahreszeitlich
bedingte Fortpflanzung wählen. Die
Informationen zur Tageslänge werden
anscheinend durch ein Melatonin-
Sekretionsmuster ans übrige Gehirn
übermittelt. Die Epiphyse sondert Melatonin, ein Neurohormon, ab. Die Sekretion erfolgt als Reaktion auf Zyklen
aus Licht und Dunkelheit und steuert
den Schlaf-Wach-Zyklus. Die Informationen zu den Lichtverhältnissen gelangen von der Netzhaut über die retino-
hypothalamischen Leitungsbahnen
zum suprachiasmatischen Nukleus des
Hypothalamus, der wiederum die Aktivität der Epiphyse beeinflusst.

Beim Menschen steigt die Melato-
nin-Sekretion an, wenn die Lichtstärke
am Abend nachlässt, und erreicht ihr
Höchstniveau während der Nacht. Das
Zielorgan für das Melatonin scheint die
retikuläre Formation des Hirnstamms
zu sein, wo sich die Nervenzellgruppen
befinden, die den Schlaf-Wach-Zyklus
regulieren und die unterschiedlichen
Schlafphasen auslösen.

Die Tätigkeit der Epiphyse beeinflusst auch die hormonellen Sekretions-
funktionen des Hypothalamus,
denn viele von der Neurohypophyse
freigesetzte Hormone, so das adrenokortikotrope Hormon (ACTH) und
das Wachstumshormon (GH), folgen
Tagesrhythmen. Störungen des normalen Licht-Dunkel-Zyklus, z. B. durch
das Betrachten eines hellen Bildschirms
bis in die Nacht, können negative Auswirkungen auf Schlaf und Wachheits-
zustand haben.

▶ STEUERUNG DER TAGES-
RHYTHMEN DURCH HORMONE

Zahlreiche Funktionen des Gehirns und
des Hormonsystems folgen durch den
Einfluss des von der Epiphyse oberhalb des
Thalamus des Gehirns ausgeschütteten
Melatonins einem Tagesrhythmus. Dazu
zählen sowohl das Wachstumshormon als
auch die Kortikosteroide mit Hoch- und
Tiefpunkten der Sekretion. Die Melatonin-
Sekretion selbst wird durch die Menge des
einfallenden Lichtes von der Retina zum
Thalamus gesteuert.
DHEA = Dehydroepiandrosteron; IGF-1 =
insulinähnlicher Wachstumsfaktor 1.

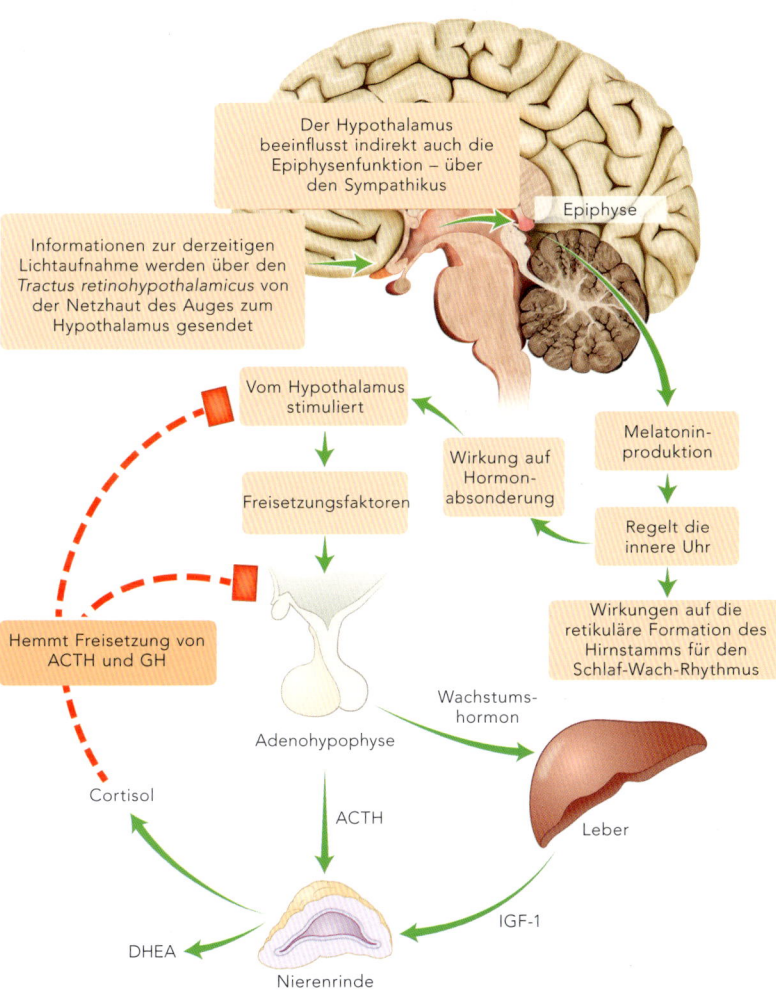

Der Hypothalamus beeinflusst indirekt auch die Epiphysenfunktion – über den Sympathikus

Informationen zur derzeitigen Lichtaufnahme werden über den *Tractus retinohypothalamicus* von der Netzhaut des Auges zum Hypothalamus gesendet

Epiphyse

Vom Hypothalamus stimuliert

Freisetzungsfaktoren

Wirkung auf Hormonabsonderung

Melatoninproduktion

Regelt die innere Uhr

Wirkungen auf die retikuläre Formation des Hirnstamms für den Schlaf-Wach-Rhythmus

Hemmt Freisetzung von ACTH und GH

Wachstumshormon

Adenohypophyse

Cortisol

ACTH

Leber

IGF-1

DHEA

Nierenrinde

Die Schilddrüse

DIE SCHILDDRÜSE BESTEHT AUS ZWEI Lappen und befindet sich am Kehlkopf. Sie setzt sich aus multiplen bläschenförmigen Strukturen, den Schilddrüsenfollikeln, zusammen. Die Follikel bestehen ihrerseits aus einer Schicht Kuboidzellen (Follikelzellen), die einen mit einer proteinreichen, gallertartigen Substanz (Kolloid) gefüllten Raum umschließen. Das Kolloid enthält die Vorläufer der Schilddrüsenhormone und Jod, einen der wichtigen Bestandteile dieser Hormone.

Die Räume zwischen den Follikeln enthalten parafollikuläre Zellen, die nicht an der Produktion des Schilddrüsenhormons beteiligt sind, jedoch eine Schlüsselrolle im Calciumstoffwechsel (S. 300 f.) spielen.

Die Funktion der Schilddrüse wird vom Thyreoidea-stimulierenden Hormon (TSH) gesteuert, das die Hypophyse absondert. Von TSH dazu angeregt, produziert die Schilddrüse zwei Formen des Schilddrüsenhormons: Thyroxin (T4) und Triiodothyronin (T3). Beide verfügen über einen Aminosäure-Kern, enthalten Jod und haben ähnliche physiologische Wirkungen. T3 ist dabei aktiver als T4. Genau genommen wird T4 im Zielgewebe zu T3 umgewandelt. Beide Formen sind genügend fettlöslich, um in die Zielzellen zu diffundieren und sich an intrazelluläre Rezeptoren im Zellkern zu binden.

Die Schilddrüsenhormone regulieren die Stoffwechselrate und die Thermogenese (Wärmeproduktion). So fördern sie Wachstum und Entwicklung und kurbeln die Funktion des Sympathikus an. Eine regulierende negative Feedbackschleife mit Signalen an den Hypothalamus und zur Adenohypophyse sorgt dafür, dass die Schilddrüsenhormon-Konzentration im Körper gleichmäßig bleibt.

▸ **MIKROSTRUKTUR DER SCHILDDRÜSE**

Die Schilddrüse besteht aus einer Vielzahl von hohlen Follikeln, die gewöhnlich mit einer proteinreichen gallertartigen Substanz, dem Kolloid, gefüllt sind. Zwei Nebenschilddrüsen befinden sich an der Rückseite jedes Schilddrüsenlappens. Die mikroskopische Ansicht macht auch kleine Bestandteile sichtbar.

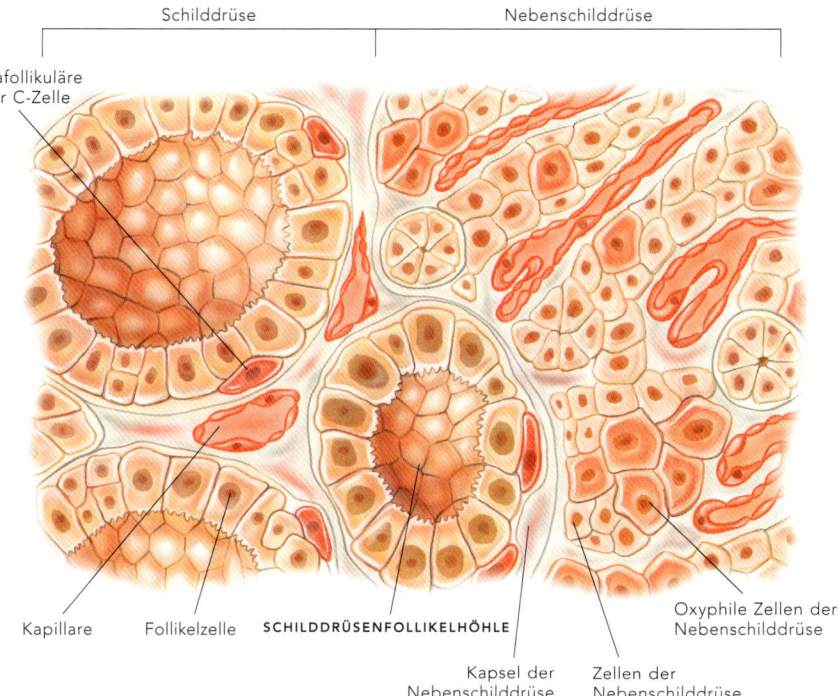

Schilddrüse   Nebenschilddrüse

rafollikuläre
er C-Zelle

Kapillare   Follikelzelle   **SCHILDDRÜSENFOLLIKELHÖHLE**

Kapsel der
Nebenschilddrüse

Zellen der
Nebenschilddrüse

Oxyphile Zellen der
Nebenschilddrüse

HYPERTHYREOSE/HYPOTHYREOSE

Das Schilddrüsenhormon kann in zu großen (Hyperthyreose) oder zu geringen
Mengen (Hypothyreose) ausgeschüttet werden. Zu den Symptomen und Anzeichen
einer Hyperthyreose gehören schneller Puls, Muskelschwäche, Schlafprobleme und
eine geringe Wärmetoleranz; Symptome und Anzeichen einer Hypothyreose sind
u. a. Müdigkeitsgefühl, geringe Kältetoleranz, Gewichtszunahme und verlangsamte
kognitive Funktion. Hypothyreose in der Kindheit verursacht langsames Wachstum
und geistige Behinderung.

Der Calciumstoffwechsel

DA CALCIUM FÜR DIE FUNKTION ERREG-
barer Gewebe, d. h. von Muskeln und
Nerven, unentbehrlich ist, muss sein
Gehalt im Körper konstant bleiben
(2,15–2,55 Millimol pro Liter). Zwei
grundlegende Hormone sind an der
Calcium-Homöostase beteiligt. Die parafollikulären Zellen der Schilddrüse
setzen bei zu hoher Calciumkonzentration im Blut Calcitonin frei. Dieses fördert die Calciumablagerung im
Knochen, indem es die Wirkung der
Osteoklasten hemmt, die Knochengewebe während der natürlichen Remo-
dellierung des Knochens absorbieren.
Wenn der Calciumspiegel auf ein opti-
males Niveau zurückfällt, sinkt die Sekretion von Calcitonin wieder.

Fällt dagegen die Calciumionen-
Konzentration unter ein bestimmtes
Niveau, setzen die Nebenschilddrüsen
das sogenannte Parathormon frei. Es
mobilisiert den Calciumspeicher im
Knochen durch Stimulierung der Osteoklasten, die den Knochen resorbie-
ren. Außerdem regt das Parathormon
die Gewinnung von Calcium aus Urin
und im Dünndarm an, um den Aus-
scheidungsverlust zu minimieren und
die mit der Nahrung aufgenommene
Calciummenge zu steigern. Die Wir-

› **STEUERUNG DER KALZIUM-
IONEN-KONZENTRATION IM
BLUT**
Die Calciumkonzentration im Blut wird
von zwei Hormonen reguliert: dem
Parathormon aus den Nebenschilddrüsen,
das die Konzentration der Calciumionen
(Ca_2^+) ansteigen lässt, und Kalzitonin aus
den parafollikulären oder C-Zellen der
Schilddrüse, das die Konzentration der
Calciumionen senkt.

kung auf den Dünndarm erfolgt dabei
indirekt: Das Parathormon wandelt Vitamin D in seine aktive Form, Vitamin
D3 oder Calcitriol um, das seinerseits
die Zahl der vom Dünndarm absorbierten Calciumionen steigert.

Liegt der Calciumionenspiegel
wieder auf Normalniveau, wird die
Sekretion des Parathormons allmählich
reduziert. Calcitonin wird zur Behandlung von Osteoporose eingesetzt, einer
Erkrankung, bei der die Knochen infolge geringerer Mineraldichte immer
schwächer werden und so das Risiko
von Frakturen erheblich ansteigt.

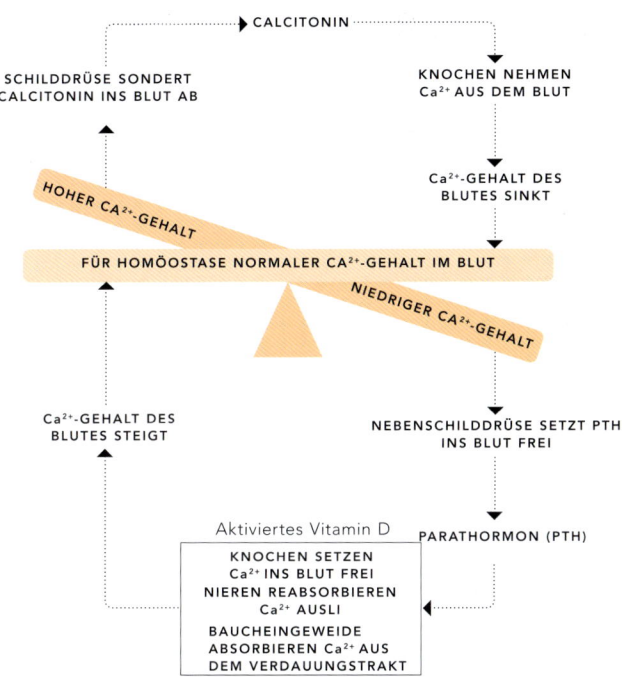

CALCITONIN

SCHILDDRÜSE SONDERT
CALCITONIN INS BLUT AB

KNOCHEN NEHMEN
Ca²⁺ AUS DEM BLUT

Ca^{2+}-GEHALT DES
BLUTES SINKT

HOHER CA^{2+}-GEHALT

FÜR HOMÖOSTASE NORMALER CA^{2+}-GEHALT IM BLUT

NIEDRIGER CA^{2+}-GEHALT

Ca^{2+}-GEHALT DES
BLUTES STEIGT

NEBENSCHILDDRÜSE SETZT PTH
INS BLUT FREI

Aktiviertes Vitamin D

PARATHORMON (PTH)

KNOCHEN SETZEN
Ca^{2+} INS BLUT FREI
NIEREN REABSORBIEREN
Ca^{2+} AUSLI
BAUCHEINGEWEIDE
ABSORBIEREN Ca^{2+} AUS
DEM VERDAUUNGSTRAKT

OSTEOPOROSE

Bei der Osteoporose sind die Knochendichte verringert und das Frakturrisiko
erhöht. Sie tritt bei Frauen wesentlich häufiger auf, denn ihre Calciumspeicher in
den Knochen werden während der fruchtbaren Jahre genutzt, um den Calciumbe-
darf der Föten zu decken und die Babys zu stillen. Dies führt zu einer reduzierten
Mineraldichte der Knochen. Das Absinken des Östrogenspiegels nach der Menopause führt ebenfalls zur Reduzierung der Knochenmineraldichte. Es kommt zu
Frakturen der langen Knochen (Oberschenkelhals-, distaler Speichenbruch) oder der
Wirbelkörper, z. B. Quetschfrakturen der Brustwirbel, die zu einem gekrümmten Rücken (Buckel oder Witwenbuckel) führen. Eine genügende Calciumzufuhr während
des ganzen Lebens ist deshalb angezeigt, um das Osteoporoserisiko möglichst
niedrig zu halten.

Der endokrine Anteil der Bauchspeicheldrüse: Zelltypen und ihre Funktionen

DEN ENDOKRINEN ANTEIL DER BAUCH-speicheldrüse (Pankreas) bilden die Langerhans-Inseln. Dabei handelt es sich um etwa eine Million kugelförmige Zellansammlungen.

Die Langerhans-Inseln der Bauchspeicheldrüse sondern Hormone in den Blutstrom ab und enthalten vier Zelltypen. Bis zu 20 Prozent sind Alpha-Zellen. Sie befinden sich vor allem an der Peripherie der Inseln und sondern das Peptidhormon Glukagon ab. Etwa 68 Prozent machen die über die Inseln verteilten Beta-Zellen aus, die das Proteinhormon Insulin ausschütten.

Die Delta-Zellen stellen rund zehn Prozent der Zellen in den Langerhans-Inseln und sondern die Peptidhormone Gastrin und Somatostatin ab. Gastrin erhöht die Magensäuresekretion, während das Polypeptid Somatostatin sich durch lokale Diffusion über die Inseln verteilt und die Freisetzung von Insulin und Glukagon hemmt. Die Gruppe der F-Zellen macht nur zwei Prozent der Zellen in den Langerhans-Inseln aus. Die F-Zellen produzieren das sogenannte pankreatische Polypeptid, eine Chemikalie, die die Absonderung von Somatostatin hemmt.

Die Langerhans-Inseln sind reichlich mit Blutgefäßen durchzogen, damit sie die Glukosekonzentration im Blut messen und die Hormone zu den Körpergeweben befördern können.

▶ **ZELLEN DER ENDOKRINEN BAUCHSPEICHELDRÜSE**
Den endokrinen Teil der Bauchspeicheldrüse bilden die Langerhans-Inseln – etwa eine Million Bläschen aus gleichmäßig über die Bauchspeicheldrüse verteilten endokrinen Zellen. Jede Insel verfügt über eine reiche Blutversorgung, damit die endokrinen Zellen den Blutzucker messen und die erforderlichen Hormone in die abführenden Venolen (insuloazinäre Portalvenen) aussondern können. Dabei schütten die Delta-Zellen Gastrin und Somatostatin aus und wirken auf den Magen-Darm-Trakt, während Alpha- und Beta-Zellen Glukagon und Insulin absondern und ihre Hauptwirkung in entfernten Geweben entfalten.

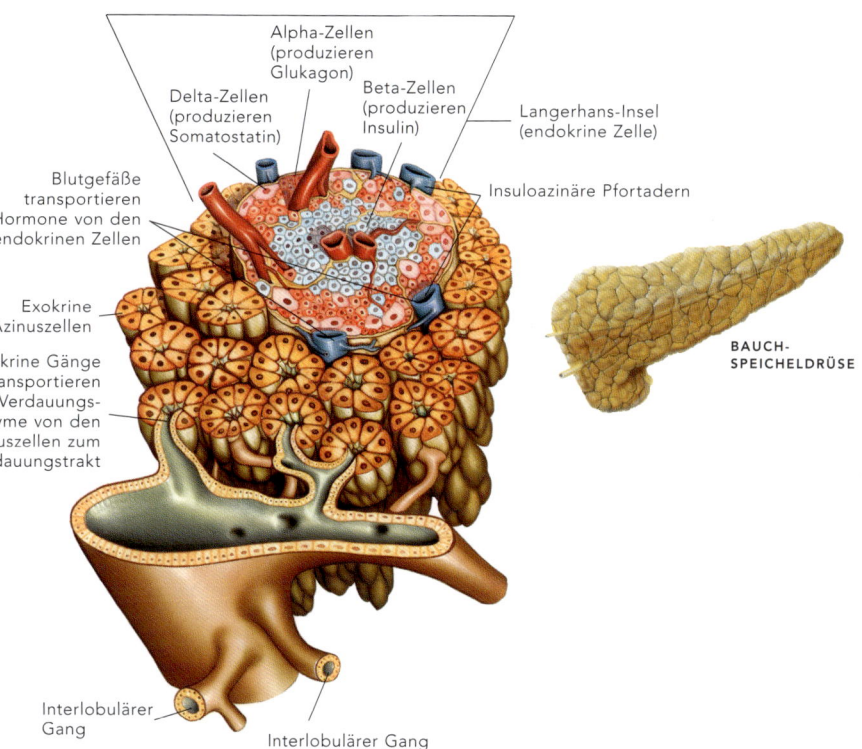

Alpha-Zellen
(produzieren
Glukagon)

Delta-Zellen
(produzieren
Somatostatin)

Beta-Zellen
(produzieren
Insulin)

Langerhans-Insel
(endokrine Zelle)

Blutgefäße
transportieren
Hormone von den
endokrinen Zellen

Insuloazinäre Pfortadern

Exokrine
Azinuszellen

Exokrine Gänge
transportieren
Verdauungs-
enzyme von den
Azinuszellen zum
Verdauungstrakt

BAUCH-
SPEICHELDRÜSE

Interlobulärer
Gang

Interlobulärer Gang

Der endokrine Anteil der Bauchspeicheldrüse: Insulin und Glucagon

DIE BEIDEN WICHTIGSTEN VON DEN Langerhans-Inseln der Bauchspeicheldrüse abgesonderten Hormone sorgen für die Regulierung des Blutzuckers. Glukagon wirkt dabei auf Leber, Muskulatur und Fettgewebe und trägt zur Anhebung des Glukosespiegels und des Gehalts an weiteren Stoffwechselelementen im Blut bei. Dies geschieht, indem die Glykogenspeicher in Leber und Muskulatur zu Glukose (Glykogenolyse) abgebaut und die Bildung neuer Glukose in der Leber (Glukoneogenese) angekurbelt werden. Außerdem kann Glukagon die Aufspaltung von Proteinen stimulieren, um Aminosäuren für die Glukoseproduktion freizusetzen und auch zur Freisetzung von Fetten aus dem Fettgewebe für die Glukoneogenese anregen. Wenn jemand Hunger leidet, sorgt es für die Bildung von Ketonkörpern aus Fettsäuren.

Die Wirkung des Insulins besteht in der Senkung des Blutzuckers. Dazu kurbelt es die Aufnahme von Fetten, Aminosäuren und Glukose durch die Körperzellen und damit die Synthese von Glykogen in der Leber an. Dies wiederum führt zu einer Steigerung der Synthese von Fetten aus Fettsäuren sowie Kohlenhydraten und erzeugt im Gehirn ein Sättigungsgefühl, sodass sich die Nährstoffaufnahme verringert. Ohne Insulin kann mit Ausnahme derjenigen des energiehungrigen Gehirns keine einzige Zelle unseres Körpers Glukose aufnehmen. Die Zellen würden ohne Insulin selbst in Glukose gebadet verhungern. Bei zu hohem Insulinspiegel können jedoch die Blutzuckerwerte drastisch fallen, was eine schwere Unterzuckerung (Hypoglykämie) zur Folge hat, die zu Krämpfen, Koma oder gar zum Tod führt.

▶ **HORMONELLE REGULIERUNG DES BLUTZUCKERSPIEGELS**

Insulin wird von den Beta-Zellen der Langerhans-Inseln nach der Aufnahme glukosehaltiger Nahrung freigesetzt, die auch zu einem Abfall der Glukagonabsonderung durch die Alpha-Zellen führt. Die Freisetzung von Glukagon erfolgt dagegen als Reaktion auf einen zu niedrigen Blutzucker (Unterzucker).

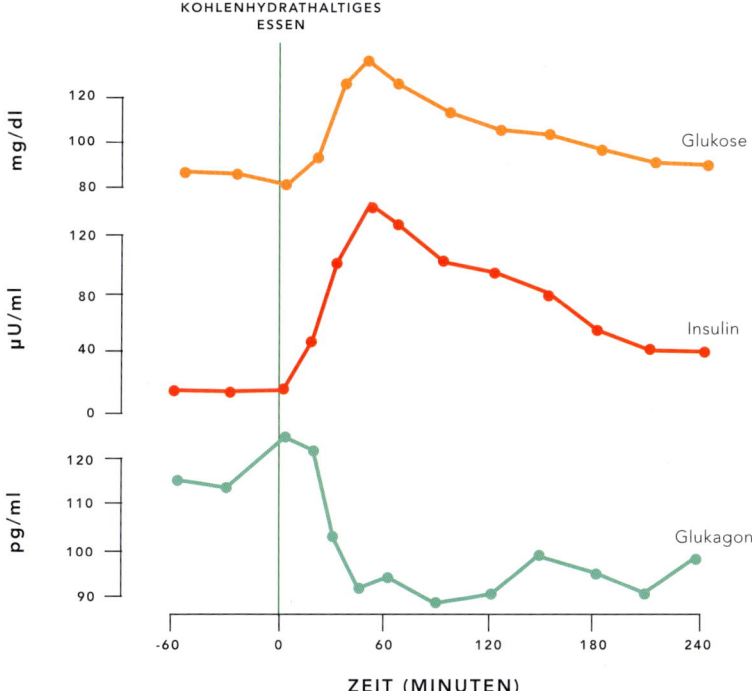

Nebennierenrinde und Aldosteron

DIE NEBENNIERENRINDE BILDET DEN äußeren Teil der Nebenniere. Sie ist in drei Bereiche gegliedert: die äußere *Zona glomerulosa* mit Zellknäueln, die mittlere *Zona fasciculata* mit Zellsäulen und die innere *Zona reticularis* mit losen Zellklumpen.

Die *Zona glomerulosa* produziert die Mineralokortikoide, eine Gruppe von Steroidhormonen, die die Natrium- und Kaliumkonzentration regulieren. Das wichtigste Hormon dieser Gruppe ist Aldosteron. Es sorgt u. a. dafür, dass der Spiegel der extrazellulären Natrium- und Kaliumionen jeweils innerhalb eines optimalen Bereichs bleibt, sowie für die Regulierung von extrazellulärem Flüssigkeitsvolumen, Blutdruck und Säure-Basen-Haushalt.

Aldosteron wirkt auf die Nierentubuli, um die Reabsorption von Natrium und Chlorid von dort in den extrazellulären Raum und die Absonderung von Kalium in die Nierentubuli anzuregen. Die Wirkung des Aldosterons in Bezug auf Natrium und Chlorid erzeugt ein Konzentrationsgefälle in der Niere, sodass durch Osmose mehr Wasser aus dem Nierenfiltrat in den extrazellulären Raum gelangt. Da das Blutvolumen über den Blut-druck mitbestimmt, bewirkt die durch Aldosteron verursachte Ansammlung von Flüssigkeit indirekt einen Anstieg des Blutdrucks.

Die wichtigsten Faktoren, die die Aldosteronabsonderung ansteigen lassen, sind ein erhöhter Kaliumionenspiegel im Blut, ein verringerter Blut-pH-Wert und die Wirkung des Hormons Angiotensin II. Auch das adrenokortikotrope Hormon (ACTH) kann die Produktion von Aldosteron anregen.

▶ **AUFBAU UND FUNKTION DER NEBENNIERENRINDE**

Die Nebennieren liegen kappenartig über den beiden Nieren. Sie gliedern sich ebenfalls in eine äußere Rinde und ein inneres Mark. Der äußerste Teil der Nebennierenrinde (*zona glomerulosa*) stellt das Hormon Aldosteron her, das den Natrium- und Kaliumspiegel im Blut reguliert.

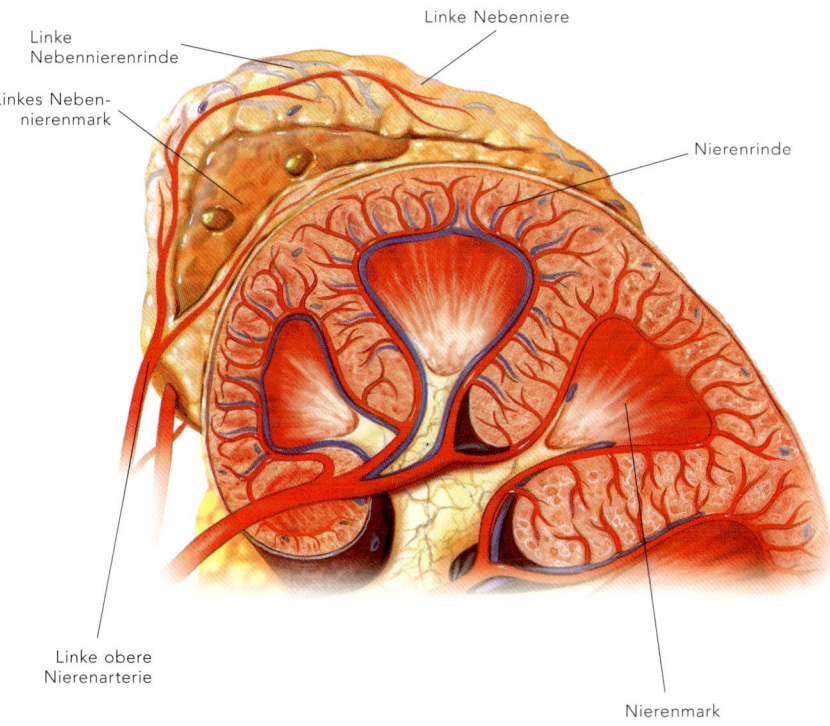

Linke Nebenniere

Linke
Nebennierenrinde

Linkes Neben-
nierenmark

Nierenrinde

Linke obere
Nierenarterie

Nierenmark

Nebennierenrinde und Cortisol

GLUKOKORTIKOIDE SIND STEROIDHOR-mone, die in der *Zona fasciculata* und der *Zona reticularis* der Nebennierenrinde produziert werden. Ihre Hauptrolle besteht darin, dem Körper bei der Stressbewältigung zu helfen. Außerdem beeinflussen sie den Blutzucker.

Die stärksten Glukokortikoide sind Cortisol und Hydrokortison, von denen Ersteres vor allem auf Leber, Muskeln und Fettgewebe wirkt. In der Leber regt es die Glukoneogenese an, bei der Aminosäuren und Fette zu Glukose umgewandelt werden, was zu einem Anstieg des Blutzuckerspiegels führt. In der Skelettmuskulatur initiiert Cortisol die Aufspaltung von Muskelproteinen, bei der Aminosäuren freigesetzt werden. Außerdem bewirkt es die Freisetzung von Fettsäuren aus dem Fettgewebe. Amino- und Fettsäuren können anschließend in der Leber bei der Glukoseproduktion durch Glukoneogenese verwendet werden, die Fettsäuren auch als alternative Energiequelle zu Glukose.

Da die meisten Gewebe im Körper Cortisolrezeptoren aufweisen, ist seine Wirkung weitreichend. Von grundlegender Bedeutung ist das Cortisol für das Immunsystem. Hier führt es eine Verringerung der Population weißer Blutkörperchen herbei und wirkt als Entzündungshemmer. In dieser Eigenschaft werden Kortikosteroide bei Personen mit Autoimmunerkrankungen und bei Transplantatempfängern eingesetzt.

Für die Steuerung der Cortisolabsonderung ist das adrenokortikotrope Hormon (ACTH) der Adenohypophyse zuständig, während das Cortisol selbst ein Feedback an den Hypothalamus und die Adenohypophyse gibt, um die ACTH-Synthese zu reduzieren. Diese negative Rückkopplung (Feedbackschleife) hält den Cortisolspiegel im optimalen Bereich.

▶ **MIKROSTRUKTUR DER NEBENNIERENRINDE**

Die *Zona fasciculata* und *reticularis* der Nebennierenrinde stellen die Glukokortikoide her. Sie werden vornehmlich als Reaktion auf Stress produziert und erhöhen den Blutzucker, um den Körper in Notfällen zu versorgen. Außerdem mildern sie die Entzündungsreaktion.

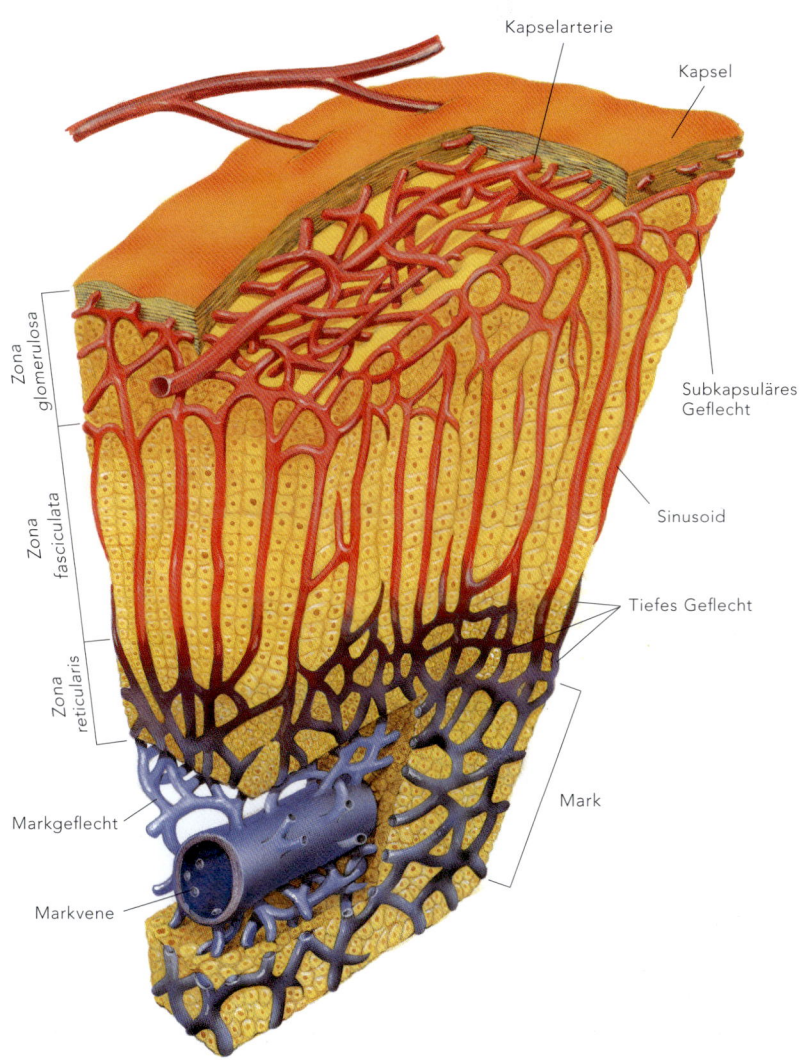

Kapselarterie

Kapsel

Zona glomerulosa

Zona fasciculata

Zona reticularis

Subkapsuläres Geflecht

Sinusoid

Tiefes Geflecht

Markgeflecht

Markvene

Mark

Nebennierenrinde und Sexualhormone

DIE MEISTEN SEXUALHORMONE WERDEN von den Gonaden (Eierstöcke bzw. Hoden) produziert, aber die androgenen (wörtlich »Mann-erzeugenden«) Steroide in kleinen Mengen auch in der Nebennierenrinde – sowohl bei Männern als auch bei Frauen. Die größtenteils als Nebenerzeugnis bei der Cortisolproduktion anfallenden Nebennierenandrogene spielen eine nicht zu vernachlässigende Rolle bei der körperlichen und sexuellen Entwicklung sowie bei der Libido.

Genetische Defekte in einigen Enzymen, die Cortisol und Mineralkortikoide produzieren (z. B. 21-Hydroxylase) können dazu führen, dass in der Nebennierenrinde große Mengen androgener Steroide gebildet werden. Bei den betroffenen Kindern kommt es dann zu einer frühzeitigen sexuellen Entwicklung (adrenogenitales Syndrom). Bei Mädchen kann die Klitoris so sehr anwachsen, dass sie wie ein Penis aussieht und das Kind als männlich eingestuft wird.

Bei den Betroffenen sind sowohl Symptome einer unzureichenden Mineralokortikoid-Produktion wie Erbrechen, Salzverlust und Dehydrierung als auch solche der überschüssigen

▶ **PRODUKTION VON SEXUALHORMONEN IN DER NEBENNIERENRINDE**

Neben Glukokortikoiden und Mineralkortikoiden kann die Nebennierenrinde auch Sexualhormone wie DHEA (Dehydroepiandrosteron) und Androstendion produzieren. Diese sind von großer Bedeutung für die Entwicklung des Fötus und nach der Menopause, wenn die Produktion von Sexualhormonen in den Gonaden zurückgeht. Außerdem ist ihre Wirkung bei Vorliegen eines genetischen Defekts in einem der Enzyme gefragt, die Glukokortikoide oder Mineralokortikoide produzieren.

Produktion von Nebennierenandrogenen wie Virilisierung, Wachstum von Gesichtsbehaarung, frühzeitige Pubertät und Unfruchtbarkeit zu beobachten. Dabei sind die Folgen der unzureichenden Cortisolproduktion meist weniger gravierend als die oft verheerenden des Mineralokortikoid-Mangels.

SYNTHESE VON STEROIDHORMONEN

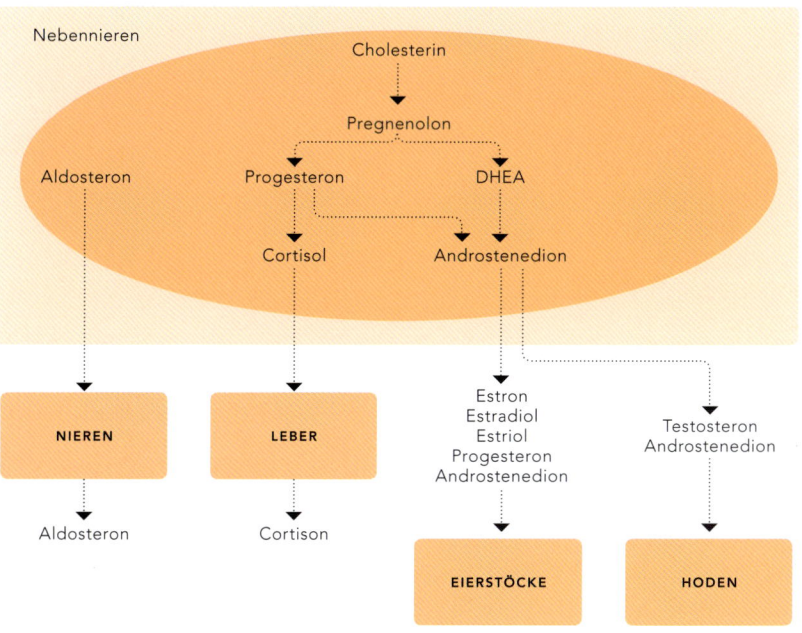

Nebennieren

Cholesterin

Pregnenolon

Aldosteron   Progesteron   DHEA

Cortisol   Androstenedion

NIEREN   **LEBER**

Estron
Estradiol
Estriol
Progesteron
Androstenedion

Testosteron
Androstenedion

Aldosteron   Cortison

EIERSTÖCKE   **HODEN**

Nebennierenmark und Katecholamine

DAS NEBENNIERENMARK BESTEHT AUS modifizierten Nervenzellen, die man als chromaffine Zellen bezeichnet. Für ihre Stimulierung ist das von den präganglionären Nervenzellen des Sympathikus freigesetzte Acetylcholin verantwortlich. Die chromaffinen Zellen weisen große Ähnlichkeit mit den postganglionären Nervenzellen des Sympathikus auf, sondern jedoch ihre Produkte direkt in den Blutstrom ab. Dies sind die Katecholamine Adrenalin (zu 80 Prozent) und Noradrenalin, die ihre Wirkung im ganzen Körper zeigen.

Katecholamine aus dem Nebennierenmark setzen als sofortige Reaktion des Körpers in Gefahren- oder Stresssituationen einen ganzen Maßnahmenkatalog in Gang. Dazu gehören: stärkere und häufigere Kontraktionen des Herzmuskels, damit das Herz das Blut besser durch den Körper pumpen kann; Weitung der kleinen Atemwege (Bronchiolen), um die Lungenventilation zu verbessern, damit mehr Sauerstoff in die Lungen strömt; Verengung der Blutgefäße, die Haut, Verdauungstrakt und Organe des Harntrakts versorgen, damit Sauerstoff und nährstoffreiches Blut für die Skelettmuskeln zur Verfügung stehen; verstärkter Blutfluss zu den Skelettmuskeln, damit die Flucht bei Gefahr gelingt; Weitung der Pupillen, damit mehr Licht die Netzhaut erreicht; und schließlich eine reduzierte Funktion des Verdauungs- und Harntrakts, damit weitere Energie zu den Skelettmuskeln umgeleitet werden kann.

Das adrenokortikotrope Hormon (ACTH) und Cortisol können auch die Sekretion des Nebennierenmarks stimulieren – als Teil einer typischen Stressreaktion.

▸ **DAS NEBENNIERENMARK UND DIE KATECHOLAMINE**

Die Hormone des Nebennierenmarks, gebildet aus der Aminosäure Tyrosin sowie Hydroxyl- und Methylgruppen, werden als Reaktion auf potenziell bedrohliche Umstände ausgeschüttet. Sie bewirken eine Verbesserung der Leistung von Herz- und Skelettmuskulatur in Gefahrensituationen, um eine rasche Flucht zu gewährleisten. Außerdem sorgen sie dafür, dass mehr Energie zur Verfügung steht, indem die Kohlenhydratreserven in der Leber abgebaut werden, um den Blutzuckerspiegel zu erhöhen.

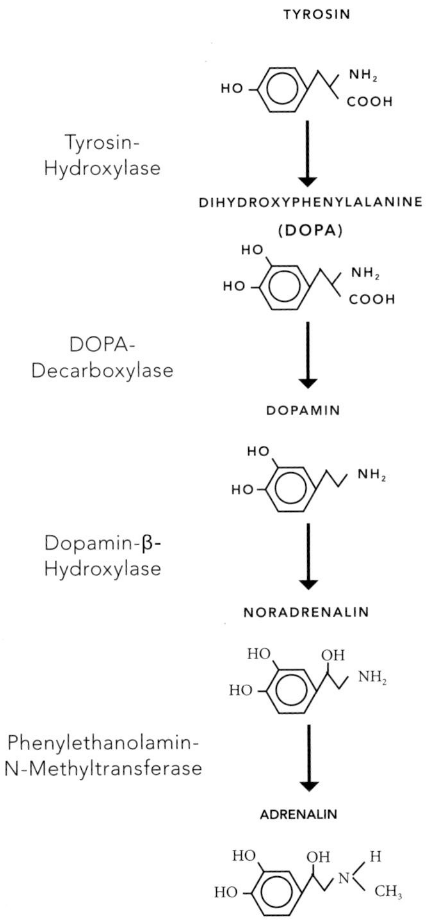
TYROSIN
HO
NH2
COOH
Tyrosin-Hydroxylase
DIHYDROXYPHENYLALANINE
(DOPA)
HO
HO
NH2
COOH
DOPA-Decarboxylase
DOPAMIN
HO
HO
NH2
Dopamin-β-Hydroxylase
NORADRENALIN
HO
OH
HO
NH2
Phenylethanolamin-N-Methyltransferase
ADRENALIN
HO
OH
H
HO
N
CH3

Gonadenhormone

DIE GONADEN (HODEN UND EIERSTÖCKE) produzieren nicht nur die Geschlechtszellen (Spermien und Eizellen), sondern sind auch für die Bildung von Hormonen wichtig. So produzieren die Hoden das Steroidhormon Testosteron. Es wirkt anabolisch, d. h. es regt das Knochenwachstum an und vergrößert die Muskelmasse, sowie androgen, d. h. es ist für die männlichen sekundären Geschlechtsmerkmale wie tiefere Stimme und Bartwuchs verantwortlich.

Die Testosteronproduktion wird durch das Gonadotrophin-Releasing-Hormon (GnRH) aus dem Hypothalamus sowie das luteinisierende Hormon (LH) und das follikelstimulierende Hormon (FSH) aus der Adenohypophyse gesteuert. Das LH regt die Testosteronproduktion an, während das FSH die Produktion eines Proteins anregt, das Testosteron bindet und konzentriert. Außerdem reguliert das Testosteron durch sein Feedback die Bildung von GnRH, FSH und LH und damit auch seine eigene (negative) Feedbackschleife.

Auch die Östrogenproduktion in den Eierstöcken wird vom GnRH aus dem Hypothalamus sowie FSH und LH aus der Adenohypophyse gesteuert, wobei das Östrogen deren Produktion ebenfalls über negative Rückkopplung beeinflusst. Es ist für weibliche Merkmale wie Brustbildung und weibliche Fettverteilung verantwortlich und reguliert den Menstruationszyklus. Außerdem produzieren die Eierstöcke Progesteron, das im Menstruationszyklus nach dem Eisprung seine höchste Konzentration erreicht und auch während der Schwangerschaft weiterproduziert wird. Progesteron bereitet u. a. den Körper auf eine Schwangerschaft vor und unterstützt die Entwicklung des Fötus. Es kann auch das glatte Muskelgewebe der Gebärmutter, die Körpertemperatur und die Neigung zur Blutgerinnung beeinflussen.

▶ **HODEN, EIERSTÖCKE UND SEXUALHORMONE**

Die Gonaden (Hoden bzw. Eierstöcke) produzieren Sexualhormone als Reaktion auf die Wirkung der Hormone aus der Adenohypophyse (FSH, LH) und das Gonadotrophin-Releasing-Hormon (GnRH) vom Hypothalamus. Die Sexualhormone (Testosteron bei Männern und Östrogen bei Frauen) sind verantwortlich für die jeweiligen sekundären Geschlechtsmerkmale.

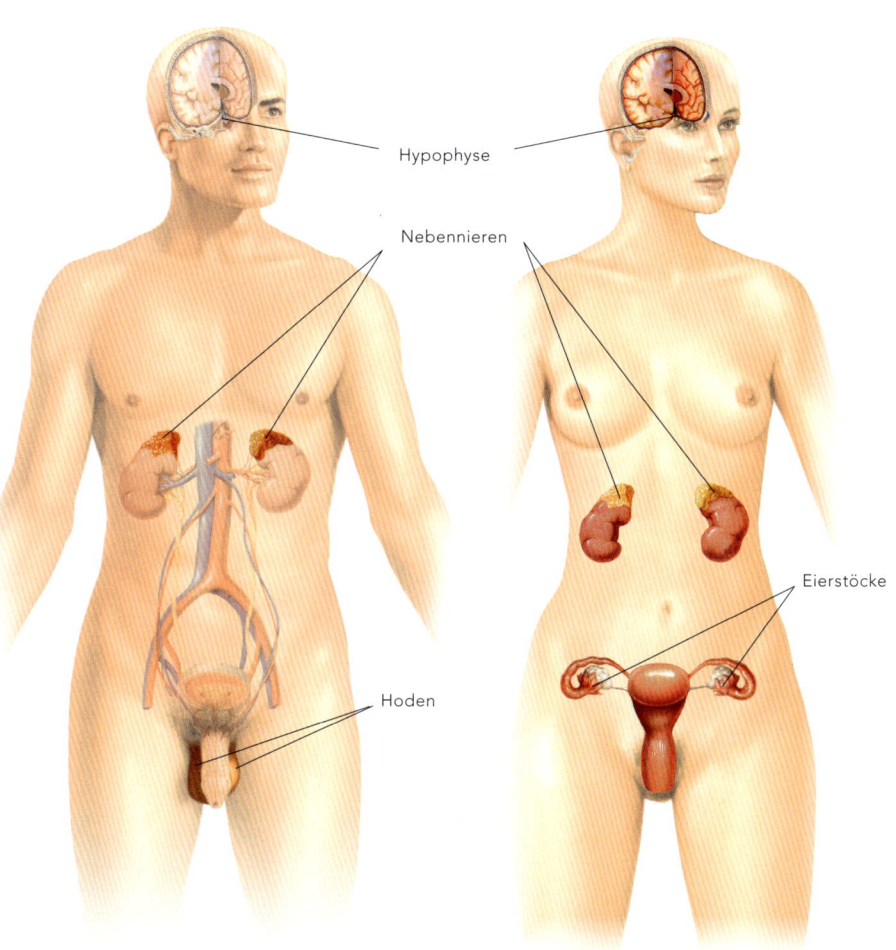

Hypophyse

Nebennieren

Eierstöcke

Hoden

Die Wirkung von Prostaglandinen auf das Hormonsystem

DIE PROSTAGLANDINE GEHÖREN ZU DEN sogenannten Eicosanoiden, die sich aus mehrfach ungesättigten Fettsäuren ableiten. Sie docken als Zellsignalmoleküle an Rezeptoren auf der Zelloberfläche an – ganz im Gegensatz zu den Steroidhormonen, die in die Zelle eindringen müssen. Zu den Funktionen der Eicosanoide gehört es, die Blutplättchen während der Hämostase zum Verklumpen anzuregen, nach einer Verletzung eine Entzündungsreaktion hervorzurufen oder die glatte Muskulatur in der Gebärmutter und den fötalen Blutgefäßen während des Geburtsvorgangs zur Kontraktion zu bringen.

Die Eicosanoidgruppe wird aus Arachidonsäure synthetisiert, die durch das Enzym Prostaglandinsynthase zu Prostaglandin H2 umgewandelt wird. Dieser Schritt ist von besonderer Bedeutung, da die Prostaglandinsynthese von Aspirin und anderen nichtsteroidalen entzündungshemmenden Medikamenten gehemmt werden kann. Somit sind die Wirkungen von Aspirin wie Schmerzlinderung, Abklingen der Entzündung, verringerte Blutplättchenklumpung und Blutgerinnung alle auf die Hemmung der Prostaglandinsynthase zurückzuführen. Aufgrund seiner Wirkung auf Blutplättchen und Blutgerinnung wird Aspirin erfolgreich zur Vorbeugung von Schlaganfällen eingesetzt.

▶ **DAS WIRKUNGSPRINZIP DER PROSTAGLANDINE**

Die Wirkung der Prostaglandine im Körper ist vielgestaltig. Hier ist schematisch dargestellt, wie Prostaglandine und andere Zellsignale zur Verletzungsreaktion von Geweben beitragen. Durch die Weitung der Blutgefäße erzeugen sie die Schlüsselmerkmale einer Entzündung wie Schwellung, Schmerz, Wärme und Rötung. Prostaglandine spielen auch eine wichtige Rolle bei der Kontraktion des glatten Gefäßmuskels und bei der Verklumpung der Blutplättchen.

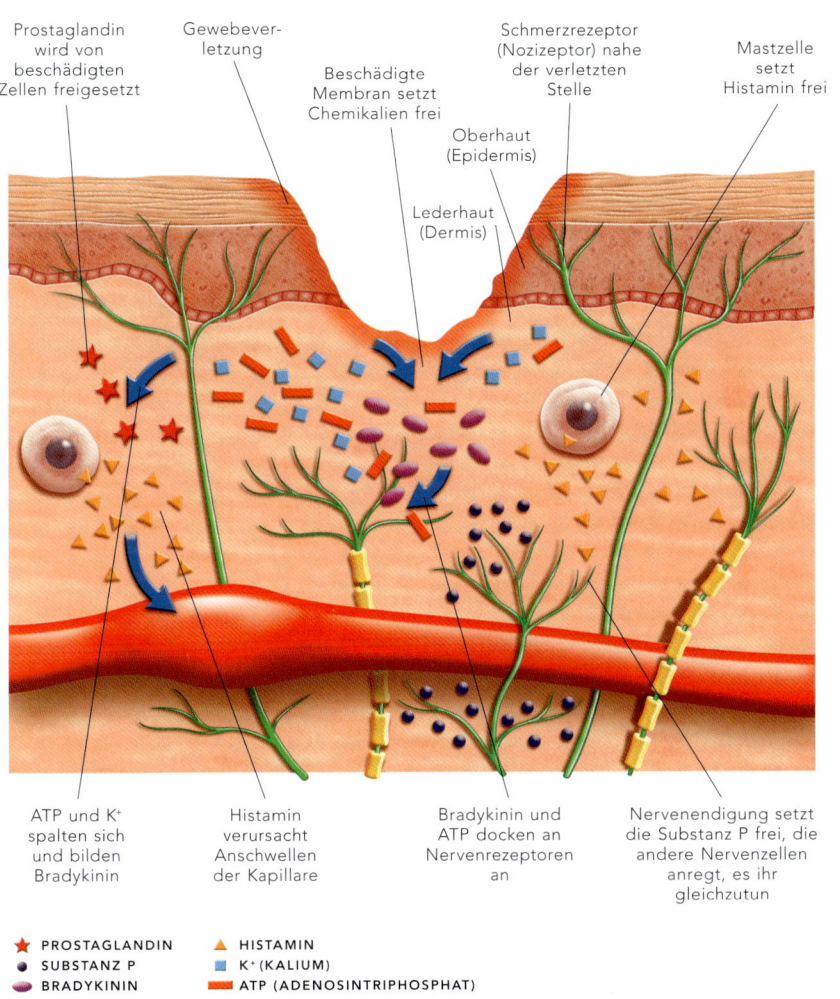

Prostaglandin wird von beschädigten Zellen freigesetzt

Gewebeverletzung

Beschädigte Membran setzt Chemikalien frei

Schmerzrezeptor (Nozizeptor) nahe der verletzten Stelle

Mastzelle setzt Histamin frei

Oberhaut (Epidermis)

Lederhaut (Dermis)

ATP und K⁺ spalten sich und bilden Bradykinin

Histamin verursacht Anschwellen der Kapillare

Bradykinin und ATP docken an Nervenrezeptoren an

Nervenendigung setzt die Substanz P frei, die andere Nervenzellen anregt, es ihr gleichzutun

★ PROSTAGLANDIN   ▲ HISTAMIN
● SUBSTANZ P   ■ K⁺ (KALIUM)
◗ BRADYKININ   ▬ ATP (ADENOSINTRIPHOSPHAT)

Aufbau des weiblichen Fortpflanzungssystems

ZUM WEIBLICHEN FORTPFLANZUNGSSYS-tem gehören: ein Paar Eierstöcke für die Produktion der Eizellen und die hormonelle Steuerung von Menstruationszyklus und Schwangerschaft; die Eileiter, durch die die Samenzellen zur Eizelle und die frisch befruchtete Zygote in die Gebärmutter wandern; die Gebärmutter, in der sich der neue Embryo einnisten und zu einem Fötus entwickeln kann; die Vagina, die den männlichen Penis während des Geschlechtsverkehrs aufnimmt und als Geburtskanal dient; und äußere Genitalien, die den Zugang zur Vagina schützen und während des Geschlechtsverkehrs für Lubrikation sorgen.

Von der Menarche (erster Menstruationszyklus) bis zur Menopause (letzter Menstruationszyklus) durchläuft das weibliche Fortpflanzungssystem in einem 28-Tage-Rhythmus Veränderungen – den Menstruationszyklus. Die hormonellen Schwankungen während des Zyklus regen die Eierstöcke zur Produktion und Freisetzung einer Eizelle (Eisprung) an und bereiten den Fortpflanzungstrakt auf die mögliche Befruchtung und Einnistung in der Gebärmutterwand vor.

Die Gebärmutter verändert sich, sobald sich ein Embryo in ihrer Wand einnistet. Sie nimmt Teil an der Entwicklung einer Plazenta, die der Ernährung des Embryos bzw. später Fötus dient, und verstärkt ihre glatte Muskulatur in Vorbereitung der Wehen und des Geburtsvorgangs. Bei der Geburt wird der ausgereifte Fötus durch die Kontraktionen der glatten Gebärmuttermuskulatur über den Geburtskanal ausgestoßen.

▸ **BESTANDTEILE DES WEIBLICHEN FORTPFLANZUNGSSYSTEMS**

Das weibliche Fortpflanzungssystem besteht aus den paarigen Eierstöcken, die Eizellen und weibliche Sexualhormone produzieren, den Eileitern, die die Eizellen für die Einnistung und Reifung des Embryos in die Gebärmutter befördern, und der Vagina, um den Samen zu empfangen und für den Fötus am Ende seiner Reifung als Geburtskanal zu dienen.

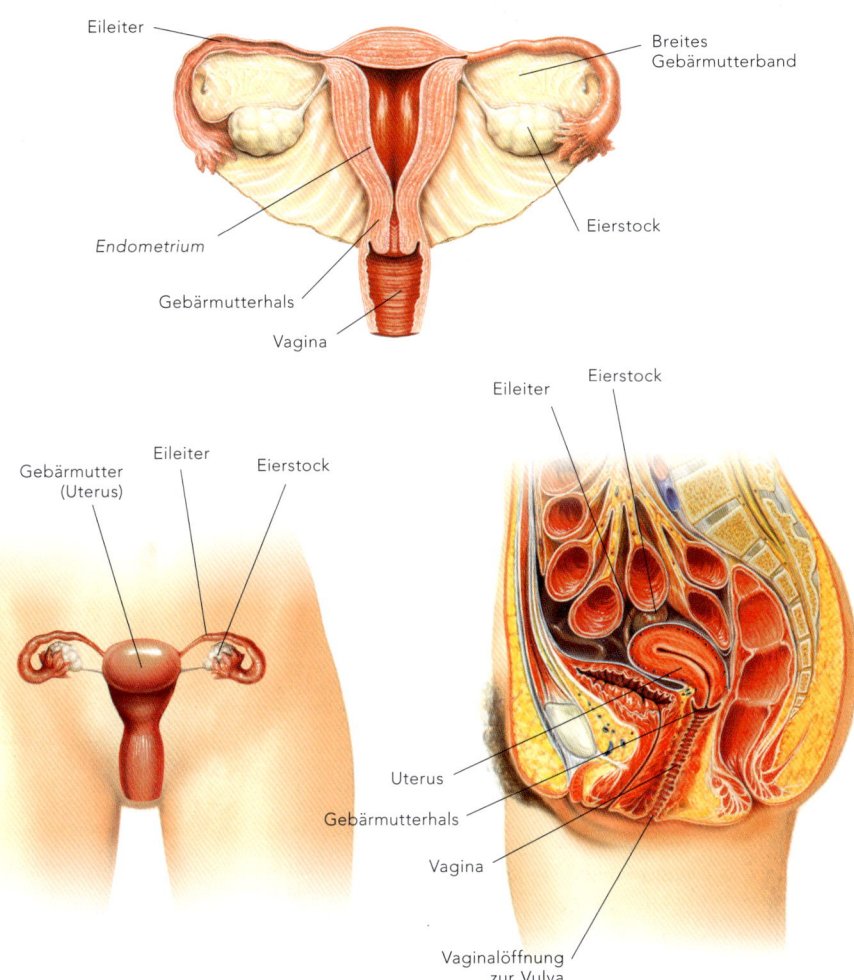

Eileiter

Breites
Gebärmutterband

Endometrium

Eierstock

Gebärmutterhals

Vagina

Gebärmutter
(Uterus)

Eileiter

Eierstock

Eileiter

Eierstock

Uterus

Gebärmutterhals

Vagina

Vaginalöffnung
zur Vulva

Der Eierstock: Eizelle und Eisprung

WÄHREND DES MENSTRUATIONSZYKLUS durchläuft der Eierstock drei Phasen: eine Follikelphase, den Eisprung (Ovulation) und eine Lutealphase. In der Follikelphase reifen die Primordialfollikel unter dem Einfluss des follikelstimulierenden Hormons (FSH) aus der Adenohypophyse heran. Ein Eierstock eines neugeborenen Mädchens enthält zwei bis vier Millionen Primordialfollikel, jedes mit einer primären (unreifen) Eizelle. Während ihrer Reifung nehmen die Follikelzellen um die Eizelle erst eine kubische Form an und bilden Granulosazellen. Mikrovilli wachsen aus der Eizelle in die Granulosazellen, sodass sich eine glykoproteinreiche Zone um die Eizelle bildet – die *Zona pellucida*. Die Mikrovilli der Eizelle vergrößern die Oberfläche, damit die Granulosazellen Nährstoffe an die Eizelle transferieren können.

Darauf sondern die Granulosazellen Follikelflüssigkeit in den Raum um die Eizelle ab. Die mit Flüssigkeit gefüllten Taschen wachsen zusammen und bilden eine große Höhle (Antrum), die von Follikelzellen und inneren sowie äußeren Thekazellschichten umgeben ist. Nun ist das Follikel blasenförmig und reif (Graaf-Follikel). Beim Eisprung stößt der Eierstock die Eizelle und ihre Granulosazellen ab. Dies geschieht am Ende der Follikelphase und wird durch einen sprunghaften Pegelanstieg des FSH und des luteinisierenden Hormons aus der Adenohypophyse ausgelöst.

Sobald die Eizelle und die umliegende *Corona radiata* der Granulosazellen in die Bauchhöhle am Eileiter abgestoßen wurde, beginnt die Lutealphase. In diesem Abschnitt bilden Überreste des geplatzten Follikels einen Gelbkörper (*Corpus luteum*), der Progesteron produziert, um eine mögliche Schwangerschaft zu unterstützen.

▶ **AUFBAU UND FUNKTION DES EIERSTOCKS**

Die paarigen Eierstöcke haben mehrere Funktionen: Produktion und Freisetzung der Eizelle, Produktion von Östrogen, um die sekundären Geschlechtsmerkmale auszubilden, sowie Produktion von Östrogen und Progesteron, um die Proliferation, die Sekretion und die Versorgung der inneren Auskleidung der Gebärmutter zu gewährleisten. Die Eierstöcke liegen an der seitlichen Beckenwand, an der Öffnung des Eileiters zwischen den Schichten des breiten Gebärmutterbandes.

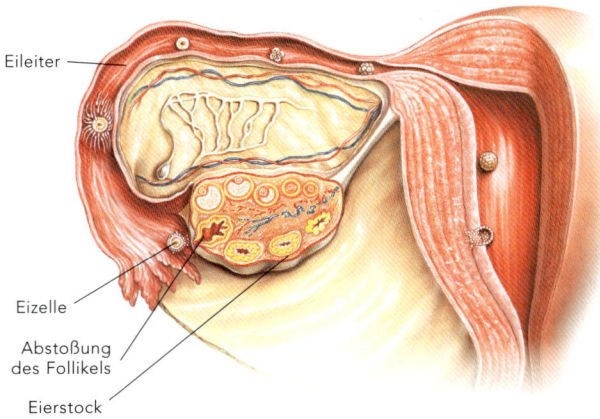

Eileiter

Eizelle

Abstoßung
des Follikels

Eierstock

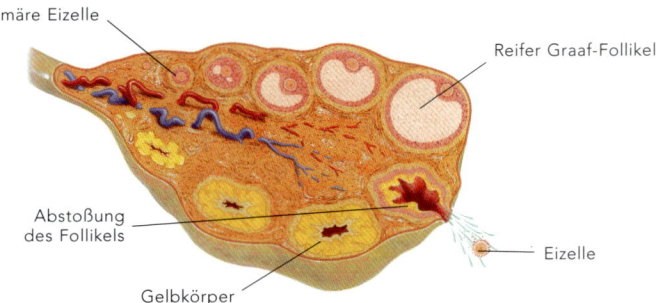

Primäre Eizelle

Reifer Graaf-Follikel

Abstoßung
des Follikels

Eizelle

Gelbkörper

POLYZYSTISCHES OVARIALSYNDROM

Das polyzystische Ovarialsyndrom ist eine verbreitete Erkrankung (5–10 Prozent der Frauen im fortpflanzungsfähigen Alter) mit übermäßiger Produktion männlicher Hormone (Androgene). Kennzeichnend sind unregelmäßige oder ausbleibende Menstruation, Unfruchtbarkeit, starke Gesichtsbehaarung und Akne. Zu den Risikofaktoren zählen Fettleibigkeit, erbliche Veranlagung und Mangel an körperlicher Aktivität. Die Behandlung beinhaltet eine Änderung des Lebenswandels, d. h. Gewichtsabnahme und mehr körperliche Ertüchtigung sowie die Einnahme der Antibabypille, um den Menstruationszyklus zu regulieren.

Der Eierstock: Hormonproduktion

DIE FUNKTION DES EIERSTOCKS WIRD vom rhythmischen Zyklus der Hormonproduktion durch den Hypothalamus, die Adenohypophyse und die Eierstöcke selbst gesteuert. Der Hypothalamus bildet das Gonadotrophin-Releasing-Hormon (GnRH), das auf die Adenohypophyse wirkt und sie zur Produktion des follikelstimulierenden Hormons (FSH) und des luteinisierenden Hormons (LH) anregt.

Das FSH fördert die Entwicklung des Follikels, während das LH die Thekalzellen um den Follikel anregt, Androgene zu produzieren, die lokal auf die Granulosazellen einwirken. Das FSH stimuliert auch die Granulosazellen, sodass sie mehr Östrogen produzieren und die Androgene der umliegenden Zellen umwandeln, um noch mehr Östrogen zu produzieren.

Die von den Granulosazellen gebildeten Östrogene regen den sekundären Follikel zur Reifung zum Graaf-Follikel an, bis er bereit ist zum Platzen. Sobald er groß genug ist, produziert der Graaf-Follikel so viel Östrogene, dass er ein positives Feedback zur Adenohypophyse sendet, das dort einen plötzlichen Anstieg des LH bewirkt. Dies schließlich löst den Eisprung aus.

Nach dem Ausstoßen der Eizelle produziert der Gelbkörper Progesteron, Östrogen und ein weiteres Hormon namens Inhibin. Letzteres hat eine negative Feedbackwirkung auf die Adenohypophyse, die die FSH-Absonderung senkt, was wiederum die Reifung weiterer Follikel hemmt. Erfolgt eine Befruchtung, verhindert das Progesteron aus dem Gelbkörper die Freisetzung weiterer Gonadotrophine aus der Adenohypophyse. Kommt keine Befruchtung zustande, degeneriert der Gelbkörper (*Corpus luteum*) zum Weißkörper (*Corpus albicans*), und die Adenohypophyse wird nicht mehr gehemmt. Der Zyklus kann erneut beginnen.

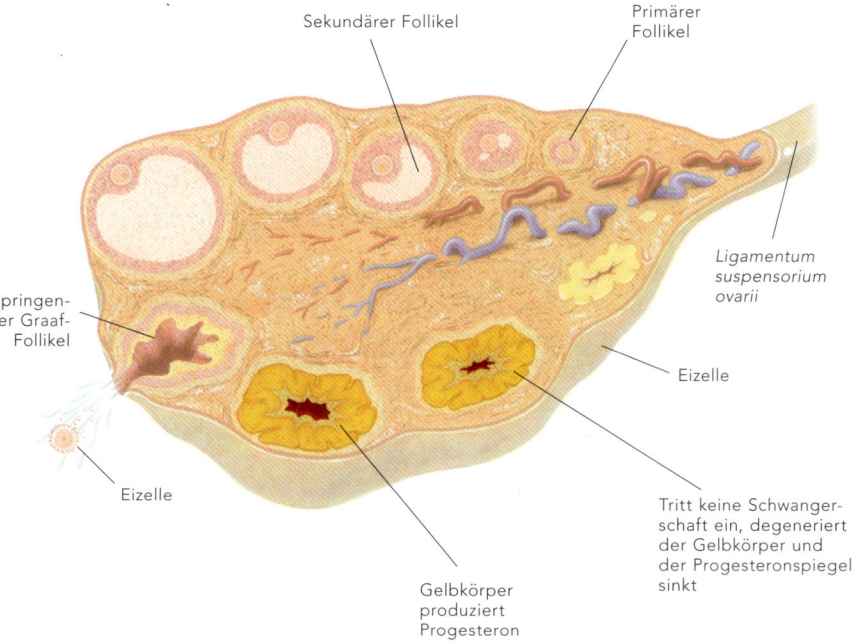

Sekundärer Follikel

Primärer Follikel

Ligamentum suspensorium ovarii

springen-der Graaf-Follikel

Eizelle

Eizelle

Tritt keine Schwanger-schaft ein, degeneriert der Gelbkörper und der Progesteronspiegel sinkt

Gelbkörper produziert Progesteron

▲ ZYKLISCHE VERÄNDERUNGEN IM EIERSTOCK

Die zyklischen Veränderungen im Eierstock werden hier anhand des sich entwickelnden Ovarialfollikels dargestellt. Zu Beginn des Menstruationszyklus stimuliert das FSH aus der Adenohypophyse die Bildung eines Ovarialfollikels und regt die Thekalzellen um den Follikel an, Androgene zu produzieren. Außerdem stimuliert das FSH auch die Gra-nulosazellen um den Follikel, sodass sie Östrogen bilden. Am 14. Tag des Zyklus platzt der Follikel und die Eizelle wird freigesetzt. Die Überreste des Follikels werden zu einem Gelbkörper, der Progesteron und Östrogen produziert, um die Wand der Gebärmutter auf die mögliche Einnistung einer befruchteten Eizelle vorzubereiten.

Die Uteruswand: Aufbau und Funktion

DIE GEBÄRMUTTER NIMMT DEN SECHS Tage alten Embryo auf, sorgt für seine Einnistung in ihrer Wand und ermöglicht so seine Entwicklung zum Embryo und Fötus; schließlich befördert sie ihn am Ende der Schwangerschaft auch hinaus. Die Gebärmutterwand besteht aus drei Schichten. Die innere Auskleidung, das Endometrium, erfährt im Laufe des Menstruationszyklus, gesteuert durch die Hormone, die von den Eierstöcken ausgeschüttet werden, zyklische Veränderungen.

Am 6.–14. Tag des Menstruationszyklus wird das Endometrium immer dicker, drüsenartiger und sehr aderig (Proliferationsphase). Nach dem Eisprung (15.–28. Tag) sondern die Drüsen der Gebärmutterwand eine glykogenreiche Flüssigkeit (»Gebärmuttermilch«) für den Embryo in die Gebärmutterhöhle ab. Hat keine Befruchtung stattgefunden oder konnte sich der Embryo nicht einnisten, wird das Endometrium während der Menstruation (1.–6. Tag) abgestoßen, und der Zyklus beginnt von Neuem.

Das Myometrium, die nach außen folgende, glatte Muskelschicht, zieht sich beim Geschlechtsverkehr zusammen, damit die Spermien besser vorwärtskommen. Dasselbe tun sie bei der Abstoßung des Endometriums. Seine Hauptrolle besteht jedoch in der Austreibung des Fötus während des Geburtsvorgangs. Schrittmacherzellen ganz oben im Gebärmutterkörper setzen eine rhythmische Muskelaktivierung in Gang, die sich in der Gebärmutterwand ausbreitet. So wird auch dafür gesorgt, dass die Kontraktionen während der Wehen koordiniert und rhythmisch sind.

▶ **AUFBAU DER GEBÄRMUTTER**

Die Gebärmutterwand besteht aus drei Schichten: dem von Drüsen durchsetzten Endometrium, dem Myometrium aus glattem Muskel sowie dem Bindegewebe (Perimetrium). In die Gebärmutter münden die Eileiter, durch die die Eizelle von den Eierstöcken abwärts wandert. Die Gebärmutter selbst mündet in die Vagina, durch die die Spermien in die Gebärmutterhöhle gelangen und der Fötus am Ende der Schwangerschaft hinaus. Sie besteht aus einem oberen Fundus, einem Körper und einem Hals mit inneren und äußeren Öffnungen (innerer und äußerer Muttermund). Eine doppelschichtige Membran umhüllt sie, das breite Gebärmutterband mit drei Bereichen: Mesovarium nahe den Eierstöcken, Mesosalpinx mit Anbindung an den Eileiter sowie Mesometrium längsseits des Gebärmutterkörpers.

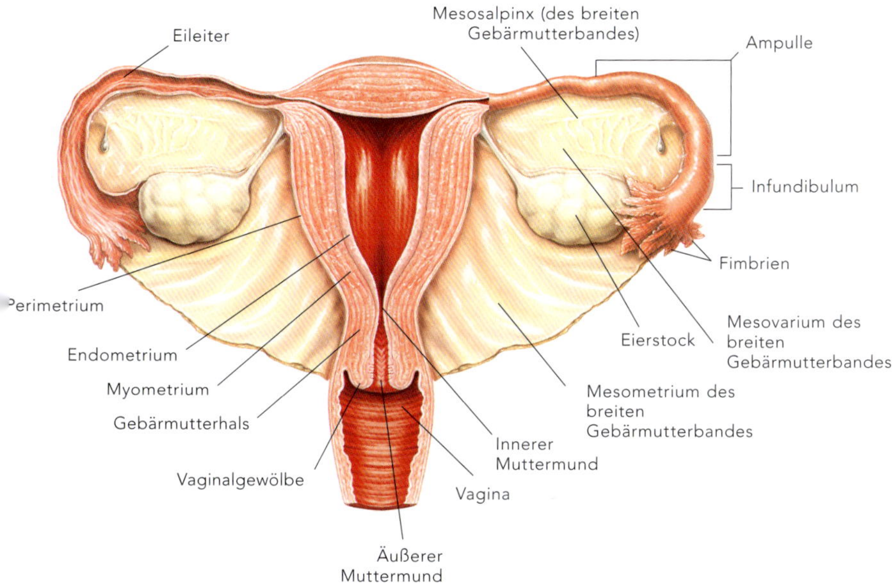

Eileiter

Mesosalpinx (des breiten
Gebärmutterbandes)

Ampulle

Infundibulum

Fimbrien

Mesovarium des
breiten
Gebärmutterbandes

Eierstock

Perimetrium

Endometrium

Myometrium

Gebärmutterhals

Mesometrium des
breiten
Gebärmutterbandes

Vaginalgewölbe

Innerer
Muttermund

Vagina

Äußerer
Muttermund

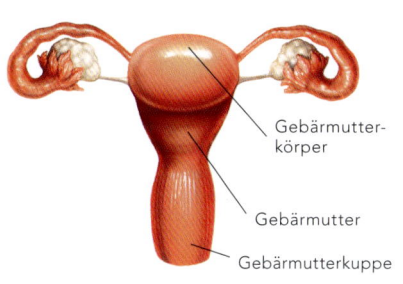

Gebärmutter-
körper

Gebärmutter

Gebärmutterkuppe

ENDOMETRIOSE

Die Endometriose ist eine Erkrankung,
bei der sich kleine Fragmente des
Endometriums der Gebärmutter
in der Beckenhöhle ablagern. Ein
Grund dafür kann eine vorherige
Entzündungserkrankung sein. Das
ektope *Endometrium* durchläuft wie
das normale Veränderungen mit
dem Menstruationszyklus: In der
ersten Hälfte des Zyklus verdickt es
sich und am Ende degeneriert es.
Seine Degeneration und Blutung
verursachen jeden Monat Becken-
schmerzen und Narbenbildung und
können zu Unfruchtbarkeit führen.

Hormonelle Steuerung des Menstruationszyklus

DER MENSTRUATIONSZYKLUS DAUERT durchschnittlich 28 Tage. Er folgt zyklischen Veränderungen bei der Ausschüttung der Hormone, die ihn regulieren, durch Hypothalamus, Adenohypophyse und Eierstöcke. Am 1.–6. Tag des Menstruationszyklus, der Menstruationsphase der Gebärmutter, löst sich das im vorangehenden Zyklus aufgebaute Endometrium ab und wird vom Gebärmutterhals ausgestoßen. Im Verlauf dieser Phase steigt der Spiegel des follikelstimulierenden Hormons (FSH) und des luteinisierenden Hormons (LH) allmählich an, während die Ovarialfollikel die Produktion von Östrogen erst am Ende der Menstruationsphase erhöhen.

Am 7.–13. Tag (Proliferationsphase der Gebärmutter) steigt der Östrogenspiegel beständig, während der Progesteronspiegel niedrig bleibt. Dies führt zur Verdickung des Endometriums und zur Verlängerung seiner Drüsen und Blutgefäße. Die Menstruations- und die Proliferationsphase der Gebärmutter entsprechen zusammen der Follikelphase des Eierstocks. Um den 14. Zyklustag steigt die Produktion von LH und FSH in der Adenohypophyse rapide an, was den Eisprung auslöst.

Am 15.–28. Tag (Sekretionsphase der Gebärmutter und Lutealphase des Eierstocks) steigt die Progesteronproduktion durch den Gelbkörper an und stabilisiert sich auf diesem Niveau, während die Produktion von FSH und LH durch die negative Rückkopplung auf die Adenohypophyse gedrosselt wird. Erfolgt keine Befruchtung, beginnt die Progesteronproduktion durch den Gelbkörper um den 24. Zyklustag zu sinken. Das Endometrium fällt am 28. Tag zusammen und beginnt sich abzulösen. Der Zyklus kann erneut beginnen.

▸ **ZYKLISCHE VERÄNDERUNGEN IM ENDOMETRIUM**

Der Menstruationszyklus beginnt mit der Menstruation (oben links), gefolgt von der Proliferationsphase, in der die Drüsen des Endometriums sich in die Länge ziehen (oben rechts), dem Eisprung (Freisetzung einer Eizelle aus dem Eierstock) am 14. Tag (unten rechts) sowie einer Sekretionsphase, in der die Gebärmutter sich auf die Empfängnis der befruchteten Eizelle vorbereitet (unten links). Die zyklischen Veränderungen in den Blutspiegeln der Hypophysen- und Eierstockhormone spiegeln ebenfalls diese Phasen wider.

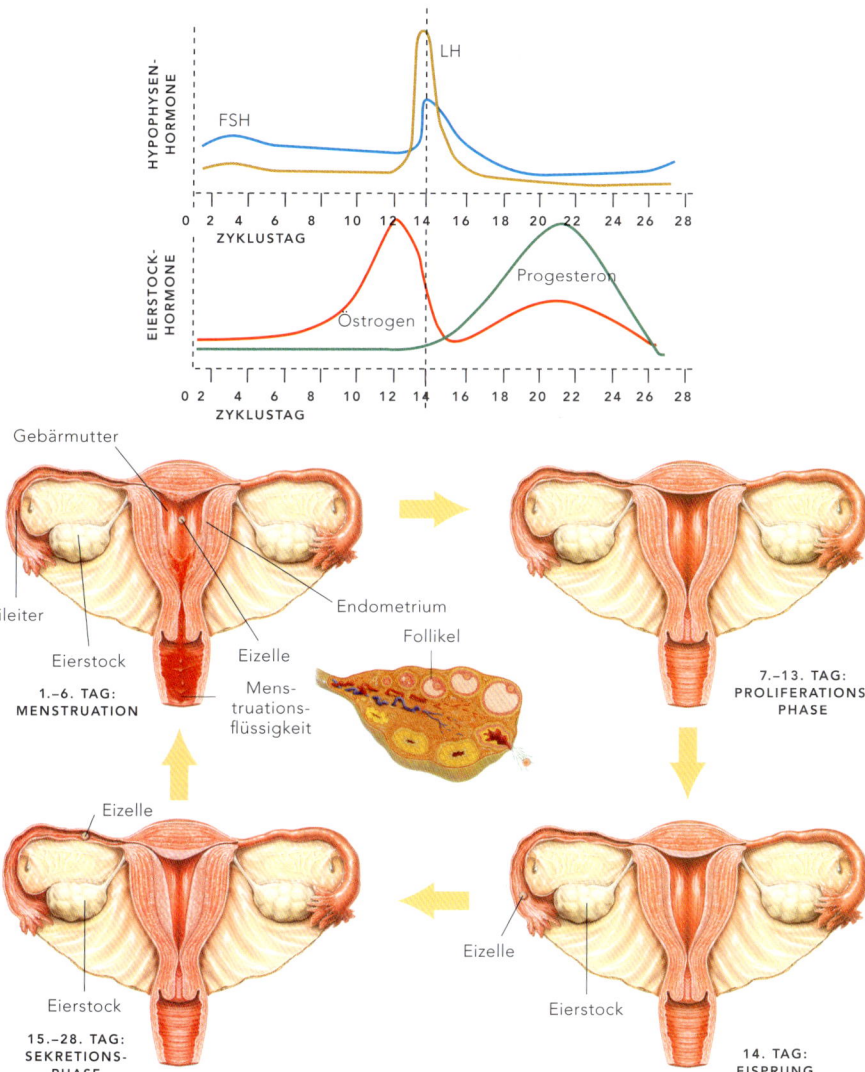

HYPOPHYSEN-HORMONE

FSH

LH

ZYKLUSTAG
0 2 4 6 8 10 12 14 16 18 20 22 24 26 28

EIERSTOCK-HORMONE

Östrogen

Progesteron

ZYKLUSTAG
0 2 4 6 8 10 12 14 16 18 20 22 24 26 28

Gebärmutter

Eileiter

Eierstock

Endometrium

Eizelle

Menstruations-flüssigkeit

Follikel

1.–6. TAG: MENSTRUATION

7.–13. TAG: PROLIFERATIONS-PHASE

Eizelle

Eierstock

15.–28. TAG: SEKRETIONS-PHASE

Eizelle

Eierstock

14. TAG: EISPRUNG

Die Physiologie der sexuellen Reaktion bei der Frau

DIE SEXUELLE REAKTION DER FRAU SOLL eine gute Lubrikation der Vagina für das Eindringen des Penis sicherstellen. Sie fördert auch die Bewegung der Spermien den weiblichen Fortpflanzungstrakt empor zur Eizelle. Bei sexueller Erregung füllen sich die Vaginalschleimhaut, das Schwellgewebe der Vaginalöffnung und die Brüste mit Blut. Die Vagina sondert Flüssigkeit durch die Kapillarwände der angeschwollenen Schleimhaut ab (Transsudation) und produziert so eine Gleitflüssigkeit, während die großen Scheidenvorhofdrüsen für eine gute Lubrikation des Vaginaleingangs sorgen. Auch bei den Brustwarzen kommt es zu Veränderungen: Sie werden steif und die Haut von Gesicht und Brust rötet sich. Herz- und Atemfrequenz steigen an und die Pupillen weiten sich.

Wenn die Frau den Orgasmus erreicht, zieht sich der glatte Gebärmuttermuskel rhythmisch zusammen, während der Gebärmutterhals nach unten in die Vagina drückt. Diese Kontraktionen werden von einem intensiven Lustgefühl begleitet. Wurde in der Vagina am Gebärmutterhals Samen ejakuliert, drücken die Kontraktionen des Gebärmutterhalses seine Öffnung in den Samen. Die rhythmischen Kontraktionen saugen die Spermien in die Gebärmutterhöhle und beschleunigen sie in Richtung der Eizelle. Da die sexuelle Reaktion der Frau keine Refraktärphase kennt, können Frauen während eines Geschlechtsakts mehrere Orgasmen erleben. Der Orgasmus ist jedoch für die Empfängnis nicht von Bedeutung.

Die weibliche Libido (der Sexualtrieb) hängt vom Androgenspiegel im Blut ab, d. h. von der Konzentration von Dehydroepiandrosteron, das in der Nebennierenrinde produziert wird. Aber auch Östrogene spielen eine wichtige Rolle dabei. Die Libido fluktuiert oft während des Menstruationszyklus und erreicht ihren Höhepunkt gewöhnlich um die Zeit des Eisprungs.

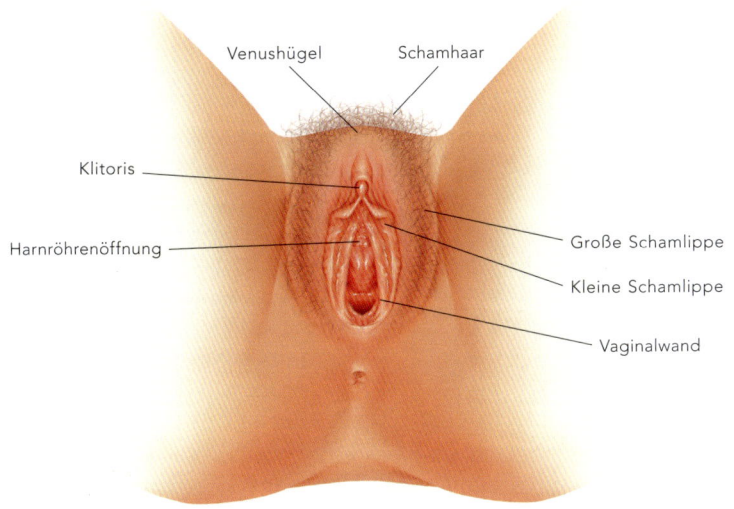

Venushügel   Schamhaar

Klitoris

Harnröhrenöffnung

Große Schamlippe

Kleine Schamlippe

Vaginalwand

▲ **DIE ÄUSSEREN GESCHLECHTSORGANE DER FRAU**

Die Vaginalöffnung ist flankiert von dünnen Hautfalten, den
inneren Schamlippen, und fleischigen äußeren Schamlippen. Da
sich die Vaginalöffnung direkt hinter der Öffnung der Harnröhre
befindet, kann Letztere bei heftigem Geschlechtsverkehr gereizt
werden, was das Risiko einer Harnwegsinfektion erhöht. Die Vorderseite des Genitalbereichs weist einen fleischigen Hügel auf,
den Scham- oder Venushügel. Die äußeren Schamlippen und der
Schamhügel sind nach der Pubertät mit Schamhaar bedeckt. Die
Klitoris ist ein sensibles Organ aus Schwellkörpergewebe, das bei
Erregung steif und von der Traktion auf die Schamlippen während
des Geschlechtsverkehrs stimuliert wird. Sie ist deshalb mit für
den weiblichen Orgasmus verantwortlich.

Menopause und Klimakterium

DEN ZEITPUNKT DER LETZTEN MENS-truation bezeichnet man als Menopause, während man die Übergangsphase um das Alter von 50 Jahren mit zahlreichen Veränderungen im Körper der Frau insgesamt als Klimakterium oder Wechseljahre bezeichnet. Diese rühren hauptsächlich daher, dass die wichtigsten Gewebe im Körper wie Urogenitaltrakt, Brust und Gehirn weniger und schließlich ungenügend mit Östrogen versorgt werden, dessen Produktion durch die Eierstöcke nachlässt.

Das Klimakterium dauert mehrere Jahre und ist in drei Phasen unterteilt. In der Prämenopause wird die Menstruation unregelmäßig und stark. In der Perimenopause, der Zeit um die letzte Menstruation, treten Symptome wie plötzliche Hitzewallungen, Nachtschweiß, Herzrasen, Schlafstörungen, Depression und Unruhe sowie Libidoverlust auf.

Die Postmenopause ist geprägt von mehreren Langzeiteffekten, deren Grund in der nachlassenden Östrogenversorgung liegt. Der wohl wichtigste ist die verminderte Knochendichte (Osteoporose), die ernsthafte Folgen in Form von erhöhter Frakturanfälligkeit nach sich ziehen kann. Besonders typisch sind Brüche der Handgelenke, Hüfte und Brustwirbelkörper. Hüftfrakturen können zu Immobilität und erhöhter Anfälligkeit für Brustinfektionen führen, Wirbelfrakturen die Form der Brusthöhle verändern und die Lungenventilation stören. Zu den weiteren Auswirkungen gehören erhöhte Anfälligkeit für Scheidenpilzinfektionen, Probleme bei der Kontrolle der Harnblase und des Schließmuskels der Harnröhre, trockene Haut mit Faltenbildung, eine Art Bartwuchs, Verlust der Muskelstärke, gesteigertes Risiko von Herzerkrankungen und Abflachen der Brüste. Die Auswirkungen der Menopause können durch Zufuhr von Hormonen (Hormonersatztherapie) mehrere Jahre behandelt werden.

▸ **ÖSTROGENMANGEL**

Der mit dem Klimakterium verbundene Östrogenentzug hat erhebliche Auswirkungen auf die Mineraldichte der Knochen, was zu Osteoporose (oben rechts) führt. Die Folge ist ein erhöhtes Risiko von Handgelenk-, Oberschenkelknochen-, Wirbel-, Schlüsselbein- und Oberarmknochen-Frakturen. Außerdem verlagert sich die Fettverteilung in den Bauchraum um die inneren Organe und unter der Bauchhaut.

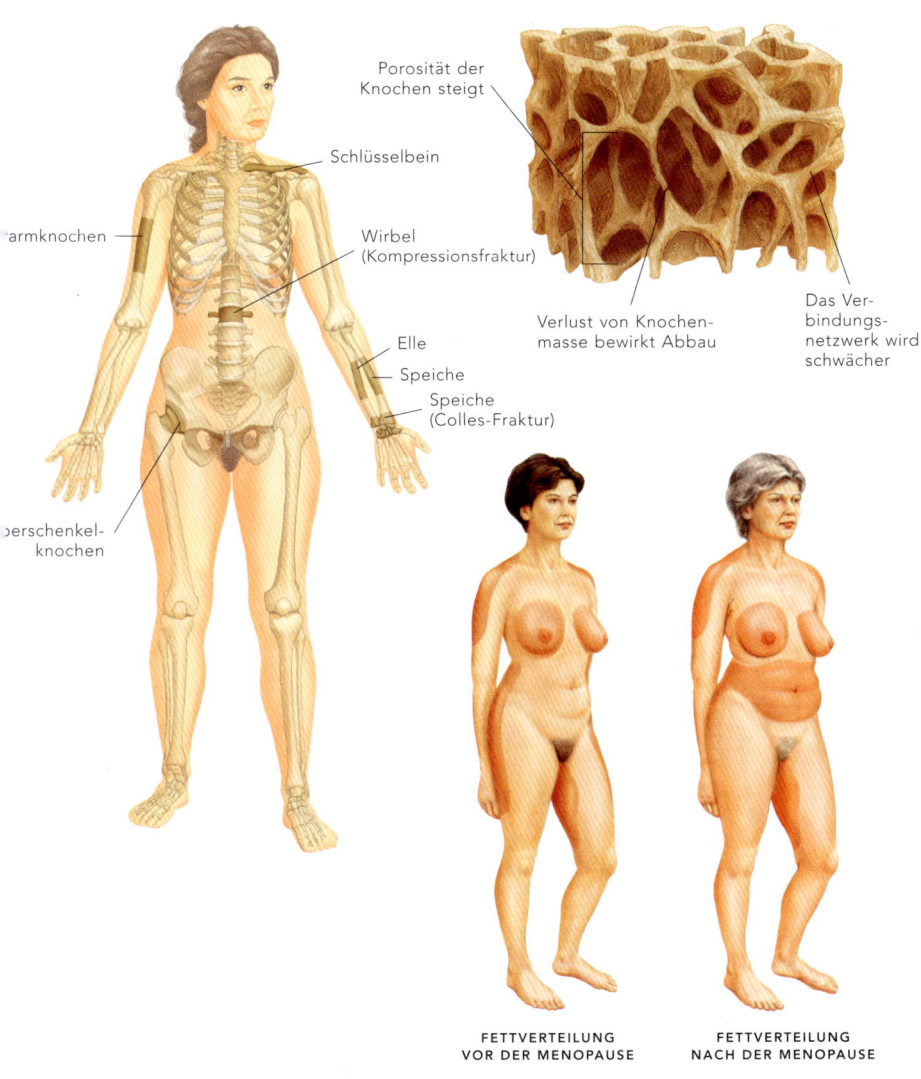

Porosität der
Knochen steigt

Schlüsselbein

...armknochen

Wirbel
(Kompressionsfraktur)

Elle

Speiche

Speiche
(Colles-Fraktur)

...erschenkel-
knochen

Verlust von Knochen-
masse bewirkt Abbau

Das Ver-
bindungs-
netzwerk wird
schwächer

**FETTVERTEILUNG
VOR DER MENOPAUSE**

**FETTVERTEILUNG
NACH DER MENOPAUSE**

Aufbau des männlichen Fortpflanzungssystems

DAS MÄNNLICHE FORTPFLANZUNGSSYStem besteht aus den Hoden und Nebenhoden, dem Samenleiter, den akzessorischen Drüsen und dem Penis. Die paarigen Hoden produzieren die Samenzellen (Spermien) und das männliche Steroidhormon Testosteron, das die sekundären männlichen Geschlechtsmerkmale ausbildet. Die Nebenhoden schmiegen sich an den oberen Pol und hinteren Rand der Hoden und wirken unterstützend bei der Reifung der Spermien. Die Samenleiter befördern die Spermien aus den Nebenhoden nach oben zur vorderen Bauchwand, durchstoßen diese und enden in den akzessorischen Drüsen des Mannes (Samenbläschen und Prostata) an der Basis der Harnblase. Die Samenbläschen, die Prostata und die Bulbourethraldrüsen produzieren Bestandteile der zu ejakulierenden Samenflüssigkeit, so Fruktose zur Energieversorgung der Spermien und Faktoren zur Stimulierung der Gebärmutterkontraktion bei der Frau.

Das männliche erigierbare Organ (der Penis) besteht aus drei Schwellkörpern – den paarigen *Corpora cavernosa*, die zur Hauptsache zur Steifheit des erigierten Penis beitragen, und

einem einzelnen *Corpus spongiosum* an der Mittellinie, durch das die Harnröhre verläuft. Das Schwellkörpergewebe kann unter Druck mit Blut gefüllt werden, um den Penis so starr zu machen, dass er in die Vagina der Frau eindringen kann, um am Gebärmutterhals Samenzellen samt unterstützenden Sekreten abzusondern. So haben die Spermien eine optimale Überlebenschance, um die Eizelle zu befruchten.

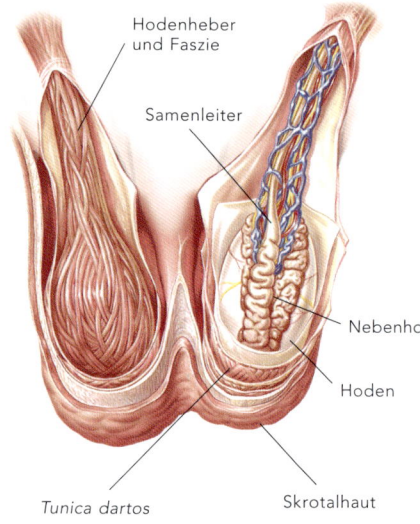

Hodenheber
und Faszie

Samenleiter

Nebenho[...]

Hoden

Tunica dartos

Skrotalhaut

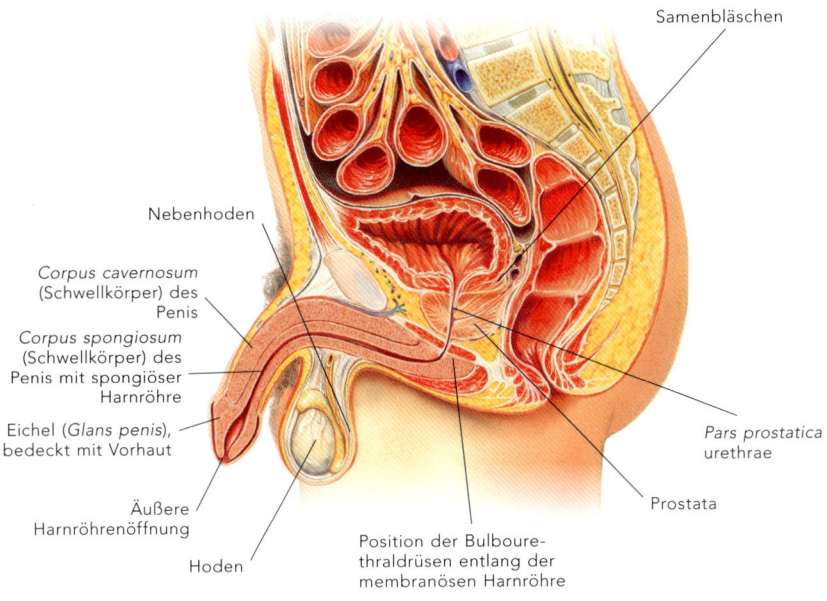

Samenbläschen

Nebenhoden

Corpus cavernosum (Schwellkörper) des Penis

Corpus spongiosum (Schwellkörper) des Penis mit spongiöser Harnröhre

Eichel (*Glans penis*), bedeckt mit Vorhaut

Äußere Harnröhrenöffnung

Hoden

Position der Bulboure-thraldrüsen entlang der membranösen Harnröhre

Pars prostatica urethrae

Prostata

▲ BESTANDTEILE DES MÄNNLICHEN FORTPFLANZUNGSSYSTEMS

Das männliche Fortpflanzungssystem besteht aus den beiden Hoden im Hodensack, umschlossen von einem glatten Muskel (*tunica dartos*). Für die Spermienproduktion müssen die Hoden stets die optimale Temperatur haben. Bei kaltem Wetter ziehen sich die Tunica dartos und der Hodenheber zusammen und bringen die Hoden näher an den Körper. Bei Hitze entspannen sie sich, um die Hoden vom Körper wegzuhalten. Die Spermien gelangen durch den Nebenhoden und den Samenleiter in die Bauchhöhle und treffen an der Basis der Harnblase mit den Gängen von Prostata und Samenbläschen zusammen. Die Spermien und die Sekrete der akzessorischen Drüsen gelangen während der Ejakulation durch die Prostata, die membranartige und die schwammartige Harnröhre nach außen.

Die Samenflüssigkeit

DIE SAMENFLÜSSIGKEIT WIRD BEI DER Ejakulation aus dem Penis eines geschlechtsreifen Mannes ausgestoßen. Sie enthält von den Hoden produzierte Spermien (Samenzellen) und Sekrete der akzessorischen Drüsen des männlichen Fortpflanzungssystems – Bulbourethraldrüsen, Samenbläschen und Prostata. Etwa 70 Prozent der Samenflüssigkeit (Volumen) wird von den Samenbläschen hergestellt, etwa 27 Prozent von der Prostata.

Die paarigen Bulbourethraldrüsen produzieren eine klare schleimartige Flüssigkeit (weniger als ein Prozent der Samenflüssigkeit), die zuerst ausgestoßen wird, um die Harnröhre geschmeidig zu machen und sie von Resturin zu befreien. Die paarigen Samenbläschen produzieren ein gelbes dickflüssiges Sekret, das sehr fruktosehaltig ist und als Energiequelle für die Samenzellen dient, dazu Prostaglandine, um einer Immunreaktion auf die Spermien durch das weibliche Fortpflanzungssystem entgegenzuwirken. Die Prostata produziert ein milchiges, enzymreiches Sekret zum Zersetzen von Proteinen sowie Säurephosphatase, Zitronensäure und Zink. Letzteres ist wichtig für die Stabilisierung der Spermien-DNA.

Ein normales Spermium hat einen Kopf mit einer Akrosom-Kappe, der den Kern mit der DNA enthält, der die Eizelle befruchtet, gefolgt von Hals und Körper mit den Mitochondrien, die die Energie für die Schwimmbewegung bereitstellen. Das Akrosom enthält Enzyme, die die Außenmembran der Eizelle aufbrechen, wodurch sich der Kern der Samenzelle mit dem der Eizelle verbinden kann. Den größten Teil der Länge eines Spermiums nimmt ein Schwanz ein, der das Spermium durch das flüssige Milieu des weiblichen Fortpflanzungssystems bewegt.

▶ AUFBAU EINER SAMEN-ZELLE (SPERMIUM)

Ein reifes Spermium besteht aus Kopf, Schwanz und einem Verbindungsstück. Der Kopf enthält einen Kern mit dem genetischen Material des Vaters, umhüllt vom Akrosom, das hydrolytische Enzyme wie Proteasen, Säurephosphatasen, Hyaluronidase und Neuraminidase enthält. Dank dieser Enzyme kann das Spermium die *Corona radiata* und die *Zona pellucida* der Eizelle durchdringen und sie befruchten. Der Vorderteil des Schwanzes besteht aus Mitochondrien, die in einer Helixspirale angeordnet sind, um die Energie für die Schwimmbewegung des Schwanzes zur Verfügung zu stellen.

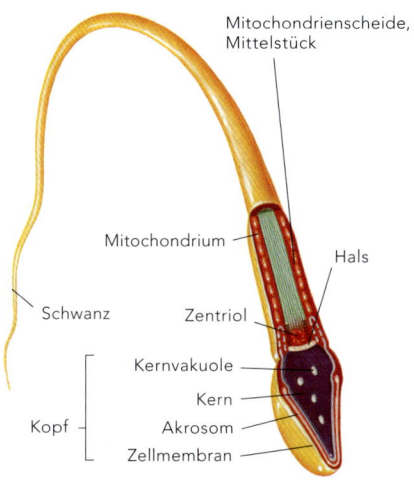

Mitochondrienscheide, Mittelstück

Mitochondrium

Hals

Schwanz

Zentriol

Kernvakuole

Kern

Kopf

Akrosom

Zellmembran

Ejakulatvolumen:	2–5 ml
Spermienkonzentration:	20–100 Millionen/ml
pH-Wert:	7,2–7,7
Prozentualer Anteil motiler Formen:	mehr als 60 %
Prozentualer Anteil abnormaler Formen:	weniger als 40 %
Fruktose:	224 mg/dl

Spermatogenese und Spermiogenese

SAMENZELLEN SIND DIE REIFEN MÄNN-lichen Fortpflanzungszellen. Eine davon verbindet sich mit der Eizelle der Frau, um einen Embryo hervorzubringen. Als Spermatogenese bezeichnet man die Produktion der Samenzellen in den Hoden. Diese hängen im Hodensack und werden über die Hodenarterie mit Blut versorgt. Da die optimale Temperatur für die Spermienproduktion einige Grad unter der des Körpers liegt, müssen sich die Hoden im Interesse der Fruchtbarkeit außerhalb des Körpers befinden.

Ein Venenplexus (Rankengeflecht) um jeden der beiden Hoden sorgt für die Kühlung des arteriellen Bluts, bevor es den Hoden erreicht (Gegenstromwärmetausch). Die Hoden sind zudem von je einer dichten Bindegewebsscheide (*tunica albuginea*) umgeben und durch Bindegewebssepta in Läppchen unterteilt. In den Läppchen befinden sich bis zu vier aufgewickelte Samenkanälchen, in denen die Spermien hergestellt werden.

Etwa 50 000 Spermien werden pro Minute produziert – von der Pubertät bis ins hohe Alter. Die Samenzellenproduktion hängt von einer schnellen Teilung der Keimzellen in den Hoden (Spermatogonien und Spermatozyten) ab. Dabei entstehen die Spermatiden (Spermatogenese) und aus diesen wiederum die Spermien (Spermiogenese). Sertoli-Zellen (Nährzellen) unterstützen die Spermatogenese, während das Gewebe um die Tubuli Leydig-Zellen enthält, die Testosteron produzieren.

Die Spermien durchlaufen das *Rete testis* im Bereich des *Mediastinum testis* und die *Ductuli efferentes* und erreichen schließlich den Kopf des Nebenhodens, wo sie für bis zu drei Monate eingelagert werden. Danach gelangen sie durch den Schwanz des Nebenhodens zum Samenleiter, um ejakuliert zu werden.

▶ **AUFBAU UND FUNKTION VON HODEN UND NEBENHODEN**

Die Spermien werden in den Wänden der Samenkanälchen produziert, indem Spermatogonien zu Spermatozyten, danach zu Spermatiden und schließlich zu Spermien umgewandelt werden. Darauf wandern sie durch das *Rete testis* (ein Netz von Tubuli) und die *Ductuli efferentes* bis in die Tubuli des Nebenhodens. Später gelangen sie über den Samenleiter in den letzten Abschnitt des männlichen Fortpflanzungstrakts.

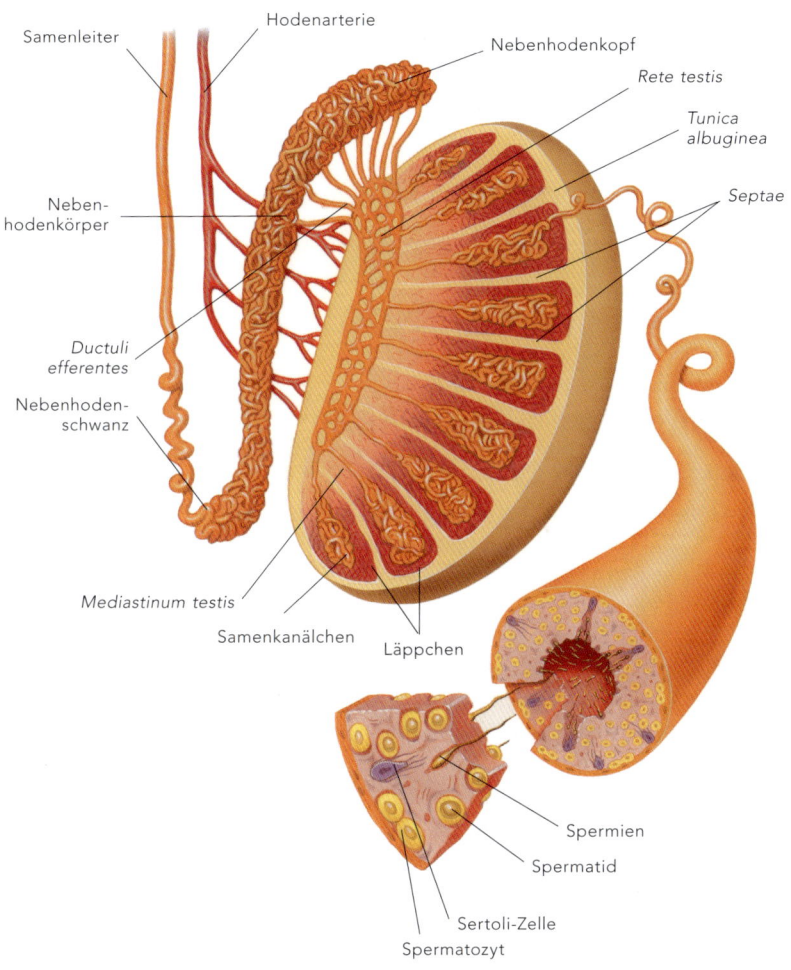

Samenleiter

Hodenarterie

Nebenhodenkopf

Rete testis

Tunica albuginea

Septae

Neben-
hodenkörper

Ductuli efferentes

Nebenhoden-
schwanz

Mediastinum testis

Samenkanälchen

Läppchen

Spermien

Spermatid

Sertoli-Zelle

Spermatozyt

Erektion und Ejakulation

BEI DER EREKTION WERDEN DIE KAVER-
nösen Räume im Penis unter Druck
mit Blut gefüllt. Ohne Erektion kann
der Penis nicht in die weibliche Vagina
eindringen und den Samen so nah wie
möglich am Gebärmutterhals platzieren.

Die Erektion wird vom Parasympathikus gesteuert. Zu Beginn der
Erektion weiten sich die kleinen
Arterien, die den Penis versorgen. Das
erhöht den Druck in den kavernösen
Räumen der beiden *Corpora cavernosa*
und des *Corpus spongiosum* des Penis.
Der Druckanstieg presst die blut-
abführenden Venen in der Peripherie
des Schwellkörpergewebes zusammen.
Durch eine Kombination aus gesteiger-
tem Zufluss und verringertem Abfluss
staut sich das Blut im Schwellkörpergewebe, bis die kavernösen Räume
prall mit Blut gefüllt sind und das
Schwellkörpergewebe starr wird.

Die Ejakulation steht unter der
Kontrolle des Sympathikus. Wird der
Penisschaft stimuliert, setzen die Re-
flexzentren im Kreuzabschnitt des Rückenmarks rhythmische Kontraktionen
im glatten Muskel des Samenleiters,
den männlichen akzessorischen Drüsen
und im Skelettmuskel um den *Bulbus
penis* in Gang. Diese rhythmischen

Kontraktionen stoßen die Spermien
und die Produkte der männlichen akzessorischen Drüsen (Prostata, Samenbläschen und Bulbourethraldrüsen)
durch Penis und äußere Harnröhrenöffnung aus. Der reife Penis hat eine
bewegliche Vorhaut, die die Eichel bedeckt und das Gleiten des Penis beim
Geschlechtsverkehr erleichtert. Die
Vorhaut kann resultierend aus sozialen
Gepflogenheiten oder religiösen Tra-
ditionen durch Beschneidung entfernt
werden.

▶ **AUFBAU UND FUNKTION
DES PENIS**

Der Penis besteht aus drei Schwellkörpern,
die sich unter Druck mit Blut füllen können.
Die beiden *Corpora cavernosa* des
Peniskörpers führen direkt zum Schwell-
körperschenkel an der Penisbasis und
tragen am meisten zu Druck und Steifheit
bei der Erektion bei. Das einzelne *Corpus
spongiosum* des Peniskörpers führt zum
Bulbus der Penisbasis und beherbergt
die Harnröhre. Das *Corpus spongiosum*
und der *Bulbus* versteifen sich während
der Erektion nicht ganz so stark, denn das
Ejakulat muss über die Harnröhre in ihrem
Zentrum zur Penisspitze befördert werden.

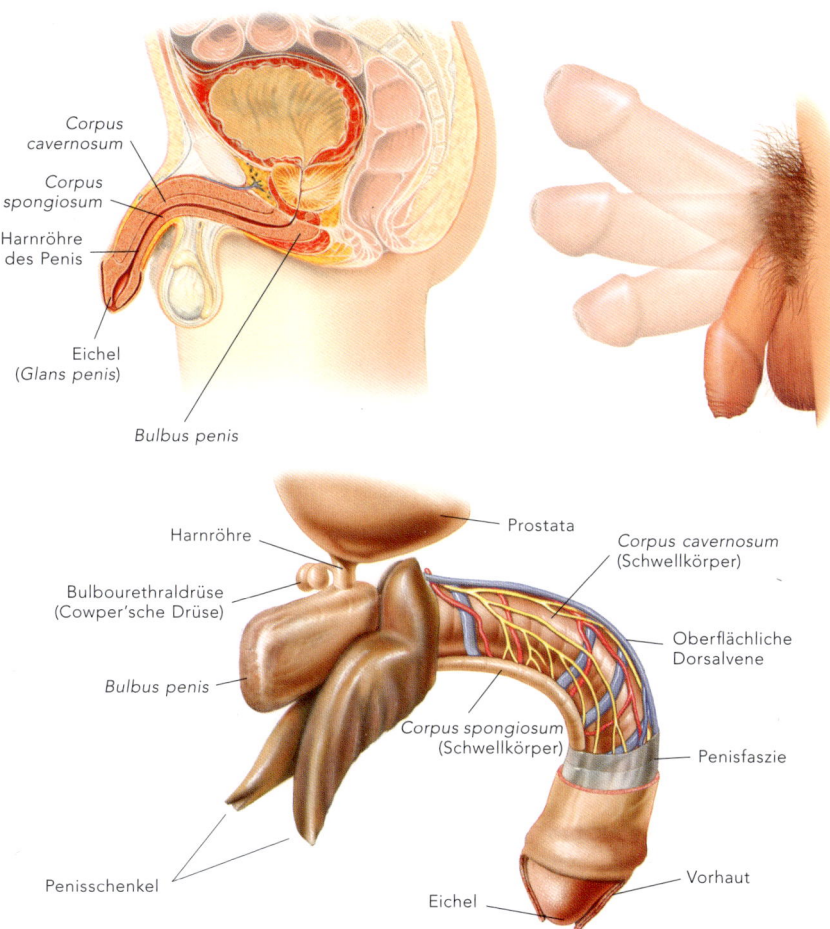

Corpus cavernosum

Corpus spongiosum

Harnröhre des Penis

Eichel (Glans penis)

Bulbus penis

Harnröhre

Bulbourethraldrüse (Cowper'sche Drüse)

Bulbus penis

Penisschenkel

Prostata

Corpus cavernosum (Schwellkörper)

Oberflächliche Dorsalvene

Corpus spongiosum (Schwellkörper)

Penisfaszie

Eichel

Vorhaut

Spermium trifft Eizelle: Befruchtung

BEI DER BEFRUCHTUNG VERSCHMILZT eine Samenzelle mit einer sekundären Eizelle zu einer Zygote. Die Spermien gelangen während der Ejakulation zum Gebärmutterhals, aber nur wenige erreichen das Innere der Gebärmutter. Die meisten werden vom säurehaltigen Milieu der Vagina zerstört, andere sind nicht in der Lage, den Schleimpfropf im Gebärmutterhalskanal zu durchdringen, wieder andere zerstört das Immunsystem der Frau.

Auch die Phase des weiblichen Zyklus spielt eine entscheidende Rolle für das Durchkommen der Spermien: Befindet sich die Frau gerade in der Proliferationsphase, sind die Östrogenwerte hoch und der Schleim im Gebärmutterhals dünn und wässrig. Somit fällt es den Spermien viel leichter, den weiblichen Fortpflanzungtrakt zu durchqueren. Befindet sich die Frau jedoch in der Sekretionsphase, sind die Progesteronwerte hoch und die Schleimhaut dick und schwer zu durchdringen.

Da die Eizellen sich bei ihrer Befruchtung oft in der Ampulle des Eileiters befinden, müssen die Spermien sehr weit vordringen. Aufgrund der Zeit, die die Spermien benötigen, um den Eileiter zu erreichen, ist die Befruchtung innerhalb eines Drei-Tage-Fensters meist erfolgreich: zwei Tage vor bis einen Tag nach dem Eisprung.

Trifft ein Spermium auf die Eizelle, brechen die Enzyme im Akrosom des Spermiums die Proteinbarriere um die Eizelle auf. Die Samenzelle verbindet sich mit der Plasmamembran der Eizelle und gibt den Kern des Spermiums in die Eizelle frei. Der Kern schwillt an, wird zum männlichen Pronukleus und schließt sich mit dem weiblichen Pronukleus der Eizelle zusammen. Die Chromosomen beider Pronuklei werden vermischt und bilden den Nukleus des neuen Embryos.

▶ **DER BEFRUCHTUNGSVORGANG**

Als Befruchtung bezeichnet man die Verschmelzung der Samenzelle mit der Eizelle zu einer Zygote (einem Prä-Embryo). Kommt der Kopf des Spermiums in Kontakt mit der *Corona radiata*, werden die Enzyme im Akrosom freigesetzt, um diese und die *Zona pellucida* zu durchstoßen. Das erfolgreiche Spermium, dem das gelungen ist , entlässt seinen Kern in das Innere der Eizelle, wo es den männlichen Pronukleus bildet, der sich mit dem weiblichen verbindet und den Nukleus der Zygote bildet.

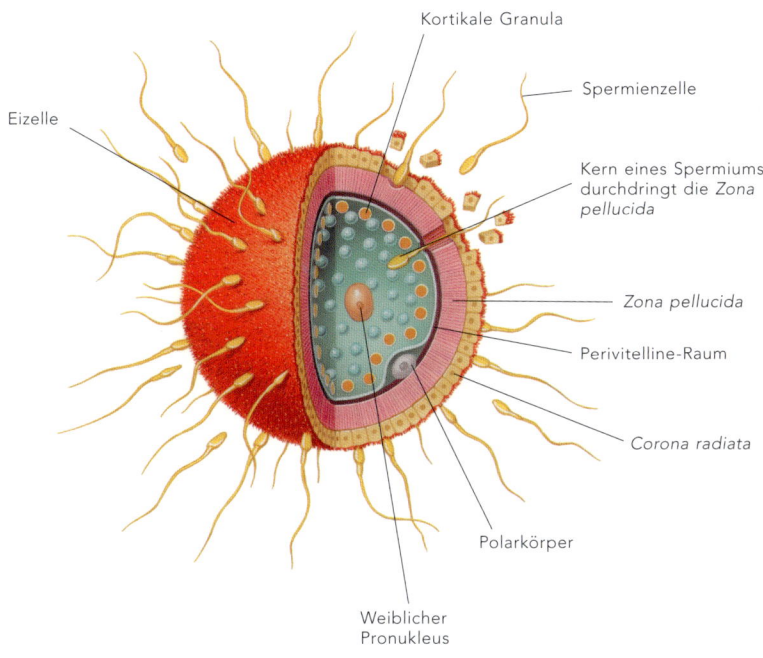

Kortikale Granula

Spermienzelle

Eizelle

Kern eines Spermiums durchdringt die *Zona pellucida*

Zona pellucida

Perivitelline-Raum

Corona radiata

Polarkörper

Weiblicher Pronukleus

Fruchtbarkeit und Verhütung

DIE FRUCHTBARKEIT ODER EMPFÄNG-
nisfähigkeit hängt vom Zusammenspiel
zahlreicher Faktoren ab. Als Unfruchtbarkeit bezeichnet man die Unfähigkeit
zur Schwangerschaft nach einem Jahr
ungeschützten Geschlechtsverkehrs. Zu
deren häufigen Gründen gehören unge-
nügende Motilität der Spermien, Sper-
mienantikörper im weiblichen Fortpflanzungstrakt oder Obstruktion des
weiblichen Fortpflanzungstrakts durch
eine vorherige Entzündungserkrankung
im Beckenbereich.

Empfängnisverhütungsmethoden
können in folgende Gruppen eingeteilt
werden: Verhalten, Barriere, hormo-
nell, intrauterin und permanent (Steri-
lisation). Verhaltensmethoden beruhen
darauf, keinen Geschlechtsverkehr
zu haben, wenn die Frau am frucht-
barsten ist. Dies erfordert periodische
Abstinenz und das Wissen, wann
der Eisprung stattfindet, so bei der
Rhythmusmethode. Barrieremethoden
gründen auf einer physischen Barriere
zwischen Spermien und Eizelle, z. B.
einem Kondom oder einer Portiokap-
pe. Sie werden oft in Verbindung mit
einem Spermizid angewandt.

Hormonelle Methoden wie die orale
Einnahme von Kontrazeptiva beruhen

▶ **VERHÜTUNGSMETHODEN**

Eine intrauterine Methode der Empfäng-
nisverhütung ist der Intrauterinpessar
(IUP). Der Fremdkörper von der Form einer
Spirale, eines T's oder einer 7 verhindert,
insbesondere mit Kupfer versetzt, die
Einnistung des Embryos in der Gebärmutterwand.

auf der Wirkung synthetischen Ös-
trogens und Progesterons, die eine
negative Rückkopplung auf den Hypothalamus und die Adenohypophyse
auslösen und so die Freisetzung der für
den Eisprung verantwortlichen Hormone verhindern. Bei intrauterinen
Methoden wird ein Pessar oder eine
Spirale in die Gebärmutter eingeführt,
um die Einnistung des Embryos zu
verhindern. Durch Hinzufügung von
Kupfer kann die Wirksamkeit der
Spirale erhöht werden. Permanente
Methoden sind chirurgische Eingriffe,
die entweder die Ejakulation von Spermien verhindern (Vasektomie) oder
die Spermien am Erreichen der Eizelle
hindern (Tubenligatur).

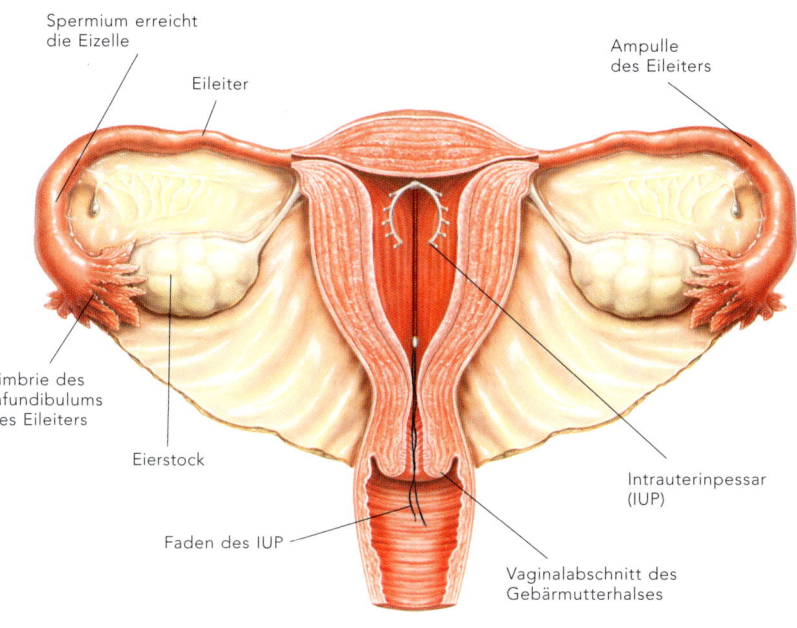

Spermium erreicht
die Eizelle

Eileiter

Ampulle
des Eileiters

Fimbrie des
Infundibulums
des Eileiters

Eierstock

Intrauterinpessar
(IUP)

Faden des IUP

Vaginalabschnitt des
Gebärmutterhalses

Die Funktion der Plazenta

DIE PLAZENTA VERSORGT DEN FÖTUS AB etwa der achten Woche seiner Entwicklung in der Gebärmutter. Sie ist das Organ, in dem der Austausch von Sauerstoff, Nährstoffen und Abfallprodukten zwischen Mutter und Fötus stattfindet. Des Weiteren ist sie für die Produktion von Hormonen verantwortlich, die die Schwangerschaft nach der zwölften Woche unterstützen. Die Nabelschnur verbindet die Mitte der Plazenta mit dem Fötus und führt eine einzige Nabelvene, die sauerstoffreiches Blut von der Plazenta zum Fötus transportiert, und zwei Nabelarterien, die sauerstoffarmes Blut vom Fötus zur Plazenta befördern. Einige Substanzen wie Sauerstoff oder Kohlendioxid durchqueren die Plazentabarriere durch einfache Diffusion an einem Konzentrationsgefälle, andere, so Nährstoffe wie Glukose und Aminosäuren, müssen mithilfe spezieller Trägerstoffe transportiert werden.

Die Plazenta funktioniert zugleich auch als endokrines Organ. Zu Beginn des dritten Schwangerschaftsmonats übernimmt die Plazenta die Östrogen- und Progesteronproduktion vom Gelbkörper des Eierstocks. Sie bildet auch humanes Plazentalaktogen und Prolaktin, die beide die Milchdrüsen auf das Stillen nach der Geburt vorbereiten. Auch das Hormon Relaxin, das die Gelenke und Bänder des Beckens lockert, damit der Fötus den Geburtskanal leichter durchqueren kann, werden von der Plazenta produziert.

Wächst die Plazenta im falschen Teil der Gebärmutter, z. B. über der Gebärmutterhalsöffnung, kann das katastrophale Folgen haben, denn während der Wehen wird die Plazenta von der Gebärmutterwand abgestoßen, bevor der Fötus sicher zur Welt kommt.

▶ **AUFBAU UND FUNKTION DER PLAZENTA**

Die Plazenta ist ein Organ, das vom Embryo gebildet wird, um Nährstoffe aus der Wand der Gebärmutter zu erhalten. Ihre grundlegenden Elemente sind die chorionischen Villi, die kleine Verzweigungen fötaler Gefäße enthalten (Zweige der Nabelarterien) und in sauerstoff- und nährstoffreichem Mutterblut gebadet werden. Der Gas- und Nährstoffaustausch geschieht zwischen dem fötalen Blutkreislauf und dem Mutterblut, das fötale Blut wird über die Nabelvene zurückgeführt.

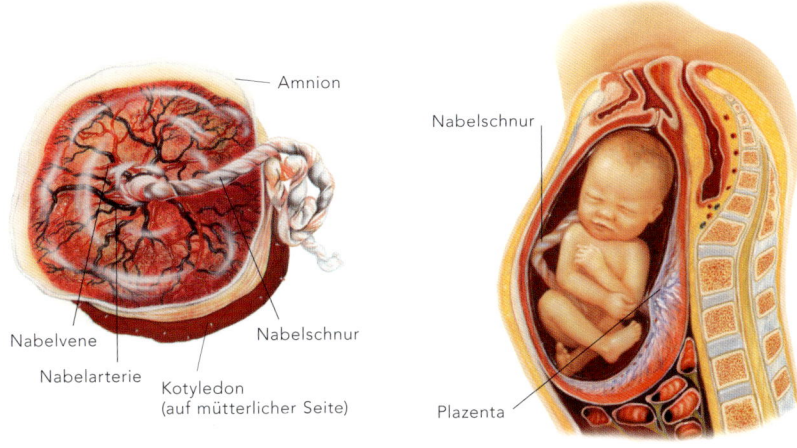

Amnion

Nabelschnur

Nabelvene

Nabelarterie

Nabelschnur

Kotyledon
(auf mütterlicher Seite)

Plazenta

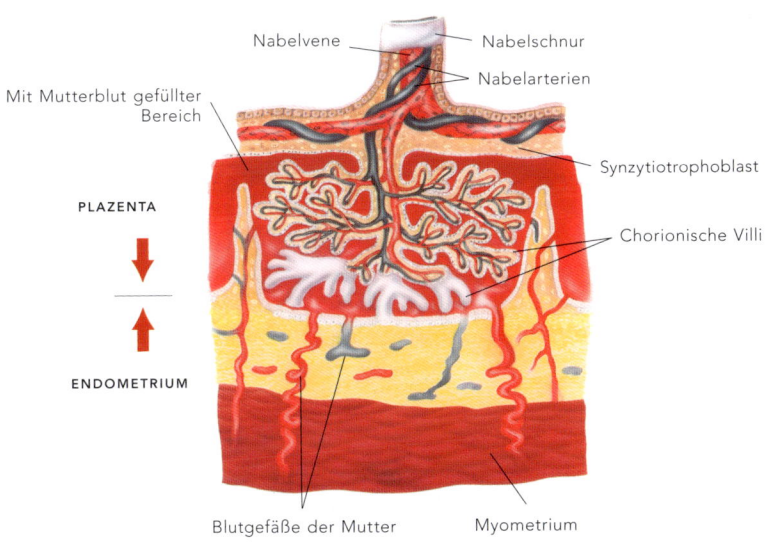

Nabelvene

Nabelschnur

Nabelarterien

Mit Mutterblut gefüllter
Bereich

Synzytiotrophoblast

PLAZENTA

Chorionische Villi

ENDOMETRIUM

Blutgefäße der Mutter

Myometrium

Steuerung der Schwangerschaft

DIE SCHWANGERSCHAFT MUSS ÜBER 40 Wochen bei wechselndem Hormonmilieu erhalten werden. In den ersten zwei Wochen der Entwicklung produziert der Gelbkörper des Eierstocks dazu Progesteron und fördert die Absonderung von Nährstoffen (Gebärmuttermilch) aus den Drüsen des Endometriums. Der sich entwickelnde Embryo muss sich in der Gebärmutterwand einnisten und mit der Produktion von humanem Choriongonadotropin (hCG) beginnen, das den Gelbkörper nicht absterben lässt. Nistet sich der Embryo nicht ein, degeneriert der Gelbkörper und der nächste Menstruationszyklus beginnt.

Die Ausschüttung des hCG setzt sich über zwei Monate fort und verhindert den Beginn neuer Menstruationszyklen. Nach zwei Monaten lässt sie nach, denn der Gelbkörper wird nicht länger benötigt. An diesem Punkt übernimmt die Plazenta als Östrogen- und Progesteronquelle, die die Gebärmutterschleimhaut bis zum Zeitpunkt der Geburt erhält.

Zu den Veränderungen im Körper der Mutter während der Schwangerschaft gehören: Ausdehnung der Gebärmutter, um dem wachsenden Fötus genug Platz zu bieten, und Verdickung der Gebärmutterwand; Wachstum des Drüsengewebes in den Brüsten und Entwicklung zusätzlicher glandulärer Alveolen unter dem Einfluss von Prolaktin; Zunahme der Herzleistung und des Blutvolumens bei gleichzeitiger leichter Senkung der Population roter Blutkörperchen (niedrigerer Hämatokrit); Steigerung der Empfindlichkeit des Kohlendioxidsensors im Mark, sodass Frequenz und Tiefe der Lungenventilation erhöht werden; gesteigerter Bedarf an Proteinen, Kalorien, Calcium, Eisen und Folsäure; Anstieg der glomerulären Filtrationsrate in den Nieren um 50 Prozent; Pigmentierung um die Augen und an den Wangenknochen (Chloasma).

Während der Schwangerschaft treten auch bedeutende anatomische Veränderungen auf. Dazu gehören die Lockerung der Beckenstrukturen unter dem Einfluss von Relaxin und die Verlagerung der Bauch- und Beckenorgane, damit die ausgedehnte Gebärmutter Platz findet. Die Verlagerung des Brustkorbs kann die Atmung einschränken.

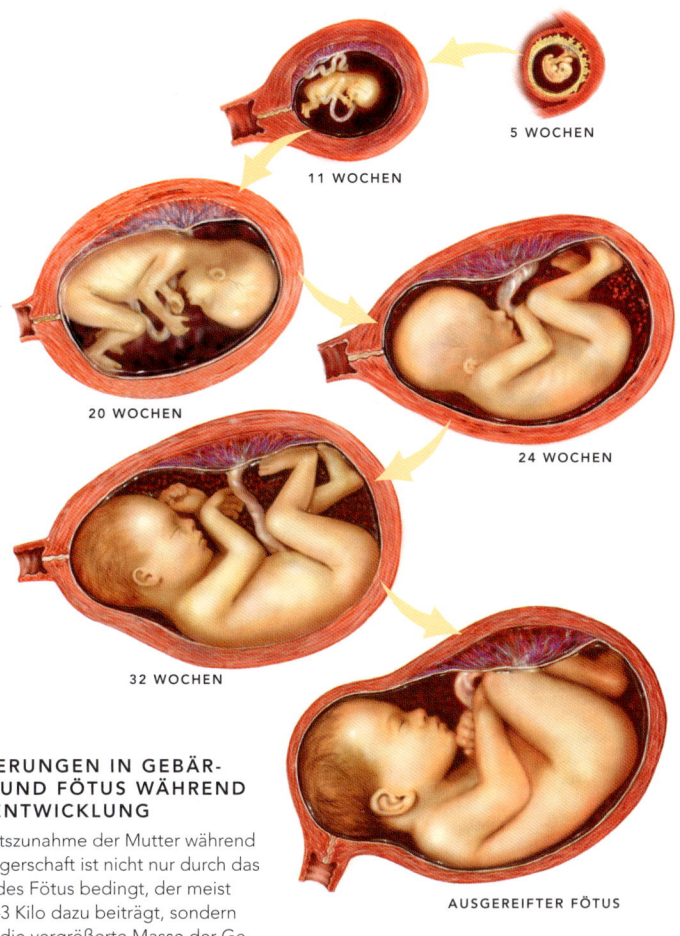

5 WOCHEN

11 WOCHEN

20 WOCHEN

24 WOCHEN

32 WOCHEN

AUSGEREIFTER FÖTUS

▶ **VERÄNDERUNGEN IN GEBÄR-
MUTTER UND FÖTUS WÄHREND
SEINER ENTWICKLUNG**

Die Gewichtszunahme der Mutter während
der Schwangerschaft ist nicht nur durch das
Wachstum des Fötus bedingt, der meist
nur mit 2,5–3 Kilo dazu beiträgt, sondern
auch durch die vergrößerte Masse der Gebärmutterwand (mehr als ein Kilo) und die
Plazenta, wie hier dargestellt. Am Ende der
Schwangerschaft wiegen die Gebärmutter
und ihr Inhalt um die zehn Kilo.

Die Geburt: Ablauf und Steuerung

DIE GEBURT WIRD IM GRUNDE GENOMmen vom Fötus eingeleitet. Die fötale Nebenniere produziert während ihrer Reifung Cortisol, das die mütterliche Plazenta zur Absonderung großer Mengen Östrogen stimuliert. Aufgrund des hohen Östrogenspiegels bilden die glatten Muskelzellen der Gebärmutter (Myometrium) Oxytocin-Rezeptoren an ihren Oberflächen aus. Das im Körper zirkulierende Oxytocin reizt das Myometrium zu unregelmäßigen Braxton-Hicks-Kontraktionen (Vorwehen).

Kurz vor der Geburt produzieren die Hypothalami von Fötus und Mutter mehr Oxytocin, das die Plazenta zur Produktion von Prostaglandinen anregt. Diese weiten den Gebärmutterhals und erhöhen im Verbund mit dem Oxytocin Stärke und Frequenz der Gebärmutterkontraktionen. Dabei wirkt eine positive Rückkopplung: Die Dehnung des Gebärmutterhalses durch die Kontraktionen der Gebärmutter regt die Freisetzung von noch mehr Oxytocin und Prostaglandinen an, was wiederum die Gebärmutterkontraktionen verstärkt.

Die Wehen werden in drei Phasen unterteilt. In der Eröffnungsphase öffnet sich der Gebärmutterhals allmählich auf zehn Zentimeter. Dies wird durch Kontraktionswellen erreicht, die sich von den oberen Bereichen der Gebärmutter in Richtung ihres Halses ausbreiten. Dadurch wird das Gebärmutterhalsgewebe nach und nach aufwärts gezogen und dünner. Ist der Gebärmutterhals vollständig geöffnet, beginnt die Austreibungsphase. Starke Gebärmutterkontraktionen drücken den Kopf des Fötus in den vaginalen Geburtskanal und weiter nach außen. Das Hervortreten von Kopf und Körper des Fötus sowie eines Teils der Nabelschnur markieren das Ende der Austreibungsphase. Die Endphase ist die Nachgeburt, bei der sich die Plazenta (Nachgeburt) von der Gebärmutterwand löst und nach außen abgestoßen wird.

▸ **DER GEBURTSVORGANG**

Die Geburt beginnt mit der Weitung bzw. Öffnung des Gebärmutterhalses (erste Phase), die etliche Stunden dauert. Ist der Gebärmutterhals geöffnet (Abbildung Mitte links), können sich Kopf und Körper durch den Geburtskanal bewegen und entbunden werden (zweite Phase). In der dritten Phase wird die Plazenta abgestoßen.

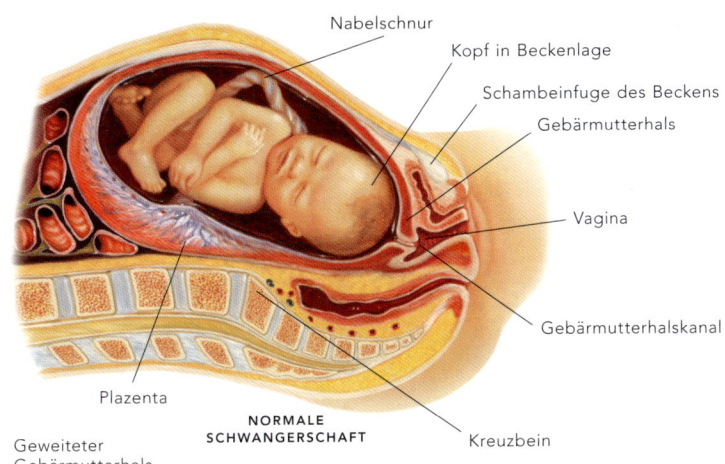

Nabelschnur

Kopf in Beckenlage

Schambeinfuge des Beckens

Gebärmutterhals

Vagina

Gebärmutterhalskanal

Plazenta

Kreuzbein

**NORMALE
SCHWANGERSCHAFT**

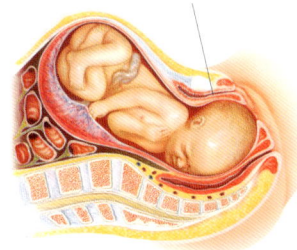

Geweiteter
Gebärmutterhals

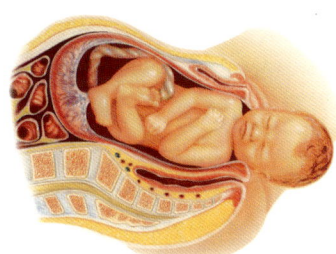

VORTRETEN DES KOPFES

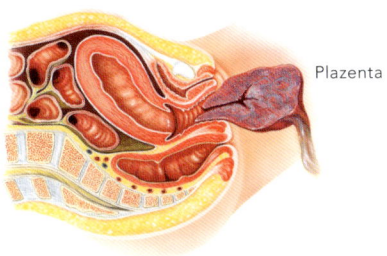

Plazenta

**AUSSTOSSUNG DER
PLAZENTA**

Wachstum der weiblichen Brust und Laktation

DIE WEIBLICHEN BRÜSTE (MILCHDRÜ-sen) gehören als modifizierte Schweiß-drüsen wie Haut und Haare zum Integumentsystem, sind aber aufgrund ihrer Funktion eng mit der Fortpflanzung verbunden. Sie produzieren die Milch für das Neugeborene und den Säugling. Jede Brust besteht aus 15–25 Lappen, die von einer zentralen Brustwarze und ihrem Vorhof ausgehen. Die Lappen sind in Läppchen mit drüsenartigen Alveolen unterteilt, die während der Stillzeit Milch produzieren. Die Myoepithelzellen um die Alveolen ziehen sich bei Reizung durch Oxytocin zusammen, um Milch auszustoßen. Letztere fließt durch die Milchgänge in die Milchsäckchen hinter dem Warzenvorhof und tritt beim Stillen aus der Brustwarze aus.

In den letzten Schwangerschafts-monaten regen Östrogen und Proges-teron aus der Plazenta sowie humanes Plazentalaktogen die Produktion von Prolaktin in der Adenohypophyse an. Prolaktin und Östrogen bereiten die Brust auf das Stillen vor, indem sie das Wachstum der Alveolen in der Brust und die Verzweigung der Milchgänge stimulieren.

Nach der Geburt sondern die Brüste eine dicke gelbliche Flüssigkeit ab (Kolostrum, Vormilch), die reich an Proteinen und Antikörpern ist. Sie immunisiert das Neugeborene passiv und schützt es gegen Pathogene, die Durchfall verursachen. Die richtige Muttermilch setzt wenige Tage nach der Geburt ein und wird durch einen Milchflussreflex aus der Brust ausgestoßen. Der Reflex steht unter Kontrolle des Oxytocins aus Hypothalamus und Neurohypophyse. Das Saugen an den Brustwarzen reizt die sensorischen Nerven zum Rückenmark, die diese Informationen an den Hypothalamus übermitteln. Dies löst die Freisetzung von Oxytocin aus, das wiederum die Kontraktion der Myoepithelzellen und damit den Ausstoß der Milch aus der Brust bewirkt.

▸ **AUFBAU DER BRUST**

Die Milch wird in den Läppchen der Milch-drüsen (Brüste) produziert. Sie fließt durch die Milchgänge und sammelt sich in den Milchsäckchen tief im Warzenvorhof. Wenn nun das Baby an der Brustwarze saugt, stimuliert dies den Ausstoß der Milch aus den Milchsäckchen und aus der Brustwarze. Die Cooper-Bänder stützen die Brust.

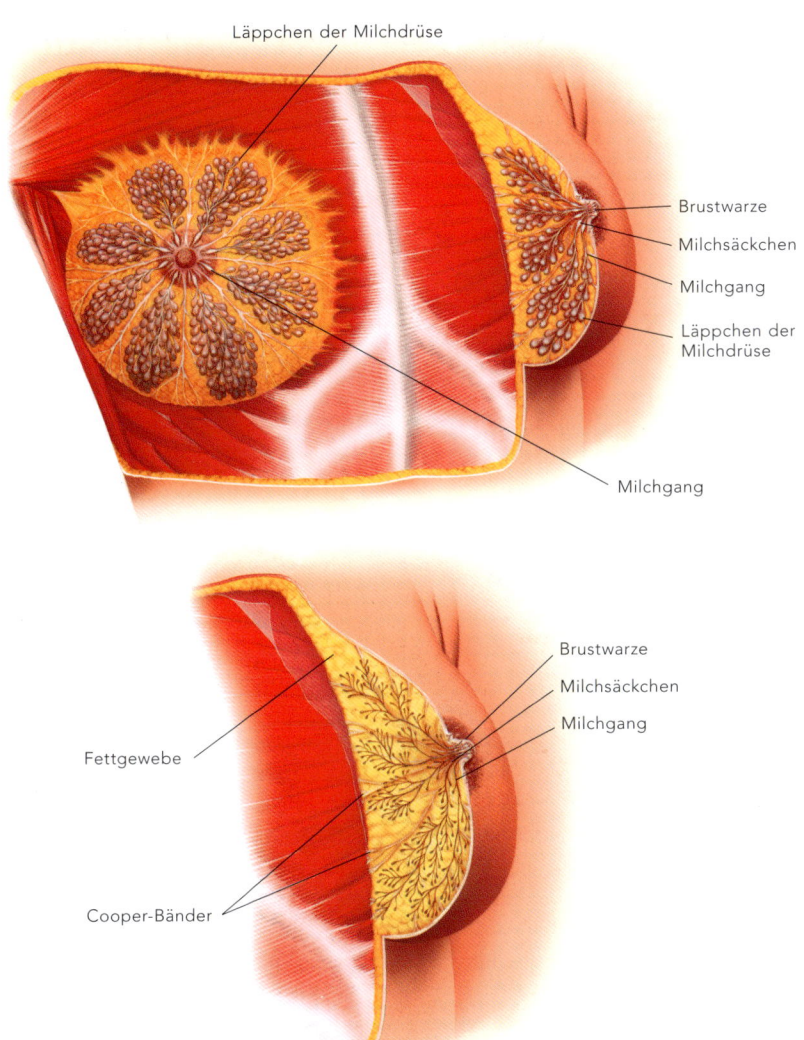

Läppchen der Milchdrüse

Brustwarze

Milchsäckchen

Milchgang

Läppchen der Milchdrüse

Milchgang

Brustwarze

Milchsäckchen

Milchgang

Fettgewebe

Cooper-Bänder

Herausbildung des biologischen Geschlechts vor der Geburt

DIE BILDUNG DER GESCHLECHTSORGANE hängt bei beiden Geschlechtern zunächst von den Chromosomen in den Zellen des Embryos ab. Zum normalen Erscheinungsbild des menschlichen Chromosomensatzes (Karyotyp) gehören 22 Paare geschlechtsunspezifischer (Autosomen) sowie zwei Geschlechtschromosomen (Karyotyp 46,XX bei der Frau und 46,XY beim Mann).

Die Vorläufer der Geschlechtszellen sind Urkeimzellen, die beim Embryo nach vier Wochen erstmals in der Wand des Dottersacks zu erkennen sind. Nach sechs Wochen wandern diese Keimzellen zur hinteren Wand und bilden Zellklumpen in den Genitalleisten aus, aus denen sich später die Hoden bzw. Eierstöcke entwickeln. Anfangs bestehen die geschlechtsneutralen Gonaden aus äußerer Rinde und innerem Mark, aber nach sieben Wochen beginnen sich Hoden und Eierstöcke auf eigenen Bahnen zu entwickeln.

Beim männlichen Embryo und später Fötus degeneriert die Rinde, während das Mark sich zum Hoden entwickelt. Dieser Vorgang wird vom Hoden-determinierenden Faktor (TDF), einem Protein auf dem geschlechtsbestimmenden Bereich des Y-Chromosoms (SRY), gesteuert. In der achten Woche der Entwicklung beginnen die Leydig-Zellen des Hodens mit der Produktion von Testosteron, um die Entwicklung der äußeren Genitalien voranzutreiben (siehe Abbildungen). Das Hodenleitband (*gubernaculum testis*) dient den Hoden als Führungsstruktur bei ihrer Wanderung zur sich entwickelnden Skrotalwulst, wo sie bei der Geburt ankommen.

Beim weiblichen Embryo und später Fötus degeneriert das Mark der geschlechtsneutralen Gonade und die Rinde entwickelt sich zum Eierstock. Die Urkeimzellen teilen sich und bilden die primären Eizellen. Somit wird die Zahl der Eizellen, die bei der Frau im fortpflanzungsfähigen Alter heranreifen können, schon früh im fötalen Leben festgelegt. Da keine Androgene wirken, entwickelt sich der embryonische Genitalhöcker zur Klitoris, während die Labioskrotalschwellungen die Schamlippen zu beiden Seiten der Vaginalöffnung bilden.

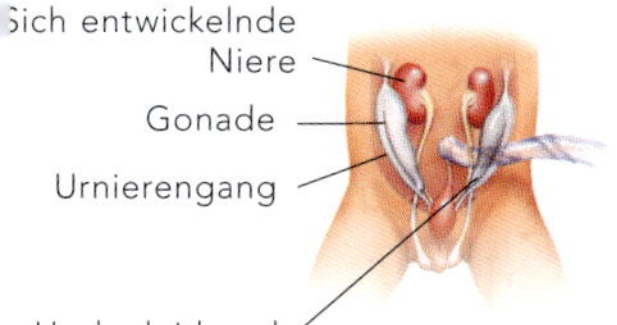

sich entwickelnde
Niere

Gonade

Urnierengang

Hodenleitband   **7 WOCHEN**

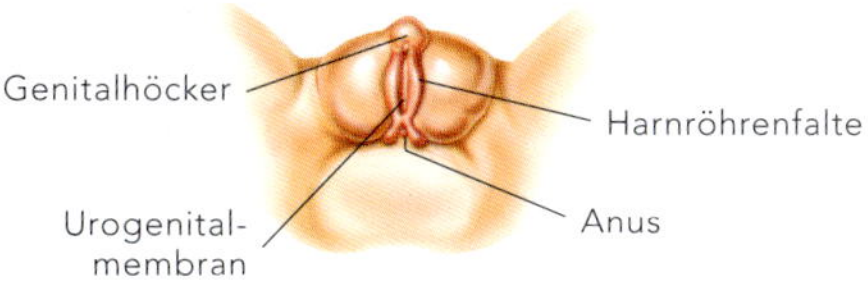

Genitalhöcker

Harnröhrenfalte

Urogenital-
membran

Anus

UNDIFFERENZIERT

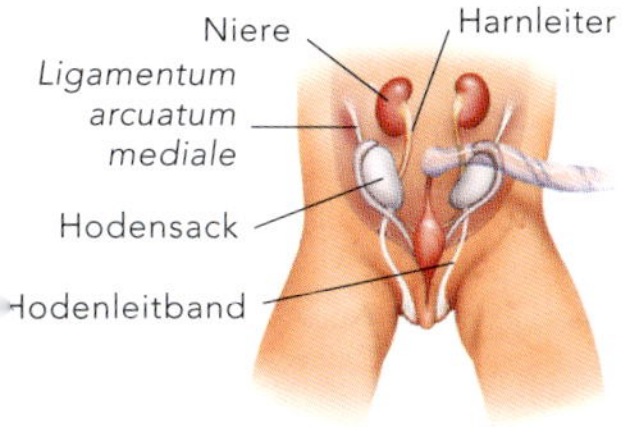

Niere   Harnleiter

*Ligamentum
arcuatum
mediale*

Hodensack

Hodenleitband

16 WOCHEN

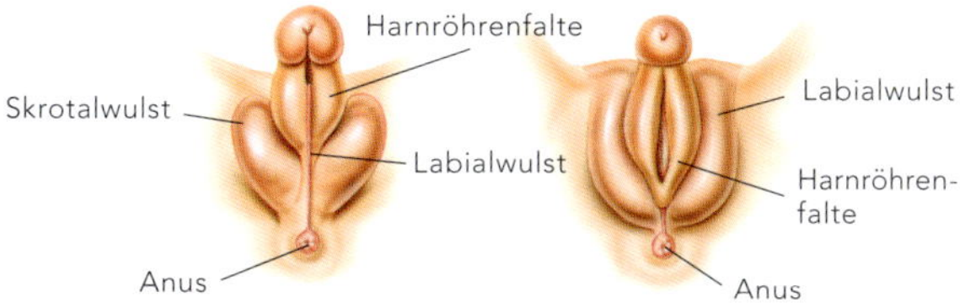

Harnröhrenfalte

Skrotalwulst

Labialwulst

Anus

MÄNNLICH   **12 WOCHEN**

Labialwulst

Harnröhren-
falte

Anus

WEIBLICH

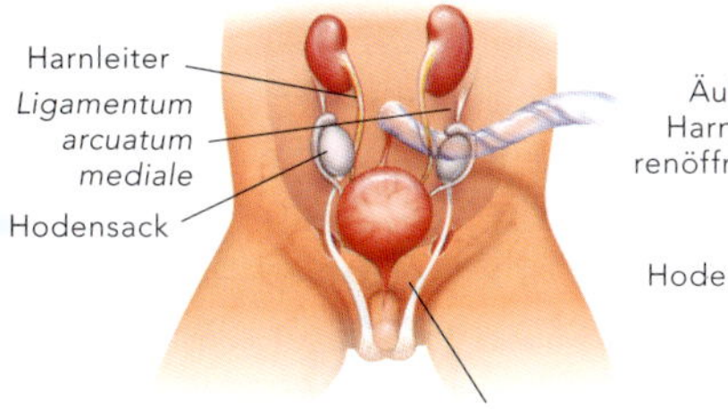

Harnleiter

*Ligamentum
arcuatum
mediale*

Hodensack

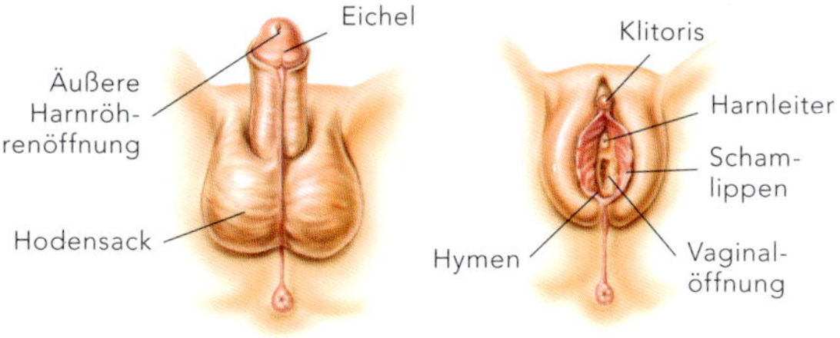

Eichel

Äußere
Harnröh-
renöffnung

Hodensack

Klitoris

Harnleiter

Scham-
lippen

Hymen

Vaginal-
öffnung

30 WOCHEN   Hodenleitband

VOLL ENTWICKELT

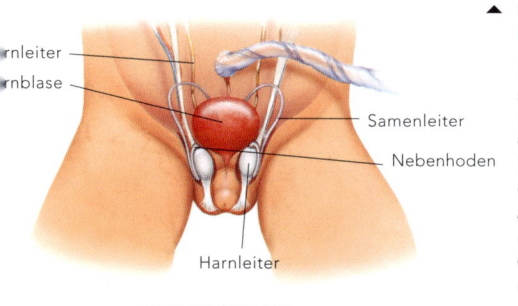

rnleiter

rnblase

Samenleiter

Nebenhoden

Harnleiter

VOLL ENTWICKELT

▲ **ENTWICKLUNG
DER GENITALIEN**

Beim männlichen Fötus entwickeln
sich die Hoden an der hinteren
Bauchwand und wandern bis zur
Geburt zum Skrotum (linksseitige
Spalte der Abbildungen). Die äußeren
Genitalien beider Geschlechter (Abbildungen rechts) entwickeln sich durch
unterschiedliches Wachstum des
Genitalhöckers (zu Penis oder Klitoris)
und der Genitalwülste (zu Hodensack
oder den äußeren Schamlippen).

Intersexualität und Geschlechtschromosomen

ALS INTERSEXUALITÄT BEZEICHNET MAN Geschlechtsmerkmale, die nicht mit der Zweiteilung in männlich und weiblich zu erfassen sind. Diese Variationen bei der Entwicklung der Geschlechtsorgane sind auf Chromosomenabweichungen und/oder genetisch bedingte Veränderungen der Hormonempfindlichkeit von Geweben zurückzuführen.

Das Klinefelter-Syndrom betrifft Männer mit überzähligem X-Chromosom (Karyotyp 47,XXY). Sie sind phänotypisch männlich, verfügen somit infolge des Y-Chromosoms über die äußeren männlichen Geschlechtsorgane, haben jedoch kleine Hoden, einen niedrigen Testosteron- und einen hohen Östrogenspiegel. Aufgrund des niedrigen Testosteronspiegels sowie der fehlenden negativen Rückkopplung auf den Hypothalamus und die Adenohypophyse ist der FSH-Spiegel im Blut hoch. Der hohe Östrogenspiegel verursacht die Brustbildung (Gynäkomastie).

Beim Ulrich-Turner-Syndrom (Karyotyp 45,XO) führt das fehlende zweite X-Chromosom dazu, dass sich die Eierstöcke nicht ausbilden. Da nur wenig oder gar kein Östrogen produziert wird und die negative Rückkopplung auf den Hypothalamus und die Adenohypophyse fehlt, ist der FSH-Spiegel im Blut hoch. Menschen mit Ulrich-Turner-Syndrom sind phänotypisch weiblich, zeigen jedoch keinerlei sekundäre Geschlechtsmerkmale, d. h. Brust und Schambehaarung bilden sich nicht. Sie sind von kleinem Wuchs, haben eine breite Brust und seitliche Halsfalten.

Zu den weiteren Syndromen gehören Störungen der chemischen Signalgebung, die für die Herausbildung der Genitalien beim Embryo verantwortlich ist. Bei der Androgenresistenz (AIS) verfehlen die Androgene ihre Wirkung, sodass ein gemäß seinen Chromosomen normaler Mann keine äußeren männlichen Geschlechtsteile ausbildet und die Hoden im Bauchraum verbleiben. Beim Mayer-Rokitansky-Küster-Hauser-Syndrom sind Gebärmutter, Gebärmutterhals und obere Vagina nicht vorhanden.

▶ **VARIATIONEN DER GESCHLECHTSCHROMOSOMEN**

Das Ulrich-Turner-Syndrom wird durch das Fehlen des zweiten X-Chromosoms hervorgerufen. Die betroffene Person ist deshalb phänotypisch weiblich, verfügt aber über keine sekundären Geschlechtsmerkmale.

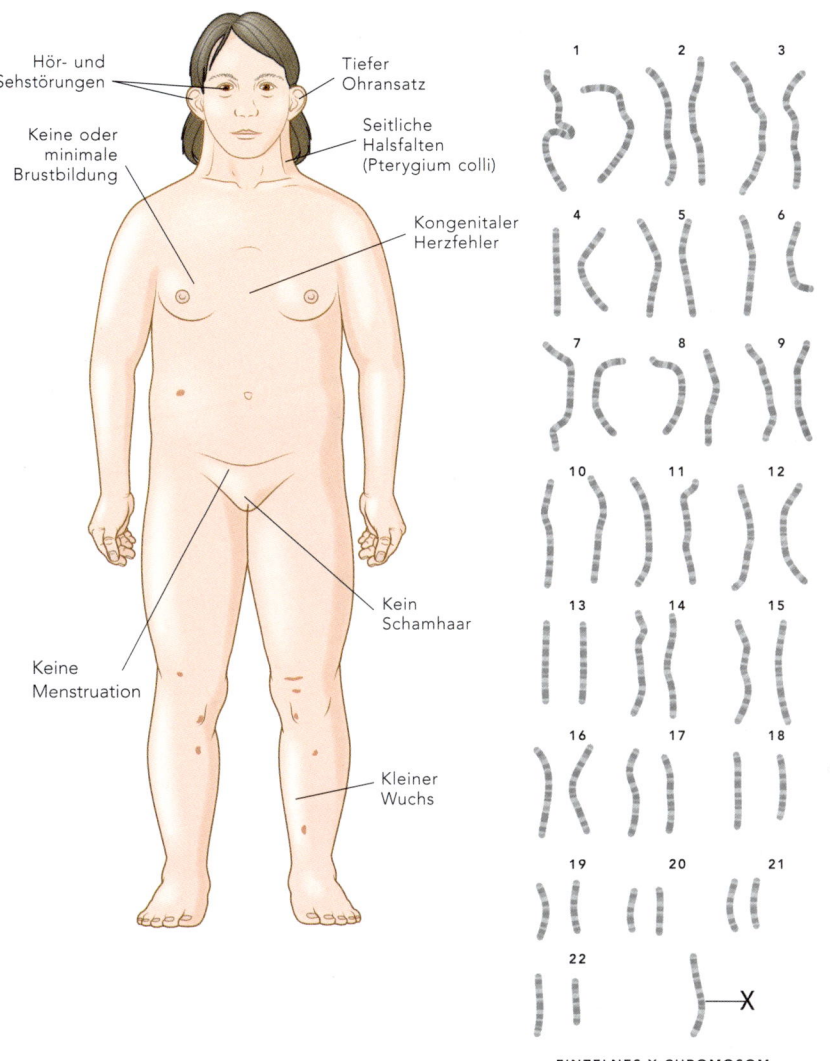

Hör- und
Sehstörungen

Keine oder
minimale
Brustbildung

Tiefer
Ohransatz

Seitliche
Halsfalten
(Pterygium colli)

Kongenitaler
Herzfehler

Kein
Schamhaar

Keine
Menstruation

Kleiner
Wuchs

1   2   3

4   5   6

7   8   9

10   11   12

13   14   15

16   17   18

19   20   21

22   X

EINZELNES X-CHROMOSOM

Pubertät und Geschlechtsreifung

DIE PUBERTÄT BEGINNT FÜR DIE MEISTEN Mädchen im Alter von 9–11 Jahren. Dies kann aber z. B. aufgrund des Ernährungszustandes auch abweichen. Das Schlüsselereignis, das die Pubertät auslöst, ist die Produktion von mehr Östrogen und Progesteron in den Eierstöcken. Kurz vor der Pubertät wird der Hypothalamus weniger empfindlich gegenüber der negativen Rückkopplung durch Östrogen und Progesteron. In der Folge steigt der Spiegel des Gonadotrophin-Releasing-Hormons an, was wiederum die Produktion des follikelstimulierenden Hormons und des luteinisierenden Hormons in der Adenohypophyse und die Östrogen- und Progesteronproduktion in den Eierstöcken ankurbelt.

Diese Hormone sorgen für die Ausprägung der sekundären Geschlechtsmerkmale der reifen Frau: Die Brüste wachsen, Scham- und Achselbehaarung bilden sich aus, und das Fettgewebe verteilt sich wie bei Frauen üblich in den Brüsten sowie um die Hüften und Oberschenkel. Da auch das Skelett wächst, nimmt die Körpergröße zu, und das Becken weitet sich. Die gesteigerte Aktivität der Talgdrüsen in der Haut kann zu Akne führen. Die erste Menstruationsblutung (Menarche) tritt meist etwa zwei Jahre nach Beginn der Pubertät ein.

Bei Jungen steigt im Alter von etwa elf Jahren die Testosteronabsonderung durch die Hoden, da die Empfindlichkeit des Hypothalamus auf negative Rückkopplung sich vermindert. Die Pubertät beginnt im Alter von 12–14 Jahren, wenn die Jungen sekundäre Geschlechtsmerkmale ausbilden: Scham-, Achsel- und Gesichtsbehaarung bilden sich; die Körperbehaarung im Allgemeinen nimmt zu; Muskelmasse und Skelett wachsen; der Kehlkopf vergrößert sich und der Stimmbruch tritt ein; der Penis vergrößert sich; die Haut wird dicker und die Aktivität der Talgdrüsen nimmt zu (kann Akne verursachen). Die Spermienproduktion beginnt einige Jahre nach dem Einsetzen der Pubertät.

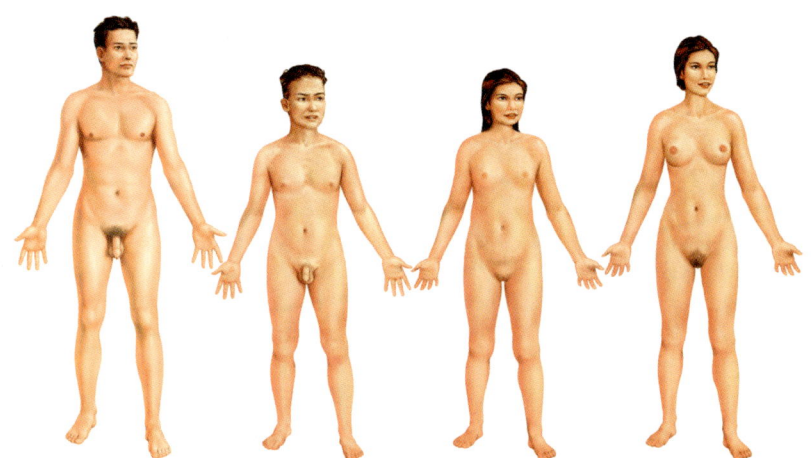

JUNGE, 17 JAHRE

Die Hauptmerkmale der männlichen Pubertät sind Gesichts- und Schambehaarung und stärkere Körperbehaarung sowie das Anwachsen von Hoden und Penis. Auch der Kehlkopf wächst und bildet den »Adamsapfel« an der Vorderseite des Halses.

JUNGE, 12 JAHRE

Die Pubertät beginnt beim Mann etwa zwei Jahre später als bei der Frau. Im Alter von zwölf Jahren hat ein Junge wenig oder gar keine Körperbehaarung, einen kleinen Penis und kleine Hoden. Er wirkt noch kindlich.

MÄDCHEN, 10 JAHRE

Wenig oder gar keine Brustbildung und keine Schambehaarung. Das Erscheinungsbild in diesem Alter ist beinahe knabenhaft.

MÄDCHEN, 17 JAHRE

Vollständig ausgebildete Brüste, Behaarung um die Vulva und Weitung der Hüften sind die äußerlich sichtbaren Hauptmerkmale der weiblichen Pubertät.

▲ **KÖRPERLICHE VERÄNDERUNGEN**

Bei beiden Geschlechtern äußert sich die Pubertät durch das Auftreten sekundärer Geschlechtsmerkmale. Bei Jungen sind dies z. B. erhöhte Muskelmasse, Peniswachstum, tiefere Stimme, Schambehaarung, bei Mädchen z. B. Brustwachstum, Fettablagerung nach weiblichem Muster und Schambehaarung.

Der Kohlenhydratstoffwechsel

DIE KOHLENHYDRATE IN DER NAHRUNG teilen sich in Monosaccharide und Disaccharide, d. h. einfache Zucker in Obst, Milcherzeugnissen, Rohrzucker und Süßwaren, und Polysaccharide, d. h. komplexe Kohlenhydrate in Reis, Teigwaren, Brot, Kartoffeln, Gemüse oder Glykogen in Fleisch auf. Komplexe Kohlenhydrate wie Maltose und Glykogen werden zu Einfachzuckern aufgespalten, die durch die Dünndarmwand aufgenommen werden.

Manche Kohlenhydrate, die Ballaststoffe, sind für Menschen unverdaulich, weil ihnen die notwendigen Enzyme zum Zersetzen von Zellulose fehlen. Unlösliche Ballaststoffe, wie sie in Vollkorngetreide, Obstschalen, Kleie und einigen Gemüsesorten vorkommen, können nicht verdaut werden und durchlaufen den Darm unverändert. Lösliche Ballaststoffe, wie sie in Fruchtfleisch, Hafer und Gemüse vorkommen, können von den Darmbakterien teilweise verdaut werden und sind oft förderlich. Sie verringern z. B. den Cholesterinspiegel im Blut.

Aktuellen Empfehlungen zufolge sollten 45–65 Prozent der Nährstoffe aus Kohlenhydraten stammen – womöglich größtenteils aus Polysacchariden.

Glukose ist ein unentbehrlicher Nährstoff für das Gehirn. Für einen stabilen Glukosespiegel sorgt die Homöostase.

Kohlenhydrate sind nicht nur lebenswichtige Energiequellen, sondern dienen auch der Produktion zahlreicher Strukturmoleküle wie Glykoproteine. Dagegen haben industriell verarbeitete, mit Einfachzuckern gesättigte Lebensmittel einen geringen Nährwert (»leere Kalorien«). Ist ihr Anteil an der täglichen Kost zu hoch, führt dies zu Fettleibigkeit. Der Glukosespiegel im Blut wird durch die Hormone Insulin und Glukagon reguliert, die den Blutzucker im Verbund im optimalen Bereich von 72–126 mg/dl (4–7 mmol/l) halten.

▶ **DER KOHLENHYDRATSTOFF-WECHSEL IM KÖRPER**

Kohlenhydrate sind eine Hauptenergiequelle für den Körper und besonders wichtig für den Stoffwechsel des Gehirns. Sie werden im Dünndarm absorbiert und in Leber und Skelettmuskulatur als Glykogen gespeichert. Die Bauchspeicheldrüse (ihr endokriner Anteil) ist eine wichtige Quelle von Enzymen für die Verdauung von Kohlenhydraten (Amylasen und Disaccharidasen). Außerdem bilden die Langerhans-Inseln der Bauchspeicheldrüse die Hormone Insulin und Glukagon zur Regulierung des Blutzuckerspiegels.

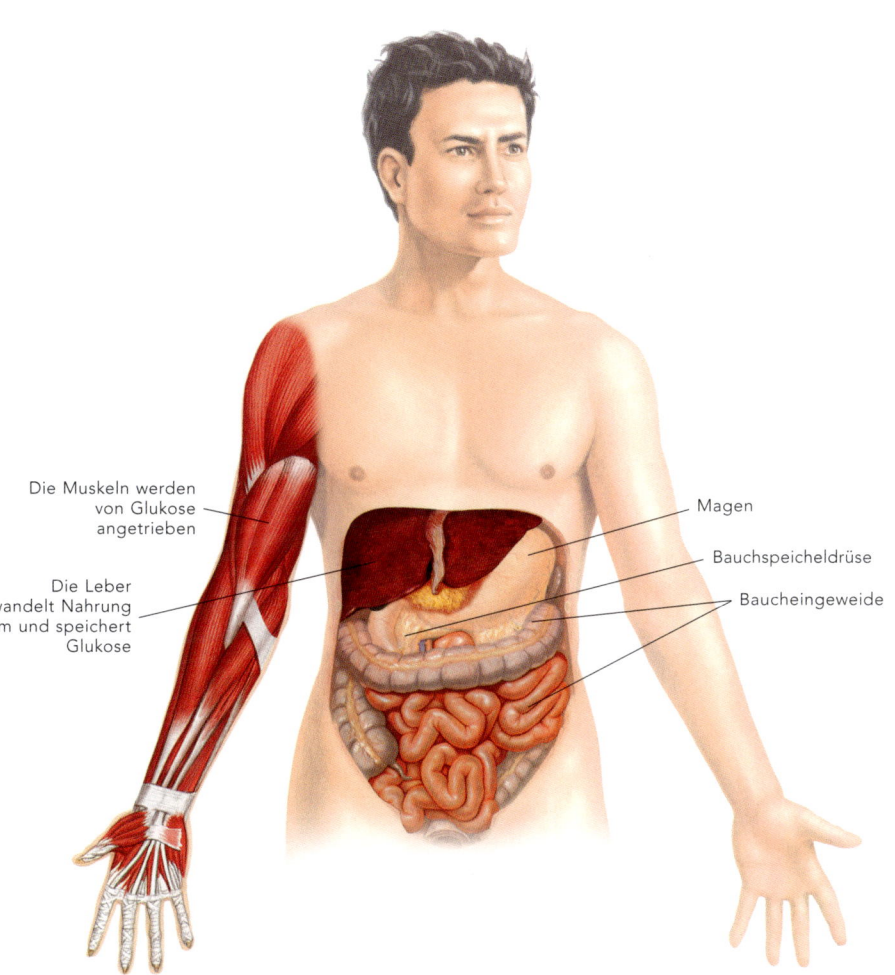

Die Muskeln werden von Glukose angetrieben

Die Leber wandelt Nahrung um und speichert Glukose

Magen

Bauchspeicheldrüse

Baucheingeweide

Die hormonelle Regulierung des Blutzuckers

DER NÜCHTERNBLUTZUCKER SOLLTE unter 100 mg/dl (etwa 5,5 mmol/l) liegen. Ein Nüchternblutzucker von über 125 mg/dl kann ein Anzeichen von *Diabetes mellitus* sein. Der Blutzuckerspiegel wird durch das Wechselspiel der beiden Hormone Insulin und Glukagon reguliert.

Ein Ansteigen des Blutzuckers, etwa nach dem Einnehmen einer kohlenhydrathaltigen Mahlzeit, regt die Absonderung von Insulin aus den Betazellen der Langerhans-Inseln an. Das Insulin fördert die Aufnahme von Glukose durch die Körperzellen und stimuliert die Leber, Glukose in Glykogen umzuwandeln und zu speichern. Bei einem gesunden Menschen senken diese beiden Vorgänge den Blutzuckerspiegel auf Normalniveau. Ist dagegen jemand insulinresistent, bleibt der Blutzuckerspiegel hoch.

Fällt der Blutzucker unter einen bestimmten Wert, z. B. aufgrund fehlender Nahrungsaufnahme, setzen die Alpha-Zellen der Langerhans-Inseln Glukagon frei. Letzteres regt die Leber an, gespeichertes Glykogen zu Glukose umzuwandeln und zur Glukoneogenese (Herstellung von neuer Glukose aus Aminosäuren) beizutragen. Dies wiederum bringt den Blutzucker zurück auf normale Werte. Auch die Freisetzung von Adrenalin und Noradrenalin aus dem Nebennierenmark in Gefahrensituationen kann den Blutzuckerspiegel anheben, da sie die Ausschüttung von Glukose aus der Leber anregt.

▶ **REGULIERUNG DES BLUTZUCKERSPIEGELS**

Zu einem optimalen Blutzucker tragen zwei Hormone mit gegensätzlicher Wirkung bei. Insulin wird von den Betazellen der Langerhans-Inseln in der Bauchspeicheldrüse als Reaktion auf einen erhöhten Blutzuckerspiegel freigesetzt. Es regt vor allem die Aufnahme von Glukose in die Zellen, insbesondere in die der Kohlenhydratspeicher an. Glukagon wird von den Alpha-Zellen der Langerhans-Inseln in Reaktion auf einen niedrigen Blutzuckerspiegel freigesetzt. Es mobilisiert die Glukose aus den Kohlenhydratspeichern und anderen Quellen.

KONTROLLE DES BLUTZUCKERSPIEGELS

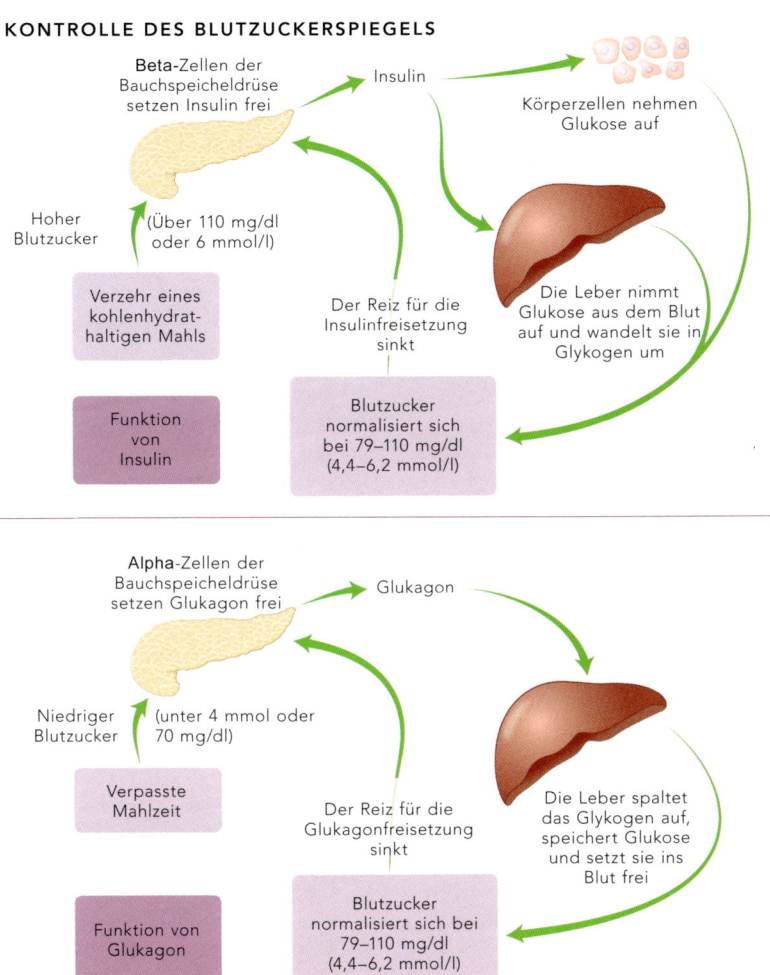

Beta-Zellen der Bauchspeicheldrüse setzen Insulin frei

Insulin

Körperzellen nehmen Glukose auf

Hoher Blutzucker

(Über 110 mg/dl oder 6 mmol/l)

Verzehr eines kohlenhydrat-haltigen Mahls

Der Reiz für die Insulinfreisetzung sinkt

Die Leber nimmt Glukose aus dem Blut auf und wandelt sie in Glykogen um

Funktion von Insulin

Blutzucker normalisiert sich bei 79–110 mg/dl (4,4–6,2 mmol/l)

Alpha-Zellen der Bauchspeicheldrüse setzen Glukagon frei

Glukagon

Niedriger Blutzucker

(unter 4 mmol oder 70 mg/dl)

Verpasste Mahlzeit

Der Reiz für die Glukagonfreisetzung sinkt

Die Leber spaltet das Glykogen auf, speichert Glukose und setzt sie ins Blut frei

Funktion von Glukagon

Blutzucker normalisiert sich bei 79–110 mg/dl (4,4–6,2 mmol/l)

Fett-, Cholesterin- und Lipoproteinstoffwechsel

WIR NEHMEN VIELE VERSCHIEDENE FETTE (Lipide) mit der Nahrung auf. Zu den wichtigsten Typen gehören Triglyceride, Cholesterin und fettlösliche Vitamine (A, K, D). Gesättigte Fettsäuren sind Kohlenwasserstoffketten ohne Doppelbindungen zwischen den Kohlenstoffatomen. Sie kommen hauptsächlich in tierischen Fetten vor und sollten nicht mehr als zehn Prozent der aufgenommenen Gesamtenergie ausmachen. Ungesättigte Fette haben Kohlenwasserstoffketten mit einer oder mehreren Doppelbindungen zwischen den Kohlenstoffatomen.

Fette sind wichtige Nährstoffe und liefern mehr als doppelt so viel Energie pro Gramm wie Kohlenhydrate und Proteine. Außerdem sind sie ein wichtiger Bestandteil von Strukturlipiden im Körper. Der Körper kann keine essenziellen Fettsäuren wie Linol- oder Linolensäure zum Bau seiner Strukturlipide bilden. Deshalb müssen sie mit der Nahrung aufgenommen werden. Omega-3-Fettsäuren haben erwiesenermaßen eine positive Wirkung auf das Herz-Kreislauf-System.

Nahrungsfette müssen in Fettsäuren und Glycerol aufgespalten werden, um über die Darmwand aufgenommen zu werden. Das übernehmen Enzyme (Lipasen), die im Pankreassaft und in der Auskleidung des Dickdarms vorkommen. Wesentliche Bestandteile von Fetten wie Cholesterin sind wasserunlöslich und werden im Blut zusammen mit anderen Fetten in Transportproteinen, den Lipoproteinen, befördert.

Es werden Lipoproteine mit sehr geringer Dichte (VLDL), mit geringer Dichte (LDL) und mit hoher Dichte (HDL) unterschieden. Die triglyceridreichen VLDL werden vom Enzym Lipoproteinlipase in den Endothelzellen in Fettsäuren und Glycerol umgewandelt. Die LDL sind von grundlegender Bedeutung für den Transport von Cholesterin. Deshalb gelten erhöhte LDL-Werte im Blut als Indikation für die Verschreibung eines cholesterinsenkenden Medikaments. Die HDL befördern Lipide von den peripheren Körpergeweben des Körpers zur Leber. VLDL und LDL gelten als »schlechtes« Cholesterin, denn hohe Werte der beiden können als Risikofaktoren für die Entstehung einer Arteriosklerose betrachtet werden. Die HDL gelten dagegen als »gutes« Cholesterin, denn sie verringern die Fettablagerung in den Arterien.

▶ AUFBAU EINES LIPOPROTEINS

Lipoproteine sind spezialisiert auf den Transport wasserlöslicher Fette im wässrigen Milieu des Blutes. Sie haben einen Kern aus neutral hydrophoben Lipiden, umgeben von einer Hülle aus geladenen Phospholipiden. Die Hülle enthält auch eingebettete Proteine.

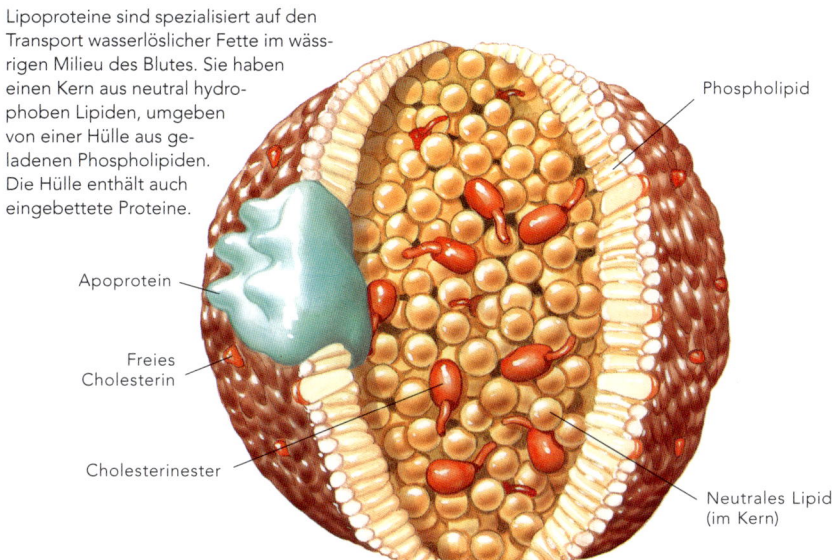

Phospholipid

Apoprotein

Freies Cholesterin

Cholesterinester

Neutrales Lipid (im Kern)

ARTERIOSKLEROSE

Die Arteriosklerose ist in der modernen Industriegesellschaft weit verbreitet. Bei dieser Erkrankung entwickeln sich fettige/faserige Ablagerungen in der Arterienwand, was zum Verschluss oder Riss der Arterie führen kann. Besonders ernsthaft sind die Folgen bei Arterien, die Gehirn und Herz versorgen. Ein Verschluss der Hirnarterien kann einen Schlaganfall verursachen. Ein Verschluss der Herzarterien (Koronararterien) führt bei größeren Anstrengungen zu Brustschmerzen (Angina pectoris) und kann das Absterben des Herzmuskels (Herzinfarkt) verursachen. Zu den Risikofaktoren zählen genetische Veranlagung, männliches Geschlecht, fettreiche Ernährung, hohe Blutfettwerte, Rauchen, übermäßiger Alkoholgenuss, unzureichende Bewegung und Adipositas.

Aminosäure- und Eiweißstoffwechsel

PROTEINE UND AMINOSÄUREN SIND UN-entbehrlich als Energiequellen, als Bausteine für Strukturproteine und für den Stoffwechsel des Körpers in Form von Enzymen. Als gute Proteinquellen dürfen Fleisch, Milcherzeugnisse und Eier sowie pflanzliche Nahrungsmittel wie Hülsenfrüchte, Nüsse, Samen, einige Getreidesorten und Soja gelten.

Von den 20 Aminosäuren, die als Bausteine für die Proteine des Körpers dienen, sind elf nichtessenziell, denn die Leber kann sie aus anderen Molekülen herstellen. Die neun essenziellen Aminosäuren Histidin, Isoleucin, Leucin, Lysin, Methionin, Phenylalanin, Threonin, Tryptophan und Valin müssen dagegen über die Nahrung aufgenommen werden.

Laut aktuellen Empfehlungen sollen Proteine 10–35 Prozent der täglichen Energieaufnahme ausmachen. Die mit der Nahrung aufgenommenen Proteine und Aminosäuren sind vom Körper vielseitig nutzbar: zur Bildung von Körperproteinen wie kontraktilen und Strukturproteinen der Muskeln oder von Strukturproteinen des Gehirns; zur Umwandlung in aminosäurebasierte Körperchemikalien, z. B. Hormone wie Thyroxin, in Nukleotide für die DNA

oder Kreatinin oder auch als Energiequelle.

Aminosäuren können zu Glukose oder Fett umgewandelt werden, um Energie zu produzieren oder zu speichern. Bevor sie jedoch für die Energieproduktion genutzt werden können, muss erst der Stickstoff in einer biochemischen Reaktion (Transaminierung) entfernt werden. Dieser Vorgang findet in der Leber statt und bringt Kohlenstoffskelette hervor. Bei der anschließenden Synthese von Adenosintriphosphat (ATP) fällt als Abfallprodukt Ammoniak (NH_3) an. Da er hochgiftig ist, wird er zu Harnstoff umgewandelt und im Urin ausgeschieden.

▸ **DIE VERWENDUNG DES AMINOSÄURENPOOLS**

Die tägliche Aufnahme reiner Ernährungsproteine (45–70 Gramm) trägt zu einem Aminosäurepool bei, der vielseitig genutzt werden kann: angefangen bei der Produktion von Strukturproteinen wie Kollagen über die stickstoffhaltiger Derivate von Aminosäuren wie Hormone und Nukleotide bis zur Bildung von Kohlenstoffskeletten für die Energieproduktion.

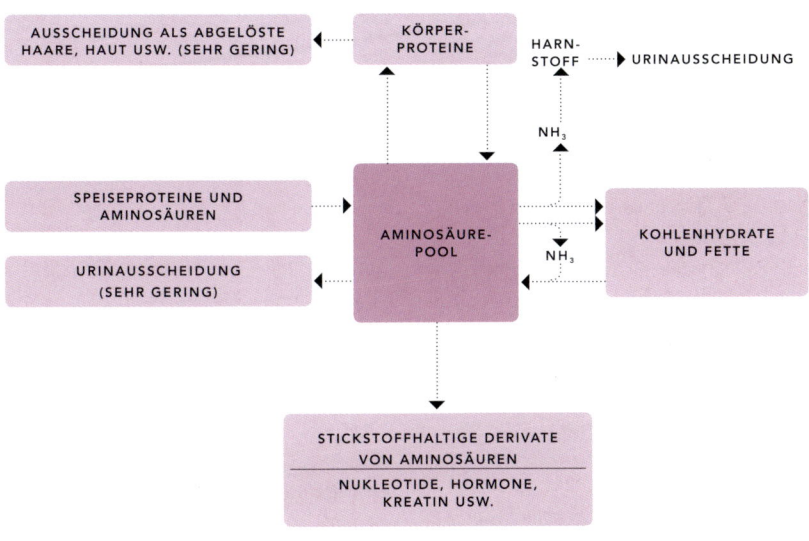

AUSSCHEIDUNG ALS ABGELÖSTE HAARE, HAUT USW. (SEHR GERING)

KÖRPER-PROTEINE

HARN-STOFF ·········▶ URINAUSSCHEIDUNG

NH₃

SPEISEPROTEINE UND AMINOSÄUREN

AMINOSÄURE-POOL

KOHLENHYDRATE UND FETTE

NH₃

URINAUSSCHEIDUNG (SEHR GERING)

STICKSTOFFHALTIGE DERIVATE VON AMINOSÄUREN

NUKLEOTIDE, HORMONE, KREATIN USW.

Spurenelemente

NEBEN KOHLENHYDRATEN, PROTEINEN und Fetten benötigen wir auch eine ganze Reihe von Spurenelementen, sprich Vitaminen und Mineralien wie Natrium, Kalium, Eisen, Calcium, Magnesium, Jod und Selen, um gesund zu bleiben. Dies sind essenzielle Spurenelemente, denn der Körper kann sie nicht oder nur in kleinen Mengen in der Flora des Körpers oder des Darms herstellen.

Da viele Vitamine von grundlegender Bedeutung für die Stoffwechselprozesse sind, kann ihr Mangel ernsthafte gesundheitliche Probleme nach sich ziehen. So verursacht er im Fall von Nicotinsäure (Vitamin B_3) Pellagra, im Fall von Thiamin (Vitamin B_1) Beriberi. Einige Vitamine sind fettlöslich (A, D, E, K), und so ist in ihrem Fall die Fähigkeit zur Fettabsorption gefragt, die meisten aber sind wasserlöslich (B-Komplex, C).

Vitamin A (Retinsäure) spielt eine wichtige Rolle bei der Ausbildung der Sehpigmente sowie bei Wachstum und Reproduktion der Epithelzellen. Die Vitamine des B-Komplexes – Thiamin oder B_1, Riboflavin oder B_2, Niacin oder B_3, Pantothensäure oder B_5, Pyridoxin oder B_6, Cyanocobalamin oder B_{12}, Folsäure und Biotin – sind für den Kohlenhydratstoffwechsel, die Proteinsynthese und die Fett- und DNA-Synthese unentbehrlich, Vitamin C für die Herstellung von Kollagen. Letzteres wird nur für drei Wochen im Körper eingelagert, und ein Vitamin-C-Mangel, der oft auf den zu geringen Konsum von frischem Obst und Gemüse zurückzuführen ist, führt zu Skorbut. Ohne Vitamin D fände im Darm keine Absorption von Calcium statt. Vitamin D kann man über Milcherzeugnisse und fettes Fisch zu sich nehmen, es entsteht aber auch, wenn die Haut dem Sonnenlicht ausgesetzt wird. Vitamin E ist ein wichtiges Antioxidans und kann der Zellschädigung vorbeugen. Vitamin K (Phylloquinon) ist von grundlegender Bedeutung für die Produktion von Gerinnungsfaktoren (III, VII, IX, X), sodass ein Mangel zu folgenschweren Blutungen führen kann.

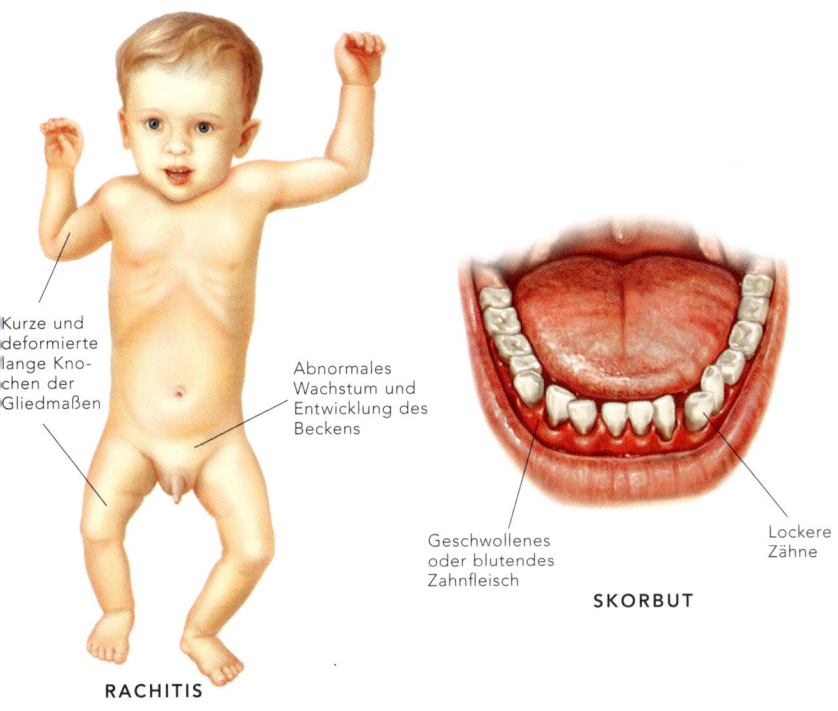

Kurze und deformierte lange Knochen der Gliedmaßen

Abnormales Wachstum und Entwicklung des Beckens

Geschwollenes oder blutendes Zahnfleisch

Lockere Zähne

SKORBUT

RACHITIS

▲ AUSWIRKUNGEN EINES MANGELS AN SPURENELEMENTEN

Die Auswirkungen des Vitaminmangels können ernsthaft sein. Vitamin D ist erforderlich für die Absorption von Calcium aus dem Darm. Ein Mangel an Vitamin D, ob durch mangelhafte Ernährung oder zu wenig Sonnenlicht, kann eine Rachitis (linke Abbildung) nach sich ziehen. Bei dieser Erkrankung ist die Mineralisierung der Knochen gestört, was zu Deformationen der belasteten Langknochen und des Beckens führt. Vitamin C ist von grundlegender Bedeutung für die Produktion von Hydroxyprolin, einer Aminosäure im Strukturprotein Kollagen. Eine mangelhafte Kollagenbildung führt zu schwachen und spröden Knochen, denn sie beeinträchtigt die Bildung seines organischen Anteils und führt zur Beschädigung des Epithels wegen geschwächten Bindegewebes und zum Verlust der Zähne wegen gestörter Ausbildung der Fasern der Wurzelhaut.

Wärmeregulierung

DURCH DIE WÄRMEREGULIERUNG WIRD die innere Körpertemperatur (Kerntemperatur) bei etwa 37,5 °C konstant gehalten. Zahlreiche – interne wie externe – Faktoren beeinflussen sie, denn sie wird vom Verhältnis zwischen Stoffwechselrate und Wärmeverlust an die äußere Umwelt bestimmt. Bei der Wärmeregulierung messen Thermorezeptoren in der Haut und im Hypothalamus die Körpertemperatur. Die Regulierungszentren im Hypothalamus vergleichen die aktuelle Temperatur mit dem Sollwert.

Liegt die Kerntemperatur über dem festgelegten Wert, erteilt das Wärmeverlustzentrum des Hypothalamus dem Sympathikus die Anweisung, den Blutfluss zur Haut zu erhöhen und Kernwärme an die Umwelt abzustrahlen. Der Sympathikus regt zudem die Schweißdrüsen zur erhöhten Schweißproduktion an, damit Wärme durch Verdampfung an die Umgebung abgegeben werden kann.

Fällt die Körpertemperatur, erkennen die Thermorezeptoren in der Haut und im Hypothalamus die Veränderung, und das Wärmeregulationszentrum im Hypothalamus wird aktiviert. Es bewirkt die Kontraktion der Blutgefäße in der Haut, um den Verlust der Kernwärme an der Hautoberfläche zu minimieren, und veranlasst die Haaraufrichtermuskeln in der Haut zum Aufstellen der Körperhaare, damit sich eine isolierende Luftschicht nahe der Hautoberfläche bildet. Außerdem werden die Skelettmuskeln zum Zittern angeregt, um mehr Wärme zu erzeugen. Darüber hinaus erhöht sich die Stoffwechselrate des Körpers, ausgelöst durch die Freisetzung von Hormonen der Schilddrüse und die Ausschüttung von Adrenalin und Noradrenalin aus dem Nebennierenmark.

▸ **MECHANISMEN ZUR REGELUNG DER KÖRPERTEMPERATUR**
Da der Körper am meisten Wärme über die Haut verliert, findet dort auch die meiste Wärmeregulierung statt. Dazu können sich die Haare der Haut zur Isolierung aufstellen, die Schweißdrüsen den Wärmeverlust fördern und das Gefäßsystem der Haut bei Bedarf geweitet oder enger gemacht werden.

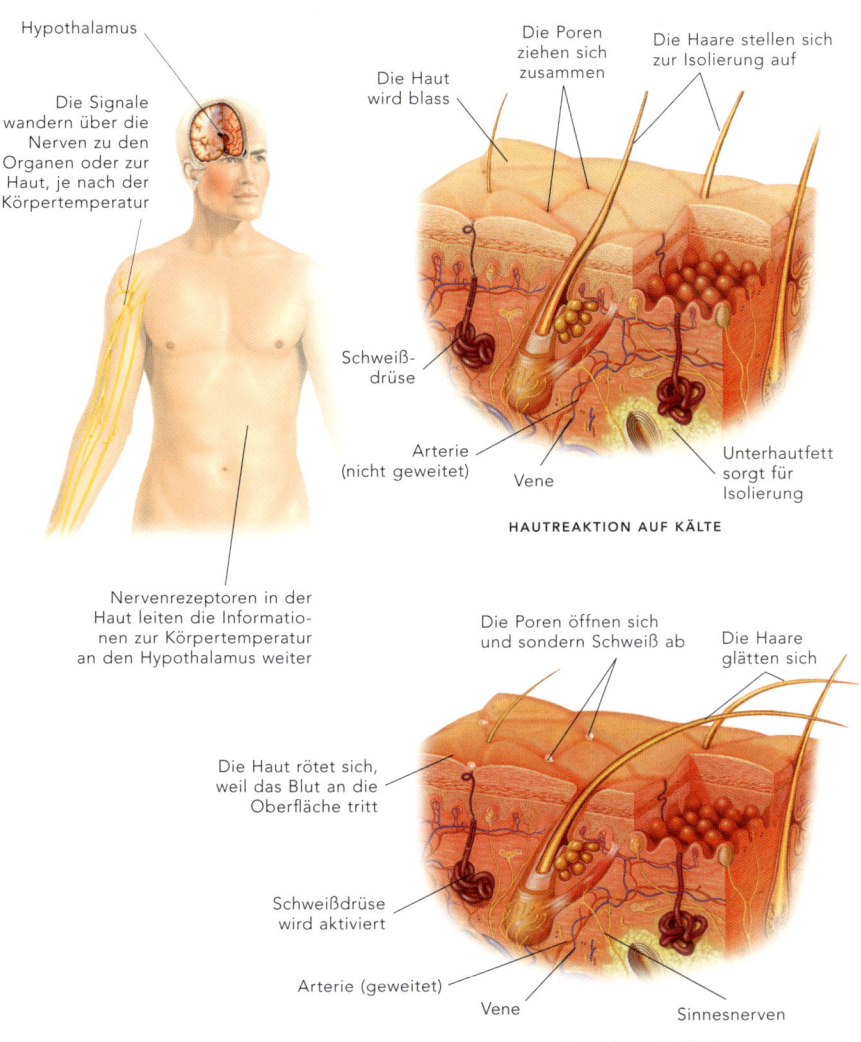

Hypothalamus

Die Signale wandern über die Nerven zu den Organen oder zur Haut, je nach der Körpertemperatur

Die Haut wird blass

Die Poren ziehen sich zusammen

Die Haare stellen sich zur Isolierung auf

Schweiß-drüse

Arterie (nicht geweitet)

Vene

Unterhautfett sorgt für Isolierung

HAUTREAKTION AUF KÄLTE

Nervenrezeptoren in der Haut leiten die Informationen zur Körpertemperatur an den Hypothalamus weiter

Die Poren öffnen sich und sondern Schweiß ab

Die Haare glätten sich

Die Haut rötet sich, weil das Blut an die Oberfläche tritt

Schweißdrüse wird aktiviert

Arterie (geweitet)

Vene

Sinnesnerven

HAUTREAKTION AUF HITZE

Steuerung der Stoffwechselrate

ALS STOFFWECHSELRATE BEZEICHNET
man die gesamte Energiemenge, die der
Organismus für die in ihm ablaufenden
Vorgänge pro Zeiteinheit aufwendet.
Die Energie für die Stoffwechselvor-
gänge des Körpers liefert das Adenosintriphosphat (ATP), das hauptsächlich
durch oxidative Phosphorylierung von
Brennstoffen wie Kohlenhydraten, Fetten und Aminosäuren bereitgestellt
wird. Kein biochemischer Prozess ist zu
100 Prozent effizient. Letztendlich wird
alle aufgewendete Energie im Körper
zu Wärme, die einen Beitrag zur Aufrechterhaltung der Körpertemperatur
leistet.

Der Energieverbrauch ist nicht konstant und steigt bei intensivem Training
bis auf das Zehnfache. Wichtig ist deshalb der Grundumsatz (basale Stoffwechselrate) – die Stoffwechselrate
im wachen Ruhezustand. Gemessen
wird diese in einer Umgebung mit kon-
stanter Temperatur bei einer Person, die
zwölf Stunden keine Nahrung zu sich
genommen hat und nicht emotional ge-
stresst oder in Bewegung ist. Viele Faktoren beeinflussen die Stoffwechselrate:
Schilddrüsenhormon- und Wachstums-
hormonspiegel, Fieber, Ernährungs-
zustand und körperliche Aktivität.

Ein Schlüsselfaktor ist dabei der
Schilddrüsenhormonspiegel, denn
Thyroxin (T4) und Trijodothyronin
(T3) steigern den Grundumsatz aller
Körperzellen, indem sie direkt auf de-
ren Mitochondrien einwirken, sodass
die oxidative Phosphorylierung mehr
Wärme für einen bestimmten Stoff-
wechseleffekt generiert. Die Aktivität
der Schilddrüse wird durch einen nega-
tiven Feedbackzyklus gesteuert: T3 und
T4 sind für die Rückkopplung auf den
Hypothalamus und die Adenohypo-
physe verantwortlich, die die Freiset-
zung des thyreoideastimulierenden
Hormons verringert.

▶ **HORMONELLE REGULIERUNG
DER STOFFWECHSELRATE**

Die Stoffwechselrate des Körpers
wird durch die Schilddrüsenhormone
Trijodothyronin (T3) und Thyroxin (T4) reguliert. Beide werden von der Schilddrüse
produziert und erhöhen den Grundumsatz
der Körperzellen. Die Sekretion von T3 und
T4 wird von der negativen Rückkopplung
dieser Hormone auf den Hypothalamus
und die Adenohypophyse gesteuert, die
die Ausschüttung von Thyroliberin (TRH)
und thyroideastimulierendem Hormon
(TSH) senkt.

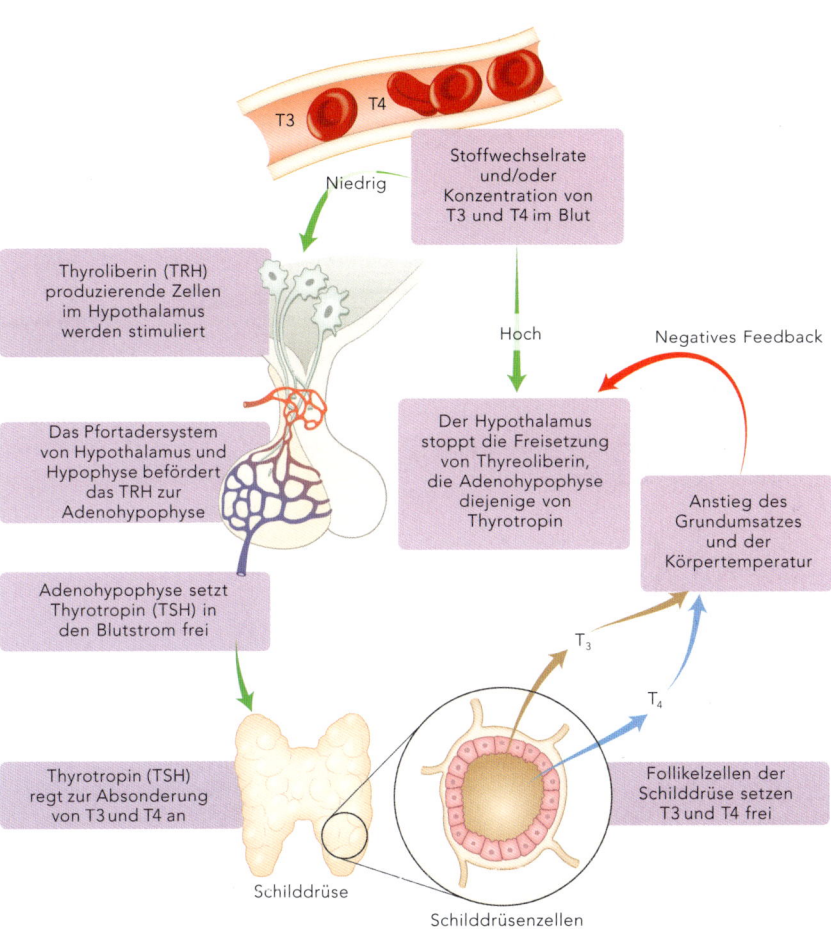

T3 T4

Stoffwechselrate und/oder Konzentration von T3 und T4 im Blut

Niedrig

Hoch

Negatives Feedback

Thyroliberin (TRH) produzierende Zellen im Hypothalamus werden stimuliert

Das Pfortadersystem von Hypothalamus und Hypophyse befördert das TRH zur Adenohypophyse

Der Hypothalamus stoppt die Freisetzung von Thyreoliberin, die Adenohypophyse diejenige von Thyrotropin

Anstieg des Grundumsatzes und der Körpertemperatur

Adenohypophyse setzt Thyrotropin (TSH) in den Blutstrom frei

T_3

T_4

Thyrotropin (TSH) regt zur Absonderung von T3 und T4 an

Schilddrüse

Follikelzellen der Schilddrüse setzen T3 und T4 frei

Schilddrüsenzellen

Steuerung der Nahrungsaufnahme

DIE NAHRUNGSAUFNAHME WIRD VON Kernen (*Nuclei*) im Hypothalamus gesteuert. Das Sättigungszentrum im medialen Hypothalamus erzeugt ein Völlegefühl und lässt den Wunsch nach Essen verschwinden, während das Hungerzentrum im lateralen Hypothalamus ein Hungergefühl erzeugt und das Verlangen nach Nahrung steigert. Die Aktivität der beiden Zentren wird von zahlreichen hormonellen und neuralen Signalen gesteuert.

Das hormonelle Signal (Leptin) der Fettzellen hemmt die Nervenzellen im Hungerzentrum und stimuliert diejenigen im Sättigungszentrum. Große Mengen von Körperfett tragen deshalb zur Appetitminderung bei. Auch das Insulin, das die Bauchspeicheldrüse als Reaktion auf hohe Nährstoffmengen im Körper ausschüttet, bewirkt im Gehirn ein Sättigungsgefühl. Und schließlich wird die reichliche Füllung von Magen und Dünndarm von Dehnungsrezeptoren in den Wänden erkannt, die Sättigungssignale über den Vagusnerv zum Hirnstamm senden, wo die Leitungsbahnen des Hypothalamus das Sättigungszentrum stimulieren und den Appetit zügeln.

Die Signale für gesteigerten Appetit kommen von der Schleimhaut des Magens. Das Magenepithel bildet ein Hormon namens Ghrelin, das das Hungerzentrum im Hypothalamus zur Produktion der Neurotransmitter Orexin und Neuropeptid anregt, die beide ein Hungergefühl erzeugen. Mechanismen, mit denen die eine Magen-Bypass-Operation die Nahrungsaufnahme reduzieren kann, sind u. a. die Verringerung des Volumens, bei dem der Magen das Völlesignal vermittelt, und die Verringerung der Ghrelinproduktion durch Reduzierung der Fläche für die Magenschleimhaut.

▸ **STEUERUNG DER NAHRUNGSAUFNAHME**

Die Nahrungsaufnahme, der Appetit, wird vom Hypothalamus gesteuert. Die Signale dazu stammen aus den körpereigenen Fettpolstern (über Leptin- und Insulinspiegel im Blut) und dem Magen-Darm-Trakt selbst, z. B. durch Dehnungsrezeptoren, die die starke Füllung der Baucheingeweide signalisieren. Gestörtes Appetenzverhalten kann zu Magersucht (Reduzierung von Körpergewicht und Körpermasse auf einen Körpermasseindex (BMI) unter 18) führen, die mit diversen emotionalen und körperlichen Problemen einhergeht.

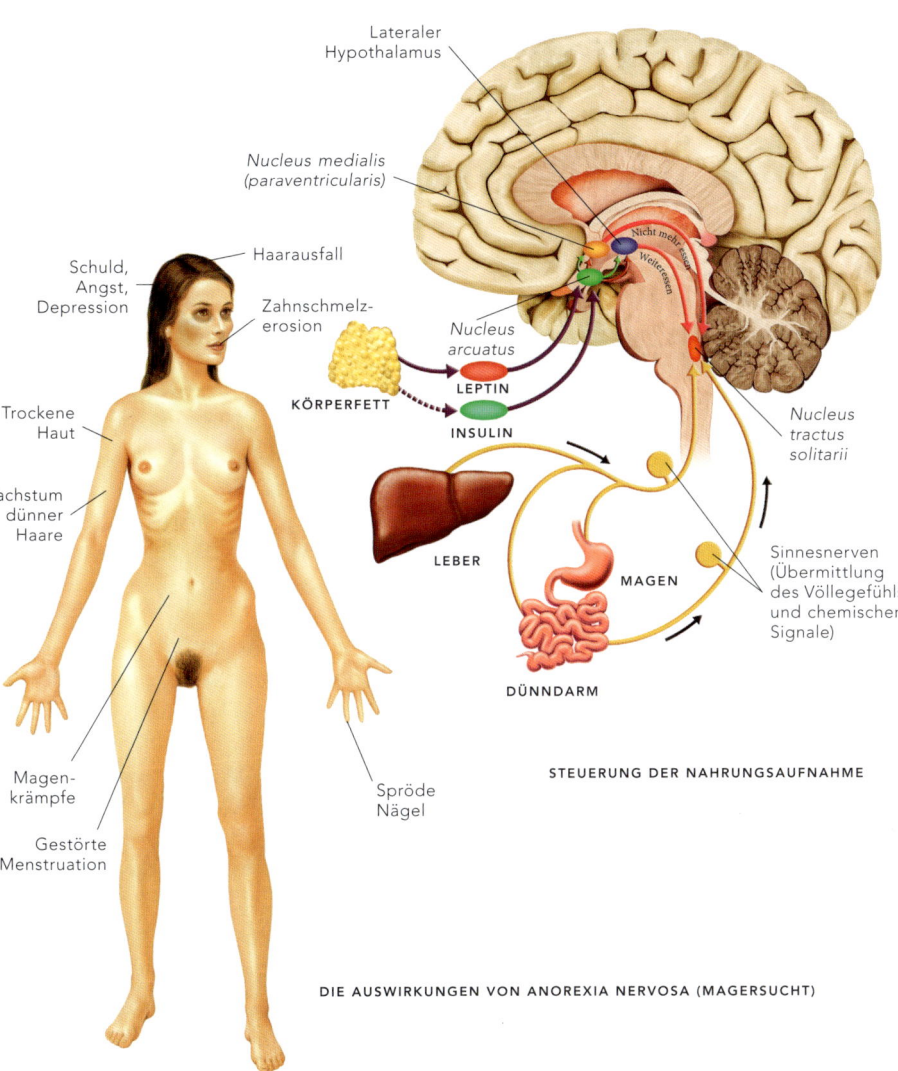

Lateraler
Hypothalamus

Nucleus medialis
(paraventricularis)

Schuld,
Angst,
Depression

Haarausfall

Zahnschmelz-
erosion

Trockene
Haut

Wachstum
dünner
Haare

Nucleus
arcuatus

KÖRPERFETT

LEPTIN

INSULIN

Nicht mehr essen

Weiteressen

Nucleus
tractus
solitarii

LEBER

MAGEN

DÜNNDARM

Sinnesnerven
(Übermittlung
des Völlegefühls
und chemischer
Signale)

Magen-
krämpfe

Gestörte
Menstruation

Spröde
Nägel

STEUERUNG DER NAHRUNGSAUFNAHME

DIE AUSWIRKUNGEN VON ANOREXIA NERVOSA (MAGERSUCHT)

Adipositas und Gewichtskontrolle

ADIPOSITAS (FETTLEIBIGKEIT) IST ALS Erkrankung definiert, bei der sich das Fettgewebe im Körper übermäßig vermehrt. Zur Beurteilung des Körpergewichts wird der Körpermasseindex (BMI) herangezogen – das Verhältnis des Körpergewichts in Kilogramm zur Körpergröße in Metern im Quadrat. Dabei ist ein BMI zwischen 18,5 und 24,9 normal. Bei einem BMI von 25,0 bis 29,9 liegt dagegen Übergewicht und bei über 30,0 Adipositas vor. Eine alternative Messmethode, die sich vor allem auf das Bauchfett bezieht, ist der Bauchumfang. Bei Männern sollte er weniger als 102, bei Frauen weniger als 88 Zentimeter betragen.

Nach der Art, wie Größe und Zahl der Fettzellen des Körpers sich verändern, werden zwei Arten von Adipositas unterschieden. Eine hypertrophe Adipositas liegt bei einer einigermaßen normalen Anzahl Fettzellen im Körper vor, die durch überschüssige Fettsäuren um mehr als das Vierfache angeschwollen sind. Die hypertrophe Adipositas ist vor allem bei Personen zu beobachten, deren Gewicht sich im Erwachsenenalter erhöht. Hyperzelluläre Adipositas entsteht durch übermäßige Gewichtszunahme im Säuglings- oder im frühen Kindesalter. Bei der hyperzellulären Adipositas übersteigt die Zahl der Fettzellen den normalen Rahmen.

Adipositas verkürzt die Lebenserwartung der Person um sechs bis sieben Jahre, denn sie erhöht das Risiko chronischer Leiden wie Zuckerkrankheit *(diabetes mellitus)*, Herz- und Nierenerkrankungen. Weshalb dieses Risiko ansteigt, ist noch nicht ausreichend geklärt, doch werden der höhere Blutdruck und Blutfettspiegel, wie sie bei Adipositas zu beobachten sind, als Gründe genannt. Die Hauptursachen für Adipositas sind die gesteigerte Energiezufuhr bei zu wenig Bewegung, aber auch endokrine Probleme wie eine Schilddrüsenunterfunktion oder überschüssige Cortisolausschüttung können dazu führen. Die Behandlung besteht gewöhnlich in der Reduzierung der Kalorienzufuhr und einem Trainingsprogramm. In schweren Fällen kann eine Magenband- oder Magen-Bypass-Operation erforderlich sein, um die Größe des Magens zu reduzieren.

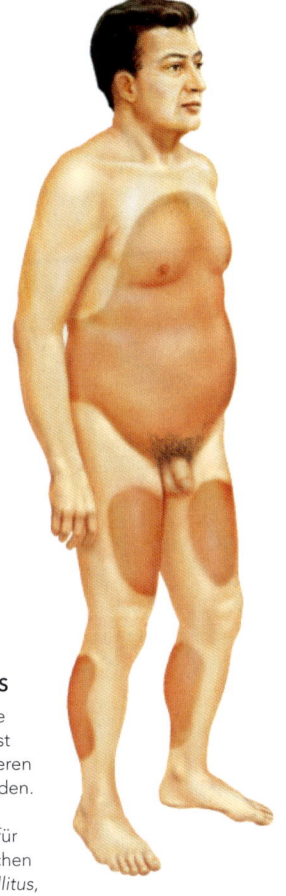

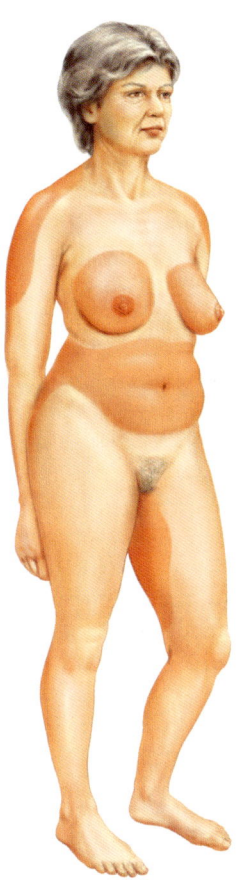

VERTEILUNG DES ÜBERSCHÜSSIGEN FETTES BEI ADIPOSITAS

Wird überschüssige chemische Energie als Fett gespeichert, ist dieses gewöhnlich um die inneren Organe der Bauchhöhle zu finden. Dieses Eingeweidefett ist ein besonders starkes Anzeichen für die Entwicklung einer chronischen Erkrankung, z. B. *Diabetes mellitus*, hoher Blutdruck, Herzkrankheiten und einige Krebsarten.

ADIPOSITAS: FETT-
VERTEILUNG BEIM MANN

ADIPOSITAS: FETT-
VERTEILUNG BEI DER FRAU

Diabetes mellitus

BEIM DIABETES MELLITUS (ZUCKER-krankheit) ist die Regulierung des Blutzuckerspiegels unzureichend. Die meistverbreiteten Typen sind als Typ 1 und Typ 2 bekannt.

Der *Diabetes mellitus* Typ 1 wird meist schon in der Kindheit oder im jungen Erwachsenenalter durch die Zerstörung von Beta-Zellen der Bauchspeicheldrüse durch das Immunsystem verursacht. Aufgrund des daraus resultierenden Insulinmangels sind die meisten Zellen auch bei ausreichendem Blutzucker nicht in der Lage, die Glukose in ihr Zellplasma zu befördern. Somit verhungern die Zellen, obwohl sie von Glukose umgeben sind. Der Blutzucker steigt stark an (Hyperglykämie), denn das Glukagon hat keinen Gegenspieler und kurbelt die Glukoneogenese in der Leber an. Außerdem verursacht Glukagon auch eine erhöhte Ketonkörper-Konzentration im Blut. Glukose und Ketone sind in großen Mengen im Urin des Patienten nachweisbar. Die auffälligsten Symptome sind Durst (Polydipsie) und gesteigerter Harndrang (Polyurie) infolge der osmotischen Wirkung des zu hohen Blutzuckers. Die einzige Behandlung besteht zurzeit in regelmäßigen Insulin-Injektionen in Kombination mit strenger Überwachung der Ernährung und des Blutzuckers.

Der *Diabetes mellitus* Typ 2 ist viel häufiger verbreitet als der Typ 1 und betrifft 95 Prozent der Diabetiker in den entwickelten Ländern. Er beginnt gewöhnlich im Erwachsenenalter und steht in engem Zusammenhang mit Vererbung und Übergewicht. Die Patienten produzieren gewöhnlich genügend Insulin, doch die Körperzellen haben eine Insulinresistenz entwickelt und die Beta-Zellen reagieren nicht angemessen auf das Ansteigen des Blutzuckers. Schlecht kontrollierter *Diabetes mellitus* verursacht Schäden an den Körperarterien (Arteriosklerose), den peripheren Nerven (periphere Neuropathie), der Netzhaut und der Linse des Auges sowie an den Nieren (chronisches Nierenversagen).

▶ **HÄUFIGE KOMPLIKATIONEN BEI DIABETES MELLITUS**

Diabetes mellitus hat tiefgreifende Konsequenzen für den Stoffwechsel, und zwar bei allen Körpergeweben, insbesondere bei den kleinen Blutgefäßen von Netzhaut, Nieren und Füßen, aber auch bei den größeren Blutgefäßen von Herz und Gehirn.

GRAUER STAR
Eine weit verbreitete Komplikation der Zuckerkrankheit, denn der hohe Blutzucker stört den Stoffwechsel der Zellen in der Augenlinse.

DIABETISCHE RETINOPATHIE
Diabetes schädigt die kleinen Blutgefäße in der Netzhaut und sie können bluten. Letzteres verursacht Hämorrhagien oder Bereiche der Netzhaut können absterben, was zu einem Verlust des Sehvermögens führt.

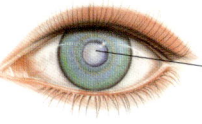

DIABETISCHE NEPHROPATHIE
Bei der diabetischen Nephropathie schädigt der hohe Blutzucker die Glomeruli und die kleinen Blutgefäße der Nieren. Es gehen dringend erforderliche Proteine mit dem Urin verloren, Körpergewebe schwellen an und schlussendlich versagen die Nieren.

Blockage

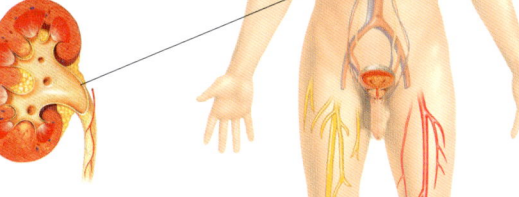

ISCHÄMIE
Diabetes kann koronare Gefäßerkrankungen verursachen, die zum Absterben von Herzgewebe, sprich einem Herzinfarkt führen können

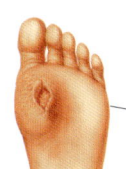

FUSSGESCHWÜR
Bei Diabetes verheilen Körpergewebe langsamer und periphere Nerven degenerieren (Neuropathie). Somit kommt es bei Diabetikern häufig zu Fußgeschwüren.

ARTERIOSKLEROSE
Diabetes ist einer der Risikofaktoren für Arteriosklerose, bei der sich an der Auskleidung der Arterie Fettablagerungen ansammeln und den Blutfluss blockieren.

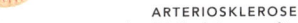

Zusammensetzung und Funktion des Blutes: flüssige Bestandteile

DAS BLUTVOLUMEN IM KREISLAUF BE-trägt durchschnittlich fünf Liter. So-mit entfallen etwa acht Prozent des Kör-pergewichts auf das Blut. Es besteht aus einer flüssigen extrazellulären Matrix, dem Plasma, das etwa 55 Prozent des Blutvolumens ausmacht, sowie zellu-lären Bestandteilen (Zellen und Zell-fragmenten), die im Plasma gelöst sind. Zu etwa 44 Prozent besteht das Blut aus roten Blutkörperchen (Erythrozyten) mit dem Hämoglobin (Hb), das dem Sauerstoff- und Kohlendioxidtransport dient. Diesen Volumenanteil bezeichnet man als Hämatokrit. Das noch übrige Prozent stellen die für die Immunfunk-tion verantwortlichen weißen Blutkör-perchen (Leukozyten) und die Blutplätt-chen (Thrombozyten) für die Hämostase (Blutstillung und -gerinnung).

Zu den zahlreichen Funktionen des Blutes gehören: Transport von Gasen, Ionen, Nährstoffen und Abfallproduk-ten; Immunfunktion; Regulierung der Körpertemperatur; Blutgerinnung; Re-gulierung des Säure-Basen-Haushalts und des Blutdrucks.

Das Blutplasma besteht zu neun Pro-zent aus Plasmaproteinen. Die meisten davon, darunter Albumin, werden in der Leber gebildet und lösen sich im Wasser des Plasmas auf. Dies erzeugt einen osmotischen Druck, der am venösen Ende des Kapillarbetts Wasser in den Kreislauf zurückzieht. Zu den weiteren Plasmaproteinen gehören die Proteine des Immunsystems wie Gamma-Globuline oder Antikörper, Transportproteine für die Beförderung wasserunlöslicher Moleküle wie Fette und Steroide sowie Gerinnungsfaktor-proteine zur Verhinderung des Blutver-lusts nach Verletzungen.

▶ **BESTANDTEILE DES BLUTES**

Blut ist ein Bindegewebe und besteht aus Zellen und Zellfragmenten, gelöst in einer flüssigen extrazellulären Matrix (dem Plasma). Die roten Blutkörperchen stellen den weitaus größten Anteil der flüssigen Anteile. Die weißen Blutkörperchen (Leuko-zyten) sind aufgrund ihrer Bedeutung für das Immunsystem wichtig. Das Plasma enthält Plasmaproteine wie Albumin und Gerinnungsfaktoren wie Fibrinogen.

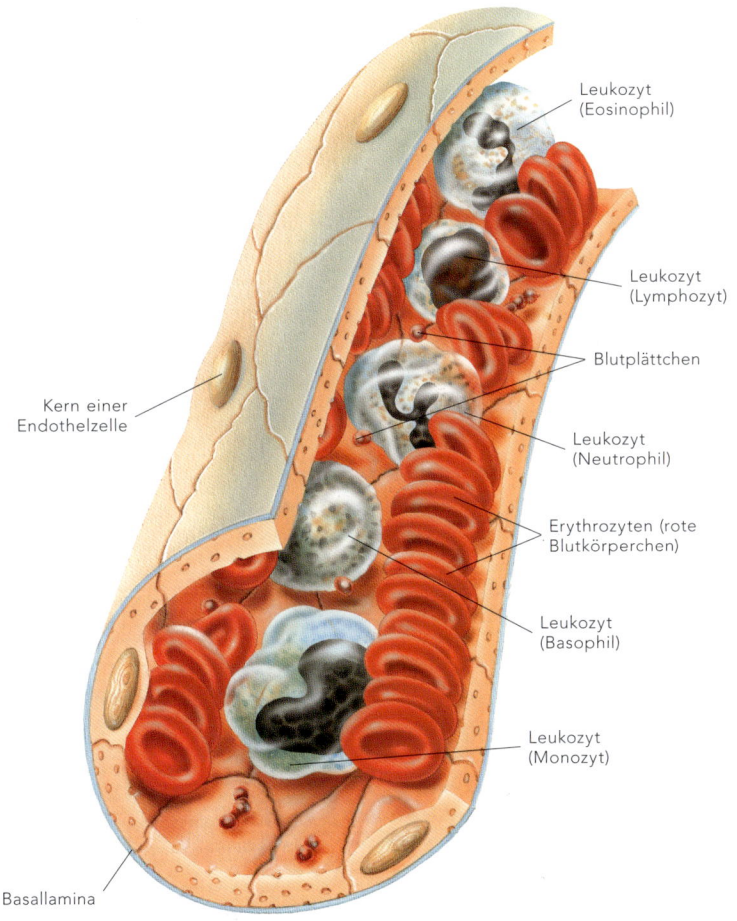

Leukozyt
(Eosinophil)

Leukozyt
(Lymphozyt)

Blutplättchen

Kern einer
Endothelzelle

Leukozyt
(Neutrophil)

Erythrozyten (rote
Blutkörperchen)

Leukozyt
(Basophil)

Leukozyt
(Monozyt)

Basallamina

Leukämie

BEI DER ALS LEUKÄMIE BEZEICHNETEN Gruppe von Erkrankungen handelt es sich im Grunde genommen um bösartige Neoplasie (aggressive Gewebeneubildung) der weißen Blutkörperchen. Charakteristisch für die Leukämie ist ein Anstieg der Populationen weißer Blutkörperchen im Blut und in den blutbildenden Organen, d. h. im Knochenmark und in der Milz. Da die Leukämiezellen nicht imstande sind, wie normale weiße Blutkörperchen krankheitserregende Organismen zu bekämpfen, treten bei Erkrankten vermehrt lebensbedrohliche Infektionen auf. Der Befall des Knochenmarks durch Leukämiezellen kann auch die Bildung roter Blutkörperchen und Blutplättchen behindern, was zu Anämie und zur Beeinträchtigung der Hämostase führt.

Die Leukämie kann akut verlaufen und in wenigen Wochen oder Monaten ohne Behandlung zum Tode führen oder chronisch über mehrere Jahre. Neben außer Kontrolle geratenden Infektionen verursacht akute Leukämie durch Störung der Produktion roter Blutkörperchen Ermüdung, Kurzatmigkeit und Anämie. Die Patienten mit chronischer Leukämie sind meist über 50 Jahre alt und haben unbehandelt eine Überlebenschance von einigen Jahren, weil die Krankheit meist weniger aggressiv ist.

Die Klassifizierung der Leukämien erfolgt gewöhnlich nach der Zelllinie, in der abnormale Zellen hervortreten. Akute lymphoblastische Leukämie, der bei Kindern häufigste Typ, betrifft Zellen, die aus der Zelllinie der Lymphozyten stammen. Akute myeloische Leukämie, der bei Erwachsenen häufigste akute Typ, betrifft Zellen, die aus der Zelllinie der Granulozyten stammen. Die chronische lymphozytische Leukämie (Altersleukämie) ist der Typ, der im Alter von über 50 Jahren am häufigsten auftritt.

▶ **AUSWIRKUNGEN VON LEUKÄMIE**

Im normalen Blut (oben rechts) stellen weiße Blutkörperchen nur 0,1 Prozent der Blutzellen, bei Leukämie dagegen allein die abnormalen weißen Blutkörperchen mehrere Prozent (oben links). Sie können das hämatopoetische (blutbildende) Gewebe aus dem roten Knochenmark verdrängen (Mitte links) und die Vergrößerung der Milz verursachen (unten rechts).

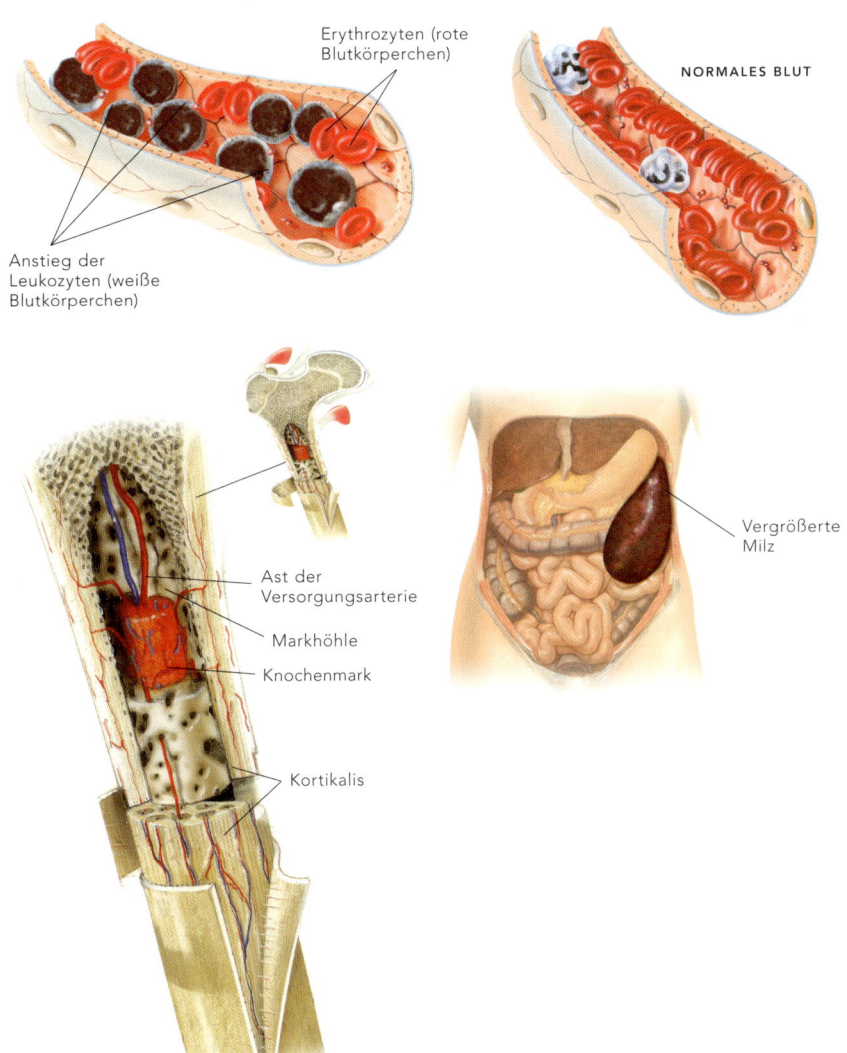

Erythrozyten (rote Blutkörperchen)

NORMALES BLUT

Anstieg der Leukozyten (weiße Blutkörperchen)

Ast der Versorgungsarterie

Markhöhle

Knochenmark

Kortikalis

Vergrößerte Milz

Zellbestandteile des Blutes

DEN LÖWENANTEIL UNTER DEN ZELL-bestandteilen des Blutes stellen die Erythrozyten (roten Blutkörperchen). Der typische Erythrozyt ist eine bikonkave Scheibe, der Kern und die meisten anderen Organellen fehlen. Diese einem abgeflachten Donut ähnliche Form vergrößert die Oberfläche für den Gasaustausch. Jeder Erythrozyt enthält etwa eine Milliarde Hämoglobinmoleküle (Hb), die dem Blut seine rote Farbe verleihen.

Leukozyten (weiße Blutkörperchen) sind Zellen des Immunsystems und entweder Granulozyten (Neutrophile, Eosinophile und Basophile) mit gekörntem oder Agranulozyten (Lymphozyten und Monozyten) mit ungekörntem Zellplasma. Neutrophile sind mit 60–70 Prozent Anteil die meistverbreiteten Leukozyten und besitzen einen drei- bis fünflappigen Kern. Sie können in Geweberäume abwandern, um dort ihre antibakteriellen Granula freizusetzen oder Bakterien und Zellrückstände zu beseitigen. Die Eosinophile mit ihrem zweilappigen Kern werden aktiv beim Vorhandensein parasitärer Würmer und bei allergischen Reaktionen. Basophile spielen eine wichtige Rolle bei der Entzündungs-reaktion nach einer Verletzung und der Freisetzung von Entzündungsmolekülen bei Stimulation.

Lymphozyten stellen 20–25 Prozent der Leukozytenpopulation im Blut. Sie haben große kugelförmige Kerne und zerfallen in zwei Gruppen (B und T). B-Lymphozyten werden durch Zellmarker (Antigene) aktiviert, um Proteine (Antikörper) zu produzieren (humorale Immunreaktion). Die T-Lymphozyten sind Teil des zellvermittelten Zweigs des Immunsystems und zerstören abnormale Körperzellen wie Krebszellen oder viral infizierte Zellen. Monozyten können den Blutkreislauf verlassen und zu Makrophagen (Fresszellen) werden – einem Zelltyp, der abgestorbene oder absterbende Zellen und Bakterien beseitigt.

Blutplättchen sind Zellfragmente, die eine wichtige Rolle bei der Hämostase spielen (S. 392 f.).

▸ **BLUTKÖRPERCHEN**
Die roten Blutkörperchen (oben links) enthalten das Protein Hämoglobin (Mitte links). Etwa ein Prozent der Blutzellen sind weiße Blutkörperchen, die sich in mehrere Typen unterteilen lassen.

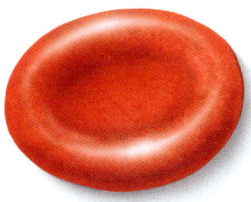

**ROTES BLUTKÖRPERCHEN
(ERYTHROZYT)**

**WEISSE BLUTKÖRPERCHEN
(LEUKOZYTEN)**

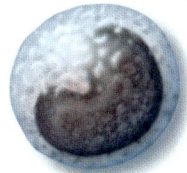

MONOZYT

Monozyten zirkulieren ein bis zwei Tage im Blut, bevor sie in die Körpergewebe eindringen und zu Makrophagen werden.

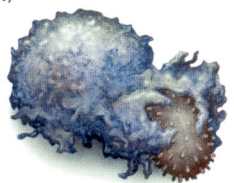

MAKROPHAGE

Makrophagen (Fresszellen) bekämpfen eine Infektion durch Umschließen von Fremdorganismen und Ablagerungen.

Häm

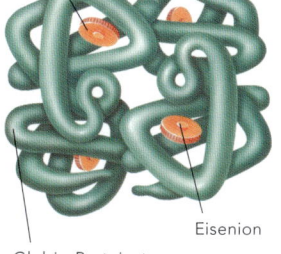

Eisenion

Globin-Proteinstrang

AUFBAU VON HÄMOGLOBIN

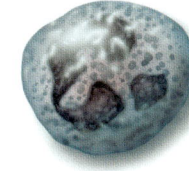

NEUTROPHIL

Die erste Verteidigungslinie gegen bakterielle Invasionen: Die Neutrophilen umschließen und vernichten Mikroorganismen.

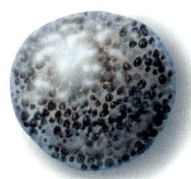

BASOPHIL

Diese Zellen setzen Substanzen frei, die die Abwehrreaktionen des Körpers auf eindringende Allergene verstärken.

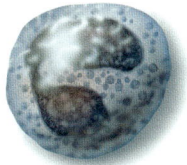

EOSINOPHIL

Eosinophile setzen Enzyme frei, die allergische Reaktionen hervorrufen und einige Parasiten töten.

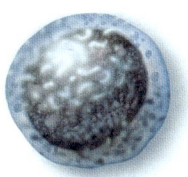

LYMPHOZYT

Es gibt drei Arten von Lymphozyten: Natürliche Killerzellen und T-Zellen greifen Fremdkörper direkt an, während B-Zellen Antikörper produzieren.

Plasmaproteine

ALS PLASMAPROTEINE BEZEICHNET MAN die im Plasma gelösten Proteine. Dazu zählen Albumin, Gamma-Globuline, Transportproteine wie Transferin und Gerinnungsfaktoren wie Fibrinogen. Das in der Leber produzierte Albumin ist groß und kann den Kreislauf normalerweise nicht verlassen. Es erhält den kolloidosmotischen Druck des Blutes aufrecht (S. 378 f.), sodass Wasser aus den extrazellulären Räumen in den Kreislauf dringt. Bei einer Störung der Albuminproduktion, z. B. bei chronischer Lebererkrankung, schwellen die Geweberäume an und Flüssigkeit sammelt sich in den Körperhöhlen.

Antikörper (Immunglobuline) sind Proteine und werden von den B-Lymphozyten, einer Klasse der Leukozyten, produziert. Die Antikörper, die Immunglobuline IgG, IgA oder IgM, binden Antigene auf Fremdkörpern wie Bakterien, Viren oder Parasiten und ihre toxischen Produkte, um sie zu verklumpen, ihre Toxine zu neutralisieren oder die Phagozyten anzuregen, sie zu beseitigen.

Transportproteine, z. B. Lipoproteine, befördern hauptsächlich hydrophobe Moleküle wie Lipide, d. h. Fette und fettlösliche Substanzen wie die

Vitamine A, K und D, im Kreislauf. Ohne Bindung an Transportproteine verklumpen die Lipide und blockieren den Blutfluss. Andere Transportproteine binden und befördern lebenswichtige Minerale wie Eisen (Transferrin) und Kupfer (Ceruloplasmin).

Gerinnungsfaktoren sind Proteine und Teil einer biochemischen Kaskade, die das Blut in ein festes Gel umwandelt, wenn eine Gefäßwand beschädigt wird. Ein wichtiges Gerinnungsprotein ist Fibrinogen, das bei der Blutgerinnung zu Fibrin umgewandelt wird.

▶ **DIE WICHTIGSTEN PLASMAPROTEINE**

Die Plasmaproteine im unteren Kreisdiagramm machen 90 Prozent der Gesamtmasse aus, die im oberen Diagramm neun Prozent. Den größten Anteil haben die Albumine mit über der Hälfte, gefolgt von den Immunglobulinen wie IgG, IgA, IgM und einigen Komplementmolekülen. Die anderen Plasmaproteine in diesem Diagramm stellen Gerinnungsfaktoren wie Fibrinogen und Transportmoleküle wie Lipoproteine oder Transferrin. Neun Prozent der Gesamtmasse entfallen auf einige weitere Plasmaproteine, deren Anteil im oberen Diagramm zu sehen ist. Ein Prozent der Gesamtmasse machen andere Proteine aus.

DIE WICHTIGSTEN PLASMAPROTEINE

99 % der Plasmaproteinmasse

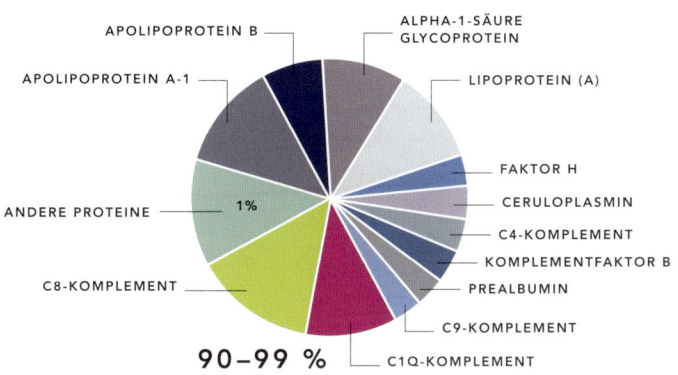

ALPHA-1-SÄURE GLYCOPROTEIN

LIPOPROTEIN (A)

APOLIPOPROTEIN B

APOLIPOPROTEIN A-1

FAKTOR H

CERULOPLASMIN

C4-KOMPLEMENT

KOMPLEMENTFAKTOR B

PREALBUMIN

ANDERE PROTEINE

C8-KOMPLEMENT

1%

C9-KOMPLEMENT

C1Q-KOMPLEMENT

90–99 %

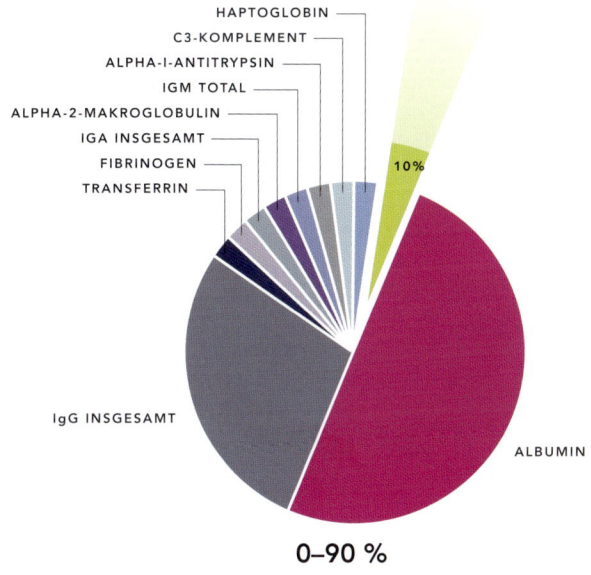

HAPTOGLOBIN

C3-KOMPLEMENT

ALPHA-I-ANTITRYPSIN

IGM TOTAL

ALPHA-2-MAKROGLOBULIN

IGA INSGESAMT

FIBRINOGEN

TRANSFERRIN

10%

IgG INSGESAMT

ALBUMIN

0–90 %

Die Funktion der roten Blutkörperchen

DIE ROTEN BLUTKÖRPERCHEN (ERYTHRO-zyten) sind für den Gastransport optimiert. So erhöht die bikonkave Scheibenform die für den Gasaustausch mit dem Blut verfügbare Oberfläche, und das Zellplasma ohne Zellkern ist für den Transport von Sauerstoff und Kohlendioxid mit Hämoglobinmolekülen (Hb) bestückt.

Hämoglobin besteht bei Erwachsenen aus vier Globinketten (Proteinketten) – zwei Alpha- und zwei Beta-Ketten. Jede Kette enthält ein Häm-Porphyrin-Ringmolekül mit einem Eisenatom in der Mitte. Letzteres kann sich bei hohem Blutsauerstoffgehalt, so in den Lungenkapillaren, mit einem einzelnen Sauerstoffmolekül zu Oxyhämoglobin (HbO_2) verbinden. Ist jedoch das Blut sauerstoffarm und kohlenstoffreich, z. B. am venösen Ende des Kapillarbetts, kann sich Kohlendioxid an das Hb binden. Dabei entsteht Carbaminohämoglobin, doch nur zwei Prozent des Kohlendioxids werden auf diese Weise transportiert.

Die roten Blutkörperchen enthalten auch Carboanhydrase, ein Enzym, das die Umwandlung von Kohlendioxid und Wasser zu Bicarbonat- und Wasserstoffionen katalysiert. Somit verfügt der Körper über ein Mittel zum Transport von Kohlendioxid im Blut und einen Puffer zur Regulierung des pH-Wertes auf optimale Bereiche für Zellvorgänge.

▶ **AUFBAU UND FUNKTION DER ROTEN BLUTKÖRPERCHEN**

Rote Blutkörperchen (Erythrozyten) sind bikonkave Scheiben ohne Kerne (unten links). Sie sind mit Hämoglobin bestückt (unten rechts), das aus vier Globinketten besteht, jede mit einer zentralen Hämgruppe und einem Eisenatom. Hämoglobin setzt Sauerstoff optimal frei, wenn die roten Blutkörperchen die Kapillaren des Körperkreislaufs passieren (Sauerstoffdissoziationskurve). Alternde oder defekte rote Blutkörperchen werden von der Milz entfernt (unten).

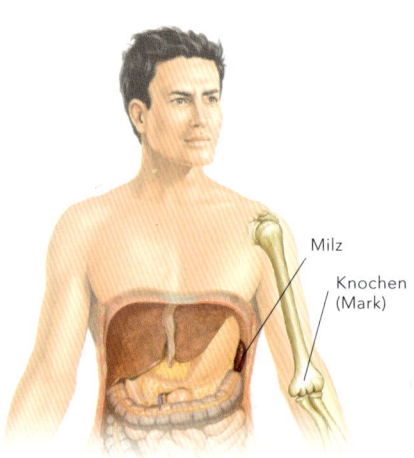

Milz

Knochen (Mark)

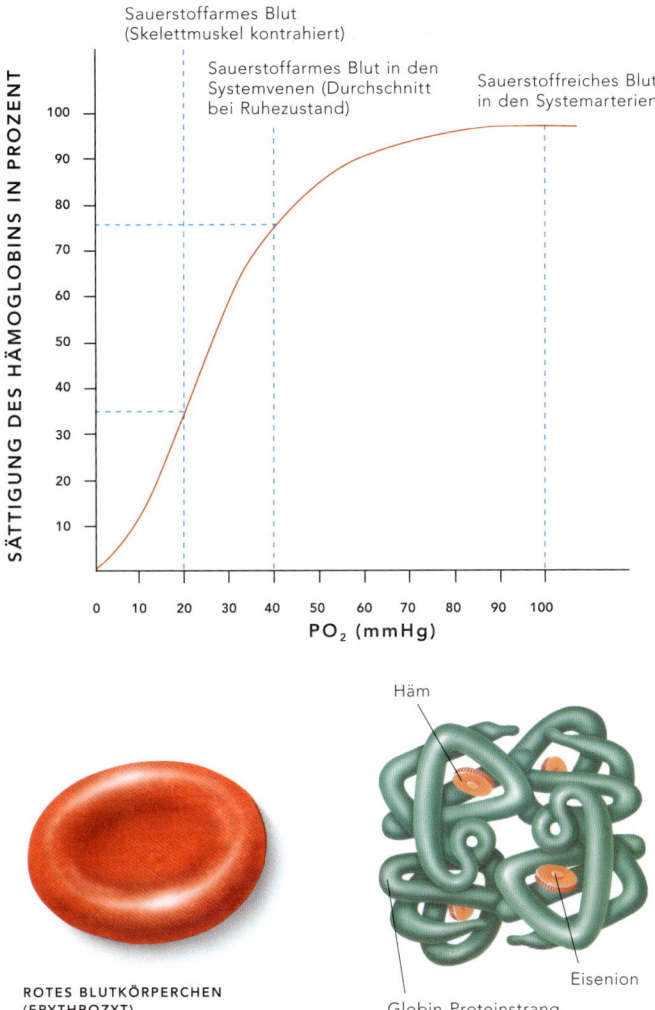

Sauerstoffarmes Blut
(Skelettmuskel kontrahiert)

Sauerstoffarmes Blut in den
Systemvenen (Durchschnitt
bei Ruhezustand)

Sauerstoffreiches Blut
in den Systemarterien

SÄTTIGUNG DES HÄMOGLOBINS IN PROZENT

PO_2 (mmHg)

ROTES BLUTKÖRPERCHEN
(ERYTHROZYT)

Häm

Eisenion

Globin-Proteinstrang

Steuerung der Erythrozytenproduktion

DIE ERYTHROZYTEN (ROTE BLUTKÖR-perchen) werden im roten Knochenmark der Langknochen in fünf bis sieben Tagen gebildet. Dieser Vorgang, die Erythropoese, wird vom Hormon Erythropoetin gesteuert. Die Erythropoese ist Teil eines größeren Vorgangs, der sogenannten Hämatopoese (»Blutbildung«). Im Kreislauf leben die roten Blutkörperchen ungefähr 120 Tage.

Die Erythropoese wird über eine negative Feedbackschleife reguliert, die den Anteil roter Blutkörperchen im optimalen Bereich hält. Bei einem zu hohen Anteil stört die veränderte Blutviskosität den Blutfluss, ein zu niedriger vermindert den Sauerstofftransport. Erythropoetin wird bei zu niedrigen Blutsauerstoffwerten von den Nieren produziert. Es regt das rote Knochenmark dazu an, die Produktion roter Blutkörperchen zu steigern und die Reifungszeit der roten Blutkörperchen zu verkürzen. Steigt der Sauerstoffgehalt, wird die Erythropoetin-Produktion heruntergefahren.

Rote Blutkörperchen entstehen durch Reifung aus einer hämatopoetischen Stammzelle im Knochenmark. Sie durchlaufen dabei die Stadien als Proerythroblast, Erythroblast und Reti-kulozyt. Dabei wird Hämoglobin (Hb) synthetisiert, während der Zellkern und andere Organellen schrumpfen und abgestoßen werden. Sollen die frischen roten Blutkörperchen möglichst schnell in den Blutkreislauf gelangen, z. B. nach Blutverlust oder bei Anämie, befindet sich ein erheblicher Anteil der zirkulierenden roten Blutkörperchen noch in der Phase des Retikulozyts, d. h. es sind noch Rückstände des Zellkerns vorhanden. Bei knappem Eisenvorrat, z. B. bei einer Eisenmangelanämie wegen chronischen Blutverlusts, können die roten Blutkörperchen wegen der reduzierten Hb-Konzentration auch klein und blass sein (mikrozytäre und hypochrome Erythrozyten).

▸ BILDUNG ROTER BLUTKÖRPER-CHEN (ERYTHROPOESE)

Rote Blutkörperchen werden im roten Knochenmark aus einer hämatopoetischen Stammzelle gebildet. Diesen Vorgang steuert das Hormon Erythropoetin aus der Niere. Die roten Blutkörperchen durchlaufen bei ihrer Entwicklung drei Stadien: Proerythroblast, Erythroblast und Retikulozyt.

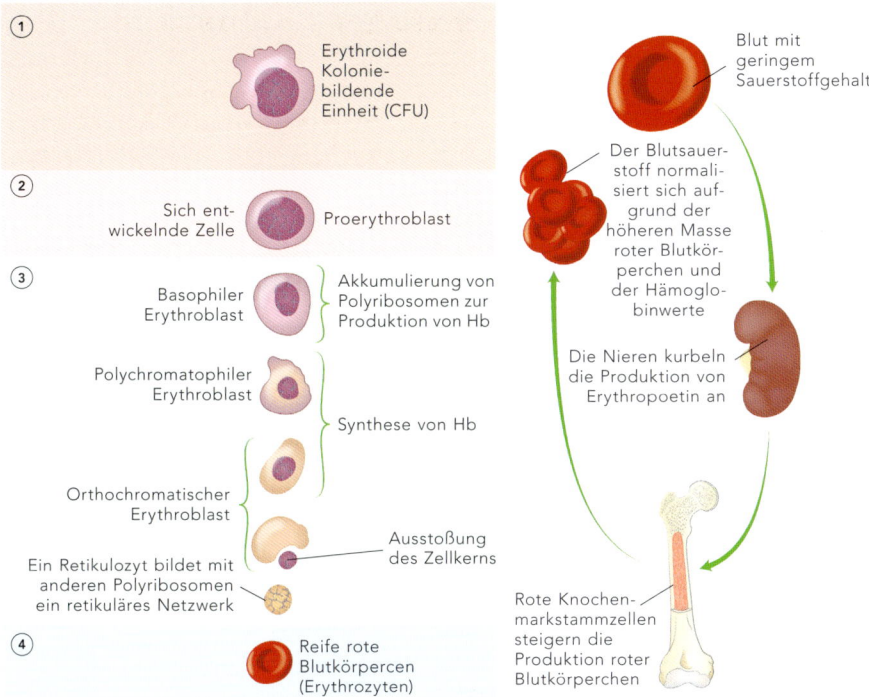

① Erythroide Kolonie-bildende Einheit (CFU)

② Sich ent-wickelnde Zelle — Proerythroblast

③ Basophiler Erythroblast — Akkumulierung von Polyribosomen zur Produktion von Hb

Polychromatophiler Erythroblast

Synthese von Hb

Orthochromatischer Erythroblast

Ein Retikulozyt bildet mit anderen Polyribosomen ein retikuläres Netzwerk — Ausstoßung des Zellkerns

④ Reife rote Blutkörpercen (Erythrozyten)

Blut mit geringem Sauerstoffgehalt

Der Blutsauer-stoff normali-siert sich auf-grund der höheren Masse roter Blutkör-perchen und der Hämoglo-binwerte

Die Nieren kurbeln die Produktion von Erythropoetin an

Rote Knochen-markstammzellen steigern die Produktion roter Blutkörperchen

ANÄMIE

Eine Anämie (Blutarmut) liegt vor, wenn das Blut zu wenig Hämoglobin (Hb) enthält. Der normale Hb-Gehalt beträgt 13,8–18,0 g/dl beim Mann und 12,1–15,1 g/dl bei der Frau. Zu den häufigen Ursachen einer Anämie gehören chronischer Blutverlust, z. B. durch chronische schwere Menstruation oder ein blutendes Krebsgeschwür, das eine Eisenmangelanämie (hypochrome mikrozytäre rote Blutkörperchen) hervorruft. Ein Mangel an Vitamin B12 und Folsäure, z. B. bei Magen- oder Dünndarmproblemen, verursacht eine Megaloblastenanämie (sehr große rote Blutkörperchen), da die DNA-Synthese in der hämatopoetischen Zelllinie nicht mehr richtig funktioniert.

Blutgruppen

ROTE BLUTKÖRPERCHEN TRANSPORTIEREN unterschiedliche Oberflächenmoleküle oder Antigene. Überträgt man Blut auf eine Person mit anderen Antigenen als denen des Spenders (anderer Blutgruppe), kann dies eine schwere Transfusionsreaktion hervorrufen.

Es gibt etliche Blutgruppensysteme. Das wichtigste, das AB0-System, unterscheidet vier Phänotypen: A, B, AB und 0. Diese Gliederung erfolgt aufgrund des Vorhandenseins oder Fehlens der beiden Antigene A und B auf der Oberfläche des roten Blutkörperchens: So können nur A, nur B, sowohl A als auch B und weder A noch B vorhanden sein. Wer ein bestimmtes Antigen auf seinen roten Blutkörperchen aufweist, kann Blut derselben Gruppe erhalten, während er bei der Transfusion von Blut mit einem anderen Antigen eine Immunreaktion zeigt.

Das Rhesussystem ist von besonderer Bedeutung bei der Geburt. Der Rhesusfaktor auf den roten Blutkörperchen ist entweder vorhanden (Rh+) oder nicht (Rh-). Ist ein Fötus Rh+ (durch ein vom Vater vererbtes Gen) und sein Blut tritt während des Geburtsvorgangs in den Kreislauf der Mutter ein, kann diese, wenn sie Rh- ist, gegen alle zukünftigen Föten mit Rh+ immunisiert werden. Diese Föten werden dann von Antikörpern der Mutter, die über die Plazenta in den fötalen Blutkreislauf gelangen, angegriffen. Die Folge ist eine schwerwiegende Gesundheitsstörung, die als *Morbus haemolyticus neonatorum* oder fötale Erythroblastose genannt wird. Diesen zukünftigen Komplikationen kann vorgebeugt werden, indem man der Mutter mit Rh- ein Immunglobulin injiziert, das rote Blutkörperchen mit Rh+ bei der Geburt abschöpft.

▶ **AB0-SYSTEM DER BLUTGRUPPEN**

Von den Blutantigen-Systemen, die zur Typisierung von Blut in Betracht kommen, ist das AB0-System das wichtigste. Die roten Blutkörperchen des Menschen haben auf ihrer Oberfläche entweder A- oder B-Antigene (Typ A oder B) oder auch beide (Typ AB) oder aber keines (Typ 0). Jeder Mensch gehört zu einer Blutgruppe und entwickelt Antikörper gegen rote Blutkörperchen von jemandem mit einem anderen Blutgruppen-Antigen. Man kann daher Blut derselben Gruppe oder vom Typ 0 übertragen. Jemand mit Typ AB kann somit Blut vom Typ A, B oder 0 empfangen.

ANTIGEN (AUF DEM ROTEN BLUTKÖRPERCHEN)	ANTIKÖRPER (IM PLASMA)	BLUTTYP
A		Typ A Darf kein Blut der Gruppe B oder AB erhalten Darf nur Blut der Gruppe A oder 0 erhalten
B		Typ B Darf kein Blut der Gruppe A oder AB erhalten Darf nur Blut der Gruppe B oder 0 erhalten
A + B	Keine Antikörper	Typ AB Darf Blut jeder Gruppe erhalten Universalempfänger
Weder A noch B	Beide	Typ 0 Darf nur Blut der Gruppe 0 erhalten Universalspender

Die Hämostase

DURCH DIE HÄMOSTASE VERSCHLIESST der Körper Löcher in beschädigten Gefäßen. Sobald ein Gefäßschaden entdeckt wird, trägt eine Kette von Ereignissen dazu bei.

Als Erstes reduziert eine plötzliche krampfartige Verengung (Vasospasmus) der Arteriolen, die den Bereich mit dem Gefäßschaden versorgen, den Blutfluss dorthin und damit den Blutverlust. Zum Zweiten bildet sich ein Blutplättchenpfropf an der beschädigten Stelle, denn diese werden klebrig, wenn Kollagen freiliegt. Außerdem setzen die Endothelzellen der verletzten Blutgefäße ein Glykoprotein, den Von-Willebrand-Faktor, frei. Die klebrigen Blutplättchen verstopfen zwar alle Löcher im Kreislauf, können aber auch abnormales oder beschädigtes Endothel in den Blutgefäßen verklumpen lassen – bei Arteriosklerose. Der dritte Teil der Hämostase ist die Blutgerinnung. Sie beruht auf den Gerinnungskaskaden, die Fibrinogen zu Fibrin umwandeln und die Blutbestandteile zu einem festen Gel verbinden.

Die Gerinnungsfaktoren werden in der Leber gebildet, und ihre Aktivierung und damit die Gerinnung kann über zwei Kaskaden erfolgen: den in-

trinsischen und den extrinsischen Weg. Ersterer wird so genannt, weil alle benötigten Faktoren bereits im Blut vorhanden sind. Er wird ausgelöst, sobald das Blut in Kontakt mit freigelegtem Kollagen kommt. Der extrinsische Weg beinhaltet Faktoren von außerhalb des Blutes, z. B. den Gewebefaktor. Er wird von Zellen außerhalb des Endothels der Blutgefäße produziert, die bei Beschädigung einer Gefäßwand freiliegen.

Ein weiteres Ereignis der Hämostase ist die Blutgerinnselretraktion, bei der Aktin und Myosin in den Blutplättchen die Wundränder zusammenziehen und eine Flüssigkomponente als Serum freisetzen. Außerdem muss der Körper das geronnene Blut nach Abschluss der Gefäßreparatur entfernen können. Dieser Vorgang wird als Thrombolyse bezeichnet und beruht auf dem Abbau des Fibrins durch das Enzym Plasmin.

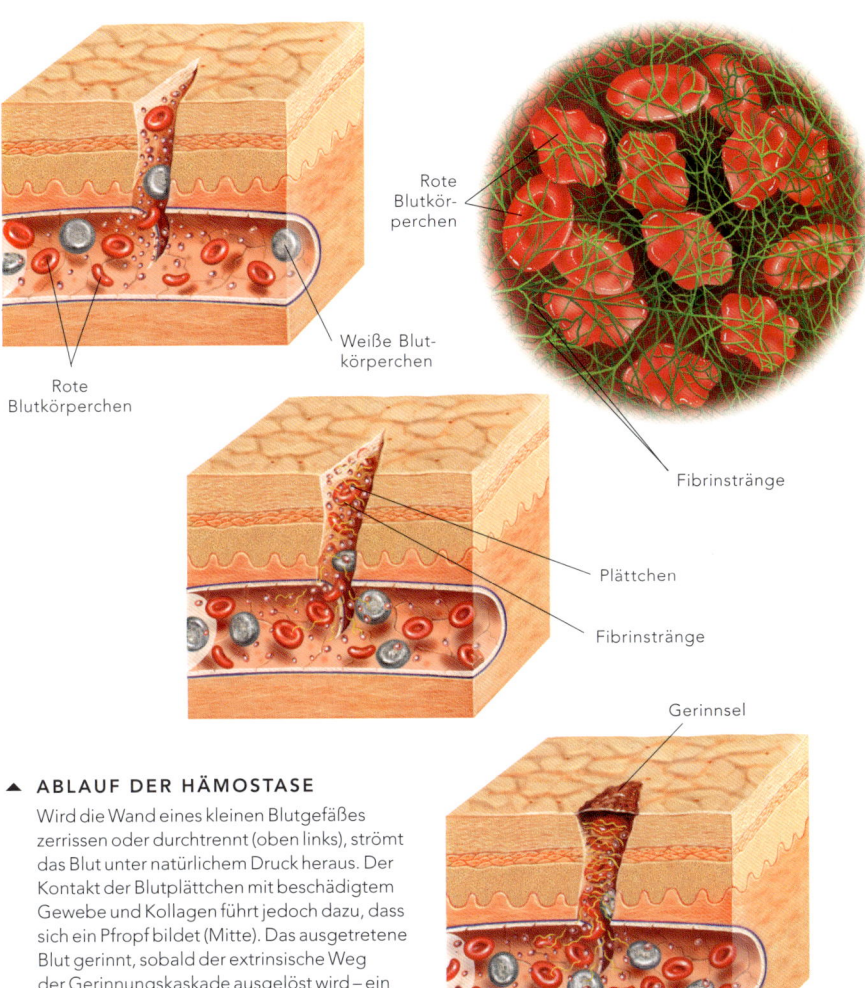

Rote
Blutkör-
perchen

Rote
Blutkörperchen

Weiße Blut-
körperchen

Fibrinstränge

Plättchen

Fibrinstränge

Gerinnsel

▲ ABLAUF DER HÄMOSTASE

Wird die Wand eines kleinen Blutgefäßes
zerrissen oder durchtrennt (oben links), strömt
das Blut unter natürlichem Druck heraus. Der
Kontakt der Blutplättchen mit beschädigtem
Gewebe und Kollagen führt jedoch dazu, dass
sich ein Pfropf bildet (Mitte). Das ausgetretene
Blut gerinnt, sobald der extrinsische Weg
der Gerinnungskaskade ausgelöst wird – ein
Gerinnsel entsteht (unten). Schließlich sind die
roten Blutkörperchen in einem dichten Netz aus
Fibrinproteinsträngen gefangen (oben rechts).

Gerinnungsfaktoren

DIE GERINNUNGSFAKTOREN WERDEN IN römischen Ziffern durchnummeriert, jedoch nicht nach ihrer Position in der Gerinnungskaskade, sondern nach der Reihenfolge ihrer Entdeckung. Die meisten Gerinnungsfaktoren sind Enzyme, die in der Leber produziert werden und in ihrer inaktiven Form im Blut zirkulieren. Die einzigen Ausnahmen bilden der Faktor III, ein Glykoprotein auf den Plasmamembranen der Zellen außerhalb der Gefäße, sowie der Faktor IV, Calciumionen, die bereits im Blut vorhanden sind.

Der Vorgang der Blutgerinnung beruht auf einer biochemischen Kaskade, in der ein Faktor die Umwandlung des nächsten katalysiert. Am Ende der Kaskade ist Fibrinogen in Fibrin umgewandelt. Die Bildung von vier Gerinnungsfaktoren – II (Prothrombin), VII (stabiler Faktor), IX (Christmas-Faktor) und X (Stuart-Prower-Faktor) – erfordert Vitamin-K-Analoge wie Warfarin.

Die disseminierte intravasale Gerinnung (Verbrauchskoagulopathie, DIG) ist eine Erkrankung, bei der die Blutgerinnung fälschlich aktiviert wird. Zu den zahlreichen Auslösern von DIG gehören Blutkrebs, geburtshilfliche Komplikationen, bakterielle Infektionen und Verbrennungen. Eine zu intensive Blutgerinnung hat meist schwerwiegende Folgen. So kann sich z. B. bei der Gerinnung in den kleinen Arterien, die Gehirn oder Herz versorgen, ein Thrombus bilden. DIC kann zu Multiorganversagen und großflächiger Blutung führen, weil Gerinnungsfaktoren und Blutplättchen verbraucht werden, die an anderer Stelle im Körper benötigt werden.

▶ **DIE GERINNUNGSKASKADE**

Die Blutgerinnung kann über den extrinsischen (durch den Kontakt des Blutes mit Gewebe außerhalb des Gefäßes) oder den intrinsischen (unter Verwendung der Faktoren im Blut) Weg ausgelöst werden. Die beiden Wege nutzen unterschiedliche Gerinnungsfaktoren, doch beiden ist ein Schlussabschnitt gemeinsam, der die Bildung von Thrombin und Fibrin beinhaltet.

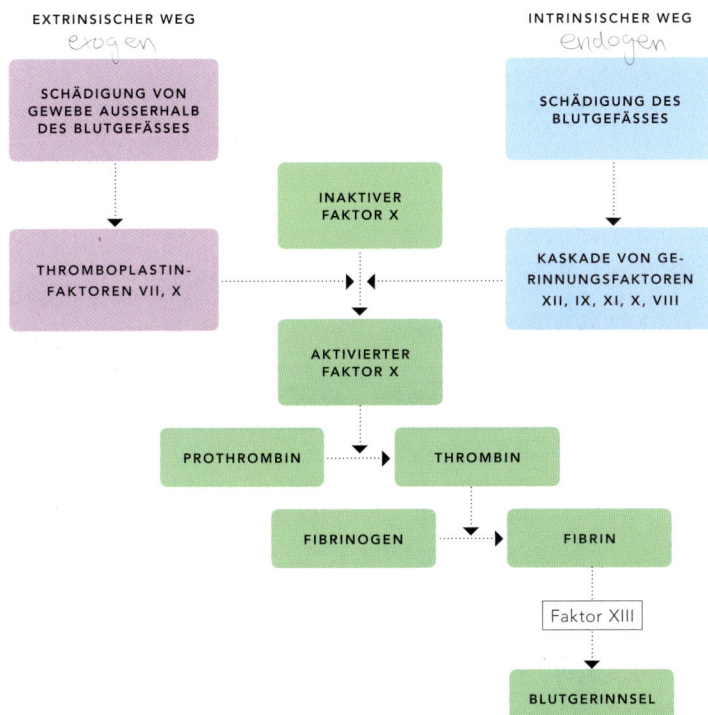

EXTRINSISCHER WEG
exogen

INTRINSISCHER WEG
endogen

SCHÄDIGUNG VON GEWEBE AUSSERHALB DES BLUTGEFÄSSES

SCHÄDIGUNG DES BLUTGEFÄSSES

THROMBOPLASTIN-FAKTOREN VII, X

INAKTIVER FAKTOR X

KASKADE VON GE-RINNUNGSFAKTOREN XII, IX, XI, X, VIII

AKTIVIERTER FAKTOR X

PROTHROMBIN → THROMBIN

FIBRINOGEN → FIBRIN

Faktor XIII

BLUTGERINNSEL

HÄMOPHILIE

Bei der Hämophilie (Bluterkrankheit) ist ein Gerinnungsfaktor in unzureichendem Maß vorhanden. Die Hämophilie A wird von einem Faktor-VIII-Mangel verursacht, die Hämophilie B durch einen des Faktors IX. Bluter benötigen Transfusionen von Gerinnungsfaktoren, um innere Blutungen zu vermeiden. Besonders schlimm sind die Folgen bei Gelenken, denn dies führt zur schwerwiegenden Schädigung des betroffenen Gelenks.

Weiße Blutkörperchen: Typen

WEISSE BLUTKÖRPERCHEN (LEUKOZY-ten) haben einen auffälligen Zellkern. Ist das Zellplasma gekörnt, bezeichnet man sie als Granulozyten, ist es ungekörnt, als Agranulozyten. Es gibt drei Typen von Granulozyten: Neutrophile, Eosinophile und Basophile, deren Zellmenge im Blut 2000–7500, 100–400 bzw. 20–50 Zellen pro Kubikmillimeter beträgt.

Neutrophile bestehen aus drei- bis fünflappigen Kernen und Granula, die sich mit neutralen Farbstoffen färben. Sie können in die Gewebe gelangen und werden von beschädigten Zellen in einem Vorgang namens Chemotaxis angezogen. Dabei setzen sie ihre Granula am Ort der Gewebeverletzung frei, um Bakterien abzutöten, die Entzündung zu verstärken und andere Leukozyten in diesen Bereich zu holen. Neutrophile können auch Bakterien und Zellreste phagozytieren (aufnehmen und durch Enzyme auflösen).

Eosinophile haben einen zweilappigen Kern, und die Granula im Zellplasma färben sich mit Eosin. Sie sind mit für die Verteidigung gegen parasitäre Würmer und einige allergische Reaktionen verantwortlich. Basophile haben »S-förmige« Kerne und Granula,

die sich mit einfachen Farbstoffen färben und während der Entzündungsreaktion freigesetzt werden.

Die Anzahl Zellen pro Kubikmillimeter beträgt bei den Lymphozyten 1000–4000. Sie sind in Typ T und Typ B gegliedert. T-Lymphozyten sind Teil der zellvermittelten Immunität des Körpers und gehen aktiv gegen viral infizierte Zellen oder Krebszellen vor. B-Lymphozyten wandeln sich zu Plasmazellen, um Antikörper gegen Fremdproteine, Bakterien und Viren zu bilden.

Monozyten sind große Leukozyten mit einem »U-förmigen« Kern. Ihre Anzahl im Blut beträgt 100–700 Zellen pro Kubikmillimeter. Sie bleiben nur für kurze Zeit im Kreislauf, um dann in die Geweberäume abzuwandern, wo sie zu Makrophagen (Fresszellen) werden.

▶ **WEISSE BLUTKÖRPERCHEN**
Weiße Blutkörperchen besitzen intrazelluläre Granula (Granulozyten wie Neutrophile, Eosinophile und Basophile) oder ein Zellplasma frei von Granula (Agranulozyten wie Lymphozyten und Monozyten).

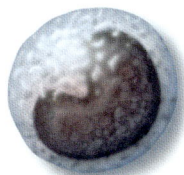

MONOZYT
Monozyten entstehen aus einer Stammzelle der Granulozyten-Makrophagen-Vorläufer. Die Monozyten im Blut haben einen großen eingeschnittenen Kern und sind bei ihrer Reaktion auf chemische Signale mobil.

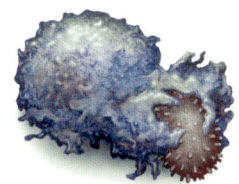

MAKROPHAGE
Makrophagen (Fresszellen) sind Monozyten, die aus dem Blut in die Schlüsselorgane (Lunge, Milz, Leber, Lymphknoten, Darm und Knochen) migrieren, wo sie Fremdkörper und Mikroorganismen beseitigen.

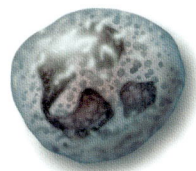

NEUTROPHIL
Neutrophile sind in großer Zahl im Blut vorhanden und wandern in die Gewebe, um Bakterien zu beseitigen, die vom Immunsystem identifiziert worden sind. Dies tun sie durch Aufnahme und Abtötung oder indem sie Enzyme auf die Bakterien ausstoßen und Eiter erzeugen.

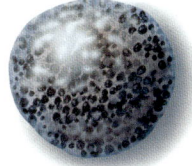

BASOPHIL
Die Granula im Zellplasma der Basophilen enthalten Heparin und Chemikalien zur Steuerung allergischer Reaktionen. Sie spielen eine Rolle bei Virusinfektionen und chronischen Entzündungskrankheiten.

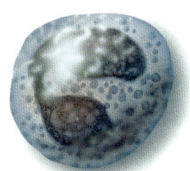

EOSINOPHIL
Eosinophile sind die wichtigsten Zellen bei der Abwehr von Parasiten, können aber auch zur Auslösung von Bronchialasthma beitragen.

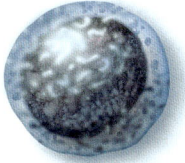

LYMPHOZYT
Lymphozyten haben einen runden, leicht eingekerbten Kern mit Zellplasma ohne Granula. Die Typen T und B sind an der humoralen und zellvermittelten Immunreaktion des Körpers beteiligt.

Makrophagen und Granulozyten: Funktion

DAS IMMUNSYSTEM

MAKROPHAGEN (FRESSZELLEN) UND Granulozyten sind phagozytische Zellen, d. h. sie sind in der Lage, Zellen und Zellreste aufzunehmen und aufzulösen. Makrophagen und Granulozyten gehören zum angeborenen Zweig des Immunsystems und funktionieren, ohne zuvor mit einem spezifischen Antigen in Kontakt gekommen zu sein. Die Phagozytose wird durch die zellerweiternden Scheinfüßchen um das zu umschließende Objekt, z. B. ein Bakterium, erreicht. Die Scheinfüßchen verschmelzen, indem sie ein Bläschen, ein sogenanntes Phagosom, abschnüren; dieses bringt das Bakterium in das Zellinnere. Das Phagosom verschmilzt dann mit den Lysosomen, die Verdauungsenzyme und andere Chemikalien wie Wasserstoffperoxid und Hypochlorsäure enthalten, und das Bakterium wird verdaut.

Die Makrophagen werden durch verschiedene Reize aktiviert, z. B. durch Moleküle auf der Oberfläche von Bakterien, Überreste abgestorbener Zellen oder Signale anderer Zellen des Immunsystems. Die Makrophagen sind gewöhnlich die ersten Zellen, die auf zelluläre Verletzung reagieren. Außerdem fungieren sie als antigen-präsentierende Zellen, d. h. sie können Teile der Pathogene, die sie aufgenommen haben, auf ihrer Zellmembran anzeigen. Die T-Zellen reagieren darauf und sondern ihrerseits Substanzen ab, die die Aktivität der Makrophagen verstärken.

Neutrophile nehmen Pathogene wie Bakterien auf und töten sie mit Wasserstoffperoxid, Hypochlorsäure und Lysozym. Sind die Pathogene zu groß für die Aufnahme, setzen die Neutrophile ihre tödlichen Wirkstoffe auf den Eindringling frei. Werden Neutrophile getötet und gelangen ihre Zellgifte in die Geweberäume, bildet sich aus den Überresten der Neutrophilen, nekrotischem Gewebe und toten Pathogenen eine gelbliche Flüssigkeit (Eiter).

MAKROPHAGEN UND NEU-TROPHILE: WIRKUNGSWEISE

Die Makrophagen und die poly-morphkernigen neutrophilen Granulozyten (Neutrophile) sind die beiden Hauptabwehrzellen des angeborenen Immunsys-tems. Makrophagen phago-zytieren Fremdmaterial, wenn es kleiner als sie ist, d. h. sie nehmen es auf und beseitigen es, oder sie verbinden sich zu multikernigen Riesenzellen, um Fremdmaterial abzublocken, wenn es zu groß ist für die Auf-nahme durch die Zelle (z. B. eine übrig gebliebene chirurgische Naht). Auch Neutrophile können etwas Kleineres als sie selbst, z. B. das Meningokokken-Bakte-rium, phagozytieren; ist der Eindringling zu groß, setzen sie den toxischen Inhalt ihrer Granula auf ihn frei. Tote Neu-trophile und ihre Granula-Pro-dukte sind ein Hauptbestandteil des Eiters.

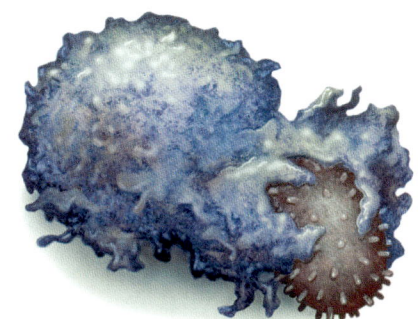

MAKROPHAGE
Makrophagen bekämpfen Infektionen durch Aufnahme und Verdauung von Fremdorganismen und Ablagerungen.

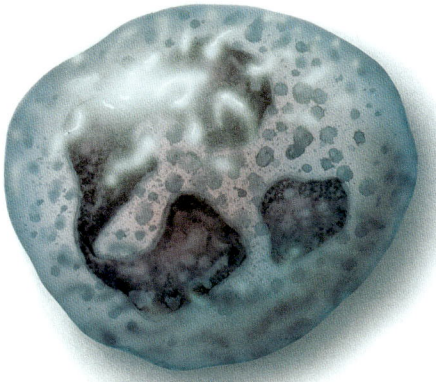

NEUTROPHIL
Als Frontlinie bei der Verteidigung gegen bakterielle Invasionen nehmen Neutrophile Mikroorganismen auf und zerstören sie.

Humorale Immunität: Bildung von B-Lymphozyten und Antikörpern

DIE HUMORALE IMMUNITÄT IST BEI DER Beseitigung von Fremdkörpern auf lösliche Faktoren wie Antikörperproteine und Komplement angewiesen. B-Zellen entwickeln sich im Knochenmark aus der lymphatischen Zelllinie. Nur etwa zehn Prozent der B-Zellen verlassen das Knochenmark, denn diejenigen, die auf Autoantigene reagieren, werden zerstört, um eine Autoimmunerkrankung zu vermeiden. Die B-Zellen, die in den Kreislauf gelangen, wandern in Milz und Lymphknoten. Begegnen B-Zellen einem Ziel-Antigen, werden sie aktiviert, teilen sich wiederholt und bringen Tochterzellen hervor, die zu Plasmazellen und Gedächtnis-B-Zellen heranreifen. Plasmazellen sondern Antikörper sofort gegen spezifische Antigene ab, während Gedächtnis-B-Zellen bei einem späteren Kontakt auf das Antigen reagieren.

Antikörper sind Peptidketten, die sich gezielt an ein Antigen auf einer Zelloberfläche oder einem Molekül binden. Von den fünf Antiköpertypen ist IgG der am weitesten verbreitete (etwa 75–80 Prozent) und der einzige, der klein genug ist, um in die Plazenta einzudringen. IgA ist ein Sekretionsantikörper, der in Aussonderungen der exokrinen Drüsen wie Speichel, Milch, Schweiß und in Schleimmembranen vorhanden ist. IgM ist mit fünf sternförmig verbundenen Untereinheiten der größte Antikörper. Meist wird er als erster Antikörpertyp produziert, wenn ein neues Pathogen auftaucht. IgE heftet sich an parasitäre Würmer und spielt auch bei allergischen Reaktionen eine Rolle. IgD auf der Oberfläche der B-Zellen fungiert als Antigenrezeptor, der zur Aktivierung der B-Zellen beiträgt.

Es gibt viele Methoden, wie Antikörper Pathogene zerstören: Sie binden sich an eine Gruppe pathogener Zellen und lassen sie verklumpen (Agglutination und Abscheidung); sie heften sich an die Oberfläche von Pathogenen und regen so deren Beseitigung durch Phagozyten an (Opsonierung); sie neutralisieren Toxine, indem sie sich an ihre aktiven Stellen heften (Neutralisation); sie aktivieren die Komplementproteine der angeborenen Immunität, um die Pathogene aufzuspalten (Komplementaktivierung) oder sie stimulieren eine Entzündung.

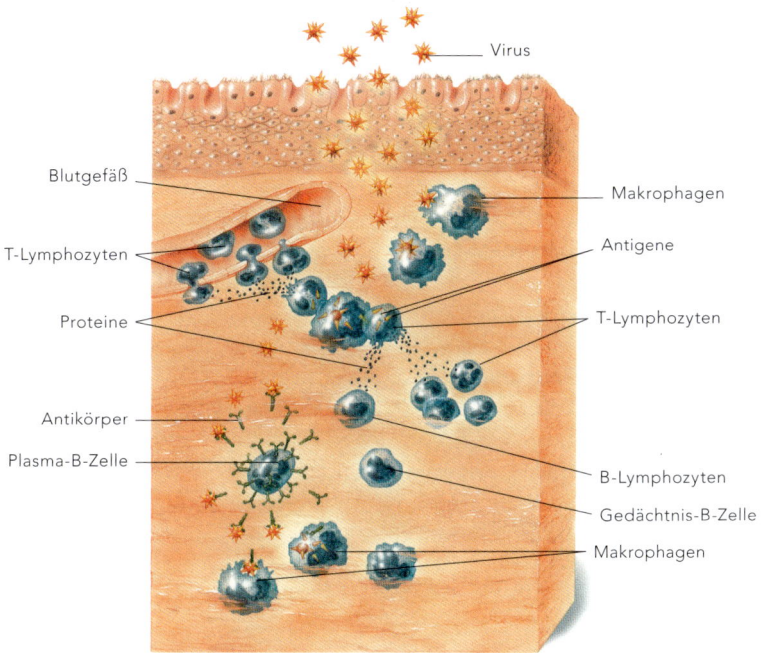

Virus

Blutgefäß

T-Lymphozyten

Proteine

Antikörper

Plasma-B-Zelle

Makrophagen

Antigene

T-Lymphozyten

B-Lymphozyten

Gedächtnis-B-Zelle

Makrophagen

▲ **DIE IMMUNANTWORT AUF VIRENBEFALL**

Reaktionen des Immunsystems auf die virale Invasion der Körperoberfläche. Das Körperepithel liegt ganz oben. Die viralen Antigene lösen die Freisetzung von Antikörpern aus den Plasmazellen aus (Abkömmlinge der Gedächtnis-B-Zellen, wenn es zuvor einen Befall durch denselben Virus gegeben hat). Die Antikörper binden sich an virale Partikel, die dann von Makrophagen (Fresszellen) beseitigt werden. Außerdem werden T-Lymphozyten mobilisiert, um viral infizierte Zellen anzugreifen.

Milz und Lymphgewebe im Rahmen der Immunabwehr

DIE MILZ IST EIN LYMPHORGAN IM OBE-ren linken Bauchbereich. Sie hat eine Bindegewebskapsel, die Trabekel in das Innere der Milz sendet. Die Milz ist unterteilt in rote und weiße Pulpa. Die rote Pulpa ist ein Blutfilter, der alte und beschädigte rote Blutkörperchen aus dem Kreislauf entfernt. Sie dient auch als Speicher für rote Blutkörperchen, die sie bei einem Blutverlust freisetzt. Die rote Pulpa enthält außerdem Makrophagen (Fresszellen), die Bakterien während ihrer Durchquerung aufnehmen und verdauen können. Die weiße Pulpa ist die Immunsystemkomponente der Milz und funktioniert ähnlich wie die Lymphknoten, nur gelangen die Antigene über den Blutstrom und nicht über die Lymphflüssigkeit in die Milz.

MALT und GALT stehen für Mukosa-assoziiertes bzw. darmassoziiertes lymphatisches Gewebe. MALT ist dabei der Oberbegriff und bezeichnet diffuse und kleine Konzentrationen lymphatischen Gewebes in der Schleimhaut des Körpers, z. B. in Mundhöhle, Atemwegen und Darmauskleidung. GALT ist eine Unter-gruppe von MALT und bezeichnet diejenigen Typen, die im Darm vorkommen. Ein gutes Beispiel für GALT sind die Peyer-Drüsen in der Auskleidung des Hüftdarms. MALT enthält T- und B-Lymphozyten, Makrophagen und antikörperproduzierende Plasmazellen. MALT reagiert ausgezeichnet auf fremde Antigene, die durch die Epitheloberfläche in die Körpergewebe gelangen, und setzt die Immunreaktion gegen diese in Gang.

▶ **DARMASSOZIIERTES LYMPHATISCHES GEWEBE**

Der Magen-Darm-Trakt ist die Hauptschnittstelle zwischen Körper und äußerer Umgebung. Das darmassoziierte lymphatische Gewebe (GALT) muss nicht nur gegen pathogene Mikroorganismen und Parasiten angehen, sondern auch gegen die Bakterien und Hefezellen der normalen Darmflora. GALT besteht vornehmlich aus Knoten lymphatischen Gewebes, das in die Submukosa der Darmwand eingebettet ist.

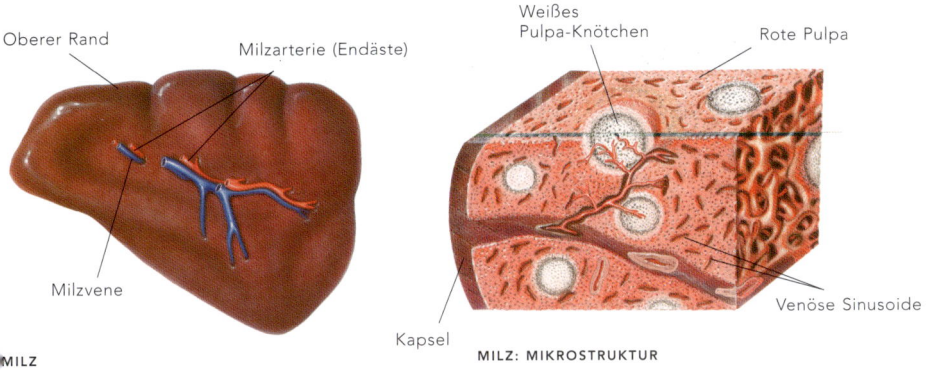

Oberer Rand

Milzarterie (Endäste)

Milzvene

MILZ

Weißes Pulpa-Knötchen

Rote Pulpa

Kapsel

Venöse Sinusoide

MILZ: MIKROSTRUKTUR

Fenestrierte Kapillaren

Zotten

Lymphozyten

Abführendes Lymphgefäß

Darmepithel

Arterie

Basallamina

Lymphatisches Knötchen

Vene

Lymphatisches Knötchen

Arterie

Vene

Lymphgefäß

Innere Ringschicht des *Muscularis externa* (glatter Muskel)

Äußere Schicht des *Muscularis externa* (glatter Muskel)

Vene   Arterie   Nerven

Glatte Muskelzellen

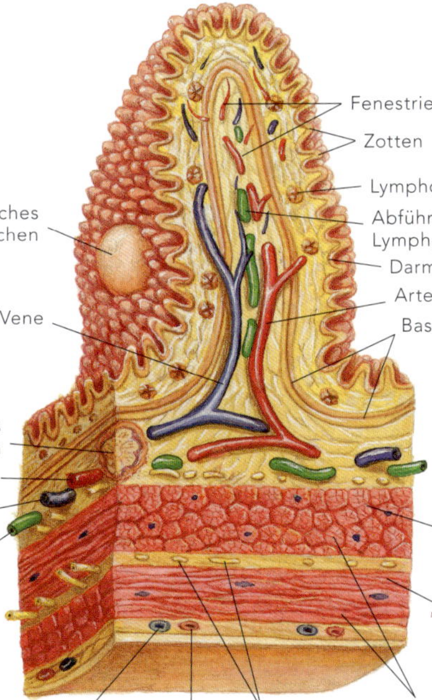

LYMPHGEWEBE

Thymus und Mandeln im Rahmen der Immunabwehr

DER THYMUS IST EIN LYMPHORGAN IM vorderen Bereich der Brusthöhle. Am aktivsten ist er in der Kindheit, in der er unreife T-Lymphozyten in reife transformiert. Die T-Lymphozyten reagieren auf fremde Antigenfragmente an ihren Zellmembranen und auf Autoantigene, d. h. Oberflächenmarker körpereigener Zellen, die ähnlich gebunden sind. Beide Funktionen sind unerlässlich, damit die T-Lymphozyten den Körper gegen krankheitserregende Organismen schützen und der Schädigung körpereigener Gewebe vorbeugen können. Gesteuert wird dies von den Wechselwirkungen zwischen T-Lymphozyten bzw. bis zum fünften Lebensjahr von spezialisierten Epithelzellen in der Thymusrinde.

Die Mandeln sind Ansammlungen von Lymphgewebe an den Zugängen zum Atmungs- und Verdauungstrakt. Diese strategischen Positionen nehmen sie ein, um Atemluft, Wasser und Nahrung zu überwachen und sie nach krankheitserregenden Mikroorganismen und/oder Fremdproteinen sowie Toxinen abzusuchen. Im Nasenrachen finden wir die (unpaarige) Rachen-

mandel hinter der Nasenhöhle an der hinteren Wand des Nasenrachens sowie die Tubenmandel über den Öffnungen der eustachischen Röhren, die Mittelohr und Nasenrachen verbinden. Die paarigen Gaumenmandeln befinden sich seitlich am Übergang zwischen der Mundhöhle und dem Mundrachen in einer flachen Senke, den sogenannten Gaumengruben, zwischen den Gaumen-Zungen- und Gaumen-Rachen-Falten. Die Zungenmandel befindet sich im hinteren Drittel der Zunge in der Schleimhaut am Zungengrund und biegt sich zum Kehldeckel hinunter.

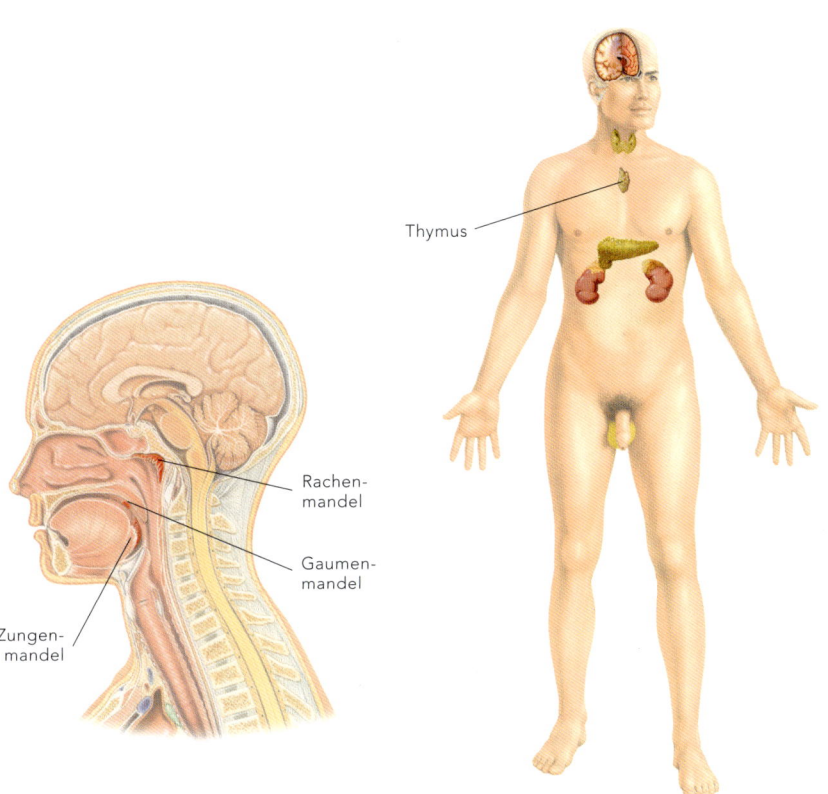

Thymus

Rachen-
mandel

Gaumen-
mandel

Zungen-
mandel

▲ **DIE LYMPHORGANE DES KÖRPERS**

Das Lymphgewebe ist über den ganzen Körper
verstreut, doch es bestehen wichtige Ansammlungen in bestimmten Bereichen. Dazu zählen
die Mandeln an den Zugängen zum Magen-
Darm-Trakt und zu den Atemwegen (Zungen-
und Gaumenmandeln, Rachen- und Tubenmandel sowie der Thymus in der Brusthöhle für
die Produktion von T-Zellen in den ersten fünf
Lebensmonaten.

Zelluläre Immunreaktion: T-Lymphozyten und zellvermittelte Immunität

FÜR DIE ZELLVERMITTELTE IMMUNITÄT sind mehrere Klassen von T-Zellen verantwortlich, darunter die Helfer- T-Zellen (CD4) und die zytotoxischen T-Zellen (CD8). Die zellvermittelte Immunität reagiert vor allem auf Zellen, die durch intrazelluläre Pathogene wie Viren und durch interzelluläre Bakterien, z. B. Tuberkulose, infiziert sind. Außerdem wirkt sie gegen Krebszellen und Fremdzellen in transplantierten Organen.

T-Zellen werden im Knochenmark gebildet, wandern jedoch anschließend in die Thymusdrüse zur Reifung. Jede T-Zelle reagiert auf ein bestimmtes Antigen und erzeugt eine Reihe identischer Klone. Der Thymus filtert die T-Zellen und eliminiert diejenigen, die nicht auf Pathogene reagieren. Wichtig ist auch, dass die T-Zellen die körpereigenen Gewebe nicht beschädigen. Deshalb werden alle T-Zellen beseitigt, die auf körpereigene Zellen reagieren. So wird sichergestellt, dass die in den Kreislauf freigesetzten T-Zellen autotolerant sind.

Jede T-Zelle verfügt über einen Rezeptor auf der Zelloberfläche und muss sich zur Aktivierung an ein besonderes Antigen binden. Somit greifen T-Zellen stets ein ganz bestimmtes Ziel an. Helfer-T-Zellen wirken selbst nicht als Zellkiller, sondern schütten Zytokine aus, die andere Komponenten des Immunsystems wie Makrophagen (Fresszellen), zytotoxische T-Zellen und B-Zellen aktivieren. Ein Versagen der Helfer-T-Zellen, wie es bei AIDS vorkommt, kann zu einem Ausfall sämtlicher Immunreaktionen führen.

Die zytotoxischen T-Zellen töten andere Zellen. Sie spüren Anomalien in Zellen mit einem Kern auf und können somit Krebszellen, Fremdzellen (in Transplantaten) und mit intrazellulären Pathogenen wie Bakterien und Viren infizierte Zellen eliminieren. Killer-T-Zellen heften sich an ihr Ziel und sondern ein Protein namens Perforin ab, das die Zellmembran durchlöchert.

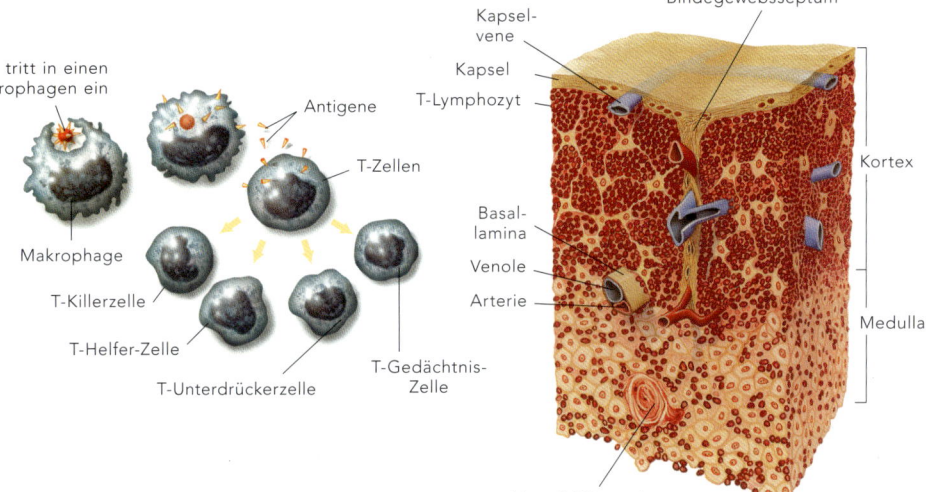

s tritt in einen
krophagen ein

Antigene

Makrophage

T-Zellen

T-Killerzelle

T-Helfer-Zelle

T-Unterdrückerzelle

T-Gedächtnis-
Zelle

Kapsel-
vene

Kapsel

T-Lymphozyt

Basal-
lamina

Venole

Arterie

Bindegewebsseptum

Kortex

Medulla

Hassall-Körperchen

AUFBAU DES THYMUS

AIDS

Bei AIDS (*Acquired immunodeficiency
syndrome*, erworbenes Immun-
defektsyndrom) ist die zellvermittelte
Immunität infolge einer Infektion mit
dem humanen Immundefizienzvirus
(HIV) gestört. In den westlichen
Industrieländern herrscht dabei
Typ 1, Untertyp B vor. AIDS beginnt
mit einer schwachen grippeähn-
lichen Erkrankung zwei bis sechs
Wochen nach der Infizierung. Anschließend geht die Helfer-T-Zellen-
Population (CD4) zurück, was zu
opportunistischen Infektionen,
Tumoren wie Lymphomen und Kaposi-
Sarkom sowie bei Befall des Gehirns
zu einer Demenz führt.

▲ ZELLVERMITTELTE IMMUNREAK-
TION: ZELLEN UND ORGANE

Das Rückgrat der zellvermittelten Immunreaktion bilden die T-Lymphozyten. Ihre
Bezeichnung geht darauf zurück, dass sie
während der Entwicklung einige Zeit im
Thymus (oben rechts) verbringen, einem
lymphatischen Organ an der Vorderseite
der Brusthöhle. Lymphozyten können in
T-Helfer-, T-Unterdrücker-, T-Gedächt-
nis- und T-Killer-Zellen unterteilt werden.
Makrophagen, die Fremdmaterial aufgenommen haben, können grundlegende
Moleküle (Antigene) anzeigen, auf die die
T-Lymphozyten reagieren. T-Lymphozyten
werden gegen viral infizierte Zellen, Krebszellen und Fremdgewebe, z. B. in einem
Transplantat, aktiv.

Das Immunsystem und Krebs

KREBSZELLEN SIND KÖRPERZELLEN, DIE Mutationen durchlaufen und in der Folge ihre Differenzierung verloren haben, d. h. primitiver und weniger spezialisiert geworden sind. Der Körper kontrolliert ihre Population nicht mehr. So beginnen die Krebszellen sich unkontrolliert zu teilen und verlieren ihre normalen Verbindungen zu den sie umgebenden Geweben. Sie bilden einen bösartigen Tumor, der immer weiter wächst und sich über Metastasen in entfernte Körperbereiche ausbreiten kann.

Bestimmte Zellen des Immunsystems (T-Zellen und natürliche Killerzellen) führen die Immunüberwachung der Körperzellen auf Tumorantigene durch – Zelloberflächenmarker, die anzeigen, dass eine Zelle krebsartig ist. Krebszellen werden vom Immunsystem beseitigt: (1) Krebszellen beschädigen die umliegenden Gewebe und verursachen eine Entzündungsreaktion, die die Zellen des Immunsystems anziehende Entzündungsmarker freisetzt; (2) natürliche Killerzellen (ein Zelltyp der angeborenen Immunität) wandern in die Region und sondern Immunproteine wie Interferon ab, wenn sie mit dem Töten der Krebszellen beginnen; (3) Gewebemakrophagen werden vom Interferon angezogen und ebenfalls aktiviert, sodass sie einen Tumornekrosefaktor absondern, der die Apoptose (Zelltod) der Krebszellen herbeiführt; (4) Fragmente abgestorbener Tumorzellen werden von dendritischen Zellen ins Gewebe aufgenommen und den T-Helferzellen als Tumorantigene präsentiert; (5) die T-Helferzellen aktivieren T-Killerzellen, die die Tumorzellen angreifen.

▶ **KREBSWACHSTUM**

Krebs entsteht oft im Oberflächen- oder Drüsengewebe (Epithel), wo man es treffender als Karzinom bezeichnet, z. B. Brust-, Prostata, Magen-, Darm-, Nieren-, Blasen-, Gebärmutter-, Gebärmutterhals- oder Lungenkarzinom. Krebs des Bindegewebes wird als Sarkom bezeichnet: z. B. Osteosarkom, Chondrosarkom oder Fibrosarkom. Ein Hauptproblem mit Krebszellen ist ihre Tendenz zur Ausbreitung in andere Körperregionen. Dies kann über das Lymphsystem geschehen, wobei der Krebs die Lymphknoten befällt, oder über den Blutstrom (gewöhnlich Venenkanäle wie die Pfortader zur Leber oder über die Systemvenen zur Lunge).

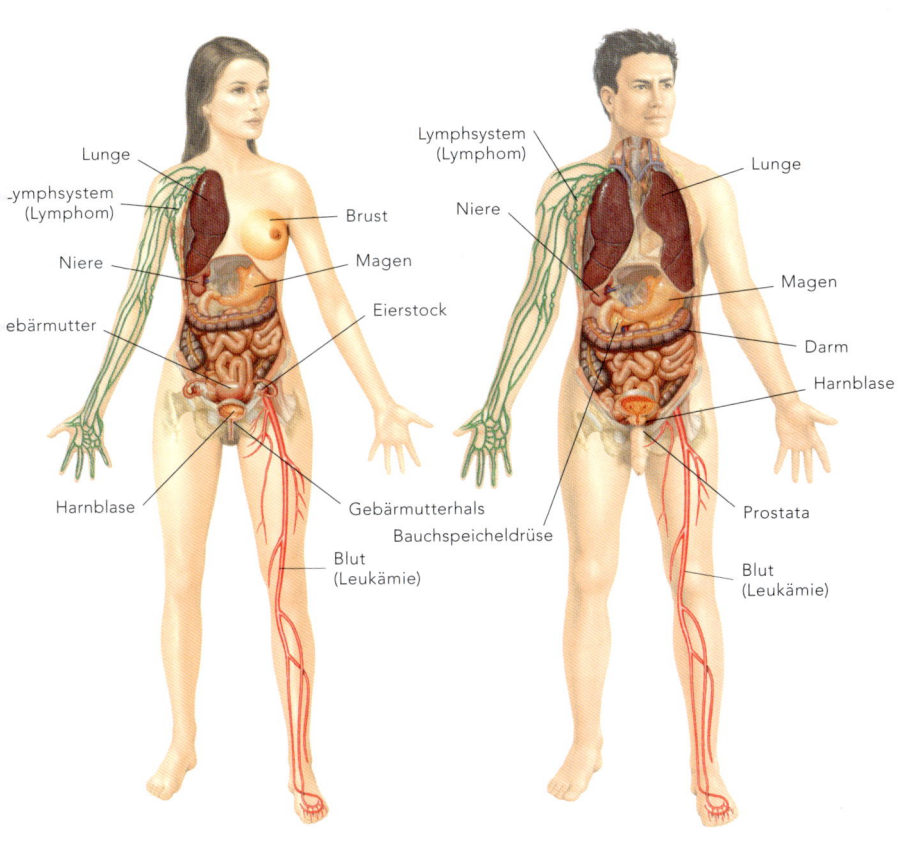

Lunge

Lymphsystem
(Lymphom)

Niere

ebärmutter

Harnblase

Brust

Magen

Eierstock

Gebärmutterhals

Bauchspeicheldrüse

Blut
(Leukämie)

Lymphsystem
(Lymphom)

Niere

Lunge

Magen

Darm

Harnblase

Prostata

Blut
(Leukämie)

Krebs

KREBS IST EIN GÄNGIGER TERMINUS FÜR jedes maligne (bösartige) Neoplasma (invasive Neubildung). Hauptmerkmale von Krebs sind oft schnelles Wachstum, lokaler Befall und Ausbreitung in entfernte Körperregionen (Metastasenbildung). Die meisten Krebserkrankungen entstehen in der Epitheloberfläche (Körperoberfläche oder Drüsen aus Epithel) und werden als Karzinome bezeichnet. Krebserkrankungen des Bindegewebes, z. B. von Knochen, Knorpel und Muskel, nennt man Sarkome, während bei Leukämie weiße Blutkörperchen befallen sind. Karzinome können aus benignen (gutartigen) Tumoren (Adenomen) der Epitheloberfläche, z. B. der Darmschleimhaut, entstehen.

Zur Ausbreitung muss das Karzinom die Basalmembran durchbrechen, auf der sich das Ursprungsepithel befindet. Dazu reduzieren Krebszellen zunächst die Expression der Zelladhäsionsmoleküle, die die Epithelzellen an Ort und Stelle halten. Dann setzen sie die Enzyme Kollagenase, Kathepsine und Hyaluronidase frei, die die Fasern der Basalmembran zersetzen. Zu Beginn der invasiven Phase sondern sie Motilitätsfaktoren ab, um die Bewegung der Zellen zu steuern, und angiogene Faktoren, um das Wachstum neuer Gefäße in die Region zu fördern. Die Tumorzellen können in die neu gebildeten Gefäße mit oft schwachen Wänden eindringen. Ein Tumor kann auch in die Lymphkanäle eindringen und sich über die Lymphknoten des Körpers verteilen. Er setzt seinen Weg in den allgemeinen Kreislauf fort, um entfernte Körperregionen zu erreichen (er metastasiert).

Krebs kann die normale Immunreaktion stören. So verdrängen Leukämiezellen die Zellen des Immunsystems und der Patient erliegt einer Infektion. Die lokale Streuung eines Beckentumors kann zum Verschluss der Harnleiter mit folgendem Nierenversagen führen, oder auch von Rektum oder Harnblase sodass der Betroffene nicht mehr urinieren oder defäkieren kann. Die Metastasierung eines Tumors kann so viel Gewebe lebenswichtiger Organe (Leber oder Niere) verdrängen, dass es zum Multiorganversagen kommt. Außerdem verbraucht der wachsende Tumor auch lebenswichtige Nährstoffe, was zur Schwächung normalen Gewebes führt, und er kann Faktoren absondern, die Kachexie verursachen – einen mit Appetitlosigkeit, Ermüdung und Kraftlosigkeit verbundenen Schwächezustand.

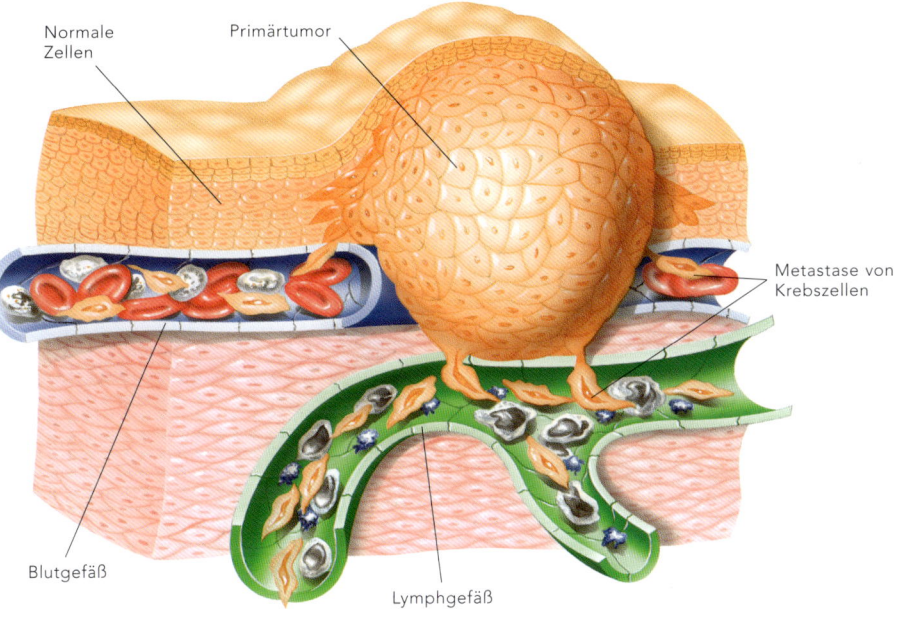

Normale Zellen

Primärtumor

Metastase von Krebszellen

Blutgefäß

Lymphgefäß

▲ METASTASE DURCH MALIGNES NEOPLASMA

Malignes Neoplasma (Krebs) kann sich lokal ausbreiten oder zu entfernten Körperregionen metastasieren. Um entfernte Organe zu erreichen, müssen Karzinomzellen die Basalmembran des Epithels, aus dem sie entstanden sind, durchbrechen und anschließend in die Kapillaren und Lymphkanäle gelangen, die von ihrem Ursprungsort fortführen. Die Krebszellen fließen darauf passiv im Blut, bis sie ein anderes Kapillarbett (Lunge, Leber, Gehirn) erreichen, wo sie sich absetzen und wachsen.

Autoimmunerkrankungen

NORMALERWEISE WEIST DAS IMMUN-system des Körpers eine natürliche Toleranz gegenüber körpereigenem Gewebe und körpereigenen Zellen auf. Manchmal jedoch schlägt dieser Mechanismus der Selbsttoleranz fehl, und Populationen autoreaktiver T- und B-Zellen werden gebildet. Die B-Zellen produzieren Antikörper (Autoantikörper), die sich an Antigene der körpereigenen Zellen binden. Dieses Phänomen wird Autoimmunität genannt. Die Autoantikörper verteilen sich meist, sodass eine Autoimmunerkrankung typischerweise mehrere Schauplätze im Körper gleichzeitig erfasst. Die daraus folgende Gewebeschädigung kann ernste Konsequenzen haben und zum Tod führen.

Einige Autoimmunerkrankungen wie multiple Sklerose treten auf, wenn die Antigene normalen Gewebes, die gewöhnlich vor dem Immunsystem verborgen bleiben, z. B. der im Zentralnervensystem hinter der Blut-Hirn-Schranke versteckte Myelinmantel der Nervenzellaxone, infolge einer Infektion oder eines Traumas plötzlich freiliegen und eine Reaktion der T-Zellen des Immunsystems hervorrufen.

Manchmal können fremde Antigene, z. B. die auf Streptokokken-Bakterien, die Antigene auf der Oberfläche normaler Körperzellen imitieren. Wenn der Körper einen Immunangriff gegen diese Bakterien startet, beschädigt er dabei auch seine eigenen Gewebe. So greifen beispielsweise bei rheumatischem Fieber Autoantikörper die Herzklappen und den Herzmuskel an.

Einige Zellen bilden die Moleküle an ihrer Oberfläche, die das Immunsystem anregen, unzureichend aus. Ein Beispiel hierfür ist der Ausbruch von *Diabetes mellitus* im Jugendalter, bei dem die B-Zellen in den Langerhans-Inseln der Bauchspeicheldrüse von T-Zellen zerstört werden.

Und schließlich können einige Pathogene Entzündungs-Signalmoleküle produzieren, die die Zellen des Immunsystems unspezifisch aktivieren, um die Körpergewebe zu zerstören. Dies zeigt sich beim systemischen *Lupus erythematodes* (Roter Wolf).

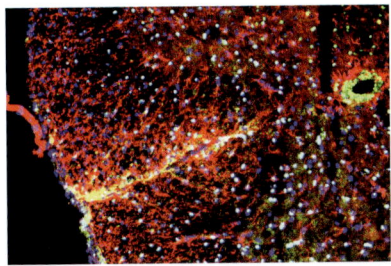

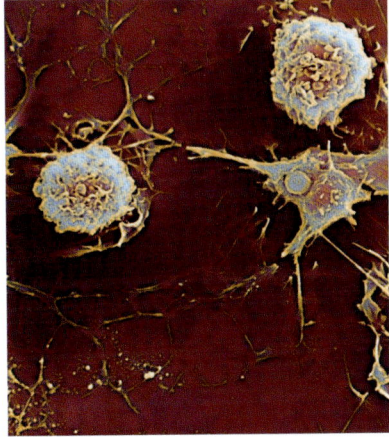

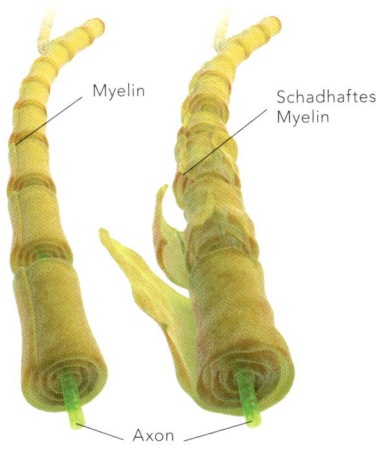

Myelin

Schadhaftes
Myelin

Axon

NORMALER
NERV

SCHADHAFTER
NERV

▲ **BEISPIELE FÜR AUTOIMMUN-
KRANKHEITEN**

Oben rechts: Bei Autoimmunerkrankungen
greift das körpereigene Immunsystem
die körpereigenen Gewebe an. Ein Beispiel ist Multiple Sklerose. Dabei werden
die Myelinscheiden der Nervenfasern
angegriffen (oben rechts). Oben links:
Zellen des Rückenmarks, die von Multipler
Sklerose befallen sind. Die roten Fasern
sind Stützgewebe (Glia) des Gehirns in
einem Versuch, den Schaden zu mindern.
Unten links: Immunzellen des Gehirns
(Mikroglia), die die Zellen, die Myelin
produzieren (Oligodendrozyten), angreifen
und aufnehmen.

Physiologie des Lebensendes

WAS IST DER TOD? EINE MÖGLICHE DEfinition ist das Erlöschen der biologischen Funktionen, die einen Organismus am Leben erhalten. Der Tod eines Säugetiers wird traditionell mit dem Stillstand von Atmung und Herz, fehlendem Puls, gleichgesetzt, doch moderne medizinische Eingriffe können die Ventilation künstlich aufrechterhalten und das Herz mittels elektrischer Stimulation wieder zum Schlagen bringen.

In der modernen Medizin wird meist der Hirntod für die Definition herangezogen – eine Person gilt als hirntot, wenn die Hirnfunktionen erlöschen. Dies manifestiert sich als Abwesenheit von elektrischer Aktivität in der Großhirnrinde auf dem EEG (Elektroenzephalogramm). Aber auch das ist nicht unproblematisch. Der Mensch kann hirntot und dennoch in der Lage sein, den Blutfluss und die Lungenventilation aufrechtzuerhalten, die Körpertemperatur zu kontrollieren, Wunden zu heilen, ja sogar einen Fötus auszutragen. Außerdem können einige Medikamente oder Erkrankungen wie Hypoglykämie, Hypothermie oder Hypoxie die elektrische Aktivität unterdrücken. Um zuverlässige Messwerte zu erhalten, muss deshalb die Feststellung des Hirntods aufgrund der EEG-Aktivität mit Messungen zu weit auseinanderliegenden Zeitpunkten unter sorgsam definierten Bedingungen erfolgen.

Was geschieht beim Tod? Letztendlich wird der Tod durch das Versagen des Herz-Kreislauf- und des Atmungssystems verursacht: Das Herz hört auf zu schlagen und die Atemmuskulatur ventiliert die Lunge nicht mehr. Kurz vor dem Todeszeitpunkt kann auch die Cheyne-Stokes-Atmung auftreten, bei der Tiefe und Frequenz der Atmung zwischen Hyperventilation und Atemstillstand schwanken. Dies ist auf das gestörte Feedback zur Steuerung der Lungenventilation zurückzuführen.

Nach dem Stillstand der Zirkulation wird die Haut blass (Totenblässe), und zwar 15 Minuten bis zwei Stunden nach dem Tod. Das Blut beginnt sich in den unteren Bereichen des Körpers abzulagern (Totenflecke), und die Körpertemperatur beginnt zu sinken (Totenkälte). Die Gliedmaßen des Leichnams versteifen sich (Totenstarre), wenn sich die Aktin- und Myosin-Filamente in der Skelettmuskulatur quervernetzen und diese Verbindung nicht lösen können, da das Adenosintriphosphat (ATP) aufgebraucht ist.

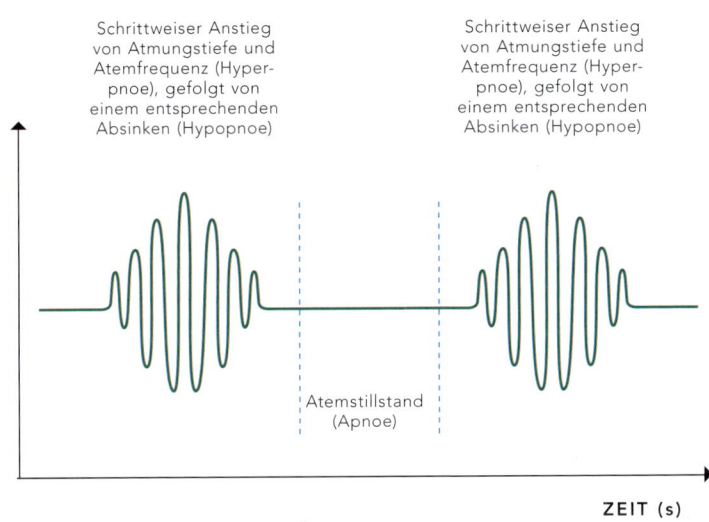

Schrittweiser Anstieg von Atmungstiefe und Atemfrequenz (Hyperpnoe), gefolgt von einem entsprechenden Absinken (Hypopnoe)

Schrittweiser Anstieg von Atmungstiefe und Atemfrequenz (Hyperpnoe), gefolgt von einem entsprechenden Absinken (Hypopnoe)

ATMUNGSTIEFE

Atemstillstand (Apnoe)

ZEIT (s)

▲ CHEYNE-STOKES-ATMUNG

Wenn der Blutfluss zu den Atemzentren des Gehirns träge ist oder diese Zentren schlecht auf Reize reagieren (beides geschieht am Lebensende), kann beim Sterbenden eine Atmung auftreten, die zwischen tiefer Ventilation der Lunge (Hyperpnoe) und gar keiner Ventilation (Apnoe) schwankt.

Normalbereiche und -werte

NERVENSYSTEME UND SINNESORGANE
Leitgeschwindigkeit einer großen myelinhaltigen Faser: **80–120 m/s**
Leitgeschwindigkeit einer kleinen myelinlosen Faser: **0,5–2 m/s**
Spinalnerven, die das Zwerchfell versorgen: **C3–C5**
Spinalnerven, die die oberen Gliedmaßen versorgen: **C5–T1**
Spinalnerven, die den sympathischen Abfluss versorgen: **T1–L1**
Spinalnerven, die die unteren Gliedmaßen versorgen: **L2–S3**
Spinalnerven, die Darm und Harnblase versorgen: **S2–S4**
Parasympathischer Abfluss: **C3, 7, 9, 10; S2–S4**
Nahpunkt (minimale Sichtweite, in der etwas scharf zu sehen ist): **100 mm im Alter von 25 Jahren**
Frequenzbereich des menschlichen Gehörs: **20–20 000 Hz**
Normale Gesprächslautstärke: **60–70 dB**

HERZ-KREISLAUF-SYSTEM
Ruhepuls: **60–70 Schläge pro Minute**
Systolischer Blutdruck bei Ruhe: **120 mmHg**
Diastolischer Blutdruck bei Ruhe: **80 mmHg**
Blutvolumen insgesamt: **5 l**
Schlagvolumen: **70 ml**

ATMUNGSAPPARAT
Atemfrequenz bei Ruhe: **12/min**
Tidalvolumen: **500 ml**
Anatomischer Totraum: **150 ml**
pO_2 Luft: **160 mmHg**
pCO_2 Luft: **0,3 mmHg**
pO_2 Alveolen: **105 mmHg**
pCO_2 Alveolen: **36 mmHg**

MAGEN-DARM-TRAKT

pH-Wert der Magensäfte: **1,5–3,5**
Durchgangszeit des Magen-Darm-Trakts: **18–72 Stunden**

HARNTRAKT

Glomeruläre Filtrationsrate: **125 ml/min**
Tubuläre Resorptionsrate: **124 ml/min**
Urinausscheidung: **1 ml/min oder ca. 1,5 l in 24 h**

ZUSAMMENSETZUNG DES URINS

Osmotische Konzentration: **850–1340 mOsm/l**
Spezifisches Gewicht: **1,003–1,030**
pH: **4,5–8,0, im Mittel 6,0**
Bakteriengehalt: **Keiner, Urin sollte steril sein**
Rote Blutkörperchen: **100/ml**
Weiße Blutkörperchen: **500/ml**
Natrium: **330 mg/dl**
Kalium: **166 mg/dl**
Chlor: **530 mg/dl**
Calcium: **17 mg/dl**
Harnstoff: **1,8 g/dl**
Kreatinin: **150 mg/dl**
Ammoniak: **60 mg/dl**
Harnsäure: **40 mg/dl**
Urobilin (gelbes Pigment): **125 µg/dl**

Normalbereiche und -werte *(Fortsetzung)*

BLUT

BLUTCHEMIE

pO_2 des systemischen arteriellen Blutes: **75–100 mmHg**
pCO_2 des systemischen arteriellen Blutes: **35–45 mmHg**
Natrium: **0,138 mol/l**
Kalium: **0,0044 mol/l**
Chlor: **0,106 mol/l**
Bikarbonat: **0,027 mol/l**
pH des Blutes: **7,35–7,45**
Harnstoff: **10–20 mg/dl**
Kreatinin: **1–1,5 mg/dl**
Ammoniak: **< 0,1 mg/dl**
Albumin: **3,6 –4,7 g/dl**
Nüchternglukose: **3,3–5,6 mol/l (60–100 mg/dl)**
Hämoglobin: **Männer: 13,8–18,0 g/dl, Frauen: 12,1–15,1 g/dl**

Hämatokrit (Anteil): **Männer: 38–54 %, Frauen: 35–48 %**

ZELLULÄRE ZUSAMMENSETZUNG

Rote Blutkörperchen, Durchschnittsvolumen: **80–100 fl (Femtoliter 10^{-15})**
Rote Blutkörperchen, Durchnittskonzentration Hb: **310–360 g/l**
Leukozyten: **4,0–11,0 x 10^9/l**
Neutrophile: **2,0–7,5 x 10^9/l**
Lymphozyten: **1,0–4,0 x 10^9/l**
Monozyten: **0–1,0 x 10^9/l**
Eosinophile: **0–0,5 x 10^9/l**
Basophile: **0–0,3 x 10^9/l**
Platelete: **150–450 x 10^9/l**

Ejakulatvolumen: **2–5 ml**
Spermienkonzentration: **20–100 Millionen/ml**
pH: **7,2–7,7**
Prozentualer Anteil motiler Formen: **mehr als 60 %**
Prozentualer Anteil abnormaler Formen: **mehr als 40 %**
Fruktose: **224 mg/dl**

Maßeinheiten

LÄNGE

µm: Mikrometer = 10^{-6} Meter
nm: Nanometer = 10^{-9} Meter

VOLUMEN

fl: Femtoliter =10^{-15} Liter

ATOMZAHLEN UND KONZENTRATION

mol – Mol: 1 Mol einer reinen Substanz enthält 6,022 x 10^{23} Atome.
mOsmM – milliosmolar/Milliosmol: Dieser Begriff steht im Zusammenhang mit mM, bezieht sich aber auf die Zahl der Atome oder Moleküle einer gelösten Substanz, die zum osmotischen Druck einer Lösung beiträgt.

DRUCK

mmHg: Millimeter Quecksilber. Ein Druck von 10 mmHg kann eine Quecksilbersäule in 10 Millimetern Höhe halten.

SPANNUNG

mV: Millivolt = 10^{-3} Volt. Volt ist die Einheit der elektrischen Spannungsdifferenz und der elektromotorischen Kraft.

FREQUENZ

Hz: Hertz. Zyklen pro Sekunde bei einem oszillierenden Phänomen. 1 Hz entspricht einem Zyklus pro Sekunde.

LAUTSTÄRKE

dB: Dezibel. 10 dB entsprechen einer Verzehnfachung der Lautstärke eines Geräuschs.

ENERGIE

J: Joule. 1 J entspricht 0,239 Kalorien. Ein Apfel enthält ungefähr 523 kJ (523 000 Joule) chemischer Energie.

Wichtiger Hinweis: Ernährungswissenschaftler benutzen den Begriff Kilokalorie, der 1000 Kalorien entspricht. Der gewöhnliche tägliche Energiebedarf aus der Ernährung beträgt bei einem erwachsenen Mann 2600 Kalorien (2600 kcal) oder 10900 kJ.

Index

Danksagung

DER VERLAG DANKT DR. DEREK SCOTT, DOZENT DER INTEGRATIVEN PHYSIOLOGIE und Pharmakologie am *Institute of Education in Medical & Dental Sciences* der Universität von Aberdeen, für seine unschätzbare Hilfe bei der Abfassung dieses Buches.

Bildnachweis